Volker Faust

Biometeorologie

Biometeorologie

Der Einfluß von Wetter und Klima auf Gesunde und Kranke

Von **Volker Faust**

Unter Mitarbeit von O. Harlfinger · R. Neuwirth (†) · E. Wedler · W. F. Wehner

Geleitwort von K.-E. Rothschuh

Mit 5 Klappkarten, 19 Abbildungen und 48 Tabellen

HIPPOKRATES VERLAG STUTTGART

CIP-Kurztitelaufnahme der Deutschen Bibliothek

Faust, Volker
Biometeorologie:
d. Einfluß von Wetter u. Klima
auf Gesunde u. Kranke /
unter Mitarbeit von O. Harlfinger ... –
1. Aufl. – Stuttgart:
Hippokrates Verlag, 1976
ISBN 3-7773-0394-1

ISBN 3-7773-0394-1

 Printed in Germany 1977. Druck: Buchdruckerei Paul Schäuble, Stuttgart-Botnang.

Inhaltsverzeichnis

III Grenzgebiete der Biometeorologie

IV Anhang

Klappkarten

Geleitwort

Seit den ältesten Zeiten hat man über den Zusammenhang zwischen Wetter, Klima, Jahreszeiten, geographischer Lage und dem menschlichen Wohlbefinden nachgedacht. Lange Zeit erblickte man die maßgebliche Ursache des Wetters im Auf- und Untergang von Sonne und Mond sowie der Planeten und Sternbilder im Gang des Jahres. Denn Licht und Dunkelheit, Trockenheit und Feuchtigkeit, Wärme und Kälte, Windstille und Sturm zeigen sich eng damit verbunden. Im Zusammenhang damit pflegten sich wieder bestimmte Krankheiten oder Zustände des Mißbehagen oder Wohlbehagen zu häufen. Deshalb waren wohl die Ärzte die ersten, die sich wissenschaftlich von Themas «Wetter und Mensch» mit begreiflichem Interesse angenommen haben. Unter anderem schrieb *Hippokrates*, der Vater der wissenschaftlichen Medizin, im vierten vorchristlichen Jahrhundert eine Schrift über «Luft, Wasser, Lage». Es ist also nicht verwunderlich, daß auch die hier vorgelegte modernste Darstellung des Themas «Biometeorologie» aus dem Forschen und Nachdenken eines Arztes hervorgegangen ist.

Aber wie hat sich der Gegenstand gegenüber früher ausgeweitet? Es geht jetzt gar nicht mehr ausschließlich um das Wetter und die wetterbedingenden Faktoren im alten Sinn, nicht nur um die Wetterfühligkeit mit allen ihren Erscheinungsweisen und Auswirkungen, die hier nach den neuesten Forschungsergebnissen dargestellt werden, sondern die Szenerie hat in neuester Zeit einen tiefgreifenden Wandel durchgemacht: denn das «Wetter» ist nicht mehr ausschließlich eine menschenunabhängige kosmische Angelegenheit. Vielmehr hat die Menschheit durch zivilisatorische Eingriffe in das Beziehungssystem zwischen Wetter und Mensch durch Bodenbewirtschaftung, Eingriffe in die Wasserverteilung, durch Vernichtung von Wäldern und durch den Bau von Städten u. a. m. einen solchen Einfluß auf die Atmosphäre gewonnen, daß sich die Biometeorologie einem ganz neuen Kreis von bedrängenden Problemen gegenüber sieht, nämlich den vom Menschen selbst hervorgerufenen klimatischen Änderungen.

Die Atmosphäre ist nicht mehr nur ein Stück Naturgeschehen, sondern wird in zunehmendem Maße Schauplatz von zivilisationsbedingten Zustandsänderungen, sei es durch die Schwebstoffe in den Industriegebieten, durch die Verarmung an Ozon, die Entwicklung von Dunstzonen, die «Verschmutzung» der höheren Luftschichten mit CO_2 und der dadurch bedingten erhöhten Wärmereflexion, durch den wachsenden Anteil von betonierten Flächen an der Erdoberfläche. Alles das sind klimabeeinflussende Faktoren geworden, über die nachzudenken außerordentlich dringlich geworden ist.

Der Mensch ist nicht mehr nur passives Objekt von Wetter und Klima, sondern er wurde zum Erzeuger von Klimaeffekten. So wurde das ganze Gebiet der Biometeorologie in der jüngsten Zeit gewaltig erweitert und aktualisiert. Es wurde zu einem großen Gebiet von interdisziplinärem Charakter, dessen Ergebnisse und Probleme nicht nur jeden einzelnen Menschen, besonders den besonders betroffenen Wetterfühligen, interessieren werden, sondern das Thema beginnt in wachsendem Umfange Ärzte, Physiologen,

Physiker, Klimatologen, Umweltschützer, Psychologen, Psychiater, Kriminalisten, Städtebauer und Naturschützer zu beschäftigen.

Für diesen großen Personenkreis wird die von Dr. Volker Faust vorgelegte Zusammenfassung des gegenwärtigen Standes der Biometeorologie von größtem Interesse sein, da es etwas Gleichartiges in der derzeitigen Literatur nicht gibt. Wer den Text genau studiert, wird nicht nur auf gelöste Fragen stoßen, sondern auf viele offene Probleme, an deren Lösung überall gearbeitet wird. Man wird dem Buch eine große Resonanz in der Öffentlichkeit voraussagen können.

Münster, im November 1976

emer. Prof. Dr. K. E. Rothschuh
Institut für Theorie und Geschichte der Medizin der Universität Münster

Vorwort

Bereits vor 150 Jahren faßte Alexander von Humboldt die Definition des Bioklimas so weit, wie es erst 1956 durch die International Society of Biometeorology endgültig bestätigt wurde:

Biometeorologie ist das Studium der direkten und indirekten Wechselbeziehungen zwischen geophysikalischer und geochemischer Umwelt, der Atmosphäre und der lebenden Organismen.

Den Begriff der Umwelt legte man dabei breit aus: Mikro-, Makro- und kosmische Umwelt mit ihren verschiedenen physikalischen und chemischen Eigenheiten, sofern sie die Erdatmosphäre beeinflussen.

Eine solche umfassende Thematik ist faszinierend und problematisch zugleich.

Die Biometeorologie ist in ihrer Fragestellung eine der ältesten, in ihrer jetzigen Form hingegen eine relativ junge Wissenschaft. Doch sie zwingt zu interdisziplinärer Kooperation und erfaßt immer mehr Bereiche. Denn mit dem potentiellen Einfluß meteorologischer Faktoren muß die Mehrzahl der naturwissenschaftlichen Disziplinen rechnen.

Aus diesem Grunde ist es bereits heute nicht mehr möglich, auch nur einen globalen Überblick über dieses rasch expandierende Wissensgebiet zu vermitteln.

Wir sind uns dieser Einschränkung bewußt und haben uns dennoch entschlossen, eine «einführende Übersicht» zu versuchen. Sie soll historische Gesichtspunkte mit neueren Erkenntnissen und hypothetischen Erwägungen verbinden.

Primär gilt dieses Buch dem Aufgabenspektrum des Arztes in Praxis, Klinik und Forschung. Stets aber wurde versucht, zu spezielle Details einer allgemein verständlichen Darstellungsweise unterzuordnen. Damit dürfte diese Zusammenstellung auch biometeorologisch interessierten Psychologen, Pädagogen, Soziologen, Naturwissenschaftlern, Juristen, Architekten, Heilpädagogen, Sozialarbeitern, Schwestern und Pflegern und bestimmten Fachkräften in Verwaltung, Wirtschaft und Industrie gewisse Anregungen vermitteln.

Unabhängig von bisweilen divergierenden Auffassungen sind wir für Kritik, Ergänzungen, Erfahrungsberichte, Hinweise und Korrekturen zu Dank verpflichtet:

Prof. Dr. F. Becker, Abteilungspräsident i. R. des Deutschen Wetterdienstes, Zentralamt Offenbach; Dr. H. Cordes (†), Deutscher Wetterdienst, Zentralamt Offenbach; Dipl. Physiker E. Dirnagl, Akademischer Direktor des Instituts für Medizinische Balneologie und Klimatologie der Universität München; Frau Dipl. Bibliothekarin Elke Faust, Bad Krozingen; Dr. W. Friedrich (†), Zentralanstalt für Meteorologie und Geodynamik, Wien; Dr. Gemmer und U. Dörmann, Bundeskriminalamt Wiesbaden; Dipl. Meteorologe K. Heigel (†), Medizin-meteorologische Außenstelle des Deutschen Wetterdienstes, Bad Tölz; S. M. Kevan, John Abbott College, Quebec, Kanada; F. Nadolny, Berlin; Dr. W. Ranscht-Froemsdorff, Akademischer Oberrat am Institut für Balneologie und Klimaphysiologie der Universität Freiburg; Dr. R. Reinke, Deutscher Wetterdienst, Zentralamt Offenbach; Dr. R. Reiter, Leiter des Instituts für atmosphärische Umweltforschung, Garmisch-Partenkirchen; Dipl. Mathematiker Dr. P. Sarreither, Institut für angewandte Mathematik der Universität Würzburg; PD Dr. W. Schüepp, Leiter der Abteilung für Meteorologie und Lufthygiene des Gesundheitsamtes Basel-Stadt; Dr. Ing. ETH W. Stark, Forschungslaboratorium Magliaso/Lugano; Prof. Dr. F. G. Sulman, Direktor der Abteilung für angewandte Pharmakologie und Bioklimatik der Universität Jerusalem; Dr. S. W. Tromp, Direktor des Biometeorologischen Forschungszentrums Leiden; Dr. M. Wagner, Medizin-meteorologische Außenstelle des Deutschen Wetterdienstes, Tübingen u. a. m.

Wir würden es begrüßen, auch aus dem Leserkreis Ergänzungsvorschläge und kritische Anregungen zu erhalten.

Wir widmen diese Gemeinschaftsarbeit Robert Neuwirth, einem der Begründer der modernen deutschen Medizinmeteorologie. Er verstarb wenige Wochen vor Erscheinen dieses Buches, an dem er so wesentlichen Anteil hatte.

Freiburg, im November 1976

Volker Faust

Übersicht*)

1. Was ist Wetterfühligkeit?

Wetterfühligkeit ist keine Krankheit an sich. Meteorologische Faktoren treffen alle gleich. Nur die Reaktion darauf fällt individuell aus.

Wetterreagierend sind alle Menschen. Auch diejenigen, die sich nicht irritiert fühlen. Jeder zeigt eine physiologische Reaktion auf atmosphärische Umweltreize.

Wetterfühlig sind Personen mit erhöhter Ansprechbarkeit bzw. erniedrigter Reizschwelle ihres vegetativen Nervensystems.

Wetterempfindlich kann man im Laufe des Lebens durch entsprechende Krankheiten und/oder Verletzungen werden (z. B. Narben- oder Amputationsschmerzen).

Das Wetter ist etwas Natürliches und kann per se nicht krank machen. Meteorogene Beschwerden und Krankheiten werden lediglich durch entsprechende Witterungssituationen ausgelöst oder intensiviert. Wie der Organismus auf meteorologische Faktoren reagiert, ist nur Hinweis darauf, wie belastungsfähig er ist bzw. wo sein locus minoris resistentiae zu suchen ist.

Welche konkreten meteorologischen Faktoren Befindensschwankungen und Krankheiten auszulösen vermögen, ist noch unklar. Zweifellos spielen einzelne Elemente eine oft entscheidende Rolle (z. B. Schwüle). Die Einzelfaktoren sind jedoch z.T. unentwirrbar miteinander verflochten. Deshalb spricht man heute eher von einem Akkord von Einflüssen oder Reizkombinationen. Obgleich meteorologische Reize alle treffen, kann das Wetter bzw. ein Witterungsumschwung für weniger belastbare Individuen zum Streß werden. Der mitteleuropäische Raum ist durch seine Lage meteorologisch besonders exponiert.

In wirtschaftlichen Not- und Kriegszeiten geht die Klage über Wetterfühligkeit hingegen wieder zurück. In den letzten Jahrzehnten hat sie zugenommen. Das mag einerseits an der bisweilen witterungsmäßig unruhigeren Zeit liegen. Zum anderen aber dürfte die Wetterfühligkeit auch auf unsere «moderne Lebensführung» zurückzuführen sein. Neben Erbanlage, Konstitution, natürlicher Resistenz sind es vor allem körperliche und seelische Belastungen aller Art, Spannungszustände, Schlaf- und Ernährungsweise, Genußmittelkonsum, «Renommierurlaub» ohne Erholungswert, Leistungshektik, die die Umweltbelastung vermehren und unsere Adaptionsfähigkeit gegenüber natürlichen peristatischen Einflüssen verringern.

2. Wie viele sind wetterfühlig?

Laut demoskopischen Befragungen sind zwischen 50 und 70 % der Bevölkerung durch das Wetter zumindest intermittierend in ihrem Wohlbefinden gestört. Damit wäre die Wetterfühligkeit eine der häufigsten allgemeinen gesundheitlichen Klagen unserer Zivilsiation. Unter strengen biometeorologischen Maßstäben wird man rund ein Drittel der Bevölkerung als wetterfühlig bezeichnen. Das sind etwa 20 Millionen Menschen in der Bundesrepublik Deutschland. Allerdings hängt der

*) Auszug

Grad der Wetterfühligkeit ab von Alter, Geschlecht, sozialer Schicht und Gesundheitszustand (s. u.).

3. Zur Symptomatik der Wetterfühligkeit

Als die wichtigsten meteorogenen Beschwerden gelten: Müdigkeit, dysphorische Stimmungslage, Arbeitsunlust, Kopfdruck, unruhiger Schlaf, Einschlaf- und Konzentrationsstörungen, Kopfschmerzen, vermehrte Fehlerneigung, gesteigerte Vergeßlichkeit, Flimmern vor den Augen, Schwindelattacken, Herzsensationen, Schmerzen durch degenerative Veränderungen der Wirbelsäule sowie Operationsnarben, depressive Verstimmungen, Angstzustände, Schweißausbruch, Schüttelfrost, Appetitlosigkeit, häufiges Wasserlassen, Störungen der Sinnesorgane u. a.

Nichtwetterfühlige sind von diesem Beschwerdebild nicht ausgenommen. Sie sind nur in Häufigkeit und Ausprägung weniger intensiv betroffen.

4. Wetterfühligkeit und Geschlecht

Frauen klagen häufiger über meteorogene Befindensschwankungen als Männer. Dies entspricht der täglichen Erfahrung und wird gestützt durch entsprechende Befragungsuntersuchungen. Dieser Unterschied durchzieht fast alle Altersklassen. Die Differenz wächst bis zu den Wechseljahren, wo sie ihr Maximum erreicht. Jenseits von 60 gleicht sich die Reagibilität beider Geschlechter wieder an.

Die größten Unterschiede zu Lasten der Frau finden sich bei Müdigkeit, Nervosität, Schlaf-, Kreislauf- und vegetativen Störungen, Kopfschmerzen, depressiven Verstimmungen und Angstzuständen. Insgesamt ist das meteorogene Beschwerdebild der Frau vielfältiger und in seiner Intensität ausgeprägter als das des Mannes. Objektive Untersuchungsverfahren wie neurohormonelle Einzeluntersuchungen bestätigen, daß die Frau meteorologischen Einflüssen deutlicher ausgesetzt ist.

5. Wetterfühligkeit und Lebensalter

Von allen Faktoren, die Ausprägung und Verlauf der Wetterfühligkeit mitbestimmen, dürfte das Lebensalter der wichtigste sein.

Entgegen früheren Vermutungen werden bereits Säuglinge und Kleinkinder beeinflußt. Sie reagieren mit mißmutiger Stimmungslage, Unruhe, Weinerlichkeit, Streitsucht, Müdigkeit, Spielunlust, Schlafstörungen, Durchfall, Erbrechen, Appetitlosigkeit u. a. auf meteorologische Faktoren.

Generell nimmt die Wetterfühligkeit von einer nicht meßbaren Ausgangslage dieser Altersstufe im Laufe der ersten zwei Jahrzehnte so zu, daß etwa jeder vierte bis fünfte betroffen ist. In den mittleren Lebensjahrzehnten hält sich etwa jeder dritte für wetterfühlig, während der Wechseljahre klagt fast jeder zweite darüber. Jenseits von 60 geht die prozentuale Häufigkeitsausprägung wieder etwas zurück, um sich zwischen 30 und 50 % einzupendeln.

Die Symptomatik der Wetterfühligkeit von Kindern, Jugendlichen und Erwachsenen ändert je nach Lebensdekade (und Geschlecht) ihr Verteilungsmuster in charakteristischer Weise.

6. Wetterfühligkeit und soziale Schicht

Johann Wolfgang von Goethe klagte, *daß* «gerade die feinsten Köpfe am meisten von den schädlichen Wirkungen der Luft zu leiden haben». In Wirklichkeit teilt die Oberschicht ihr Los mit der Grundschicht, während die Mittelschicht am wenigsten irritiert wird. Die Angehörigen der Oberschicht sind besonders von wetterabhängigen Konzentrationsstörungen, Stimmungsschwankungen, Herz- und Kreislaufbeschwerden, erhöhter Schmerzempfindlichkeit und einer generellen Arbeitsunlust betroffen. Die Mittelschicht klagt am ehesten über Müdigkeit und vermehrte Fehlerneigung bei der Arbeit. Die Grundschicht leidet unter Müdigkeit bis zur Erschöpfung, vegetativen Herz- und Kreislaufstörungen sowie rheumatoiden und Knochenbruchschmerzen.

7. Wetterfühligkeit und Persönlichkeit

Testpsychologisch fallen Wetterfühlige besonders auf durch ihre körperlichen und vegetativen Beschwerden aus verschiedenen Funktionsbereichen, durch psychosomatische Allgemeinstörungen (z. B. leichte Ermüdbarkeit, Reizempfindlichkeit, Ruhelosigkeit und Schlafstörungen) sowie starke körperliche Affektresonanz (d. h. intensive vegetative und muskuläre Begleiterscheinungen bei emotionaler Erregung). Es lassen sich bei ihnen vermehrt Stimmungslabilität, Pessimismus, Minderwertigkeitsgefühle, dysphorische Stimmungslage, Reizbarkeit, Neigung zu Affekthandlungen, leichtere Irritierbarkeit, Schüchternheit, Kontaktschwierigkeiten, Lampenfieber sowie geringe Frustrationstoleranz objektivieren.

8. Wetterfühligkeit und körperliche Konstitution

Schon vor Jahrtausenden wurde auf den Zusammenhang von Wetterfühligkeit, Temperament und Körpersäften hingewiesen. In den letzten Jahrzehnten hat man immer wieder versucht, eine «biometeorologische Typologie» zu entwikkeln, die sich zumeist an die Konstitutionstypen anlehnte, die in der Psychiatrie Verwendung fanden.

Selbst unter Einschluß neuerer Studien auf physiologischer Basis bietet das Thema «Konstitutionstyp und Wetter» auch heute noch mehr hypothetisches als gesichertes Wissen.

9. Jahreszeit, geographische Hinweise, Begründung

Etwa die Hälfte aller Wetterfühligen leidet das ganze Jahr unter ihren spezifischen Symptomen. Bei denen, die sich in einer bestimmten Jahreszeit besonders belastet fühlen, führt mit Abstand das meteorologisch unruhige Frühjahr vor Sommer, Herbst und Winter.

Etwa die Hälfte der Betroffenen ist der Ansicht, daß der eigenen Wohngegend eine Bedeutung für ihre Empfindlichkeit gegenüber Witterungsreizen zukommen müsse. In Wirklichkeit scheint die regionale Gliederung keine überragende Rolle zu spielen. Allerdings leiden Norddeutsche geringgradig stärker unter ihren meteorologischen Bedingungen als West- und Süddeutsche oder gar Berliner. Unter unzumutbaren lokalen Klimaverhältnissen haben erwartungsgemäß vor allem Groß- und Mittelstädter zu leiden.

Über die Ursache der Wetterfühligkeit herrscht bei der Bevölkerung keine Klarheit. Mehr als die Hälfte kann keinen praktischen Hinweis geben, der Rest vermutet Operationen, körperliche Leiden, Erschöpfungszustände, Schicksalsschläge oder erbliche Disposition.

10. Die umstrittene Vorfühligkeit

Die sogenannte Wetter*vor*fühligkeit steht seit Jahrzehnten zur Diskussion. Im streng meteorologischen Sinne existiert sie nicht. Entsprechende Reaktionen stellen sich ein, wenn die kausalen meteorologischen Veränderungen vorliegen, auch wenn sie noch nicht sichtbar sind.

In der Bevölkerung spielt die Vorfühligkeit eine große Rolle. Jeder zweite Wetterfühlige hält sich auch für vorfühlig, am häufigsten einen Tag voraus, gefolgt von zwei Tagen, einigen Stunden oder gar drei Tagen und mehr. Es scheint, als wäre die Vorfühligkeit eine besonders intensive Form der Wetterfühligkeit, vor allem bei älteren Menschen sowie bestimmten Leiden (z. B. rheumatischen Beschwerden, Schädel-Hirntraumata, Amputationen, endogenen Psychosen, neurotischen Entwicklungen).

Schon Säuglinge und Kleinkinder sind vorfühlig. In den folgenden Jahrzehnten nimmt diese Art überschießender Reagibilität von etwa der Hälfte auf rund zwei Drittel der Fälle zu. Am stärksten betroffen sind Vorfühlige während der Wechseljahre, insbesondere Frauen.

11. Meteorotrope Krankheiten

Erkrankungen, die durch meteorologische oder klimatische Einflüsse induziert bzw. intensiviert werden können, lassen sich in 4 Hauptgruppen unterteilen: 1. jahreszeitlich bedingte Krankheiten («Saisonkrankheiten»), 2. Erkrankungen durch thermische Belastungen (mäßigen oder extremen thermischen Streß), 3. Krankheiten aufgrund ultravioletter Sonnenstrahlung und 4. Infektionskrankheiten.

Die wichtigsten meteorotropen Krankheiten und Beschwerden sind: Angina pectoris, Angina tonsillaris, apoplektischer Insult, Appendizitis, Asthma bronchiale, Azetonämie, Bronchitis, Diabetes mellitus, Diphtherie, Dyspnoe, Eklampsie, Ekzeme, Embolie, Enzephalopathie, Epilepsie, Gastritis, Gelenkblutungen, Glaukom, grippale Infekte, Heufieber, Herz- und Kreislaufstörungen, Herzinfarkt, Hyperthyreose, hypertone und hypotone Beschwerden, Ileus, Krupp, Koliken (Nieren-, Gallen- und Harnsteinkoliken), Lungenembolie, Magen- und Duodenalulcera mit Perforationsgefahr, Migräne, Multiple Sklerose, Nephrose, Neuritis, Parodontitis apicalis chronica, Polyarthritis, Poliomyelitis, Pneumonie, Präeklampsie, Phantom- und Narbenschmerzen, endogene Psychosen (s. u.), rheumatische Beschwerden, Scharlach, Thrombose, Virusmeningitis, Vorderkammerblutungen des Auges, Wehenschwäche, Wurzelreizsyndrome, Vasomotorenkopfschmerzen u. a.

Von den *physiologischen Parametern* im weitesten Sinne, die auf meteorologische Einflüsse ansprechen, stehen besonders zur Diskussion: Albumine/Globuline, Blutgerinnungszeit, Blutsenkungsgeschwindigkeit, Blutdruckverhalten, Blutvolumen, Blutzuckerspiegel, Chloridausscheidung, Diurese, zerebrale Durchblutung, Fibringehalt, Gewebspermeabilität, Glukosetoleranz, Hämoglobin, Harnstoff, Herzfrequenz, Kalium, 17-Ketosteroide, Leukozyten, Natrium, pH der Muttermilch, Pulsfrequenz, Prothrombin, Reaktionszeit, RES-Phagozytose, Reflexzeit (PSR), Serum-Calcium bzw. -Magnesium, Tonus der Skelettmuskulatur, Temperaturerhöhung, Thyroxinsekretion, Thyreotropin, visuelle Verschmelzungsfrequenz usw.

Unter das Kapitel «*Wetter und Befinden*» bzw. entsprechende Konsequenzen fallen folgende Relationshinweise:

Allgemeinbefinden, Arbeitslust, Arbeitsleistung, Alkoholwirkung, Verlangen nach Medikamenten, Behandlungsbedürftigkeit, Konzentrationsfähigkeit, Schlafbedürfnis und -tiefe, Schmerzempfindlichkeit, Unfallbereitschaft (Verkehrs- und Betriebsunfälle).

12. Jahreszeit und Krankheit

Zu den Erkrankungen, die ein jahreszeitlich abhängiges Häufigkeitsmuster aufweisen, gehören: Angina pectoris, Angina tonsillaris, apoplektischer Insult, Asthma bronchiale, Brechdurchfall (Säuglinge), Bronchitis, Bronchopneumonie, Cholera, Chorea minor, Diphtherie, bakterielle Dysenterie, Ekzem, Schenkelhalsfraktur, Flecktyphus, Glaukom, grippale Infekte, Hepatitis epidemica, Herz- und Kreislaufstörungen, Heuschnupfen, Hyperthyreose, Keuchhusten, Krupp, Koronarthrombose, Leukose, Leptospirosen, Masern, Meningitis tuberculosa, Miliartuberkulose, Myokardinfarkt, Netzhautablösung, Paratyphus, Poliomyelitis, Pokken, Psoriasis, Pylorospasmus, Rachitis, rheumatische Erkrankungen, Scharlach, Tetanie, Tetanus, Tuberkulose, Typhus, Ulcus ventriculi et duodeni, Vasomotorenkopfschmerz, Virusenzephalitis, Wurzelreizsyndrome u. a.

Von den *physiologischen Parametern* zeigen jahreszeitlich bedingte Kurvenverläufe: Albumine/Globuline, Blutsenkungsgeschwindigkeit, systolisches und diastolisches Blutdruckverhalten, Blutgerinnungszeit, Blutvolumen, Diurese, zerebrale Durchblutung, Eosinophile, Haarwachstum, Hämoglobin, Herzfrequenz, Kalium-Ausscheidung, 17-Ketosteroide, Lipidproduktion der Haut, Magensäure, Oxalat-Ausscheidung, blutgebundenes Protein, pH des Blutes und der Muttermilch, Plasma-Jod, Serum-Calcium, -Magnesium, -Phosphat, Vitamin C, Thrombozyten usw.

13. Wetter und psychische Krankheit – «meteorologische Suizidprophylaxe»

Psychisch Kranke sind gegen meteorologische Einflüsse besonders empfindlich. Etwa jeder zweite Depressive, Neurotiker, Psychopath, Alkoholiker und Drogenabhängige sowie jeder dritte Schizophrene hält sich für wetterfühlig. Ihre Einzelsymptomatik ist ausgeprägter und vielfältiger als die der «gesunden» Durchschnittsbevölkerung. Insbesondere Depressive und Neurotiker bieten ein vielfältiges Leidensbild. Von den Schizophrenen sind möglicherweise nicht wenige so autistisch und/oder auf ihre Wahnwelt fixiert, daß sie feinere peristatische Einflüsse nicht sofort registrieren. Bei den Alkoholikern führt der jahrelange systematische psychophysische Abbau dazu, daß sie in der Mehrzahl nur noch zu Beginn der Sucht und damit in jungen Jahren eine vegetative Reaktion auf äußere Einflüsse zeigen.

Aufgrund objektiver Untersuchungsmethoden («Koinzidenzmethode») läßt sich praktisch jedem psychiatrischen Krankheitsbild ein charakteristisches Reaktionsmuster zuordnen. Gestützt werden diese Ergebnisse durch die jahreszeitlich unterschiedliche Hospitalisationsfrequenz.

Da überwiegend psychisch Kranke selbstmordgefährdet sind, kommt diesen Erkenntnissen eine besondere Bedeutung für die «meteorologische Suizidprophylaxe» zu.

14. Physiologie meteorologischer Einflüsse

Zu den wichtigsten externen Reizfaktoren im meteorologischen Bereich zählen: Thermische Einflüsse, Feuchtigkeitseffekte, Luftbewegung, verschiedene Formen der Sonneneinstrahlung, verminderter oder erhöhter Sauerstoffpartialdruck, physiko-chemische Reizung durch Spurenelemente und Luftverschmutzung, Säurewert-Änderung des Luft-Wasserdampfes, Schallwellen, mikroseismische Effekte, Luftionisation, elektrostatische und elektromagnetische Felder, olfaktorische Reize u. a.

Jeder Teil des menschlichen Organismus wird dadurch beeinflußt. Zu den Hauptzentren zählt man Haut, Atmungsorgane, Nase, Augen und direkte Einwirkungen auf das Nervensystem.

Die Reaktion auf meteorologische Reize hängt ab: 1. von der Phase des biologischen Rhythmus, in den der meteorologische Reiz fällt; 2. vom Grad der Akklimatisation; 3. von Alter und Geschlecht und 4. von der Vorgeschichte des Individuums.

15. Kriminologische Biometeorologie

Schon im 19. Jahrhundert bemühte man sich um sogenannte «Kriminalkalender»; so fasziniert war man von der Regelmäßigkeit mancher krimineller Aktivitäten zu bestimmten Jahreszeiten. Schon die ersten Polizeistatistiken vor etwa 100 Jahren in den USA, in England und Frankreich deuteten an, was heute noch objektivierbar bleibt: Mord und Totschlag, Raub, räuberische Erpressung und räuberischer Angriff auf Kraftfahrer («Autofallen») häufen sich vor allem in der kalten (und dunklen), Vergewaltigung und vorsätzliche leichte Körperverletzung in der warmen Jahreszeit. Die Brandstiftung fällt besonders in das Frühjahr. Rauschgiftdelikte werden zumeist im Spätsommer und Frühherbst entdeckt (Reisewelle).

Als meteorologische Einzelfaktoren diskutierte man in der Kriminologie vor allem relative Luftfeuchtigkeit und Temperatur. In den USA ist man der Ansicht, daß Zuchthausrevolten besonders während feucht-heißer Sommer zunehmen.

Am aktuellsten für europäische Verhältnisse ist die kriminogene Bedeutung des Föhns. Einerseits glaubte man eine Zunahme von Verkehrsunfällen, Verbrechen und Selbstmorden beweisen zu können, andererseits ließen sich trotz umfangreicher statistischer Erhebungen keine signifikanten Daten bei Betriebs- und Verkehrsunfällen sowie bestimmten kriminellen Delikten sichern.

16. Wetter – Klima – Stadt

In den Industrienationen lebt die Mehrzahl der Bevölkerung in städtischen Gebieten. Für ihre Entwicklung spielten meist nur geographische, historische und wirtschafts- und sozialpolitische Gesichtspunkte eine Rolle. Das lokale Klima wurde so gut wie nie berücksichtigt.

So hat der Mensch durch den Städtebau sein unmittelbares Klima verändert:

Das Maximum der Temperatur liegt in der Stadt um 0,5–3 °C (stellenweise 9 °C) höher als in der ländlichen Umgebung. Mit zunehmender Gemeindegröße wächst der Unterschied. Aus der Temperaturbegünstigung ergibt sich eine niedrigere relative Luftfeuchtigkeit. Trotzdem sorgen die über der Stadt vermehrt auftretenden Kondensationskerne für mehr Nebeltage. Zwischen 5 und 10 % ist mehr Wolkenbildung als auf dem flachen Land zu registrieren. Das führt konsequenterweise zu häufigeren Niederschlägen. Der Temperaturunterschied zwischen Peripherie und Zentrum schafft in der Stadt ein eigenes Windsystem. Es bläst allerdings zumeist verschmutzte Luft (Industrieanlagen in den Außenbezirken) in die City. Auch die Schwülebelastung ist in der Stadt ausgeprägter, obgleich die Dunstglocke ein immer größeres Defizit an Sonnenschein bringt.

Bekannt ist das Problem der Luftverunreinigung.

I Meteorologie

Das Wetter

Das Verhältnis des Menschen zum Wetter wird durch zwei Tatsachen charakterisiert; das Wetter ist

1. stets gegenwärtig und nie ausschaltbar und
2. einem ständigen Wechsel unterworfen.

Aus diesen Gründen bemühen sich die Menschen seit Jahrtausenden, das Wetter vorauszusagen. Daraus entwickelte sich schließlich eine eigene wissenschaftliche Disziplin: die Meteorologie (griech.: meteoros = hoch in der Luft; logos = Lehre). Zusammenfassende Darstellungen u. a. in: 25, 28, 59, 225, 265, 266, 273, 275, 277, 283, 300, 366, 367, 368, 384, 424, 451, 482, 517, 549, 556, 558, 606, 655, 684, 694, 717, 718, 719, 741, 781, 801, 808, 815, 839, 855, 856.

Das Wetter ist von vier Faktoren abhängig, die sich beeinflussen:

1. Sonne
2. Erde
3. Erdatmosphäre
4. natürliche Formen des Landes und geophysikalische Eigenschaften der Erdoberfläche.

1. Die Sonne

Die Sonne ist etwa 150 Millionen km von der Erde entfernt. Sie ist ein ständig «explodierender Gasball» von etwa 1,4 Millionen km Durchmesser. In ihrer äußeren Schicht (Photosphäre) herrscht eine Temperatur von etwa 5 800 °C. In ihrem Kern dürfte dieser Wert mindestens 15 000 °C, wahrscheinlich aber bedeutend mehr betragen. Das Volumen der Sonne entspricht dem 1 306 000fachen der Erde. Ihre Masse wird auf 333 420 mal soviel wie die Erdmasse geschätzt.

Strahlung

Die Sonne ist ein gewaltiges «thermonukleares Kraftwerk», in dem Wasserstoff durch Kernverschmelzung zu Helium «verbrannt» wird. Dabei wandelt sie einen Teil ihrer Substanz in Energie um und gibt diese gleichbleibend mit 61 800 nW/m^2 Oberfläche ab. Obgleich sie sich in diesem Tempo bereits seit 5 Milliarden Jahren verzehrt, hält sie dies wahrscheinlich noch mindestens 30 Milliarden Jahre durch.

Generell liefert die Sonne als wichtigste Strahlenquelle 99,97 % der Energie, die für die physikalisch-chemischen Prozesse unserer Erdatmosphäre nötig sind. Jede Minute strahlt sie 390×10^{24} W ab. Eine Atombombe liefert 10^9 Wh, eine Wasserstoffbombe 10^{15} Wh, ohne jedoch die Kontinuität der Sonnenstrahlung jemals zu erreichen. Die Erde erhält nur den zweimilliardsten Teil der Gesamtenergie der Sonne, d. h. 178×10^{15} W pro Minute. Würde sie alles absorbieren, würden Eisberge von 35 m Höhe schmelzen. Ließe aber die Wärmeabgabe der Sonne nur um 13 % nach, würde unsere Erde in kürzester Zeit eine 1½ km dicke Eisschicht bedecken. Stiege hingegen ihre Energieabgabe um etwa 30 %, müßte jede Spur von Leben verbrennen.

Die Energie, die wir von der Sonne erhalten, werden uns als Strahlung verschiedener Wellenlängen übermittelt. Etwa 178 Billionen kW erreichen ständig die obere Erdatmosphäre. Ein Drittel der einfallenden Sonnenenergie geht jedoch durch Reflexion (vor allem Wolkenoberfläche) zurück in den Weltraum verloren. Der Rest erreicht überwiegend als sichtbares Licht die Erdoberfläche.

2. Die Erde

Die Erde, eine an den Polen abgeplattete Kugel, umläuft die Sonne auf ihrer jährlichen 940 Millionen km langen elliptischen Bahn und rotiert dabei am Äquator vom Westen nach Osten mit etwa 1670 km pro Stunde um ihre eigene Achse. Durch die nur angenäherte Kugelform treffen die Sonnenstrahlen an einigen Teilen der Erde mit größerer, an anderen mit geringerer Intensität auf. Weitere Schwächungen der Strahlungsintensität sind die durch die Atmosphäre nicht rechtwinklige Strahlungsbahn sowie die Verkantung der Erde, die den Winkel der einfallenden Sonnenstrahlen noch stärker verkleinert.

Die Erde speichert die Strahlungsenergie der Sonne (Insolation) und gibt sie als Wärme in die umhüllende Decke der Atmosphäre wieder ab. Dabei sind die Wellenlängen der Erdstrahlung länger als die der einfallenden Strahlen, zu lang, um wieder einfach durch die Atmosphäre ins Weltall zu entkommen. Ein großer Teil der Strahlung wird von Wasserdampf und Kohlensäure in der Atmosphäre absorbiert (Glashauseffekt). Diese Wärmeenergie, von der Sonne in den tropischen gemäßigten Zonen gespeichert, versorgt die komplizierte allgemeine Zirkulation der Atmosphäre gleichsam mit Antriebsenergie.

3. Die Atmosphäre

Die Atmosphäre (griech.: atmos = Dampf; sphaira = Kugel) ist für uns lebensnotwendig. Ohne sie wäre die Erde unfruchtbar, leblos und tot wie der Mond, mit Temperaturschwankungen zwischen 82 ° C am Tage und minus 140 ° C nachts. Die Atmosphäre ist eine fließende Mischung von Stickstoff, Sauerstoff, kleineren Mengen von Kohlendioxid sowie Ozon, Staub, Wasserdampf u. a. Sie wiegt etwa 5600 Billionen Tonnen, die durch die Anziehungskraft der Erde festgehalten werden. 99 % dieses gewichtigen Mantels sind auf eine Stärke von nur 33 km zusammengedrängt. Auf jeden Menschen übt die Atmosphäre in Meereshöhe – je nach Größe und Hautoberfläche – einen Druck von 10–20 Tonnen aus. Da aber der innere Körperdruck den äußeren Druck der Atmosphäre ausgleicht, lebt der Mensch wie ein Fisch auf dem Grunde dieses Luftsees, ohne die gewaltige Last zu verspüren.

Die Atmosphäre wird von unten nach oben in vier Schichten untergliedert:

A) *Troposphäre* (Obergrenze zwischen 8 und 16 km): Kleinster Teil der gesamten Atmosphärenhöhe, jedoch 80 % des Gesamtgewichts, überwiegender Anteil des Wasserdampfes. Die Troposphäre ist der «planetarische Wetterkessel». Die Temperatur nimmt durchschnittlich um 2 ° C pro 325 m Höhe ab.

Auf die Troposphäre folgt die

B) *Stratosphäre* (zwischen 16 und 50 km Höhe)

C) *Mesosphäre* (zwischen 50 und 80 km)

D) *Thermosphäre* (über 80 km).

Entgegen herrschender Meinung fällt die Temperatur in der Troposphäre zwar mit zunehmender Höhe, in den anderen Sphärenschichten jedoch nicht mehr stetig ab. Diese vertikalen Temperaturgefälle sind von wesentlicher Bedeutung für das Wettergeschehen.

4. Geophysikalische Landformen

Die geophysikalischen Landformen (Kontinente, Ozeane, Bergketten, Täler, Seen usw.) sind der vierte wetterbestimmende Faktor. So erwärmt sich Land schneller als Wasser, kühlt aber auch rascher ab. Dies erklärt die kühleren Sommer und milderen Winter an der Küste oder den Binnengewässern. Gebirgsketten können bestimmte Windsysteme ausbilden, verstärken oder auch bremsen. Sie beeinflussen damit regionale und lokale Wetterabläufe.

Was geschieht in der Atmosphäre?

Die Atmosphäre ist im Grunde ein unwirtschaftliches Unternehmen. Die von der Sonne empfangene Strahlungsenergie wird in kinetische (= Bewegungs-) Energie umgeformt. Die Sonnenstrahlen setzen Moleküle in Bewegung. Das empfinden wir als Wärme. Die bewegten Moleküle nehmen ständig Energie auf und geben einen Teil davon wieder ab. Damit ist die Erde eine Art ausdauernder, wenn auch ungleichmäßiger Wärmestrahler. Diese unterschiedliche Wärmeverteilung mobilisiert in der Atmosphäre Kräfte, die die Wärme einheitlich über die Erde zu verteilen suchen. Das ist das Wetter.

Vereinfachend gesehen bewegt sich warme Luft vom Äquator zu den Polen und kalte Luft von den Polen zum Äquator. Dies ist die Grundlage der interkontinentalen Winde und Wettersysteme. Zwar werden nur 3 % der empfangenen Energie in kinetische Energie umgewandelt. Doch das reicht aus, das Wettergeschehen in Bewegung zu halten und darüber hinaus noch ungeheure Energiemengen freizusetzen. So entwickelt eines der rund 45 000 täglichen Gewitter rund um die Erde die Energie von ca. 1 Dutzend Atombomben. Ein Hurrikan soll den gleichen Energiebetrag in einer einzigen Sekunde entfesseln.

Die unterschiedlichen Temperaturen auf der Erde provozieren Druckdifferenzen. Der Druckausgleich erzeugt einen Luftstrom von Hoch- zu Tiefdruckgebieten. Das unterhält in der Atmosphäre einen Kreislauf zwischen äquatorialen und polaren Regionen, denn:

Dem Äquator fällt die meiste Sonnenenergie zu; die Luft ist heiß, dehnt sich aus, wird nach oben gedrängt und fließt nach Norden oder Süden ab. Als Ausgleich strömt am Erdboden kalte polare Luft zum Äquator. Die warme abströmende Luft bewegt sich als kilometerhohe Schicht auf Gebiete niederen Drukkes zu, kühlt dabei ab, verliert an Höhe und erreicht schließlich wieder im Norden oder Süden den Boden. Dort ist sie kalt, dicht und trocken geworden und bahnt sich ihren Weg zurück zum Äquator. Der Kreislauf hat sich geschlossen.

Diese Wärmeverteilung durch Bewegung nennt man Konvektion. Konvektion transportiert damit Luft von kalten zu warmen und von warmen zu kalten Orten.

Theoretisch müßte dieses Prinzip störungsfrei funktionieren. Die verschiedenen geophysikalischen Landformen (Ozeane, Kontinente, Täler, Seen, Bergketten usw.) sowie Windsysteme komplizieren es aber.

Darüber hinaus werden die Luftströmungen zum Ausgleich des Luftdrucks durch die Erdrotation von Norden und Süden nach Osten und Westen abgedrängt. Schließlich führen plötzliche Temperaturwechsel über Land und Wasser, bei Tag und Nacht zu neuen zusätzlichen Wirkeffekten.

Die Luftmasse

Hält sich eine größere Luftmasse lange über einem weiten, bis zu mehreren Millionen qkm umfassenden Gebiet mit relativ einheitlichen meteorologischen Bedingungen auf, kann sie die dort herrschenden charakteristischen Temperatur- und Feuchtigkeitswerte annehmen. Auf der Erde kennt man etwa 20 Entstehungsgebiete für solche Luftmassen, die später zu wandern beginnen und zu den wichtigsten beweglichen Teilen der Atmosphäre gehören.

Der Kreislauf des Wassers

Wasser ist nicht an die Erde gebunden und muß sich nicht auf Meere, Seen, Flüsse und Gletscher beschränken. Es reicht bis in Höhen von 15 km hinauf. Jährlich zirkulieren fast 500 000 km^3 (≙ 500 000 Billionen Liter) Wasser zwischen Himmel und Erde. Etwa 80 % stammen aus den Meeren, rund 20 % vom Land.

Meteorologisch gesehen ist Wasser der wichtigste Bestandteil der Erdatmosphäre. Auf einmal abgeregnet wäre die gesamte Erde mit einer 2,5 cm starken Wasserschicht bedeckt. Die durchschnittliche jährliche Regenmenge wird auf 1 m geschätzt. Rund 100 000 km^3 fallen dabei auf das Land, 40 000 mehr, als es durch Verdampfen abgegeben hat. Diese 100 000 km^3 würden jeden Menschen durchschnittlich mit 83 m^3 reinen Regenwassers pro Tag versorgen. Doch die Regenmenge schwankt zwischen weniger als 1 cm (Wüsten) und 12 m (Hawaii) pro Jahr. Dabei herrschte bisher die Meinung vor, daß die Niederschläge — je nach Beschaffenheit des Untergrundes — innerhalb von Minuten bis Tagen Meter für Meter tiefer in den Boden sickern. Neuere Untersuchungen konnten jedoch zeigen, daß sie das im Boden vorhandene Wasser vor sich herschieben und daß es oft mehrere Jahre dauert, bis solche Niederschläge den Grundwasserspiegel erreichen. Das Wasser, das zu einem Ansteigen des Grundwasserspiegels führt, ist also grundsätzlich nicht identisch mit dem eben auf den Boden auffallenden Regen (836).

Wolken

Wolken sind kondensierter Wasserdampf bei Abkühlung. Darüber hinaus sind für die atmosphärische Kondensation noch kleinste Partikel («Kondensationskeime») notwendig, die als Salzkristalle (Verdampfen von Meeresschaum), Rauchteilchen (Industrieanlagen, Autoabgase), Staub (Erde, Sand) am stärksten über dicht besiedelten Gebieten (bis zu 4 Millionen pro cm^3), am schwächsten über den Ozeanen (einige wenige Teile pro cm^3) vorliegen.

Seit dem 19. Jahrhundert unterteilt man die Wolken in vier große Klassen: hohe, mittelhohe, tiefe und solche mit vertikalem Aufbau. Im einzelnen:

Zirrus-Wolken (lat.: Haarlocke, Feder), überwiegend aus Eiskristallen in Höhen über 6 000 m.

Stratus-Wolken (lat.: ausgebreitet), in Lagen oder Flächen.

Kumulus-Wolken (lat.: Haufen), bisweilen majestätisch hochgetürmte Wolken mit flachen Basen und «spitzen Kuppeln».

Ferner von mehr wissenschaftlichem Interesse:

Perlmutter-Wolken: sogenannte noctilucente (lat.: nox = Nacht; lucere = leuchten) Wolken zwischen 20 und 40 km Höhe; Ursprung unbekannt.

Aurora borealis: Höchste, zumeist in polaren oder subpolaren Regionen, am häufigsten zwischen Juni und August sichtbare, leuchtende Nachtwolken, wahrscheinlich aus Eiskristallen.

Trotz dieser einleuchtenden Gliederung finden sich einheitliche Wolkengebilde nur selten. Zumeist handelt es sich um Mischformen. Zudem wird die Bildung von Wolken, also der Aufstieg feuchtigkeitsbeladener Luft, regional durch Hügel, Berge sowie einzelne kalte oder warme Luftschichten beeinflußt und geprägt.

Der Wind

Die stets herrschenden Temperaturdifferenzen in der Atmosphäre führen zu Druckunterschieden, die sich auszugleichen suchen. Durch Kräfte, die Luft von höherem zu niedrigem Druck schieben, entsteht der Wind. Wind ist damit bewegte Luft, also Energie.

Man unterteilt in:

1. Lokale und regionale
2. Globale
3. Episodische Winde (Tornados, Hurrikane).

1. Lokale Winde

Sie sind zumeist Konvektionswinde: See-, Land-, Berg- und Talwinde. Als einfache Winde wehen sie von einem Gebiet hohen zu einem solchen niedrigen Drucks. Sie werden durch komplizierende Faktoren (z. B. Erdrotation) kaum oder gar nicht beeinflußt.

A. *See- und Landwinde:* Hervorgerufen durch Temperaturunterschiede über Land und Wasser wehen sie relativ pünktlich zu bestimmten Zeiten. Einige Stunden nach Sonnenaufgang bringt etwa gegen 10 Uhr an vielen Küsten eine kühle Brise Seeluft zum erwärmten Festland. Am Abend dreht sich der Wind: Vom abgekühlten Land fließt die Luft zur warmen See. Je heißer das Klima, desto größer

a) Geschwindigkeit (10—40 km/h)

b) Aktionsradius (zwischen 15 und 160 km)

c) Bewegte Luftmasse (zwischen 200 und 1 200 m Höhe)

Diese periodischen Winde finden sich nicht nur an der Meeresküste, sondern auch an den Ufern größerer Seen und Nebenmeere (z. B. Bodensee, Genfer See, Nordamerikanische Seen, Viktoria-See, Schwarzes Meer, Kaspisches Meer).

B. *Berg- und Talwinde:* Zumeist thermische Hangwinde. In den Vormittagsstunden weht der Wind talaufwärts, häufig bis zum Nachmittag. In der Nacht bis kurz nach Sonnenaufgang fließt die Luft als Bergwind talab. Daneben gibt es noch zu verschiedenen Tageszeiten örtlich begrenzte Zirkulationen an Hängen zwischen Berg und Ebene. Am intensivsten ist dieser Windaustausch an heiteren Tagen mit starker Sonneneinstrahlung. Solche Winde dienen für viele, tagsüber aufgeheizte Großstädte in Bergnähe als «Frischluftgeneratoren».

C. *Orographische Winde:* Auf der ganzen Erde gibt es landschaftlich vorherrschende, sogenannte orographische Winde, deren besonderer Charakter sich aus der örtlichen Topographie erklärt.

a) *Bora* (lat.-griech.: borea = Nordwind): Kühl-kalter, trockener Windstrom von kontinentaler Polar- und Arktisluft in der Gegend von Triest. Bringt Regen oder Hagel, bisweilen verheerende Böen, am häufigsten und stärksten in der kalten Jahreszeit.

Die Bora soll durch ihr Brausen auf ängstliche Menschen belastend wirken.

b) *Etesien* (griech.: etesius = jährlich): Beständiger nordwestlicher Sommerwind über der Ägais, der durch die Luftbewegung die sommerliche Hitze erträglicher macht.

c) *Föhn:* s. S. 29.

d) *Levandes:* Erfrischender Wind an der Ostküste Spaniens.

e) *Leventer:* Verursacht im Sommer häufig Nebel und tiefe Wolken zwischen Spanien und Marokko (Gibraltar). Verhindert dadurch die Sonneneinstrahlung.

f) *Libeccio:* Besonders im Winter kräftig-böiger Wind aus West bis Südwest an der italienischen Riviera, der Adria und um Korsika. Bioklimatisch belastender Wind.

g) *Monsun* (arab.: mansin = Jahreszeit): Ursprünglich jahreszeitlich abhängige Winde des arabischen Meeres (Nordwest-Teil des Indischen Ozeans), 6 Monate aus Nordosten (Wintermonsun) und dann 6 Monate aus Südwesten (Sommermonsun) wehend. Gewaltiger See- und Landwind von erheblicher wirtschaftlicher Bedeutung (z. B. Indien).

Monsunartige Winde gibt es jedoch auch in anderen Regionen der Welt (Japan, China, Nordaustralien, Ostafrika).

h) *Mistral* (lat.: magister = Herr): Kalttrockener Fallwind im westlichen Mittelmeergebiet (Rhônetal, kleine Täler zwischen Ebro und Norditalien). Sommerliches Maximum gegen 10 Uhr, zeitweilig sehr heftig.

Durch die Kaltluft eher tonisierend-anregend, aber auch häufig als Grund für Kopfschmerzen, Schlaflosigkeit, Neuralgien, Katarrhe angegeben.

i) *Sharaw – Chamssin* (arab.: chamssin = 50): «Nach 50 Chamssintagen ist es genug» (Sprichwort).

Trockener, warmer Wind mit stark positiver Ionenkonzentration und hohem Luftdruck, entsteht meist im Frühjahr und Herbst in den östlichen Mittelmeerländern und entlang der nordafrikanischen Küste, wenn eine Reihe von Tiefs «hintereinander» von Westen nach Osten zieht. Je nachdem, ob er sich länger über Land oder See bewegt hat, ist er

trocken: Starker Südwestwind über Tunesien, heißer, trockener und staubiger Wind in Ägypten oder

feucht: Über Malta und dem Löwengolf mit Nebel, Regen und tiefen Wolken sowie großen Windgeschwindigkeiten und entsprechend hohen Wellen.

Die Symptome sind ähnlich wie bei anderen orographischen, bioklimatisch belastenden Winden wie:

Scirocco (Italien), Sharkije (Persischer Golf), Tramontana (Italien), Autan (Frankreich), Klokk (Malta), Sant Ana (Kalifornien), Arizona winds (Arizona), Zonda (Argentinien), Thar Winde (Rajasthan, Neu Delhi, Agra, Indien), Gonding und Köbang (Java), Behoroh (Sumatra), Melbourne northern winds (Australien), Chinook (Kanada) u. a. m.

Die häufigsten Beschwerden sind Kopfschmerzen, Reizbarkeit, wachsende Aggressivität und Unlustgefühle, Herzbeschwerden, Migräne, Arbeitsunlust. Die Rate der Verkehrs- und Autounfälle, der Selbstmorde und kriminellen Handlungen soll dabei zunehmen.

k) *Vent du midi* (Lyon): warmer, trokkener und turbulenter Wind.

Häufige Symptome: Kopfschmerzen, rheumatische Beschwerden, epileptische Anfälle, Asthma u. a.

2. Globale Winde

Passat

Eine in den Breiten zwischen den Wendekreisen und den Tropen weit verbreitete Luftströmung. Sie hat auf der Nordhalbkugel nordöstliche, auf der Südhalbkugel südöstliche Richtung. Kompliziert werden die relativ einfachen «hemisphärischen Schleifen» durch:

1. Reibung der Luft an der Erdoberfläche
2. Erdrotation
3. Kugelgestalt der Erde

Der sogenannte «thermische Äquator» umgürtet die Erde als heißeste Stelle. Die heiße Luft steigt fast senkrecht auf. Sie verzweigt sich teils nach Norden, teils nach Süden und bildet die zwei wichtigsten oberen Strömungen (Anti-Passate). Später teilen sich diese Anti-Passate wiederum in eine obere Lage der Westwinde (Richtung Pol) und in einen langsam fallenden Anti-Passat, der in der Gegend des 30. Breitengrades eine ruhige Schönwetterzone bildet (Wüsten; auf See die gefürchteten windschwachen «Roßbreiten»).

Aber auch die absteigende Luft der Roßbreiten teilt sich am Erdboden. Die eine Strömung kehrt als stetiges, mildes und beharrliches Windsystem zum Äquator zurück (Passate), die andere strömt zu den Polen. Ohne Erdrotation würden die Passate auf der nördlichen Hemisphäre von Norden nach Süden, auf der südlichen von Süden nach Norden wehen. Die Drehbewegung der Erde von Westen nach Osten lenkt dieses Windsystem (wie alle anderen der allgemeinen Zirkulation) jedoch ab. So werden die Luftströmungen von den «Roßbreiten» Richtung Pole nach Osten abgedrängt, wo sie sich mit den mit großer Geschwindigkeit vom Westen zum Osten wehenden Windsystemen vereinen.

Zyklone und Antizyklone

Neben dem mit dem geographischen Äquator fast zusammenfallenden «thermischen Äquator» gibt es an den geographischen Polen sogenannte «Kälte-Pole»: In der nördlichen Hemisphäre liegen sie in Sibirien, im Nordwesten Kanadas und in Grönland; in der südlichen auf dem antarktischen Kontinent. Dort lagert ein Kaltluftreservoir, das sich langsam in Richtung Äquator ausbreitet, ehe es durch die Erdrotation abgelenkt zu polaren Ostwinden wird. Das veränderliche Wetter der nördlichen gemäßigten Zone ist zumeist durch das Zusammentreffen dieser polaren Ostwinde mit den heftigen Westwinden charakterisiert.

Die so entstehenden Luftmassenwirbel sind zwar kurzfristig, bilden jedoch eine stete atmosphärische Störzone: Die Zyklone und Antizyklone.

Zyklonale Windsysteme nähern sich einem Zentrum niedrigeren Drucks, indem sie sich im Uhrzeigersinn (Südhalbkugel) oder entgegengesetzt drehen (Nordhalbkugel).

Antizyklonale Winde entfernen sich von einem Zentrum hohen Drucks, indem sie in entgegengesetzter Richtung rotieren.

Beide Systeme bedecken Hunderttausende von Quadratkilometern. Zyklone (nicht zu verwechseln mit den zerstörerischen Stürmen) sind die «Tiefs» der Wetterkarte mit Schlechtwettereinflüssen, Anti-Zyklone die «Hochs».

3. Episodische Winde

Tornado, Hurrikan, Taifun

Verheerende Stürme, charakterisiert durch ein sich gegen den Uhrzeiger drehendes Windsystem mit einem windstillen Auge im Mittelpunkt, das sich trotz heftiger Winde nur langsam vorwärts bewegt.

Typische atlantische Hurrikane entstehen nicht selten, wenn eine Tiefdruckstörung einen Teil des Ostwindes nach Norden abdrängt, wobei sich die zusammengepreßten Luftströmungen übereinander schieben. Die warme Luft steigt bis in Höhen von 12000 Meter auf und verliert vor dem Abstieg Wärme und Feuchtigkeit. Die Drehbewegung der Erde überträgt auf die steigende Säule einen Drall. Dadurch nimmt sie die Form eines Zylinders an, der um den Kern relativ ruhiger Luft wirbelt. Warme, feuchte Luft wird aus der See aufgesogen und beim Hereinströmen ständig schneller. Dadurch versorgt sie den wirbelnden Windzylinder mit Energie. Trifft der Hurrikan auf Land oder kaltes Wasser, verliert er ohne warme, feuchte Luft seine Energie. Die kühlere Luft kann nicht so hoch aufsteigen, der Wind schwillt ab, das Auge füllt sich mit Wolken, der Hurrikan dehnt sich über eine größere Fläche aus und verschwindet.

Zuvor hat er im allgemeinen – je nach betroffenem Gebiet – erhebliche Zerstörungen hinterlassen.

Föhn

Keinem meteorologischen Ereignis in unseren Breiten kommt eine solche Popularität zu wie dem Föhn, unserem bekanntesten orographischen Wind. (Übersichten in: 25, 28, 55, 66, 265, 300, 368, 417, 418, 556, 558, 745, 798–800). Selbst dort, wo es ihn nachweislich nicht gibt, muß er das Kausalitätsbedürfnis für eine Unzahl von Befindensschwankungen und Beschwerden befriedigen.

Der Föhn (lat.: favonius = mild) war schon den Römern bekannt und verfügt über eine Vielzahl von Synonymen: Tauernwind (Salzburg), Vent d'Espagne (Wind aus Spanien, Südfrankreich), Vent du midi (Mittagswind, Lyon), Pyrnwind (oberes Drautal), Rote-Turn-Wind (Rumänien), Jauk (Kärnten) u. a.

Früher als warmer Wind aus der Sahara gedeutet, erst 1866 als warmer und trockener (in den Fjorden Norwegens u. a. jedoch auch als kühl empfundener) Fallwind erkannt. Die Windrichtung spielt dabei keine Rolle. Am Alpennordrand kommt er aus südlicher, in Oberitalien aus nördlicher Richtung.

Die Bevölkerung außerhalb der betroffenen Regionen interpretiert häufig jede Erwärmung als Föhn. Ein richtiger Föhneinbruch ist jedoch ein ganz anderes Erlebnis. Der Föhn ist nicht ein warmer Wind aus heißer Gegend, sondern entsteht im wesentlichen zwischen Gebirgskamm und Tal. Sein Effekt beruht ausschließlich auf thermodynamischen Gesetzmäßigkeiten: Die an das Gebirge anströmenden Luftmassen werden angehoben und kühlen sich anfangs um 1 °C pro 100 m ab. Sobald die Luft mit Wasserdampf gesättigt ist, kommt es bei weiterer Hebung unter Ausfall des kondensierten Wassers nur noch zu einer Temperaturabnahme von 0,6 °C pro 100 m. Da jedoch nach Überschreiten des Gebirgskammes die Luft sehr rasch aus dem Sättigungsbereich gerät, erwärmt sie sich beim Absinken schon knapp unterhalb des Gipfelniveaus wieder jeweils um 1 °C pro 100 m. Die Differenz von rund 0,4 °C ergibt schließlich in der Summation den auffälligen Temperaturunterschied zwischen Luv (windzugewandter Seite) und Lee (windabgewandter Seite).

Daneben zeichnet sich der Föhn durch eine geringe Luftfeuchtigkeit, durch charakteristische Wolkenformen (langgezogene, fischförmige Fahnen auf blauem Himmel) und durch die Föhnmauer (dichte Wolkenbank am Gebirgskamm) aus. Hervorragendstes Kennzeichen aber ist die außerordentlich gute Fernsicht. Nur weil die dunstige Luft aus den Tälern und Ebenen weggeblasen und durch klare ersetzt wurde, scheinen die Berge unnatürlich nah; die Nächte sind sternenklar wie in den Tropen, die Luft ist auffallend schalldurchlässig.

Charakteristisch für alle Fallwinde ist die stürmische Heftigkeit, mit der der Föhn zunächst über die Bodenkaltluftschicht hinwegbläst und mit der entgegengesetzten Windrichtung Wirbel bildet, ehe die kalte Bodenluft weicht und die Temperatur plötzlich ansteigt (Föhndurchbruch).

Der Föhndurchbruch selber wird durch die Talrichtung bestimmt. So gibt es Alpentäler mit häufigen und seltenen Föhnereignissen. Besonders typisch ist er in den Zentral- und Ostalpen (Rhônetal vom Genfer See bis nach Martigny, Thuner- und Brienzersee, südlicher Vierwaldstättersee, Glarus, Wallis, Rheintal bis zum Bodensee, Oberstdorf, Schongau, Tölz, Rosenheim, Garmisch-Partenkirchen, Mittenwald, Salzburg bis in die Gegend von Wien).

Am häufigsten tritt er im März, April sowie Oktober und November auf. Im Winter schafft er es selten, die Bodenkaltluft abzudrängen. Die Zahl der Föhntage schwankt von Jahr zu Jahr beträchtlich zwischen 1 und 5 Dutzend. Die mittlere Föhndauer variiert zwischen wenigen Stunden und 1 (am häufigsten) bis zu 6 Tagen. Neben den örtlichen Gegebenheiten spielt auch die Großwetterlage für das Aufkommen des Föhns eine wichtige Rolle (vor allem zyklonale Wetterlagen.

Einen bestimmten Typ Föhn scheint es nicht zu geben. Bisweilen ist er nicht im Tal oder der Ebene, sondern nur in großer Höhe bemerkbar. Dann weht die Föhnströmung über ein ruhendes Kaltluftkissen hinweg. Dieser «Höhenföhn» soll bisweilen noch stärker auf den menschlichen Organismus einwirken als der in den Niederungen durchgebrochene Wind.

Der Föhn beschäftigt die Menschheit

Häufigkeit des Alpenföhns

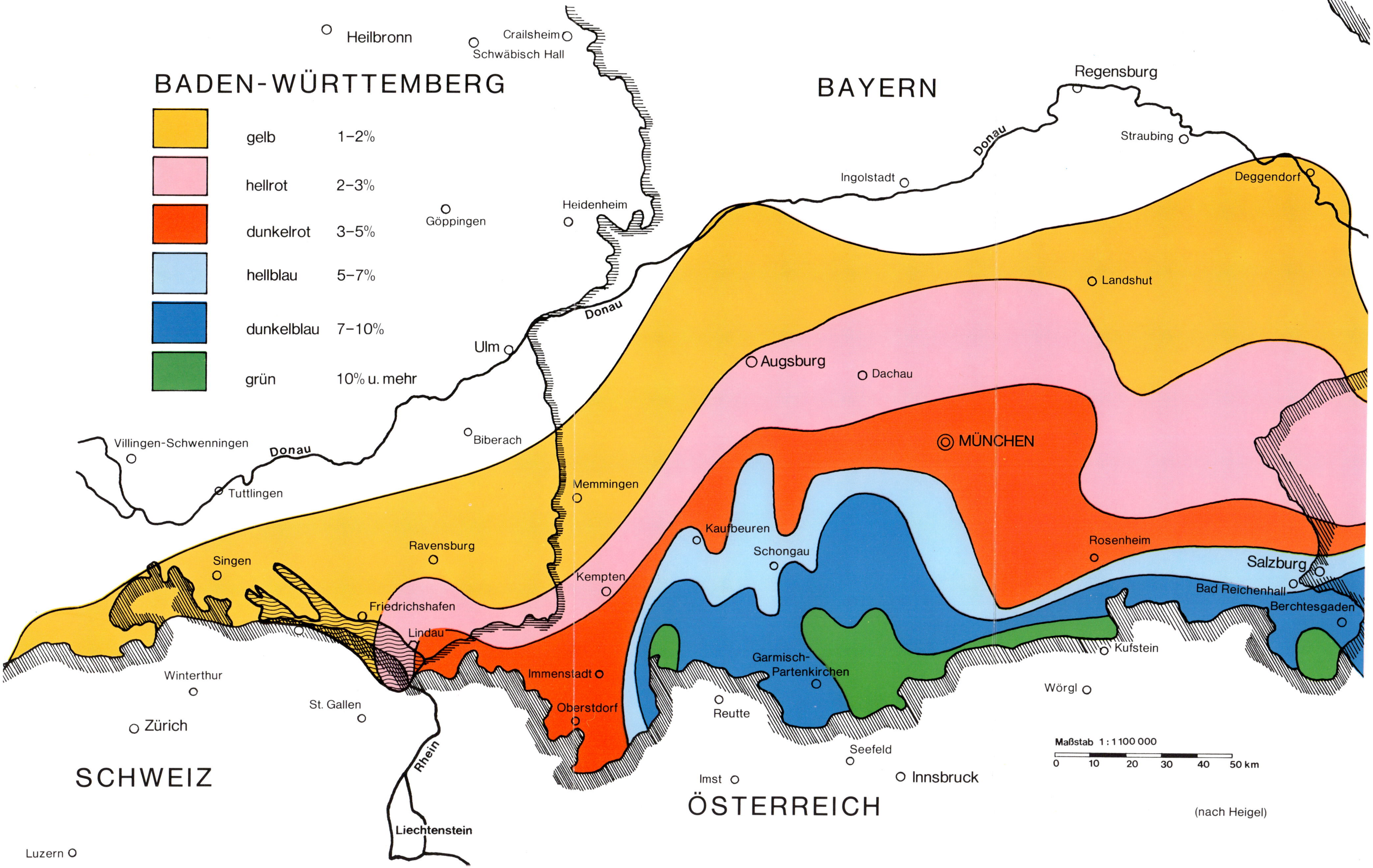

seit jeher. Die eigentliche medizin-meteorologische Föhnforschung begann aber erst im Jahre 1819. Bis heute liegt eine Unzahl von Einzel- und zusammenfassenden Darstellungen vor. Sein «meteorologischer Steckbrief» weist ihn hinsichtlich Windzunahme, Wärme und Trockenheit als nicht extrem aus. So unergiebig er aber meteorologisch sein mag, so vielfältig ist das von ihm provozierte

Föhn-Beschwerdebild

1. *Seelische Störungen:* Depressive Verstimmungen, Gereiztheit, Apathie u. a.;

2. *psychosomatische* oder *körperliche Beschwerden:* Schlafstörungen, Migräne, Asthma-Anfälle, Herz- und Kreislaufstörungen, apoplektischer Insult, Embolie, Thrombose, Narben- und Stumpfschmerzen u. v. a. m.;

3. *sozialmedizinische Ereignisse:* Selbstmord, Betriebs- und Verkehrsunfälle, Kriminalität usw.

Spezielle Föhn-Symptome, die ausschließlich durch Föhn und nicht auch durch andere meteorologische oder sonstige peristatische Faktoren ausgelöst werden können, sind nicht wahrscheinlich. Insbesondere sind die Ergebnisse der vielen Korrelationsstudien bis heute diskrepant geblieben. Es gibt kaum ein Symptom (s. o.) dessen Föhnabhängigkeit statistisch nicht in Frage gestellt worden wäre.

Dies ist besonders für die rechtlichen Konsequenzen nach Unfällen und kriminellen Vergehen von Belang, so daß sich im Grunde zur Frage der Strafmilderung wegen Föhnwirkung sowohl Staatsanwaltschaft als auch Verteidigung jeweils auf entsprechende medizin-meteorologische Untersuchungsergebnisse stützen können. Meist soll es deshalb von der persönlichen Empfindlichkeit des entscheidenden Richters auf meteorologische Reize abhängen, inwieweit solche Argumente Berücksichtigung finden.

Tatsache bleibt, daß man beim heutigen Stand wissenschaftlicher Erkenntnisse weder für die eine noch die andere Argumentation ausreichendes Beweismaterial hat. Möglicherweise lassen sich manche Richter in diesem Punkte von dem Grundsatz leiten: In dubio pro reo. In besonders gelagerten Fällen sollte man ein medizin-meteorologisches Gutachten einholen.

Theorien zur Föhnwirkung

In vitro (Labor) sind die Wirkungen verschiedener physikalischer Größen (Ionenkonzentration, elektrische Feldschwankungen, Temperatur-Feuchte-Milieu usw.) bekannt. Über das Zusammenwirken der einzelnen Faktoren in der Atmosphäre herrscht jedoch wenig Klarheit. Man nimmt deshalb beim Föhn an, daß für die Wetterfühligkeit des einzelnen kein bestimmter physikalischer Reiz, sondern ein ganzer «Akkord» verantwortlich ist. Klimaanlagen schützen jedenfalls den Wetterfühligen nicht vor Föhneinfluß. Das gleiche gilt für einen Wohnortwechsel, wenn er sich nicht in größeren Dimensionen aus dem Einflußbereich herausbewegt.

Die Theorien zur Föhnwirkung sind vielfältig, keine konnte sich bis heute durchsetzen:

a) *Ionentheorie:* Änderung der Ionisationsverhältnisse (z. B. Überwiegen positiver Ionen) bzw. des Ionenspektrums durch Absinken der Luftmassen.

b) *Radontheorie:* Änderung der Ionisation durch Luftdruckschwankungen oder starke vertikale Durchmischung der Luft (Höhensturm), wobei radonangereicherte Bodenluft (Radiumemanation) Herz- und Kreislaufstörungen provozieren soll.

c) *Sauerstoffschwankungen:* Da der Sauerstoffgehalt gesetzmäßig in feuchter Luft sinkt, nahm man beim Abräumen der Bodenkaltluft durch Föhn eine entsprechende Wirkung an. Sie ist jedoch so gering, daß man später von dieser Theorie abrückte.

d) *Ozontheorie:* Ozon, die Modifikation des Sauerstoffs, entsteht in Höhen über 20 km durch kurzwellige Sonnenstrahlung. Tatsächlich fand sich bei dem ins Tal hinabfegenden Föhn höchste Ozondichte, die jedoch bei Bodenberührung durch Reduktionsvorgänge rasch zerstört wird.

e) *Inversion mit Druckschwankungen:* Wenn der Föhn ins Tal jagt, zieht er zuerst über die dort herrschende Bodenkaltluftschicht hinweg, ehe er sie nach und nach aus dem Tal zu drücken vermag. An der oberen Grenze dieser Kaltluft kommt es dabei zur Berührung mit dem Föhn und damit zu Inversionen (austauscharmen Witterungslagen), die nachweislich in Schwingungen geraten. Diese interpretierte man als mögliche Einflußfaktoren auf den lebenden Organismus (insbesondere Tiere sind bekanntlich föhn-vorfühlig). Unterstützt wurde die Anschauung dadurch, daß der Föhn auch dann bereits wirksam ist, wenn er noch nicht bis zur Talsohle durchgebrochen ist («Höhenföhn»). Wie jedoch die Wirkung dieser Luftdruckschwankungen zu interpretieren ist, bleibt bis heute unklar.

f) *Atmosphärische Längstwellen:* Am Tage vor dem Föhnereignis zeigen Infralängstwellen ihr Minimum, steigen am Föhntag selber an und erreichen ihr Maximum am Nachtag. Dieser Ablauf ist verständlich: Die Längstwellen sind an Stabilitätszonen gebunden; bei der absinkenden Luftbewegung des Föhns ist die Atmosphäre noch stabil geschichtet. Gegen Ende des Föhneinbruchs und beim Herannahen eines Tiefdruckgebietes nimmt die Labilität und damit die Längstwellenstörung zu.

Der Wetterbericht

Auf den Wetterbericht in den Massenmedien achten fast alle. Doch nur jeder zweite glaubt seinen Voraussagen. Eine sonderbare Diskrepanz. Sie beleuchtet aber deutlich die derzeitige Situation. Das Interesse der Bevölkerung ist groß, doch oft genug ist es auch die Enttäuschung über Fehlinformationen.

Theoretisch dürfte man natürlich Ergebnisse, die mit so vielen Imponderabilien behaftet sind, nicht mit solch einem täglichen Aufwand veröffentlichen. Praktisch aber sehen die Dinge anders aus. Außerdem liegt die Eintreffhäufigkeit der täglichen Wettervorhersagen für 24–36 Stunden bei 87 % und damit im Grunde enorm hoch. Dafür arbeiten die Meteorologen auch mit Unterstützung von Großcomputern und angeschlossen an den Datenfluß der ganzen Welt (einschließlich Rotchina) mit Wettersatelliten.

Freilich verliert die 87%ige Trefferquote ein wenig an Glanz, wenn man die Tage gleichbleibender Wetterlage abzieht.

In Mitteleuropa ändert sich das Wetter in zwei von drei Fällen nicht. Die Prognose: «Die Wetterlage bleibt unverändert» hat folglich von sich aus schon eine Trefferquote von 66 %.

Was macht es so schwer, überhaupt auf 87 % zu kommen bzw. diese frühere Traumgrenze jetzt zu überschreiten? (270):

Die Luftkörper unserer Atmosphäre unterliegen bestimmten Gesetzen. Demzufolge müßten sich ihre Bahnen, d. h. die Windverteilung, in entsprechender Weise vorausbestimmen lassen. Das Problem aber liegt darin, daß sich die meteorologischen Variablen gegenseitig beeinflussen. Zwar lassen sich mit einem System von Differentialgleichungen die wichtigsten Parameter des Wetters (Wind, Druck, Temperatur, Dichte, Feuchte) voraussagen. Voraussetzung aber bleibt, daß die Verteilung dieser Zustandsgrößen der Atmosphäre zu einem gegebenen Zeitpunkt bekannt ist. Zwar ist dieses Differentialgleichungssystem ausgesprochen kompliziert, doch läßt es sich unter entsprechendem rechnerischen Aufwand mit der sogenannten «numerischen Integration» (numerische Wettervorhersage) lösen.

Die ersten Versuche mit dieser numerischen Wetterprognose gehen bereits auf Mitte dieses Jahrhunderts zurück und basierten damals auf vereinfachten Vorstellungen über die Verwendung physikalischer Gesetze. So blieben beispielsweise thermodynamische Vorgänge ausgeschlossen. Im Laufe der letzten Jahrzehnte wurden jedoch Modelle und Computertechnik so verbessert, daß praktisch alle relevanten Parameter des Wetters erfaßt und zur Prognose herangezogen werden können. Lediglich die Feuchte macht hiervon (noch) eine Ausnahme. Trotzdem ist die Situation nicht befriedigend. Das hängt im wesentlichen von mathematischen Lösungsverfahren, physikalischen Grundlagen und den bisher verfügbaren Beobachtungsunterlagen ab.

Ein Netz mit zu großen Maschen

Die gesamte Atmosphäre wird bei den bisher gängigen Berechnungsmodellen in verschiedene Höhenschichten aufgeteilt, die wiederum in ein erdumspannendes Gitternetz eingepaßt sind. Die unterschiedlichen meteorologischen Daten aus den einzelnen Gitterflächen bilden die Grundlagen für die Vorhersageberechnung. Der Deutsche Wetterdienst hat beispielsweise solch ein Netz über die Nordhalbkugel ausgebreitet. Der horizontale Abstand über zwei benachbarten Gitterpunkten mißt rund 350 km. Es gibt insgesamt 2 080 Punkte. Da aber die Atmosphäre in der Vertikalen durch sechs Schichten mit identischen Horizontalgittern unterteilt ist, resultieren daraus gesamthaft gesehen 12 480 Meß- und damit auch Prognosepunkte.

Alle 10 Minuten gibt es eine Vorhersage, d. h. rund 144 Zeitschritte sind notwendig, um das meteorologische Feld nach 24 Stunden zu komplettieren. Dafür benötigt die Großrechenanlage des Deutschen Wetterdienstes eine Stunde.

Die numerische Integration stellt aber nicht nur ein Näherungsverfahren dar. Eine solch gewaltige rechnerische Aufgabe birgt auch Fehlerquellen. Darüber hinaus wäre das Näherungsverfahren um so genauer, je feinmaschiger das Gitternetz gelegt werden könnte. Dem stünde aber wieder der vermehrte Rechenaufwand entgegen. Wollte man nur den Abstand zwischen den Gitterpunkten halbieren, müßte der Aufwand um das Sechzehnfache steigen. D. h. die Großrechenanlage würde 16 Stunden lang an der Wetterprognose des nächsten Tages rechnen. Hier helfen nur noch leistungsfähigere und damit entsprechend teuerere Computeranlagen.

Gitterpunkte, nicht Flächen

Wenn zwischen den Gitterpunkten rund 350 km liegen, so sind deren Aussagen exakterweise eigentlich nur als Zustandsgrößen der entsprechenden Gitterpunkte zu werten, bestenfalls als repräsentativer Mittelwert um den jeweiligen Gitterpunkt herum, ggf. über ein Gebiet von etwa 300 km. Ähnlich «grobmaschig» wie die Dateninformation ist demzufolge die Prognose. Soll sie kleinräumige und kurzfristige Wetterphänomene erfassen, ist sie überfordert. Aus diesem Grund muß sie sich in den Ärgernis hervorrufenden Pauschalaussagen («allgemein heiter bis wolkig» u. a.) erschöpfen. Auch können Wettervorgänge mit Abmessungen, die unter den Gitterpunktabständen liegen (z. B. Schauer) nicht registriert und damit auch nicht vorhergesagt werden. So muß man sämtliche Prozesse, die sich unterhalb des Auflösungsvermögens des Gitternetzes abspielen, gleichsam pauschal erfassen, um sie überhaupt zu fixieren. Solch eine Näherungsmethode aber kann eine erhebliche Fehlerquelle werden.

Schließlich stimmt das mathematische Gitternetz nicht mit dem realen Beobachtungsnetz überein. Täglich um 0.00 Uhr und 12.00 Uhr gehen aus den weltweiten Wetterbeobachtungen sowohl die Daten des Bodenwetters als auch die Messungen der Radiosonden ein. So kann man sich ein Bild über den Zustand der Atmosphäre bis 30 km Höhe machen. Neuerdings finden Satelliten Verwendung. Aus diesem unterschiedlich dichten Beobachtungsnetz müssen die gemessenen Größen noch auf das reguläre mathematische Gitter des Vorhersagemodells übertragen werden, um überhaupt die anstehenden Rechnungen ausführen zu können. Auch dadurch wird die Erfassung des wahren atmosphärischen Zustandes nicht genauer.

Einige physikalische, prognostisch bedeutsame Größen sind zwar bekannt, jedoch nicht exakt genug, um sie zu berücksichtigen. Dazu gehören die Reibungskraft, der Austausch von Wärme und Feuchte zwischen Land und Wasserfläche sowie Atmosphäre, die Absorption und Reflexion der Sonnenstrahlung u. a. Möglicherweise spielen diese physikalischen Prozesse für die kurzfristige Vorhersage bis zu drei Tagen keine ausschlaggebende Rolle. Die Qualität der Prognose aber wird durch diese Situation nicht besser. Wenn man jedoch längerfristige Vorhersagen wagen will (bis zu zwei Wochen), sollten möglichst alle physikalischen Effekte in die Betrachtung mit einbezogen werden. Hier reicht ein Teilbereich der Atmosphäre nicht mehr aus. Dann müssen die Wetterbedingungen auf dem gesamten Globus zugrunde gelegt werden (270).

Was bringt die Zukunft?

Sicherlich werden die Fortschritte der Zukunft von den technischen Möglichkeiten abhängen. Doch sind auch groteskerweise alte Schiffstagebücher für die Wetter- und Klimaforschung zu einer wertvollen Hilfe geworden. Vor mehr als hundert Jahren haben die Kapitäne und Offiziere der «Windjammer» bei ihren weltumspannenden Reisen täglich bis zu sechs Wetterbeobachtungen in ihren Schiffstagebüchern festgehalten. So gab es schon früher eine Art «meteorologisches Meßnetz» über den Ozeanen, dessen wissenschaftliche Bedeutung man erst heute richtig erkennt.

In den Archiven des Seewetteramtes Hamburg lagern rund 20 Millionen solcher Wetterbeobachtungen, von denen bisher etwa $^{3}/_{4}$ aufgearbeitet worden sind. Auch wenn man sich dabei modernen Methoden der Datenverarbeitung bedient, ist man doch weitgehend auf pensionierte Kapitäne angewiesen, die noch an der Segelschiffahrt beteiligt waren und demzufolge die Eigenarten der damaligen Beobachtungen fachgerecht beurteilen können. Die ausgesprochen gewissenhaften Aufzeichnungen enthalten Angaben über Luftdruck, Wind, Luft- und Wassertemperatur, Bewölkung, Sichtweite, Seegang u. a. Manche Daten mögen nur noch historischen Wert haben. Die Mehrzahl aber ist deshalb so wesentlich, weil die «Windjammer» oft auf Routen fuhren, die weit über die Meere verteilt waren und heute nur noch selten benutzt werden, weil der moderne Schiffsverkehr sich auf bestimmte Schiffahrtswege konzentriert. Damit läßt sich mit Hilfe der alten Segelschiffsbeobachtungen eine gleichmäßigere Verteilung erreichen, die für die Erstellung zuverlässiger klimatologischer Beschreibungen notwendig ist (183).

Satelliten im Einsatz

Früher versprach man sich von Satelliten für die Meteorologie eine große Unterstützung. Sicher nicht zu Unrecht. Heute glaubt man allerdings nicht mehr, damit eine lückenlose globale Überwachung der Atmosphäre garantieren zu können. Vor allem steht der Satellit in einem viel zu komplizierten Zusammenspiel von Emissions- und Absorptionsprozessen in verschiedenen atmosphärischen Niveaus. Das weiß man erst heute.

Insbesondere können gerade in jenen Wetterküchen der Erde, in denen ausgedehnte Wolkenschichten entstehen, wegen der Verfälschung der Strahlenmessungen durch Wolken nicht jene meteorologischen Informationen gewonnen werden, die man sich erhofft hat.

Trotzdem bleiben die Satelliten der größte Trumpf im Kampf um atmosphärische Daten. In Zukunft werden vor allem geostationäre Satelliten die tropischen und subtropischen Breiten überwachen und die dortigen Windverhältnisse melden. Ballone in 10 km Höhe sollen Wind-, Temperatur- und Druckverhältnisse auf der Südhalbkugel bestimmen. Automatische meteorologische Stationen in Ozeanen und Polargebieten können weitere Informationen beitragen.

Beispielhaft war die internationale meteorologische Expedition im Sommer 1974, an der sich rund 38 Schiffe und ein Dutzend Flugzeuge aus 20 Nationen beteiligten.

Bedeutsam soll das Internationale Institut in Reading (Berkshire, Großbritannien) werden. Den Anstoß zu diesem meteorologischen Großprojekt hatte 1967 die Europäische Gemeinschaft gegeben. Nach 8jähriger Vorbereitung hat das Institut, das als bedeutendstes Projekt in Europa auf dem Gebiet der wissenschaftlichen und technischen Forschung gilt, unterstützt von 16 europäischen Staaten, seine Arbeit inzwischen aufgenommen. Ziel ist der Versuch, in absehbarer Zeit für mittelfristige Vorhersagen bis zu 10 Tagen eine ähnlich hohe Trefferquote zu erreichen wie für kurzfristige Prognosen. Ausgestattet ist das Europäische Zentrum für mittelfristige Vorhersage mit den modernsten Großrechnern, die den Hauptanteil der Investitions- und Betriebskosten von etwa 90 Millionen Mark bis 1980 verschlingen werden. Da die Kosten der beteiligten Länder nach dem Bruttosozialprodukt jährlich neu festgelegt werden, steuert die Bundesrepublik Deutschland z. Z. mit mehr als 30 % den größten Teil dieser Summe bei.

Im Unterschied zur kurzfristigen Wettervorhersage werden in die 10-Tage-Prognose neben der Nordhalbkugel auch die Tropen und ein Teil der Subtropen mit einbezogen. Das Zentrum in Reading empfängt die Meßdaten über Wettersatelliten und Fernmeldeverbindungen und leitet sie nach der Verarbeitung über Datenschnellverbindungen an die nationalen Wetterdienste weiter. Dort werden dann jeweils einmal täglich die mittelfristigen Vorhersagen erstellt. Wenn in Reading 1980 der Routinebetrieb beginnt, soll das Zentrum zwischen 130 und 150 Mitarbeiter beschäftigen. Interesse an dem Gesamtprojekt haben auch die Ostblockländer, von denen bisher jedoch nur Jugoslawien direkt daran beteiligt ist.

Wenn auch gewaltige Summen zusammenkommen, die solche Projekte kosten, sind es doch auch enorme Beträge, die durch einen gut funktionierenden meteorologischen Dienst in enger internationaler Kooperation gespart werden können. Dies trifft vor allem Landwirtschaft, Bauindustrie, Energiewirtschaft und Transportwesen, von den Freizeitambitionen ganz zu schweigen. Durch eine 10-Tages-Grenze könnten all diesen Bereichen ungeheure Verluste erspart werden. Doch dürfte ihnen bereits mit einer sicheren Vorhersage bis zu fünf Tagen gedient sein, die mit unseren heutigen Möglichkeiten als magische Grenze gelten.

Die medizin-meteorologische Vorhersage (Bioprog)

Auf der Grundlage statistisch gesicherter Erkenntnisse über die Relation zwischen bestimmten atmosphärischen Vorgängen und Krankheiten werden vom medizin-meteorologischen Dienst des Deutschen Wetterdienstes entsprechende Vorhersagen ausgegeben. Die Verbreitung der Berichte kann wegen des aktuellen Inhalts und der evtl. Vorwarnung nur in Form telefonischer oder fernschriftlicher Abrufe erfolgen. Ein Postversand kommt praktisch nicht in Betracht. Die Berichte liegen nachmittags etwa ab 15.45 Uhr bei der Vielzahl der deutschen Wetterdienststellen (siehe Abb. 1) bereit und haben eine Gültigkeit bis zum Abend des darauf folgenden Tages. Am Freitag gelten sie jeweils unter Einschluß des folgenden Wochenendes.

Die Vorhersagen sind z. Z. zwar noch kostenlos, sollen aber auch nicht dazu dienen, Wetterfühlige für die kommenden 24 Stunden auf ihr (durch reales) meteorogenes Beschwerdebild zu programmieren. Sie gelten deshalb nur für den Arzt in Klinik und Praxis, da nur er entscheiden kann, in welchem Ausmaß er diese Informationen bei seiner Therapie berücksichtigen will und kann.

Leider wird dieser Telefonservice von der Ärzteschaft nur ungenügend genutzt. Die Abrufquoten sind nach einer entspre-

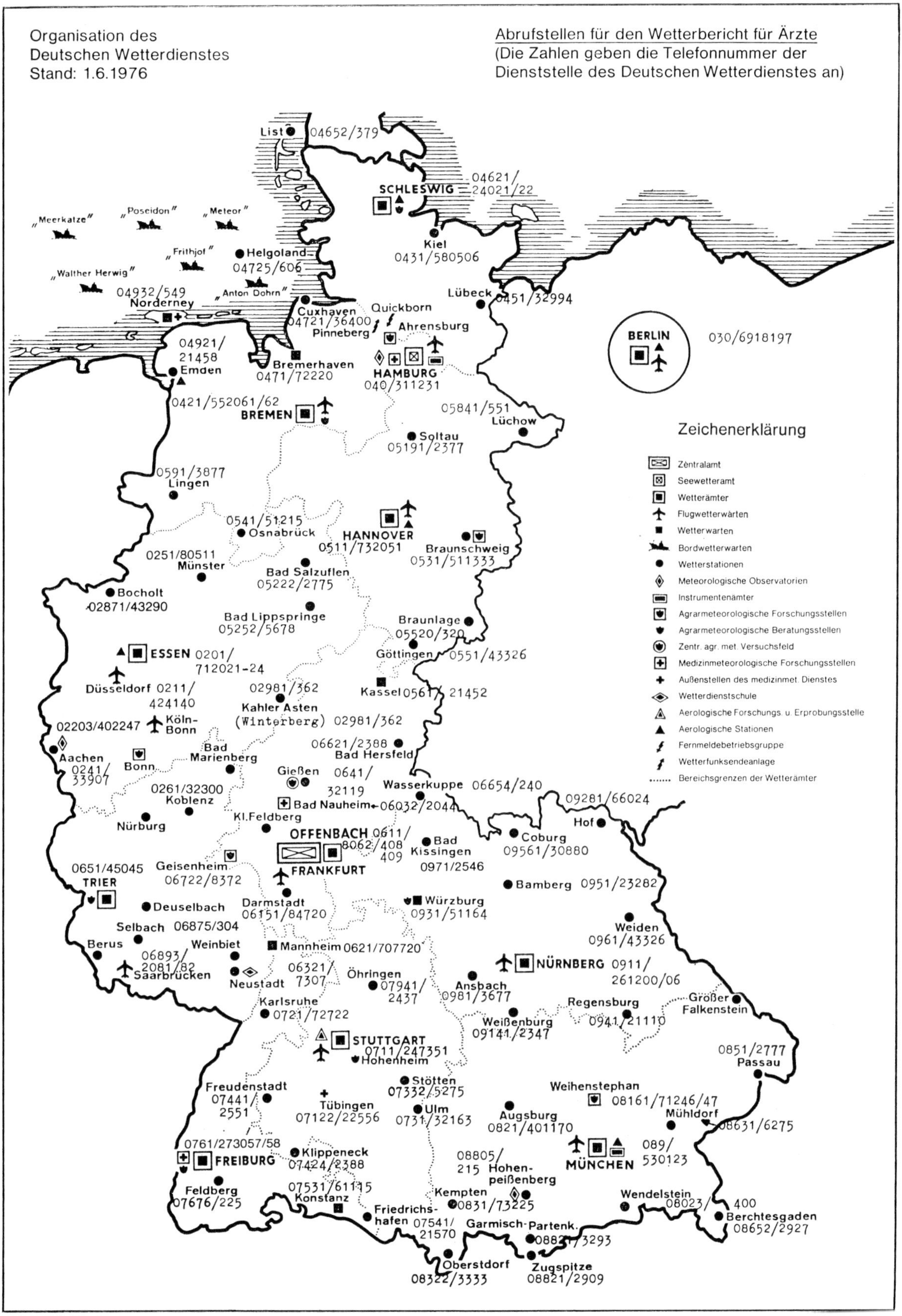

Organisation des
Deutschen Wetterdienstes
Stand: 1.6.1976
Abrufstellen für den Wetterbericht für Ärzte
(Die Zahlen geben die Telefonnummer der
Dienststelle des Deutschen Wetterdienstes an)
List 04652/379
SCHLESWIG 04621/24021/22
„Meerkatze"
„Poseidon"
„Meteor"
„Frithjof"
„Walther Herwig"
„Anton Dohrn"
Helgoland 04725/606
Kiel 0431/580506
04932/549 Norderney
Cuxhaven 04721/36400
Quickborn
Pinneberg
Ahrensburg
Lübeck 0451/32994
BERLIN 030/6918197
04921/21458 Emden
Bremerhaven 0471/72220
HAMBURG 040/311231
0421/552061/62 BREMEN
05841/551 Lüchow
Soltau 05191/2377
Zeichenerklärung
Zentralamt
Seewetteramt
Wetterämter
Flugwetterwarten
Wetterwarten
Bordwetterwarten
Wetterstationen
Meteorologische Observatorien
Instrumentenämter
Agrarmeteorologische Forschungsstellen
Agrarmeteorologische Beratungsstellen
Zentr. agr. met. Versuchsfeld
Medizinmeteorologische Forschungsstellen
Außenstellen des medizinmet. Dienstes
Wetterdienstschule
Aerologische Forschungs. u. Erprobungsstelle
Aerologische Stationen
Fernmeldebetriebsgruppe
Wetterfunksendeanlage
Bereichsgrenzen der Wetterämter
0591/3877 Lingen
0541/51215 Osnabrück
HANNOVER 0511/732051
Braunschweig 0531/511333
0251/80511 Münster
Bad Salzuflen 05222/2775
Bocholt 02871/43290
Bad Lippspringe 05252/5678
Braunlage 05520/320
ESSEN 0201/712021-24
Göttingen 0551/43326
Düsseldorf 0211/424140
02981/362 Kahler Asten (Winterberg) 02981/362
Kassel 0561/21452
02203/402247 Köln-Bonn
Aachen 0241/33907
Bonn
Bad Marienberg
06621/2388 Bad Hersfeld
Gießen 0641/32119
Wasserkuppe 06654/240
0261/32300 Koblenz
Bad Nauheim 06032/2044
09281/66024 Hof
Nürburg
Kl. Feldberg
OFFENBACH 0611/8062/408 409
FRANKFURT
Bad Kissingen 0971/2546
Coburg 09561/30880
0651/45045 TRIER
Geisenheim 06722/8372
Bamberg 0951/23282
Deuselbach
Darmstadt 06151/84720
Würzburg 0931/51164
Selbach 06875/304
Weiden 0961/43326
Berus
Weinbiet
Mannheim 0621/707720
06893/2081/82 Saarbrücken
Neustadt
06321/7307
Öhringen 07941/2437
NÜRNBERG 0911/261200/06
Ansbach 0981/3677
Regensburg 0941/21110
Großer Falkenstein
Karlsruhe 0721/72722
Weißenburg 09141/2347
STUTTGART 0711/247351
Hohenheim
0851/2777 Passau
Freudenstadt 07441/2551
Stötten 07332/5275
Weihenstephan 08161/71246/47
Tübingen 07122/22556
Ulm 0731/32163
Augsburg 0821/401170
Mühldorf 08631/6275
0761/273057/58 FREIBURG
Klippeneck 07424/2388
08805/215 Hohenpeißenberg
MÜNCHEN 089/530123
Feldberg 07676/225
07531/61115 Konstanz
Kempten 0831/73225
Wendelstein 08023/400
Friedrichshafen 07541/21570
Garmisch-Partenk. 08821/3293
Berchtesgaden 08652/2927
Oberstdorf 08322/3333
Zugspitze 08821/2909

Abbildung 1

chenden Umfrage bei den Wetterämtern so gering, daß der vom Wetterdienst zu leistende Aufwand (allein für die Übermittlung) zu groß und damit unrentabel wird.

Man sieht sich deshalb gezwungen, die bioprog in absehbarer Zeit in der vorliegenden Form einzustellen. Da aber eine völlige Eliminierung ein erhebliches Informationsdefizit bedeuten würde (auch wenn diese Möglichkeit nur von wenigen genutzt wird), sucht man neue Mittel und Wege.

Wahrscheinlich wird man eine Dokumentation erarbeiten, die die statistisch gesicherten wetterabhängigen Krankheiten und Befindensschwankungen enthält. Bei starker negativer Wetterbeeinflussung des jeweiligen Beschwerdebildes wird von der Medizinmeteorologie eine Warnung an jene Ärzte und Krankenhäuser gegeben, die für diese Diagnose beim Deutschen Wetterdienst ein «Warnabonnement» abgeschlossen haben.

Auf diese Weise hofft man, die einzelnen medizinischen Disziplinen gezielter ansprechen zu können. Kostenlos wird dieser Service in Zukunft allerdings nicht mehr möglich sein.

Wegen der klimatisch sehr unterschiedlichen und zum Teil stark gegliederten Bereiche zwischen Nordsee und Alpen übernimmt je eine der drei medizin-meteorologischen Forschungsstellen die Informationsauswertung für ihre Region, und zwar

– für das maritim beeinflußte Norddeutschland mit Schleswig-Holstein, Bremen, Hamburg, Niedersachsen, Nordrhein-Westfalen und Berlin die medizinmeteorologische Forschungsstelle Hamburg,

– für den Mittelgebirgsraum, repräsentiert durch Hessen, Franken, Oberpfalz und Rheinland-Pfalz: Bad Nauheim und

– für Süddeutschland, also Baden-Württemberg und Südbayern: Freiburg.

Dabei wird primär eine Aussage über die *Wetterlage* und deren voraussichtliche Entwicklung vermittelt.

Beispiel: West- und Norddeutschland sowie der Raum Berlin verbleiben bei flacher Druckverteilung im Bereich hochreichender subtropischer Luftmassen. Die feucht-labilen Vorgänge sind im allgemeinen schwach, nur in den Nachmittagsstunden und der ersten Nachthälfte kann es zu kräftigen feucht-labilen Umlagerungen kommen. Die Wärmebelastung hält weiter an.

Als weiteres folgen Angaben über die zu erwartende *Intensität des Wettereinflusses auf den menschlichen Organismus* (Wetterbiotropie):

Beispiel: Gesamttonusstärke erniedrigt, sonst schwache, zum Teil mäßige Funktionsminderung.

Schließlich die entscheidenden Hinweise über die *Art des Wettereinflusses auf subjektive Beschwerden und Krankheitserscheinungen:*

Beispiel: a) Subjektives Befinden: Vermehrte subjektive Beschwerden, Vitalitätsminderung, Neigung zu psychischen Fehlhaltungen.

b) Krankheitsbeeinflussung: Zunahme wärmebedingter Kreislaufstörungen, Neigung zu hypotonen Reaktionsformen und Infarkten erhöht, Blutgerinnungsstörungen.

Bioklimatische Beratungen

Die Klagen über «bioklimatisch bedingte Unpäßlichkeiten» nehmen zu. Dies wahrscheinlich allgemein im Rahmen der wachsenden Empfindlichkeit für meteorologische Reize. Häufig aber ist es auch das unglückliche Zusammentreffen von Disposition und klimatisch ungünstiger Ortslage. Hier läßt sich durch einen entsprechenden Ortswechsel die Not meist lindern. Das aber ist die Aufgabe der bioklimatischen Beratung. Die Kenntnisse über entsprechende Hintergründe sind gering. Auch dem Arzt, dem entsprechende Zusammenhänge im allgemeinen rasch auffallen, kann nicht zugemutet werden, sich in eine fachfremde Materie einzuarbeiten. Mit einem «Ortswechsel» ist aber dem Patienten nicht gedient, wenn es nicht der richtige Ort ist.

Handelt es sich nur um einen befristeten Aufenthalt, beispielsweise in einem Klimakurort, so kann durch die erforderliche Anpassungsleistung eine Art Umstimmung ausgelöst werden. Dieser Kureffekt fällt aber weg, wenn bei Wohnortwechsel die Anpassungsphase erreicht ist und sich herausstellt, daß das neue «Lokalklima» langsam belastend wird.

Deutschland aber liegt im Übergang zwischen dem von atlantischen Luftmassen geprägten Klima im Westen und Nordwesten und dem vom kontinentalen Klimamerkmalen bestimmten Osten und Südosten (139–141). Diesen großräumigen Klimaverhältnissen sind lokale, von der Landschaftsform bestimmte Variationsmöglichkeiten überlagert. Solche lokalklimatischen Besonderheiten sind häufig entscheidender als Unterschiede auf größeren Entfernungen. Besonders ausgeprägt sind sie in der in Deutschland häufig vertretenen vielgestaltigen Mittelgebirgslandschaft. Unter diesem verwirrenden Aspekt ist eine – nach den bisherigen geltenden Regeln tragbare – Lösung eigentlich nur durch ein Fachgutachten möglich.

Der Deutsche Wetterdienst in Offenbach führt deshalb schon seit 1966 bioklimatische Beratungen (139) durch, die inzwischen jedoch zu einer solchen Anfrageflut angewachsen sind, daß man zu neuen Methoden greifen mußte. Wer deshalb nach Rücksprache mit seinem Hausarzt eine ausführliche Beratung wünscht, kann einen entsprechenden Fragebogen anfordern, der möglichst vom behandelnden Arzt ausgefüllt werden soll. Damit erhält die Beratungsstelle eine objektive Schilderung der belastenden Symptomatik und ggf. gleichzeitig Vorschläge seitens des Hausarztes, welche Klimafaktoren seiner Meinung nach am günstigsten ansprechen könnten. Um den Arzt darin wiederum nicht zu überfordern, kann sich dieser durch die Bioklima-Karte (s. S. 217) und ihre Beschreibung soweit informieren, wie es für einen nützlichen Dialog zwischen Arzt und Klimaberatung notwendig ist.

Naturgemäß ist diese Karte so stark verallgemeinert, daß nicht alle bioklimatischen Gegebenheiten einer Landschaft dokumentiert werden können. Auch sind die Bioklimate der verschiedenen Landschaften unter sich zwar vergleichbar, die in der Karte angegebenen einzelnen Stufen aber nicht unbedingt. So ist beispielsweise das Reizklima des Mittelgebirges nicht gleichzusetzen mit dem an der See. Doch trotz dieser Einschränkungen dient diese Karte als hervorragende Vororientierung und kann beim Deutschen Wetterdienst in Offenbach*) jederzeit angefordert werden.

Wer wirklich aus gesundheitlichen Gründen auf einen bioklimatisch günstigeren Dauerwohnsitz angewiesen ist, läßt sich am besten eine Feinanalyse*) erstellen. Dabei werden entsprechende Orte nach Einreichung und Auswertung des Fragebogens gegen eine Gebühr vorge-

---

*) Deutscher Wetterdienst, Frankfurter Str. 135, 6050 Offenbach.

stellt. Allerdings weiß der erfahrene Hausarzt, daß nicht wenige psychogene, soziogene (z. B. Beruf) und sogar wirtschaftliche Probleme häufig in Beschwerden münden, die schließlich überwiegend oder gar ausschließlich meteorologisch induziert erscheinen, in Wirklichkeit aber auch nicht durch einen entsprechend bioklimatisch abgesicherten Ortswechsel behoben werden können.

Der «Klimasprung»

In diesen Zusammenhang fällt eine Belastung, die zunimmt, ohne als solche erkannt zu werden: Die relativ schnelle Überwindung klimatischer Unterschiede zwischen Heimatort und Reiseziel, der sogenannte «Klimasprung». Ein solcher «Klimasprung» belastet den Organismus um so mehr, je größer die klimatischen Unterschiede zwischen beiden Orten sind und je schneller der Übergang vollzogen wird. Das beispielsweise ist der Fall bei einer Flugreise von Deutschland in mediterrane und subtropische bis tropische Bereiche (z. B. Mallorca, Teneriffa, Bangkok usw.). Besonders belastend sind dabei die Komponenten des thermischen Wirkungskomplexes: Lufttemperatur, Luftfeuchte sowie die Wärmestrahlung von Sonne, Himmel und Umgebung. Bei Flügen in West-Ost-Richtung kommt dazu die bekannte Zeitverschiebung zwischen Heimatort und Reiseziel (s. S. 298). Diesen Zeitdifferenzen vermag sich auch der gesunde menschliche Organismus nicht spontan anzupassen, wenn sie größer als etwa 2 Stunden pro Tag werden. So beträgt beispielsweise bei einem Flug von Frankfurt/M. nach New York die Zeitverschiebung bereits 5,5 Stunden. Psychophysische Folgen sind dabei häufig Beschwerden, die dann gerne als «Wetterfühligkeit» interpretiert werden.

II Biometeorologie

Definition und Klassifikation der Biometeorologie

Die Zahl der Definitionen und Klassifikationen der Biometeorologie seit Gründung der Internationalen Gesellschaft für Biometeorologie (International Society of Biometeorology: I. S. B.) 1956 ist groß. Das hat Verständnis und Interesse für diese ohnehin komplizierte Disziplin nicht gerade erweitert. Dabei geht die moderne Version im wesentlichen auf die vor rund 150 Jahren erarbeitete Konzeption von *A. v. Humboldt* zurück. Heute umreißt man ihre Aufgabe wie folgt (655):

Die Biometeorologie untersucht die biologische Wirkung von Wetter und Klima auf lebende Organismen wie Pflanzen, Tiere und Menschen.

Oder weiter gefaßt:

Biometeorologie ist das Studium der direkten und indirekten Wechselbeziehungen zwischen geophysikalischer und geochemischer *Umwelt,* der Atmosphäre und der lebenden Organismen wie Pflanzen, Tiere und Menschen.

Den Begriff «Umwelt» legte man dabei breit aus. Er umfaßt *die Mikro-, Makro- und kosmische Umwelt mit ihren diversen physikalischen und chemischen Eigenheiten, sofern sie die Erdatmosphäre beeinflussen.*

Die biometeorologischen Disziplinen unterteilt man in sechs Hauptgruppen:

Phytologische, zoologische, Human-, kosmische, Raum- und Paläobiometeorologie.

Nachfolgend eine Schematisierung der derzeit gebräuchlichen internationalen Klassifikation:

Tabelle 1

Biometeorologische Disziplin	Forschungsgebiet
1. Phytologische Biometeorologie	Einfluß von Wetter und Klima auf Entwicklung und Verteilung von Pflanzen zu allgemeinen phytologischen, land- und forstwirtschaftlichen Zwecken. Auswirkung auf kleine Pflanzenorganismen, verantwortlich für bestimmte Krankheitsentwicklungen bei Pflanze, Tier und Mensch.
2. Zoologische Biometeorologie	
2.1 Tiermedizinische Biometeorologie	Einfluß von Wetter und Klima auf Tiere im allgemeinen sowie Milchproduktion, Fortpflanzung, Fellentwicklung u. a.

Tabelle 1 (Fortsetzung)

Biometeorologische Disziplin	**Forschungsgebiet**
2.2 Vogel-Biometeorologie	Fortpflanzungsrhythmus von Vögeln.
2.3 Entomologische Biometeorologie	Physiologische Aktivität und Entwicklung von Insekten und terrestrischen Arthropoden (z. B. Heuschrecken, Malaria-Mücken), ihre Massenentwicklung sowie Überträgerrolle bei Krankheiten von Pflanze, Tier und Mensch.
3. Human-Biometeorologie	Einfluß von Wetter und Klima – auf den Menschen.
3.1 Physiologische Biometeorologie	– auf physiologische Prozesse beim Gesunden.
3.11 Allgemeine physiologische Biometeorologie 3.12 Geographische Biometeorologie 3.13 Ethnologische Biometeorologie 3.14 Akklimatisationsbiometeorologie	Aufgabenbereich ergibt sich aus der Terminologie.
3.2 Soziale Biometeorologie	Einsatz meteorologischer Faktoren für Präventiv- und Kurativmaßnahmen.
3.21 Allg. soziale Biometeorologie 3.22 Psychologische Biometeorologie 3.23 Archäologische Biometeorologie	Aufgabenbereich ergibt sich aus der Terminologie.
3.3 Pathologische Biometeorologie	Einfluß von Wetter und Klima auf pathologische, insbesondere pathophysiologische Erscheinungen. Zusammenhang mit Ausbruch, Intensität und geographischer Verteilung bestimmter Erkrankungen.
3.31 Allgemeine pathologische Biometeorologie 3.32 Meteorologische Pathologie 3.33 Klimatologische Pathologie	Aufgabenbereich ergibt sich aus der Terminologie.
3.34 Luftverschmutzungs-Biometeorologie 3.341 Verschmutzung mit organischen Partikeln (Pollen, Sporen u. a.) 3.342 Verschmutzung mit anorganischen Partikeln (Staub u. a.) 3.343 Chemische Luftverschmutzung 3.344 Aerosol-Biometeorologie	s. o.
3.35 Geographische Klimapathologie 3.36 Klima-Therapie (oder therapeutische Biometeorologie) 3.361 Allgemeine Klima-Therapie 3.362 Thalasso-Therapie 3.363 Helio-Therapie 3.364 Thermo-Therapie 3.365 Aerosol- (und Isolations-) Therapie	s. o.

Tabelle 1 (Fortsetzung)

Biometeorologische Disziplin	**Forschungsgebiet**
3.366 Sozio-Klimatherapie	
3.367 Klimakurorte	
3.368 Klimakammerbehandlung	
3.37 Pharmakologische Biometeorologie	s. o.
3.4 Architektonische und Urban-Biometeorologie	Einfluß des Mikroklimas in Häusern und Städten; Auswirkung von Stadtplanungen und architektonischer Konstruktion auf Mikroklimate.
3.41 Allgemeine urbane Biometeorologie	
3.42 Architektonische Biometeorologie	
3.43 Sanatoriums-Biometeorologie	
3.5 Nautische Biometeorologie	Einfluß von Wetter und Klima bei Menschen und Tieren auf Schiffen.
3.51 Allgemeine nautische Biometeorologie	
3.52 Biometeorologie der Schiffsladungen	
4. Kosmische Biometeorologie	Einfluß extraterrestrischer Faktoren (Sonnenaktivität, kosmischer Strahlen u. a.) auf lebende Organismen.
5. Raum-Biometeorologie	Einfluß mikroklimatischer Bedingungen in Raumfahrzeugen; biologische Effekte extraterrestrischer physikalischer Umgebungen auf Mensch und Tier (z. B. Mond, Planeten).
6. Paläobiometeorologie	Einfluß klimatischer Bedingungen in der Vergangenheit (vor Millionen von Jahren) auf die evolutive Entwicklung und geographische Verteilung von Pflanzen, Tieren und Menschen.

Tabelle 2

«Das Klima umfaßt alle Veränderungen in der Atmosphäre, die unsere Sinne merklich affizieren, nämlich Temperatur, Feuchtigkeit, Veränderungen des barometrischen Luftdrucks, Wind, die Größe der elektrischen Spannung, die Reinheit der Atmosphäre oder ihre Vermengung mit mehr oder minder schädlichen gasförmigen Exhalationen, endlich der Grad habitueller Durchsichtigkeit und Heiterkeit des Himmels, die nicht bloß wichtig sind für die vermehrte Wärmeeinstrahlung des Bodens, die organische Entwicklung der Gewächse und die Reifung der Früchte, sondern für die Gefühle und die ganze Seelenstimmung des Menschen.»

Definition des Bioklimas durch **Alexander von Humboldt** (1769–1859), der vor rund 150 Jahren in faszinierender Voraussicht bereits Klimaelemente einbezog, deren Existenz und Bedeutung man erst vor wenigen Jahrzehnten erkannte.

Auf der Suche nach dem biotropen Faktor

Die Abhängigkeit menschlichen Befindens von Wetter und Klima ist seit Jahrtausenden bekannt. Sie schlug sich schon früh in sogenannten Bauernregeln und Sprichwörtern nieder, in denen solche Zusammenhänge angedeutet werden. In den letzten Jahrzehnten versuchte die Medizin-Meteorologie bzw. Bioklimatologie solche Wirkeffekte auf den Menschen statistisch zu sichern.

Im Laufe dieser Bemühungen stand eine Vielzahl «terrestrischer und extraterrestrischer Ursachenfaktoren» zur Diskussion, die je nach Entwicklungsstufe der beteiligten Disziplinen eine Zeitlang favorisiert, später aber zumeist wieder fallengelassen wurden.

Nachfolgende Tabelle 3 (nach 273) vermittelt einen Überblick über die wichtigsten Faktoren des Wetters und Klimas

Tabelle 3 nach *Flach,* 1957.

Tellurische Faktoren

1. Faktoren allgemeiner und lokaler Bedeutung

a) Einzelelemente aus dem Bereich des thermischen Wirkungskomplexes:
Lufttemperatur (Trocken- bzw. Feuchttemperatur)
Luftfeuchtigkeit (absolute und relative Feuchte)
Luftdruck (einschließlich der kurzperiodischen Luftdruckschwankungen)
Bewölkung
Sonnenscheindauer
Windrichtung und -stärke

b) Einzelelemente aus dem Bereich des luftchemischen Wirkungskomplexes:
Spurenstoffe (Ozon, Stickoxide, Wasserstoffperoxyd)
Emanationsgehalt der Luft
Staub- und Kerngehalt der Luft
Dunstgehalt der Luft (Sicht)
Ionengehalt der Luft
Sauerstoffgehalt der Luft

c) Luftelektrische Elemente:
Potentialgefälle
Leitfähigkeit
Vertikaler Leitungsstrom
Radioaktivität des Erdbodens
Hochfrequenzstrahlung bestimmter Arten von Impulsen
(von Fronten, Gewittern und Labilitätszonen ausgehend)

d) Komplexelemente meteorologischer und bioklimatischer Natur:
Gewitter- und Schauererscheinungen
Gebirgsföhne
Abkühlungsgröße
Äquivalenttemperatur
Schwüle
Naßkälte

Tabelle 3 (Fortsetzung)

2. *Großräumige Faktoren des meteorologischen Milieus*
   a) Allgemeiner Natur:
      Boden- und Höhendruckverteilung über größeren Landschaftsräumen
      Hoch- und Tiefdruckgebiete (Bodendruckfeld) zur Charakterisierung kürzer oder länger dauernde Wetter- bzw. Witterungsphasen
      Störungswetter (Depressionscharakter)
      Atmosphärische Aktivität
      Zonale und meridionale Luftzirkulationen
      Atmosphärische Stabilität und Labilität
      Sturmwetterlagen
   b) Spezielle dynamische Erscheinungen des Wetterablaufs:
      Luftmassen
      Fronten
      Absteigende Luftströme (Absinken, Abgleiten)
      Aufsteigende Luftströme (Aufgleiten)
      Vorder- und Rückseitenlabilität

Solare Faktoren

Optische Strahlungen aller Spektralbereiche (Wärme-, UV- und Infrarotstrahlung)
Hochfrequenzstrahlung (Sonne), insbesondere bei Ausbrüchen intensiver Wellenstrahlung auf der Sonne
Sonnenflecken
Invasion solarer Korpuskel in die Atmosphäre (festzustellen an den Änderungen des erdmagnetischen Feldes, am Auftreten von Polarlichtern und an Erscheinungen in der Ionosphäre)

Kosmische Faktoren

Durchdringende Höhenstrahlung
Sekundärprozesse in der Atmosphäre, die durch die Höhenstrahlung ausgelöst werden

sowie einige auch außerhalb der Biosphäre stammenden Einflüsse, die in der früheren Meteoropathologie zur Erklärung meteorotroper Krankheitserscheinungen herangezogen wurden.

Von diesen rund drei Dutzend Einzel- und Komplexfaktoren des tellurischen und kosmischen Bereichs, speziell auch des solarterrestrischen Korrelationsnetzes (273), konnte durch die interdisziplinäre Forschung der Nachkriegsjahre die Mehrzahl der Elemente als nicht relevant eliminiert werden. Dies gilt vor allem für die Direktwirkung sogenannter «nichtdurchdringender» Elemente. Darunter verstand man vorzugsweise jene meteorologischen Einzelfaktoren bzw. Elementegruppierungen, die in geschlossenen Räumen keinen sofortigen Effekt zu entfalten vermögen, da meteorologische Einflüsse sowohl im Freien als auch in Gebäuden objektivierbar sind.

Ausgehend von *Alexander von Humboldts* Überlegungen: «Das Klima umfaßt *alle* Veränderungen in der Atmosphäre, die unsere Sinne merklich afficieren» (s. S. 43), neigt man heute weniger dazu, einzelne Umweltfaktoren für die Biotropie verantwortlich zu machen. Nach moderner Auffassung (55, 59) ist es eher die Gesamtheit meteorologischer Faktoren oder deren Teilkomplexe. Man prägte deshalb den heute noch gängigen Begriff der «Akkordwirkungen» (55).

Derzeit unterscheidet man drei große Wirkungskomplexe:

1. Strahlungs-Wirkungskomplex
2. thermischer Wirkungskomplex
3. luftchemischer Wirkungskomplex.

In diesen drei Umweltakkorden spielen auch einige Faktoren eine Rolle, die früher als Einzelauslöser meteorologischer Befindensschwankungen zur Diskussion standen: Sonnen- und Himmelsstrahlung, atmosphärischer Wärmehaushalt, Lufttemperatur, Luftdruck und -feuchtigkeit, Wolken, Nebel, Niederschlag, Gewitter, Wind und Luftelektrizität (55, 59, 655).

1. Die Sonnen- und Himmelsstrahlung (photoaktinischer Wirkungskomplex)

Die Sonnen- und Himmelsstrahlung umfaßt nur einen relativ schmalen Bereich des breiten Spektrums elektromagnetischer Feldstrahlung, die im Weltraum außerhalb unserer Atmosphäre vorhanden ist. Die Bestrahlungsstärke der direkten Sonnenstrahlung auf horizontaler Fläche beträgt durchschnittlich 10^3 Watt pro qm. Diese Energiemenge, um viele Zehnerpotenzen größer als alle bisher verfügbaren Energiemengen auf unserer Erde, ist der Motor des gesamten troposphärischen Wettermechanismus. So liefert vergleichsweise ein einziger Orkan in den Tropen mit der durch die Niederschlagskondensation frei werdenden Verdampfungswärme eine Energiemenge, die die bisher ausgenutzten Atomenergien um das 10millionenfache übertrifft (59).

Die *Strahlungsenergiebilanz,* von der alle lebenswichtigen Temperaturverhältnisse in der Biosphäre abhängen, ergibt sich aus folgender Formel:

Strahlungsenergiebilanz = Zustrahlung minus Abstrahlung, oder in extenso:

Q (Strahlungsenergiebilanz) = Zustrahlung (direkte Sonnenstrahlungsenergie + Himmelsstrahlungsenergie + atmosphärische Gegenstrahlungsenergie) — Abstrahlung (langwellige Ausstrahlungsenergie des Erdbodens + reflektierte Sonnen- und Himmelsstrahlung + reflektierte Gegenstrahlungsenergie).

Bei positiver Bilanz wird die gewonnene Energie für die Wasserverdunstung, Luft- und Bodenerwärmung verbraucht.

Die Erdatmosphäre führt zu einem *Glashauseffekt:* Sie läßt die kurzwellige Strahlung zum Erdboden durch, vermindert aber durch starke Absorption der infraroten Strahlung die Ausstrahlung der Erde in den Weltenraum. Dadurch erhöht sich die mittlere Temperatur der Biosphäre auf + 14,3 °C, während sie sonst bei etwa − 21 °C liegen würde. Die dem Erdboden und damit der Biosphäre zugestrahlte Energie setzt sich also im wesentlichen aus der direkten Sonnenstrahlung sowie aus der Himmelsstrahlung zusammen, die aus dem Streulicht resultiert. Beide ergeben die sogenannte Globalstrahlung (59).

Entsprechende Messungen in den verschiedenen Gegenden, Landschaften und Klimazonen sowie bei unterschiedlicher

Der photoaktinische Wirkungskomplex

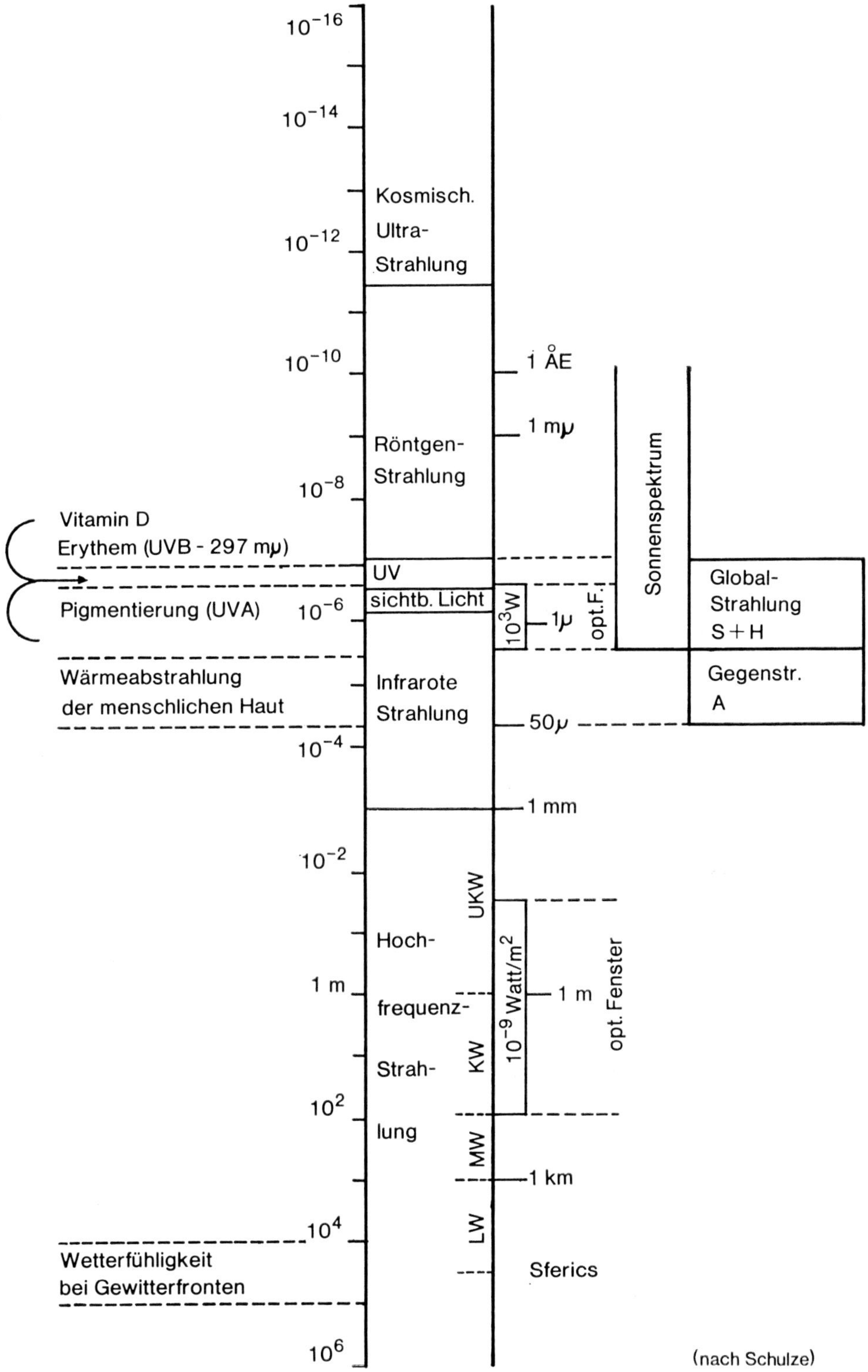

Abbildung 2

Wetterlage zeigen sehr große Differenzen in der Bestrahlungsstärke und damit Auswirkung auf den lebenden Organismus.

Die *Globalstrahlung* ist bei ungetrübtem und wolkenlosem Himmel am intensivsten, kann aber bei durchbrochener Bewölkung (Streuung und Reflexion) sogar noch größer werden. Bei der durchschnittlichen Bewölkung (gemessen in Zehnteln) unserer Klimazone kann bei einer herkömmlichen Bedeckung von 6–7 Zehnteln hingegen die Globalstrahlung um 22–30 % geschwächt werden. Die größten Ausfälle sind im Winter bei dichter Bewölkung zu erwarten. Allerdings vermag auch eine dunstige Biosphäre (Industriegebiete) die Bestrahlungsstärke deutlich zu reduzieren. So setzt der Großstadtdunst die Strahlungsmenge gegenüber entsprechenden Orten (See, Gebirge) im Winter um fast die Hälfte herab. Dagegen beträgt die Zunahme der Globalstrahlung je 1 000 Meter Höhenunterschied im allgemeinen etwa 10–20 %. Auch die erholungsfördernde UV-Strahlung nimmt im Mittel ebenfalls um etwa 15 % je 1 000 Meter zu (59).

Die *Infrarotstrahlung* hat in der Biosphäre nicht nur als atmosphärische Gegenstrahlung Bedeutung, sondern auch als Wärmeabstrahlung vom menschlichen Körper in die umgebende Luft. Bei einer mittleren Hautoberfläche von 1,6 m^2 beträgt sie etwa 16 Kilowattstunden (kWh) pro Tag, und zwar unabhängig von Art und Dicke der Bekleidung. Da der Mensch jedoch nur rund 4 kWh pro Tag durch Ernährung zu sich nimmt, wird das verbleibende Defizit von 12 kWh pro Tag durch die Infrarotstrahlung (im Freien Gegenstrahlung der Atmosphäre, im Hausinnern durch die Wände) gedeckt.

Liegt die Temperatur der abstrahlenden Hautoberfläche um 7 K (1 Kelvin $\hat{=}$ 1 °C) höher als die der Umgebung, verliert der Organismus naturgemäß mehr an Strahlungsenergie als sein Stoffwechsel erzeugt. Bei wachsender Temperaturdifferenz kann diese Unterkühlung lebensbedrohliche Formen annehmen. Hieraus erklärt sich die Gefahr des nächtlichen Aufenthaltes im Freien in subtropischen Wüstengebieten oder das unterschiedliche Temperaturempfinden beim Übernachten im Zelt bei bedecktem (angenehmes Empfinden) oder wolkenlosem Himmel (Frieren).

Umgekehrt können künstliche Infrarotstrahlen (z. B. Deckenheizung) zu gesundheitlichen Schäden führen, wenn die Zustrahlung auf bestimmte Körperteile (Kopf oder Schultern) gegenüber der Abstrahlung des Körpers zu intensiv wird. Ähnlich nachteilig sind die Folgen der Infrarotaufheizung von Büroräumen und Klassenzimmern durch einfallende Sonnenstrahlung bei Vollverglasung (59).

Schließlich wird als Biotropiefaktor noch eine Strahlung im Radiowellenbereich diskutiert, die man gepulste Hochfrequenzstrahlung, Atmospherics oder einfach Sferics nennt. Einzelheiten s. Seite 181.

2. Der thermische Wirkungskomplex

Hier spielen alle Elemente der atmosphärischen Umwelt eine Rolle, die den Wärmehaushalt beeinflussen können. Darunter fallen:

Die Wärmezufuhr
– von außen durch Globalstrahlung und Gegenstrahlung der Atmosphäre
– Infrarotstrahlung von den Materialien im Freien oder Raum.

Die Entwärmung nach außen erfolgt hauptsächlich durch die Infrarotabstrahlung der Körperoberfläche. Dabei beträgt der Entwärmungsanteil

Der thermische Wirkungskomplex

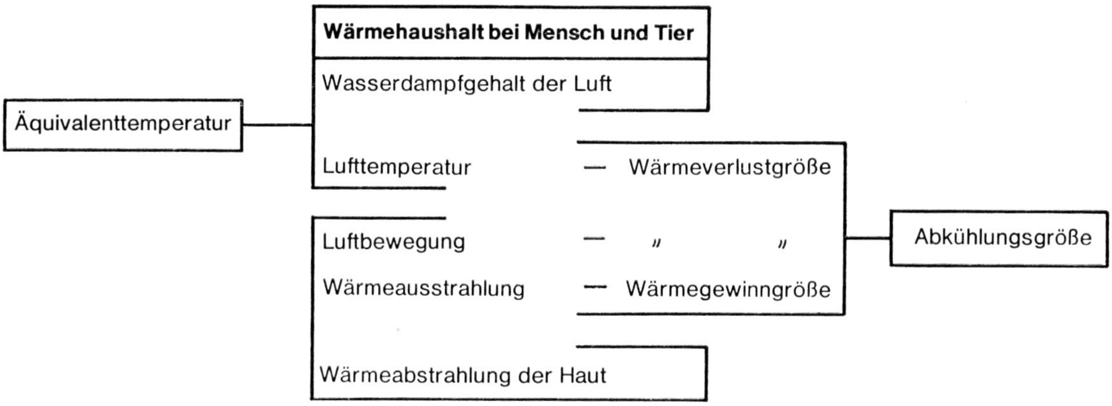

Abbildung 3

– durch Abstrahlen des Körpers: 42 %
– durch Leitung und Konvektion in der Grenzfläche von Oberhaut/Luft bei ruhender Luft in der Umgebung: 26 %
– durch Verdunstung über die Hautoberfläche: 18 %
– durch Wärmeabgabe und Verdunstung über Lunge und Atemwege: 14 %.

Damit spielen Haut und Atmungsorgane für Wärmezufuhr und Entwärmung die größte Rolle und wirken maßgebend bei der Aufrechterhaltung der Körperkerntemperatur von 36,5 °C mit.

Verdunstung an der feuchten Haut ist nur dann möglich, wenn die absolute Luftfeuchtigkeit (Dampfdruck) an der Hautoberfläche größer ist als der Dampfdruck der umgebenden Luft. Die in der mitteleuropäischen Klimazone üblichen Dampfdruckwerte zwischen 5 und 12 mm Hg sind Überfeuchten ohne besondere Belastung für die physikalische Wärmeregulation. Steigt jedoch der Dampfdruck der Luft (z. B. Luftmassenwechsel bei subtropischer Warmluft oder Sauna-Anwendung) auf über 14 mm Hg, kommt es nach einer Viertelstunde zum Anstieg der mittleren und örtlichen Hauttemperatur, um genügend Überfeuchte zur vermehrten Verdunstung zu produzieren. Damit wehrt sich der Körper gegen einen Wärmestau durch gedrosselte Wärmeabgabe infolge eingeschränkter Verdunstung. Tatsächlich läßt sich bei Raumtemperaturen zwischen 30° und 40 °C mit zunehmendem Dampfdruck ein fast proportionaler Anstieg von Pulsfrequenz, Schlag- und Minutenvolumen des Herzens, Blutdruckamplitude sowie O_2-Verbrauch registrieren (59, 655). Dabei sind Änderungen zwischen 50 und 70 % relativer Luftfeuchtigkeit deutlich weniger wirksam als zwischen 70 und 90 %.

Der Zusammenbruch von Wasser- und Wärmeregulation droht dann, wenn – besonders bei fehlender Ventilation – Dampfdruck und Temperatur so hoch sind, daß trotz Transpiration nicht genügend Wasser verdunsten kann. Ähnliches ist zu erwarten, wenn in einer trockenheißen bewegten Luft zuviel Wasser verdunstet und damit das Wassernachschubvermögen der Haut überfordert wird.

Der so gestörte Wasser- und Wärmehaushalt provoziert einen «Hitzekrampf» oder gar «Hitzschlag», wobei Körperkern-

Der luftchemische Wirkungskomplex

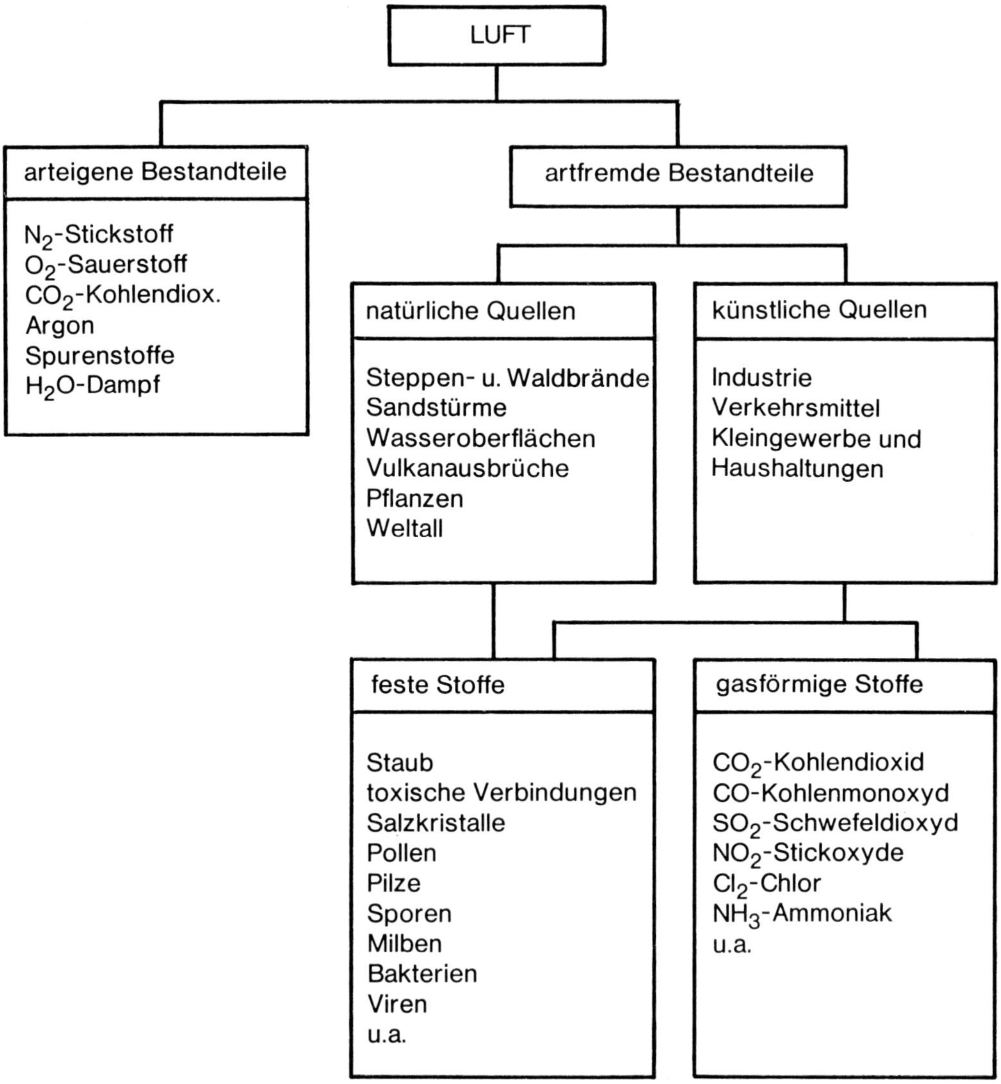

Abbildung 4

temperaturen bis zu 43 °C beobachtet werden können.

Von großer Bedeutung für Wohlbefinden und Arbeitsleistung auf Grund manipulierbarer Umweltbedingungen (Städteklima, Umweltverschmutzung) ist unter diesen Gesichtspunkten vor allem das Schwüleempfinden. Dabei spielt nicht nur die fühlbare, sondern auch die sogenannte latente Wärme (Verdunstungswärme in atmosphärischem Wasserdampf gespeichert) bei der Beurteilung der Umweltwärme eine Rolle. Generell sind dafür nicht bloß der obere Grenzwert der thermisch-hydrischen Behaglichkeit in der gemäßigten Klimazone (Äquivalenttemperatur etwa von 56 °C, siehe Seite 223) von Bedeutung, sondern auch die Luftbewegung in Form vertikalen Luftaustausches, die Globalstrahlung und langwellige Gegenstrahlung der Atmosphäre. Auch kann eine aufziehende Wolkendecke die schon belastende Schwüle noch verstärken, da die atmosphärische Gegenstrahlung damit intensiviert wird.

3. Der luftchemische Wirkungskomplex

Die Relation zwischen Stickstoff und Sauerstoff beträgt in unserer Biosphäre 78 : 21 %. Das restliche 1 % setzt sich insbesondere aus CO_2, aber auch radioaktiven Gasen wie Radon, Thoron, Aktinon nebst anderen Edelgasen zusammen. Der Sauerstoffanteil hat bei einem Normalluftdruck von 760 mm Hg einen Teildruck von rund 150 mm Hg. Dieser sogenannte Sauerstoffpartialdruck ändert sich proportional mit dem Gesamtluftdruck und nimmt damit mit zunehmender Höhe ab. In 1 000 Meter liegt er noch bei 141, in 2 000 bei 125 und in 3 000 bei etwa 100 mm Hg. Eine Abnahme des Sauerstoffpartialdruckes verringert aber die Sauerstoffsättigung des Hämoglobins (siehe Seite 169) und beeinflußt nicht zuletzt dadurch die Funktion des Atemzentrums. Läßt sich in Höhen von 800 bis 2 000 Metern ein solcher Sauerstoffmangel noch als anregender Reizfaktor nutzen (Klimakuren im Mittelgebirge und unteren Lagen des Hochgebirges, siehe Seite 214), liegt mit nur 75 %iger Sauerstoffsättigung des Hämoglobins in etwa 5 500 Meter Höhe eine kritische Schwelle (59).

Besondere Probleme wirft in letzter Zeit der *luftchemische Wirkungskomplex* durch Umweltverschmutzung (Emissionen aus Industrie, Verkehr und Hausbrand) auf. Einzelheiten darüber auf Seite 260.

Bioklimatische Systeme

Aufgrund langer Erfahrungen und sorgfältiger Beobachtungen wurde schließlich um die Jahrhundertwende mit systematischen Untersuchungen über den Einfluß meteorologischer Faktoren auf den Menschen begonnen.

Zunächst korrelierte man Einzelfaktoren (z. B. Temperatur, Luftfeuchtigkeit, Windrichtung, Barometerdruck) mit Erkrankungen, Unfall- und Selbstmorddaten. Aufgrund der notgedrungen beschränkten statistischen und meteorologischen Möglichkeiten sind heute jedoch viele ältere Arbeiten trotz z. T. großer Datenmasse nicht mehr beweiskräftig. Erst in den letzten zwei bis drei Jahrzehnten, insbesondere aber in den letzten 10 Jahren konnten durch die spezielle Verfeinerung der Wetteranalyse und Anwendung moderner statistischer Korrelationsmethoden die vermuteten Zusammenhänge besser abgesichert werden.

Zunächst prägte man in Norwegen den Begriff der

Luftmasse: Darunter verstand man eine bestimmte Luftmenge mit gleichen chemischen und physikalischen Eigenschaften, die sich über Hunderte von Kilometern bis zu einer Höhe von mehr als 1 000 m ausdehnte. Für kleinere Bereiche verwendete man den Ausdruck «Luftkörper». Der synonyme Gebrauch beider Begriffe ist heute nicht selten.

Die Hauptluftmassen werden heute noch nach ihren Ursprungsgebieten benannt: Tropik- oder Polarluft, darüber hinaus untergliedert in maritim und kontinental. Damit wird deutlich: Der Ursprung liegt zumeist nicht in unseren Breiten, in denen die Luft zu unruhig und bewegt ist, sondern in den Zonen des Äquators oder der Pole mit ihrer relativen Windstille. Dort hält sich die Luftmasse lange auf, nimmt gleichsam die meteorologischen Besonderheiten ihrer Ursprungsregion an und treibt dann in eine andere Gegend ab («wanderndes Klima»). Gleichsam wie bei der Völkerwanderung verdrängt sie – je nach Windstärke und -richtung – die dort jeweils ortsansässigen Luftmassen. So bringt

der *Nordwind* zumeist feucht-kalte Luftmassen aus Grönland oder trocken-kalte aus Sibirien und

der *Südwind* tropische Luftmassen in unser Gebiet.

Darüber hinaus finden sich heiße und trockene Luftmassen aus Afrika, mäßig warme und feuchte von den Azoren. Die Eigenschaften einer Luftmasse werden nicht selten durch die Luftschichtung bestimmt, die sich bisweilen schon aus der Bewölkung ablesen läßt: Hoch aufgetürmte Wolken entstehen zumeist durch starke Aufwärtsbewegung, flache deuten auf horizontale Luftbewegungen hin.

Meteorogener Streß durch Luftmassenwechsel

Da die Luftmassen ihrer Ursprungsregion ähneln, kann man sich die krassen atmosphärischen Veränderungen in relativ kurzer Zeit vorstellen, wenn beispielsweise eine kalte Luftmasse aus Sibirien eine heiße und trockene aus Afrika verdrängt. Zwar sind die Differenzen nicht so extrem wie bei manchen Interkontinentalflügen («Jet-Krankheit»), doch finden sich auch hier gelegentlich Temperaturunterschiede bis zu 10 °C und mehr. Da sich auch sämtliche anderen meteorologischen Faktoren (z. B. Luftbewegung, Luftdruck, Luftfeuchtigkeit) bei einem solchen plötzlichen Wechsel ändern, läßt sich die erhebliche psychophysische Belastung nachvollziehen.

Würden sich die Luftmassen langsam miteinander vermischen, könnte sich der Organismus anpassen. Bei radikalem Wechsel aber wird das Thermoregulationssystem des Körpers bisweilen überfordert. Dieser unerwartete Zusatz-Streß kann bei entsprechender Disposition oder einem knapp kompensierten Gesundheitszustand («locus minoris resistentiae») zum Durchbruch manifester Beschwerden führen (s. Tabellen 15–23).

Damit ist bereits ein erstes bioklimatisches System angedeutet.

Der Frontenwechsel

Dringt eine neue Luftmasse in unser Gebiet ein, vermischt sie sich nicht mit der ortsgebundenen. Zumeist überlagert warme Luft mit ihrer Neigung zum Aufsteigen in die Höhe die am Boden liegende schwerere Kaltluft. Dabei kommt es zu keiner waagerechten Trennungs-, sondern zu einer relativ scharfen «Demarkationslinie», die zum Boden einen spitzen Winkel bildet.

Diese Trennlinie nennt man eine «Front». Vertreibt eine Luftmasse die andere, spricht man von «Frontendurchgang», was einem «Wetterwechsel» entspricht.

Die Grenze einer vordringenden, an der Grenzfläche hoch gehobenen Warmluft ist eine

Warmfront

Im Voralpengebiet relativ häufig zusammen mit Föhn. Vor-Föhn- und Vor-Warmfront-Stadien sind sich meteorologisch gesehen sehr ähnlich. Erst kurz vor dem eigentlichen Einbruch kann entschieden werden, ob es sich um Föhn oder eine Warmfront handelt.

Man unterscheidet folgende Charakteristika:

Vortag: Feine Luftdruckschwankungen sowie luftelektrische Veränderungen möglich.

Tag des Wetterwechsels: Zumeist Beginn mit Niederschlag und nachfolgender deutlicher Erwärmung. Diesig, trübe, diffuses graues Streulicht. In der Regel wenig Luftumwälzung.

Folgetag: Warmes Wetter, in manchen Fällen schon Kaltfront möglich.

Die Grenze einer einbrechenden Kaltluft nennt man

Kaltfront

Vortag: Nicht selten Warmfront, doch können die meteorologischen Bedingungen vor einer Kaltfront sehr verschieden sein.

Tag des Wetterwechsels: Regenschauer, deutliche Abkühlung besonders in der Höhe. Zumeist eine Winddrehung nach rechts (von Süden nach Westen; von Westen nach Norden).

Folgetag: Saubere frische Luft, kalt, grelles Licht mit Schlagschatten und Farbkontrasten.

Hat eine Kaltluft die ortsansässige Warmluft eingeholt und als Warmluftschale vom Boden abgehoben, handelt es sich um eine

Okklusion

Vortag: Keine Besonderheiten am Boden, bisweilen ähnlicher Zustand wie bei Vorföhn.

Tag des Wetterwechsels: Regnerisch, keine ausgesprochenen Temperaturänderungen, Winddrehung nach rechts häufig.

Folgetag: Relativ frische Luft.

Die Korrelationsergebnisse mit diesem System sind in den Tabellen 15, 18 und 19 zusammengefaßt.

Modernere biometeorologische Systeme

Um festzustellen, inwieweit die atmosphärische Umwelt mit ihren zahlreichen Faktoren und deren Akkordsystemen den menschlichen Organismus zu psychischen und/oder physischen Reaktionen zwingen kann, entwickelte man neue biometeorologische Systeme auf der Grundlage fortgeschrittener meteorologischer Erkenntnisse und statistischer Möglichkeiten.

1. Klassifikation nach Ungeheuer-Brezowsky

1954 entwickelte *Ungeheuer* eine Methode, die nach ihrer Ergänzung durch *Brezowsky* bis heute eine Vielzahl imposanter Korrelationsergebnisse erbracht hat (s. S. 99). Dabei wird von der statistischen, d. h. der dem mittleren Wettergeschehen zugrundeliegenden Beziehung zwischen Änderung der Lufttemperatur und Luftfeuchtigkeit ausgegangen. Das Temperatur-Feuchte-Diagramm enthielt die Abweichungen von der tages- und jahreszeitlichen Norm und differenzierte in kalt-feuchte, kalt-trockene, warm-trokkene und warm-feuchte Milieus. Die Probanden mußten dabei nur noch ihre negativen Befindensäußerungen an den entsprechenden Tagen eintragen. Damit entwickelte man gleichsam eine Erträglichkeitsgrenze von Klimaten.

1964 vereinfachte *Brezowsky* dieses Schema, indem er nur die Zu- oder Abnahme der Temperatur des Feuchtethermometers errechnete. Er nahm die Wetterabläufe hinzu und kam damit zu einem neuen Arbeitsschema, das Wetterphasen und Temperatur-Feuchte-Milieu kombinierte. Dem lag die Überlegung zugrunde, daß sich bisher kein einzelner biotroper (durch Witterungseinflüsse krankmachender) Faktor finden ließ und daß wahrscheinlich ein Zusammenspiel aller meteorologischer Elemente als entscheidende Vergleichsgröße in Frage kommt.

Die Korrelationsergebnisse mit diesem System skizziert Tabelle 16.

2. Klassifikation nach Daubert

Diese Wetterlagen-Klassifikation versuchte zunächst die Wetterfrontbetrachtung (Kaltfront, Warmfront, Okklusion, s. S. 52) mit dem subjektiven Befinden zu korrelieren. Danach entwickelte man jedoch eine subtilere Arbeitsweise, besonders was die Übergangszone zwischen Hoch- und Tiefdruck anbelangt. Man postulierte ohne zunächst erkennbare äußere Änderung der Wetterlage eine Einwirkung auf den Menschen (Vorfühligkeit). Da der Organismus bereits innerhalb weniger Stunden auf atmosphärische Umstellungen reagiert, mußte auch die Wetteranalyse verfeinert werden (dynamische Arbeitsmethode). *Daubert* versuchte deshalb die Frontenbetrachtung, die stündliche Feinanalyse der Wettervorgänge und die dynamischen Tageswettertypen zu kombinieren. Von besonderem Interesse schienen Vorgänge innerhalb von Hochdruckwetterlagen, Übergangswetterlagen und Zyklonen.

Daraus erwuchs jedoch eine vielfältige Gliederung des Wettergeschehens in Einzelvorgänge. Das verringerte bei Korrelationen mit entsprechenden Krankheitsbildern die Datenmasse und erschwerte die Signifikanzberechnungen. Darüber hinaus erarbeitete *Daubert* in Anlehnung an *Hellpach* noch bestimmte Phasen:

a) Atonisierende oder avitalisierende Phasen: Hohe Temperatur der Luft, Windstille, stagnierende Luft, Wärmestrahlung von Sonne und Himmel.

b) Tonisierende oder vitalisierende Phasen: Tiefe Temperaturen der Luft, hohe Windgeschwindigkeiten, geringe Wärmestrahlung der Sonne und des Himmels u. a.

Mit diesem System korrelierte er eine Unzahl subjektiver Beschwerden und objektivierbarer Krankheitsbilder, wobei die stärksten biotropen Reize beim Übergang zwischen Hochdruckgebiet und zyklonaler Lage festgestellt wurden (s. Tabellen 15, 18, 19).

3. Bioklimogramm von Becker

Dauberts Schema wurde mehrmals täglich festgelegt. Für manche Symptome aber war selbst dieser Abstand zeitlich noch zu groß.

Deshalb entwickelte *Becker* 1950 ein stündliches Bioklimogramm. Es vermittelte einen auf Stunden genauen Einblick in die Wetterakkordveränderungen innerhalb von 2½ Tagen beim Übergang von einer Hoch- zu einer Tiefdruckwetterlage im mittleren Teil der BRD. Um auch die Energieumsätze in der freien Atmosphäre bis in Höhen von etwa 8 km beurteilen zu können, verwertete man bei dieser Analysenmethode noch die Meßergebnisse von Radiosonden. So erhält man durch die Abgrenzung feuchter und trockener Schichten auf indirektem Weg zugleich einen Einblick in den zeitlichen Ablauf von Aufgleit- (Temperaturabnahme, Zunahme der relativen Feuchtigkeit) bzw. Absinkvorgängen (Föhneffekt mit umgekehrtem Ablauf). Mit Hilfe aller Einzelelemente lassen sich zeitlich genau der Durchgang verschiedener Wetterfronten (Warm- und Kaltfront sowie Okklusion) festlegen, die Wettervorgänge dabei analysieren und die Art des Luftkörperwechsels angeben.

Hier erwiesen sich besonders Warmfronten als biotrop.

Die Tabellen 15, 18 und 19 zeigen die wichtigsten Korrelationsergebnisse.

4. Das Hamburger Schema

Der Hamburger Arbeitskreis um *Schulze, Schröder* und *Kuhnke* schuf schließlich ein weiteres Schema auf der Grundlage der Wetterphasen von *Ungeheuer* und den dynamischen Tageswettertypen von *Daubert.* Mit Hilfe der elektronischen Datenverarbeitung konnte man schließlich eine Dezimalklassifikation einführen. Durch je 10 Großwetterlagen, Wettervorgänge und Angaben zur Dynamik der Luftkörper läßt sich jede Wettersituation bis ins einzelne erfassen.

Allerdings wird auch hier durch die breite Aufgliederung die verfügbare Datenmasse bei Korrelationsuntersuchungen im Einzelfall so zergliedert, daß es häufig zu Einbußen bei Signifikanzberechnungen kommt. Trotzdem gilt das Hamburger Wetterlagen-Klassifikationsschema z. Z. als das modernste und ergiebigste Verfahren für Korrelationsstatistiken bei ausreichendem Datenmaterial (Tabelle 17).

Biotrope Wetterlagen

Nahezu alle Wettervorgänge, die der Meteorologe als Wetterstörung betrachtet, haben auch biotrope (krankheitsauslösende und/oder -verstärkende) Wirkung. Bisher zeigten sich offenbar keine Anhaltspunkte dafür, daß qualitative Unterschiede im biotropen Wirkeffekt verschiedener Wetterstörungen vorkommen. D. h., alle Wetterstörungen wirken auf denselben Organismus primär gleichsinnig (655, 719–719).

Allerdings zeigen sich quantitative Unterschiede, je nach meteorologischem Ereignis.

Am stärksten wirksam sind (je nach verwendetem biometeorologischem Schema bzw. Untersuchergruppe (170, 272, 493, 495, 678, 747, 748) folgende *meteorologischen Ereignisse:*

1. Warmfront mit einem Luftkörperwechsel von Polar- zu Tropikluft
2. Aufgleiten subtropischer Warmluft in der Höhe
3. Freier Föhn (Inversion oder bis Bodennähe – nicht der freie Föhn der oberen Schichten)

Tabelle 4

Biometeorologische Einteilung. Vergleichende Gegenüberstellung der in den verschiedenen Arbeitskreisen der medizinmeteorologischen Versuchs- und Beratungsstellen verwendeten meteorologischen Einteilungen des Wettergeschehens [nach *Menger*, 1958; modifiziert nach 55]

			Tiefdruckstörung (Zyklone)					
Wetteranalyse → nach ↓	Hochdruckgebiet (Antizyklone)		Vorderseite			Rückseite		
					Warmfront	Okklusion	Kaltfront	
Schulze-Kuhnke, Hamburg	Absinken	Abgleiten	Aufgleiten	labiles Aufgleiten, warmluftaktiv			labile Vorgänge, kaltluftaktiv	
Becker, Königstein	Absinken (früher Absinken ohne Inversion)	Abgleiten (früher Absinken mit Inversion, freier Föhn), Absink-Warmfront, tiefliegende Inversion	Aufgleiten, Aufgleiten von maritimer Tropikluft	labiles Aufgleiten	Warmfront, Schwüle	Okklusion	Kaltfront	Labilität (früher Turbulenz)
Daubert, Tübingen	störungsfrei O, Absinken S	Abgleiten G, Bodeninversion Bi	Übergangswetterlagen: Einfließen E_1, E_2, Aufgleiten A_2, Vorderseite: stabiles Aufgleiten A_1, A_4	labiles Aufgleiten LA_1, LA_2	(in Verbindung mit Warmfronten): E_1, A_1, LA_1, (zwischen den Fronten): Mischvorgänge M_2, M_3 Schwüle Sch	(in Verbindung mit Okklusion): Turbulenz T_1, Aufgleiten A_3, labiles Aufgleiten LA_3, Mischvorgänge M_1	(in Verbindung mit Kaltfront): Turbulenz T_1, Aufgleiten A_3, labiles Aufgleiten LA_3, Mischvorgänge M_1	Turbulenz T_1, T_2, labile Umlagerungen LU
Ungeheuer, Bad Tölz	Wetterphasen 1 und 2, mittleres und gesteigertes Schönwetter	Wetterphase 3, föhnig-übersteigertes Schönwetter		Wetterphase 4, aufkommender Wetterumschlag		noch Wetterphase 4, Wetterumschlag	Wetterphase 5, vollzogener Wetterumschlag	Wetterphase 6, beginnende Wetterberuhigung
Wagner, Bad Elster		Föhngebiet		Regengebiet			Regengebiet	

4. Alle Übergangswetterlagen mit starker Änderung des Höhenwindfeldes
5. Vorderseite eines Höhentiefs mit feucht-warmer Tropikluft im Frontalbereich (Aufgleiten)*)
6. Abgleiten (siehe Föhn)
7. Lokale Labilisierung der Luftschichtung
8. Hochdruckgebiet über Nordeuropa
9. Tiefer Druck über Westeuropa
10. Zyklonale Westlage und Tiefdruckgebiet über Mitteleuropa
11. Labiles Aufgleiten auf der warmen Seite eines meridionalen Höhendrukkes sowie
12. Bei vertikalen Umlagerungen polarer Luft
13. Vorderseite eines herannahenden Tiefdruckgebietes*)
14. Aufkommender Wetterumschlag*)

Offenbar spielen aber für die Biotropie auch a) Jahreszeit und b) Beobachtungsort eine Rolle.

Ad a) Entsprechen die Luftkörper der betreffenden Jahreszeit, sinkt ihre Biotropie; stehen sie im Gegensatz zur Jahreszeit, so steigt sie. Beispiel: Subtropikluft im Sommer hat bei bestimmten Erkrankungen (z. B. Angina pectoris) weniger gravierende Auswirkungen als im Winter und Frühjahr (55).

Ad b) Man muß vermuten, daß orographische Differenzen in der unterschiedlichen Biotropie von Wettervorgängen eine Rolle spielen. Das beispielsweise im Rhein-Main-Becken herrschende milde reizarme Klima stellt beim Durchzug atmosphärischer Störungen stärkere Anforderungen an das Anpassungsvermögen seiner Bevölkerung als beispielsweise an Bewohner der – in der Nähe gelegenen – Mittelgebirge, die durch intensivere Wetterschwankungen in ihrer Regulationsleistung besser trainiert sind (98, 169, 558).

Grundsätzlich nimmt man für die Bundesrepublik eine von Norden nach Süden abnehmende Lebhaftigkeit der Wettervorgänge an, was sich auch in bestimmten Statistiken niederschlägt. Dies sollte beim Vergleich verschiedener Arbeiten aus unterschiedlichen Gegenden mit differierenden Resultaten berücksichtigt werden.

*) entspricht 1. und 2.

Was ist Wetterfühligkeit?

Das Klima bleibt weitgehend unveränderlich, die Jahreszeiten wechseln alle drei Monate, das Wetter hingegen häufig fast täglich. Viele halten es deshalb für die Ursache ihrer Unpäßlichkeiten, Beschwerden oder Erkrankungen.

Man vergißt jedoch gerne, daß meteorologische Einflüsse den Menschen seit seiner Entstehung begleiten. Eine normale Reaktion auf Wetterreize ist ein physiologischer Prozeß. Möglicherweise handelte es sich früher um einen alten Schutzreflex, der bei Wetterwechsel Mensch und Tier «vorwarnte». Auch heute noch benötigt man für sein Wohlbefinden die ständige Stimulation wechselnder Wetterreize im Sinne eines «peristatischen Trainings» (11–13, 25, 52–60, 66–

68, 105, 163–173, 366–368, 416–418, 558, 576, 655, 659–665, 717–719, 736, 815).

Möglicherweise aber ist dieses nützliche Verhältnis im Verlaufe der Evolution gestört worden und der Reflex verlorengegangen oder krankhaft übersteigert worden. Jedes Lebewesen wird im Rahmen seiner klimatischen Umgebung und seines engeren meteorologischen Einflußbereiches von allen meteorologischen Einflüssen gleich stark getroffen. Ein gesunder Organismus reguliert dies so aus, daß er nicht bewußt in seinem Befinden beeinträchtigt wird. Ist er jedoch durch Anlage, Krankheit, Alterungsvorgänge oder Zivilisationsschäden in seiner Reizbeantwortung beeinträchtigt, so kann dies Anlaß zu Beschwerden oder in einem prämorbiden Zustand den letzten Anstoß zum Auftreten einer Erkrankung geben.

Das anfällige oder erkrankte Organ unterliegt als locus minoris resistentiae am stärksten peristatischen Einflüssen. Das Wetter führt den sogenannten «Zweitschlag» (55, 97–104, 482, 827–830). Das Wirkausmaß nach diesem Zweitschlag (zuerst prämorbider Zustand, dann meteorologische Forcierung) richtet sich nach der vegetativen Ausgangslage des betroffenen Individuums.

Kompliziert wird es dadurch, daß bestimmte Wettersituationen den Organismus gleichzeitig positiv und/oder negativ beeinflussen können. So kann ein bestimmtes meteorologisches Ereignis zwar die geistige Spannkraft erhöhen, die Schlaflosigkeit mildern, zugleich aber auch eine Bereitschaft zu Angina pectoris-Anfällen, Blutdrucksteigerung und apoplektischem Insult bei hypertoner Kreislauflage provozieren (25, 55, 139, 368, 482, 659–665, 717–719, 815, 816).

Man kann nicht erwarten, daß mit einem bestimmten Wettervorgang immer ein bestimmter Befindens- oder Krankheitszustand gekoppelt ist. Dafür ist die Wechselwirkung zu komplex. Schließlich ist nicht nur die Stärke des Auslösers, sondern auch die Zahl der empfänglichen, «resonanzfähigen» Individuen für einen meteorologischen Einfluß von Bedeutung. Gibt es niemanden, der in entsprechender Situation auf das spezifische meteorologische Ereignis anspricht, so geht es u. U. reaktionslos vorüber (717–719).

Aber auch bei den sogenannten Nichtwetterfühligen finden sich Stimmungs- und Befindensschwankungen, für die die Betroffenen keine Erklärung haben, wofür sich aber meteorologische Auslöser anbieten. Grundsätzlich dürfte es kein meteorogenes Symptom geben, das nicht auch die weniger Empfindlichen trifft, wenngleich in Ausprägung und Häufigkeit nicht so intensiv. Auch unterliegen die Nichtwetterfühligen jahreszeitlichen Erkrankungen, die zwar stumm und ohne Vorwarnung verlaufen, in ihrer letzten Konsequenz jedoch genauso folgenschwer ausgehen können wie bei Wetterfühligen mit massivem Leidensdruck (z.B. meteorologisch ausgelöste oder verstärkte Thrombosen, Embolien, Herzinfarkte u. a.) (25, 55, 368, 482, 558, 659–665, 717–719).

Grundsätzlich gilt auch heute noch folgende Einteilung (25, 366–368, 717–719):

Wetterreagierend ist jeder Mensch (physiologische Antwort auf atmosphärische Umweltreize). Hierher gehören manche Stimmungs- und Befindensschwankungen ohne wesentlichen Leidensdruck oder Krankheitswert, für die sich sonst keine Erklärungen anbieten und bei denen die Betroffenen deshalb nicht an meteorologische Einflüsse denken, weil es zu selten vorkommt, um ihnen ggf. die Zusammenhänge deutlich werden zu lassen.

Wetterfühlig ist ein Mensch mit erhöhter Ansprechbarkeit bzw. erniedrigter Reizschwelle seines vegetativen Nervensystems. Je nach Ausmaß dieser überschießenden Reaktion kann dieser verstärkten Reagibilität bei Symptomen wie Müdigkeit, Kopfdruck, Konzentrations- und Schlafstörungen, Appetitlosigkeit, Benommenheit u. a. ein deutlicher Leidensdruck zukommen.

Wetterempfindlich kann man im Laufe des Lebens durch entsprechende Krankheiten und/oder Verletzungen werden. Dabei handelt es sich häufig um Narben-, Amputations- sowie Kopfschmerzen, Müdigkeit und schwere Merkstörungen nach Frakturen u. a. Dies hat zumeist Krankheitswert.

Stets wurde schon von den Biometeorologen früherer Zeiten immer darauf hingewiesen, daß alle diese meteorogenen Beschwerden und Krankheiten nicht auf das Wetter selber zurückgehen, sondern lediglich dadurch ausgelöst oder verstärkt werden können. Wetterfühligkeit ist keine Krankheit sui generis. Lediglich die Reaktionslage des Betroffenen und damit seine Kompensationsfähigkeit werden verändert.

Wenn auch häufig diese Erklärungsversuche etwas Künstliches haben, so sollen sie letzten Endes die gleiche Tatsache ausdrücken: Das Wetter ist etwas Natürliches und kann per se nicht krank machen. Dies zeigt sich schon dadurch, daß es alle in Häufigkeit und Ausprägung gleich trifft. Wie dann der Organismus individuell darauf reagiert, ist lediglich Hinweis dafür, wie belastungsfähig er ist. Das Wetter ist ein guter Massentest für den Gesundheitsgrad einer Bevölkerung. Wie die Reaktion zeigt, kann auch unsere Generation auf solche Alarmsignale nicht verzichten.

Was löst Wetterfühligkeit aus?

Das Kausalitätsbedürfnis unserer Zeit hat schon vor Jahrzehnten zu zahllosen Versuchen animiert, die jeweils meßbaren, einfachen, sogenannten klassischen meteorologischen Elemente mit Befindensschwankungen oder Krankheiten zu korrelieren. Dazu gehörten Luftdruck, Temperatur, Feuchte, Windstärke, Niederschlagsmenge, Bewölkungsgrad usw. Die überwiegende Mehrzahl dieser mit großem Fleiß zusammengetragenen Untersuchungsbefunde lieferte jedoch unsichere, fragliche oder unbefriedigende Ergebnisse. Dies besonders dann, wenn direkte Einflüsse dieser Faktoren auf Mensch und Krankheitsgeschehen erwartet wurden (718). Solche jahrzehntelangen frustrierenden Bemühungen führten schließlich dazu, daß ein meteorologischer Einfluß häufig in Frage gestellt wurde. Zweifellos spielen einzelne Elemente eine oft entscheidende Rolle (z. B. Schwüle in entsprechenden Lagen). Die Einzelfaktoren sind jedoch z. T. unentwirrbar miteinander verflochten, das Ganze möglicherweise nicht einmal identisch mit der Summe seiner Teile (305). Man hat deshalb den Begriff der Akkordschwankungen (55, 718) oder Reizkombinationen (55) entwickelt, um auf die Wirkungsfolgen aperiodischer Schwankungen einer Vielzahl von Elementen hinzuweisen.

Wetterfühligkeit – ein Streß

Trotz allem bleibt die Tatsache unbestritten, daß witterungsbedingte Beschwerden auf einen z. T. massiven meteorologischen Streß zurückgehen.

Allein der Durchzug eines «Tiefs» in Deutschland kann manchmal nur Stunden dauern. In der Heftigkeit aber entspricht das bei Disponierten einem blitzartigen Klima- (nicht Wetter-) Wechsel von den Tropen in den Polarkreis. Die Vorderseite eines Tiefdrucksystems taucht uns in warmes, manchmal tropisches Klima; die Rückseite schockt uns durch kalte Polarluft. Auf der Vorderseite eines Tiefs finden sich deshalb häufig Kreislauferkrankungen und entzündliche Prozesse, auf der Rückseite Krämpfe und Koliken. Ein solcher Durchzug einer Wetterfront setzt uns deshalb einer Massierung «biotroper» (wetterreizausübender) Einflüsse aus (660).

Nicht nur der rasche Wechsel, auch ein Minimum an Störungen («Null-Wetter»), wie es manchmal am Rande von Hochdrucksystemen kurz vor dem Wetterumschlag und auch bei Föhn auftritt, kann den Organismus stark belasten. Die Luft ist abgestanden, die bodennahen Schichten sind verschmutzt, es herrscht Schwüle und trübes Streulicht. Auf eine solche «Null-Lage» ohne übliche Wetterreize reagieren die einen mit Beschwerden aus dem Formenkreis der vegetativen Dystonie, andere mit Herzinfarkt und Blutungsneigung, Allergien, depressiven Verstimmungen und sogar Suizidneigung (659–665).

Wetterfühligkeit – ein Spezifikum der Deutschen?

Sicherlich ist der mitteleuropäische Raum durch seine Lage meteorologisch besonders exponiert (138, 139). Andererseits erstaunte es schon die Biometeorologen früherer Generationen, daß die bei uns so häufigen und typischen meteorotropen Symptome nicht nur in den USA, sondern auch in England, Holland, Belgien und den skandinavischen Ländern sehr viel weniger bekannt sind, obgleich gerade England und Norwegen besonders belastenden Wettersituationen ausgesetzt sind. Schon damals fragte man sich, ob diese Nationen wirklich keine Wetterfühligkeit kennen, die Menschen dort robuster oder unempfindlicher sind oder ob sich die Forschung dort mit den für die Klinik nebensächlich erscheinenden Problemen bisher weniger auseinandergesetzt hat (55, 576). Schließlich ist es bemerkenswert, daß in wirtschaftlichen Not- und Kriegs-Zeiten die Wetterfühligkeit – auch in Deutschland – deutlich zurückging (55).

Hängt die Wetterfühligkeit von unserer Lebensführung ab?

Andererseits spricht vieles dafür, daß die Wetterfühligkeit in den letzten Jahrzehnten zugenommen hat (55). Das mag z. T. an der bisweilen meteorologisch unruhigeren Zeit liegen. Das aber ist etwas völlig Normales und hat noch nichts mit der Angstvorstellung einer nachhaltigen Wetter- oder gar Klimaänderung zu tun (s. S. 204). Wie erklärt man sich dann das Anwachsen meteorogener Befindensschwankungen?

Insgesamt gesehen nimmt man an, daß die individuellen Reaktionsunterschiede gegenüber meteorologischen Einflüssen auf folgende Faktoren zurückzuführen sind:

Erbanlage, Konstitution, natürliche Resistenz, erworbene Immunität, herabgesetzte oder übersteigerte Leistungsfähigkeit, Fehlernährung, Genußmittelkonsum (Nikotin, Alkohol, Rauschgiftabusus, Medikamentenmißbrauch), vorausgegangene Erkrankungen (z. B. Infekte), körperliche und seelische Belastungen aller Art, Spannungszustände, Schlaf- und Ernährungsweise, «Renommierurlaub» ohne Erholungswert, Arbeits- und Leistungsrhythmus u. a. m.

Die Mehrzahl dieser Punkte dürfte auf unsere «moderne Lebensführung» zurückgehen. Diese aber vermehrt die Umweltbelastung, vermindert die Adaptionsfähigkeit und führt zu weiterer Sensibilisierung gegenüber einem ohnehin angehobenen Reizpegel. Unser Lebensstil ist wahrscheinlich die wichtigste Teilkomponente zur Klärung der Frage, weshalb die Wetterfühligkeit in unserer Zeit so um sich gegriffen hat.

Wie viele sind wetterfühlig?

Laut demoskopischer Befragungen sind zwischen 50 und 70 % der Bevölkerung durch das Wetter zumindest intermittierend in ihrem Wohlbefinden gestört. (405, 862). Die Zahl nimmt zu. Damit wäre die Wetterfühligkeit eine der häufigsten allgemeinen gesundheitlichen Klagen unserer Zivilisation, wahrscheinlich die häufigste überhaupt.

Natürlich haben solche Untersuchungen einen Nachteil: Sie werden nicht selten dann durchgeführt, wenn die Witterungssituation wieder einmal ungünstig oder für die Jahreszeit unbefriedigend ausfällt und die Bevölkerung ihren Unmut darüber äußern kann. Unter strengeren biometeorologischen Maßstäben aber wird man daran denken müssen, daß rund 1/3 der Bevölkerung wetterfühlig ist (232–261). Auch das sind noch immer 20 Millionen Menschen in der Bundesrepublik Deutschland. Andere Untersuchergruppen gehen sogar fast bis zur Hälfte der Bevölkerung (698). Allerdings hängt der Grad der Wetterfühligkeit vom Alter, Geschlecht, Gesundheitszustand und sogar mutmaßlich von der sozialen Schicht ab (s. Tabelle 5).

Tabelle 5

Die Wetterfühligkeit hängt ab von:

1. *Alter:* Schon Säuglinge und Kleinkinder sind wetterfühlig. Keine genauen Prozentangaben möglich (Fremdbeobachtung).
Bei Jugendlichen und Heranwachsenden trifft es etwa jeden vierten bis fünften.
Zwischen 20 und 50 etwa jeden dritten.
In den Wechseljahren rund jeden zweiten.
Jenseits der 60 etwa jeden zweiten bis dritten.

2. *Geschlecht:* Über alle Altersstufen ist die Frau deutlich stärker irritiert als der Mann. Erst im hohen Alter gleicht sich die Reagibilität beider Geschlechter wieder an.

3. *Sozialer Status:* Grund- und Oberschicht sind stärker betroffen als die Mittelschicht. Charakteristisches Beschwerdemuster je nach rein manueller oder intellektueller bzw. «gemischter» Arbeitsweise.

4. *Gesundheitszustand:* Wetterfühligkeit ist keine Krankheit sui generis, wohl aber ein guter Indikator für die aktuelle psycho-physische Reaktionslage des Betroffenen. Seelisch und/oder körperlich Kranke werden deshalb durch bestimmte Witterungseinflüsse stärker irritiert.

Tabelle 6

Symptomatik	♂ ♀	10 20 30 40 50 60 70 80 90 100%	
Müdigkeit	♂	19	47
	♀	23	64
Dysphorische Stimmungslage	♂	16	54
	♀	13	45
Arbeitsunlust	♂	19	42
	♀	14	48
Kopfdruck	♂	13	44
	♀	13	42
Unruhiger Schlaf	♂	16	43
	♀	11	41
Kopfschmerzen	♂	6	37
	♀	8	38
Konzentrationsstörungen	♂	9	39
	♀	8	37
Einschlafstörungen	♂	10	34
	♀	13	36
Nervosität	♂	9	27
	♀	8	33
Knochenbruchschmerzen	♂	9	22
	♀	8	30
Flimmern vor den Augen	♂	6	17
	♀	6	27
Vergeßlichkeit	♂	5	24
	♀	6	24
Erschöpfungszustände	♂	4	16
	♀	4	27
Allgemeines Unbehagen	♂	8	20
	♀	1	21
Durchschlafstörungen	♂	10	22
	♀	8	24
Vermehrte Fehlerneigung	♂	7	27
	♀	8	22
Schwindel	♂	4	18
	♀	4	26
Herzsensationen	♂	5	18
	♀	3	22
Schmerzen an Operationsnarben	♂	4	21
	♀	6	18

Tabelle 6 (Fortsetzung)

Symptomatik	♂ ♀	10 20 30 40 50 60 70 80 90 100%	
Depressive Verstimmungen	♂	3	14
	♀	3	21
Atemnot	♂	3	12
	♀	3	19
Rheumatoide Beschwerden	♂	4	14
	♀	3	15
Angstzustände	♂	1	10
	♀	1	18
Schweißausbruch	♂	6	13
	♀	6	13
Appetitlosigkeit	♂	3	14
	♀	3	15

Die häufigsten meteorologisch bedingten Beschwerden

[weißer Balken] bei wetterfühligen und

[gerasterter Balken] nicht wetterfühligen Männern und Frauen

Seltene Symptome sind: Erbrechen, Gesichtszuckungen, Durchfälle, Pollakisurie, völlige Arbeitsunfähigkeit, Hör-, Riech- und Geschmacksstörungen, überempfindliche Haut, Kollapsneigung, feuchte Handflächen.

Aus der Basler Studie nach *Faust,* 1972–1976.

Zur Symptomatik der Wetterfühligkeit

Die wichtigsten meteorogenen Beschwerden (232–261) in abfallender Häufigkeit sind: Müdigkeit, mißmutige Stimmungslage, Arbeitsunlust, Kopfdruck, unruhiger Schlaf, Einschlaf- und Konzentrationsstörungen, Kopfschmerzen, Nervosität, Schmerzen an Knochenbruchstellen, Durchschlafstörungen, vermehrte Fehlerneigung, gesteigerte Vergeßlichkeit, Flimmern vor den Augen, Schwindelattacken, Herzsensationen, Schmerzen an Operationsnarben und depressive Verstimmungen.

Alle anderen Symptome wie Angstzustände, Erbrechen, feuchte Handflächen, Schweißausbruch, Zuckungen im Gesicht, Schüttelfrost, völlige Arbeitsunfähigkeit, Appetitlosigkeit, Durchfälle, Pollakisurie, Hör-, Riech- und Geschmacksstörungen, überempfindliche Haut, Kollapsneigung und rheumatoide Beschwerden liegen unter 10 %.

Diese Häufigkeitsverteilung bleibt im wesentlichen bei beiden Geschlechtern gleich.

Bei der Gegenüberstellung von Wetterfühligen und Nichtwetterfühligen zeigen sich zwar bei den einzelnen Beschwerdebildern durchweg hochsignifikante Differenzen. Allerdings wäre es falsch, «nicht wetterfühlig» mit «überhaupt keine wetterbedingten Symptome» gleichzusetzen. Nichtwetterfühlige erweisen sich ebenfalls als irritierbar, wenngleich — je nach Symptom — prozentual drei- bis neunmal geringer.

Die Münchner Studie

Interessant sind auch die Befragungsergebnisse einer Münchner Arbeitsgruppe (733), deren wichtigste Resultate hier tabellarisch zusammengefaßt wurden (Tabelle 7). Auch daraus geht hervor, daß Wetterfühlige rund doppelt bis dreimal so stark durch die verschiedenen Beschwerden irritiert werden wie Nichtwetterfühlige, und zwar sowohl Männer wie Frauen.

Von den allgemeinen Charakteristika ist von Interesse, daß Wetterfühlige jeweils deutlich häufiger in fortlaufender ärztlicher Behandlung stehen, weniger aktiven Sport betreiben, öfter an Übergewicht leiden, schneller durch grippale Infekte betroffen sind und eher zu vegetativen Symptomen (z. B. rascherem Schweißausbruch) neigen.

Darüber hinaus heben sich als wichtigste Syndrome die Herz-, Kreislauf- und Lungenbeschwerden sowie der rheumatische und arthrotische Formenkreis heraus. Bei der ersten Gruppe finden sich folgende Angaben, von denen die Wetterfühligen, im Durchschnitt doppelt bis dreimal so häufig irritiert werden: Zunehmende Vergeßlichkeit, morgendliches «Schwer-in-Schwung-Kommen», Schwindel beim Aufstehen, Ohnmachtneigung beim längeren Stehen, Herzsensationen im Sinne von Stechen, Druckgefühl u. ä., Herzklopfen besonders bei leichter Anstrengung, beginnende Herzinsuffizienz, charakterisiert durch abendlich geschwollene Füße, Claudicatio intermittens, Herzinfarkt, Apoplex, Atemnot in Ruhe oder bei Anstrengung, Atemnot anfallsweise oder auf allergischer Basis.

Dem Erfahrenen fällt bei solchen Klagen für die Mehrzahl der Symptome sofort die entscheidende Ursache ein. Tatsächlich verfügt die Mehrzahl der Nichtwetterfühligen über eine normotone, die Mehrzahl der (insbesondere weiblichen) Wetterfühligen hingegen über eine hypotone Kreislauflage, seltener — wenn auch immer noch sehr viel häufiger als die Wetterstabilen — über hypertone Werte.

Auch bei dem rheumatischen und arthrotischen Formenkreis sind in der Münchner Untersuchung Wetterfühlige um das Doppelte bis Dreifache häufiger betroffen. Darunter zählen die ärztlichen Diagnosen: rheumatische Erkrankung, Muskelrheumatismus, Gelenkrheumatismus sowie die persönlichen Angaben über Muskel- und Gelenkschmerzen, morgendliche Steifigkeit, schmerzhaften Bewegungsbeginn u. a.

Erwartungsgemäß bezeichneten sich auch deutlich mehr Befragte mit Narben- und Amputationsstellen als wetterfühlig. Das gleiche gilt für den Zustand nach Schädel-Hirn-Trauma, überraschenderweise bei vorliegendem Untersuchungsgut jedoch nur für weibliche Betroffene. Bei den männlichen ist die Mehrzahl nicht durch entsprechende Beschwerden irritiert. Im allgemeinen aber werden beide Gruppen — nach den Erfahrungen der betreuenden Ärzte und Rehabilitationszentren — in der überwiegenden Mehrzahl wetterempfindlich.

Tabelle 7

Symptomatik	♂/♀	Nicht-Wetterfühlige (%)	Wetterfühlige (%)
In fortlaufender ärztlicher Behandlung stehen:	♂	17	43
	♀	23	56
Herz- Kreislauf- und Lungenbeschwerden:			
Zunehmende Vergeßlichkeit:	♂	20	42
	♀	29	42
‚Morgens schwer in Schwung kommen':	♂	35	41
	♀	40	51
Schwindelneigung beim Aufstehen:	♂	7	28
	♀	20	47
Ohnmachtsneigung beim längeren Stehen:	♂	1	7
	♀	1	14
Hypotone Kreislauflage:	♂	11	24
	♀	21	43
Normotone Kreislauflage:	♂	54	41
	♀	49	31
Hypertone Kreislauflage:	♂	7	14
	♀	6	15
Herzsensationen: (Stechen, Druckgefühl):	♂	7	42
	♀	13	44
Herzklopfen: (bei leichter Anstrengung)	♂	9	33
	♀	16	52
Beg. Herzinsuffizienz: (‚abends geschwollene Füße'):	♂	5	16
	♀	18	31
‚Claudicatio intermittens':	♂	6	9
	♀	8	15
Herzinfarkt:	♂	1	
	♀	0/1	
Apoplex:	♂	0/0	
	♀	1/1	
Atemnot in Ruhe:	♂	2	8
	♀	1	14

□ = Wetterfühlige

▒ = Nicht-Wetterfühlige

Tabelle 7 (Fortsetzung)

Symptomatik	♂ ♀	10 20 30 40 50 60 70 80 90 100%	
Atemnot bei Anstrengung:	♂	8	29
	♀	14	40
Atemnot anfallsweise	♂	0	6
	♀	3	6
Atemnot allergisch:	♂	0	6
	♀	3	6
Rheumatischer und arthrotischer Formenkreis			
Rheumatische Erkrankung (ärztl. Diagnose):	♂	8	15
	♀	6	18
‚Muskelrheumatismus' (s.o.):	♂	1	3
	♀	0	2
‚Gelenkrheumatismus' (s.o.):	♂		4 / 7
	♀	1	10
Muskelschmerzen:	♂	5	12
	♀	3	18
Gelenkschmerzen:	♂	8	16
	♀	7	22
Morgendliche Steifigkeit:	♂	3	14
	♀	7	16
Schmerzhafter Bewegungsbeginn:	♂	1	9
	♀	2	12
Wetterempfindlichkeit bei/nach:			
Narben- und Amputationsstellen:	♂	54	64
	♀	47	71
Schädelhirntrauma:	♂	20	21
	♀	8	14
Allgemeine Charakteristika:			
Neigung zum Frieren:	♂		24 / 25
	♀		56 / 60
Leicht Schnupfen, Grippe, Katarrh:	♂	27	36
	♀	26	33
Rasch Schweißausbruch:	♂	43	65
	♀	30	48
Aktiver Sportler:	♂	10	20
	♀	4	6

Tabelle 7 (Fortsetzung)

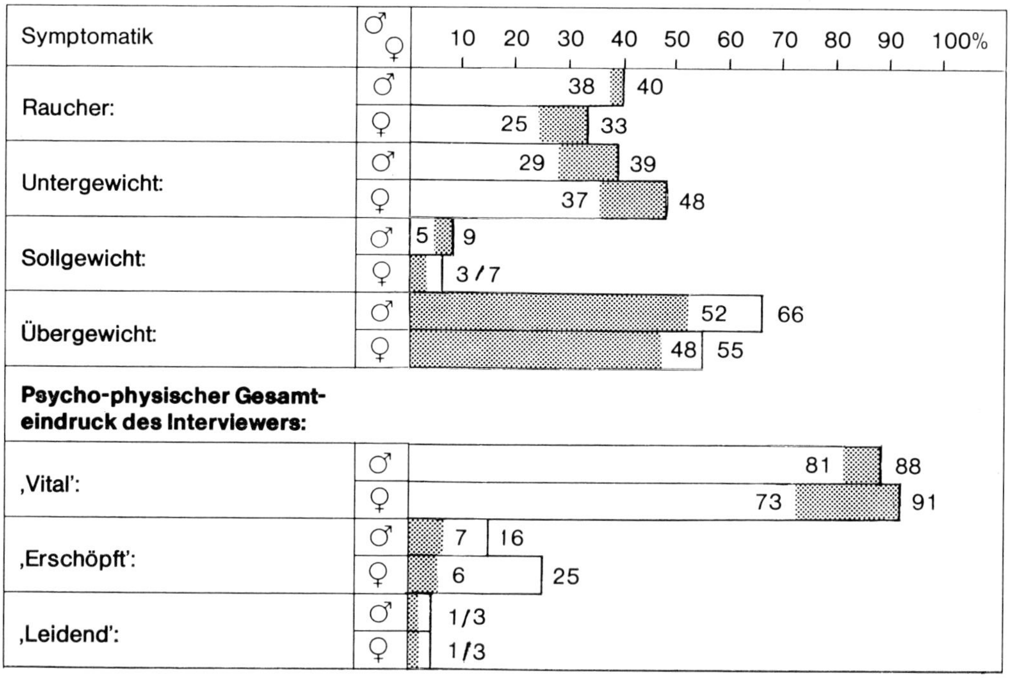

Wie unterscheiden sich

Wetterfühlige und

Nicht-Wetterfühlige

Tabellarischer Auszug aus der Münchner Studie nach *Schaich,* 1974.

Geschlechtsspezifische Differenzen

Stellt man alle Punkte ungegliedert zusammen, mit denen sich *wetterfühlige Männer* besonders ausgeprägt von nichtwetterfühligen abheben, so finden sich in abnehmender Häufigkeit: Druckgefühl in der Herzgegend, Behandlungsbedürftigkeit, Herzklopfen bei leichter Anstrengung, Schwitzneigung, starke Vergeßlichkeit, Schwindelgefühl beim Aufstehen, Atemnot bei Anstrengung, Herz- und Kreislauferkrankungen, Übergewicht, Hypotonie, Bandscheibenschaden, morgendliche Steife, Knöchelschwellung und Narbenschmerzen.

Damit dominieren vegetative Herz- und Kreislaufstörungen, gefolgt von degenerativen Erkrankungen bzw. Folgen arteriosklerotischer Veränderung.

Das Merkmalsspektrum der *wetterfühligen Frau* ist bedeutend breiter gefächert. Hier überwiegen vor allem: Herzklopfen bei leichter Anstrengung, Behandlungsbedürftigkeit, Druckgefühl in der Herzgegend, Atemnot bei Anstrengung, Schwindelgefühl beim Aufstehen, Bandscheibenschaden, Herz- und Kreislauferkrankungen, Narbenschmerzen, Hypotonie, «Erschöpft-/Angeschlagen-Sein», Schwitzneigung, Gelenk- und Muskelschmerzen, starke Vergeßlichkeit, Atemnot in Ruhe, Knöchelschwellungen, rheumatische Erkrankungen, Ohnmachtsneigung, «Schwer-in-Schwung-Kommen», schmerzhafter Bewegungsbeginn.

Auch hier finden sich vor allem vegetative Herz- und Kreislaufstörungen, gefolgt von degenerativen Merkmalen wie Bandscheibenschaden und Folgen arteriosklerotischer Veränderung.

Soziologische und psychologische Untergliederungshinweise

Soweit es im Rahmen der Münchner Untersuchung möglich war, wurden auch soziologische und psychologische Unterscheidungsmerkmale beachtet. Doch so eindrucksvoll die körperlichen Differenzierungsmöglichkeiten zwischen Wetterfühligen und Nichtwetterfühligen ausgefallen waren, so wenig ließ sich bei dieser Fragestellung etwas Konkretes erkennen. Beide Probandengruppen dokumentierten ein hohes Maß an Zufriedenheit, Selbstwertgefühl, Sicherheit bezüglich ihrer materiellen Existenz, waren etwa gleich stark durch persönliche Probleme belastet, litten annähernd gleich intensiv unter Wetterlagen ohne Sonne und zeigten mehr oder weniger gleich großes Interesse an den Wetterberichten.

Interessant ist der Hinweis, daß die wetterfühlige Frau, die das bunteste Leidensbild aufwies, sich am wenigsten für Wetterberichte interessierte und sich offenbar am geringsten von allen andern untersuchten Gruppen von Wetterlagen ohne Sonne beeinflussen läßt. Das deutet nicht nur auf die besondere Beschäftigungslage der Hausfrau hin, sondern auch auf die anderenorts bewiesene Tatsache, daß es weniger die optisch sichtbare Witterungslage ist, die die meteorogenen Symptome provoziert, als andere, noch weitgehend unklare Elemente.

Von den optischen Größen, die meteorogene Befindensschwankungen verursachen können, scheint sich nach einer anderen Münchner Studie (657) folgendes herauskristallisiert zu haben: Je größer die morgendliche Wolkendichte, die mittägliche Bewölkungsmenge und je kürzer die tägliche Sonnenscheindauer, desto schlechter fühlen sich Wetterfühlige.

Wetterfühligkeit und Jahreszeit

Fragt man die Bevölkerung, in welcher Jahreszeit man sich am wohlsten fühlt (405), so nennt jeder zweite den Sommer, jeder vierte den Frühling; der Rest verteilt sich auf Herbst und Winter. Das betrifft Männer, Frauen, alle Altersgruppen, Stadt- und Landbevölkerung.

Fragt man jedoch, in welcher Jahreszeit die Wetterfühligen ihre meisten Beschwerden entwickeln (247), so leidet fast die Hälfte das ganze Jahr gleich unter ihren spezifischen Symptomen. Bei denjenigen, die sich in einer bestimmten Zeit besonders betroffen fühlen, führt mit Abstand das meteorologisch unruhige Frühjahr bei jedem fünften vor dem Sommer bei jedem zehnten, während Herbst und Winter fast keine Rolle spielen. Ein nicht unerheblicher Rest kann sich nicht entscheiden. Geschlechtsspezifisch finden sich keine signifikanten Differenzen. Desgleichen lassen sich keine besonderen Unterschiede im Laufe der verschiedenen Lebensjahrzehnte erkennen (Tabelle 8).

Tabelle 8

Wetterfühlige empfinden ihre meteorologisch induzierten Beschwerden:

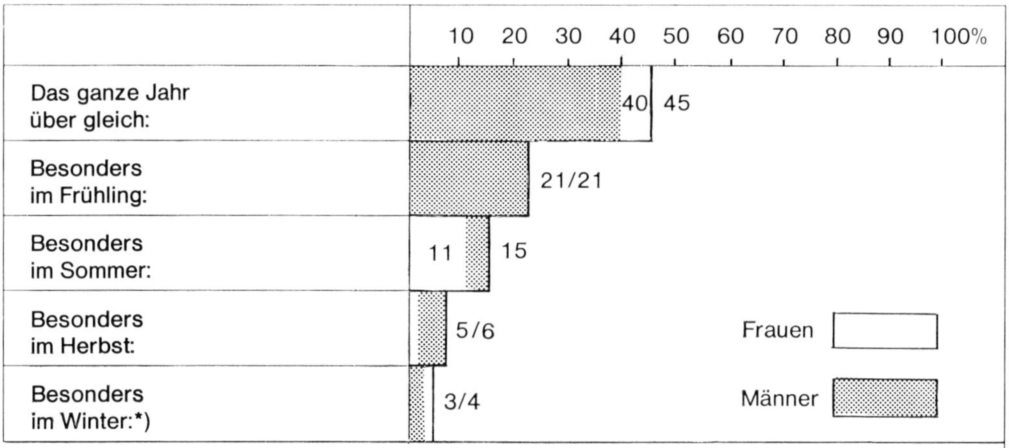

*) Rest unentschieden

Aus der Basler Studie nach *Faust,* 1972–1976.

Zur «Geographie der Wetterfühligkeit»

Etwa je die Hälfte der betroffenen Männer und Frauen ist der Ansicht, daß der Gegend, in der man wohnt, eine Bedeutung für die eigene Wetterfühligkeit zukommen müsse bzw. nicht. Hier zeigen sich vom 20. Lebensjahr an keine wesentlichen Unterschiede. Interviewte unter 20, die in der Regel noch weniger mit Wohnungswechsel konfrontiert wurden, sind in ²/₃ der Fälle der Ansicht, daß die Gegend auf die eigene Wetterfühligkeit keinen Einfluß habe (247).

Tatsächlich spielt auf die Frage: «Macht Ihnen das W e t t e r ziemlich viel zu schaffen oder nur etwas?» die regionale Gliederung offenbar keine überragende Rolle (405). Immerhin leiden Norddeutsche geringgradig stärker unter ihren meteorologischen Bedingungen als West- und Süddeutsche oder gar Berliner. Letztere haben zwar sprichwörtlich gute Luft, dafür aber in der größten Industriestadt Deutschlands intermittierend unter starker aerogener Umweltverschmutzung zu leiden, weshalb ihre Antwort nicht ganz eindeutig ausfällt.

Ähnliches gilt wahrscheinlich für Westdeutschland, dessen Bewohner das dortige « K l i m a » am wenigsten gut vertragen, vor Nord- und Süddeutschland sowie Berlin.

Interessant ist der Hinweis über die Gemeindegröße. Während sie bei der W e t t e r fühligkeit keine Rolle spielt, klagen über unzumutbares K l i m a und schlechte Luft am stärksten die Mittel- und Großstädter, während die Bewohner von Kleinstädten und Dörfern sich deutlich häufiger zufrieden zeigen (405).

Ursache der Wetterfühligkeit

Die Antworten auf die Frage nach der Ursache der Wetterfühligkeit sind verständlicherweise zumeist reine Spekulation. Warum soll es den Betroffenen anders gehen als der Wissenschaft? Mehr als die Hälfte kann keine Erklärung geben, die übrigen führen ihre Symptome auf Operationen, körperliche Leiden, Knochenbrüche, seelische Krankheiten, Erschöpfungszustände oder Schicksalsschläge zurück. Am häufigsten scheint man der Meinung zu sein, Wetterfühligkeit sei ererbt (etwa jeder zehnte). Mit Ausnahme der Frakturen, die Männer häufiger treffen, lassen sich während der verschiedenen Lebensalter keine geschlechtsspezifischen Unterschiede errechnen (247).

Wetterfühligkeit und Lebensalter

Von allen Einflüssen, die Ausprägung und Verlauf der Wetterfühligkeit mitbestimmen, dürfte das Lebensalter am wichtigsten sein. Der Verteilungsmodus geht dabei schon aus den Volksweisheiten hervor («Ein Greis braucht kein Wetterglas»; «Das Alter hat den Kalender am Leib» u. a.). Daß allerdings meteorologische Einflüsse vor den Jüngsten nicht haltmachen, war früheren Generationen ebenso bewußt («Wie das Wetter, so die Kinder»); s. auch Tabelle 9.

Generell muß man davon ausgehen, daß sich die Wetterfühligkeit von einer nicht meßbaren Ausgangslage bei Säuglingen und Kleinkindern im Laufe der ersten zwei Lebensjahrzehnte so steigert, daß etwa jeder vierte bis fünfte betroffen ist. In den mittleren Lebensjahrzehnten hält sich etwa jeder Dritte für wetterfühlig. Während der Wechseljahre, für die man etwas großzügig die Zeitspanne zwischen 45 und 55–60 einkalkulieren kann, klagt fast jeder zweite über meteorogene Symptome. Jenseits von 60 geht die prozentuale Häufigkeitsausprägung wieder etwas zurück, um sich zwischen 30 und 50 % zu bewegen (Basler Studie: 237, 241, 244, 245, 247, 248, 249, 252, 254, 256, 257).

Tabelle 9

Der Einfluß des Wetters im Spiegel alter Volksweisheiten

«Wie das Wetter, so die Kinder»
«Das Alter hat den Kalender am Leibe»
«Ein Greis braucht kein Wetterglas»
«Wenn die Spitalweiber aufstehen, wird es gut Wetter»
«Es stirbt kein altes Weib, es kommt ein Regentag»
«Grüne Weihnachten, fetter Kirchhof» oder niederländisch:
«Zachte winters, vette kerkhoven» (Milde Winter, überfüllte Kirchhöfe)
«Besser strenge Weihnacht als feuchte»
«Christmord im Dreck macht der Gesundheit ein Leck»
«Wind aus Ost bringt den Kranken schlechten Trost»
u. v. a. m.

Nach *Eilert Pastor,* 1934.

Gliedert man die einzelnen Symptome auf, so zeigt sich:

a) Die meisten Beschwerden erreichen ein Maximum im sechsten Lebensjahrzehnt. Jenseits davon scheinen sie zumindest als weniger störend empfunden zu werden.

b) Andere zeigen eine kontinuierliche Zunahme bis ins hohe Alter oder

c) in selteneren Fällen einen deutlichen Gipfel im vierten Lebensjahrzehnt.

d) Ein weiterer Teil bietet einen gleichförmigen Kurvenverlauf zwischen 20 und 50 oder

e) eine über das ganze Leben gleichbleibende Intensität.

Im einzelnen und differenziert nach Geschlechtern zeigt sich folgendes Bild:

Bei einem Teil der Symptome verläuft die Kurve bei Männern und Frauen annähernd gleich. Das weibliche Geschlecht ist im allgemeinen prozentual stärker belastet. Unter diese Konstellation fallen folgende Verläufe:

1. Ein Beschwerdemaximum im mittleren Lebensalter zeigen Kopfdruck oder Kopfschmerzen, überempfindliche Haut.

2. Einen Gipfel im sechsten Lebensjahrzehnt weisen auf: Unwohlsein, unruhiger Schlaf, Schüttelfrost, Schmerzen an Knochenbruchstellen.

3. Annähernd gleich intensiv über das ganze Leben verteilt ist das häufigste Symptom: die Müdigkeit, ferner relativ seltene Beschwerden wie Erbrechen, Kollapsneigung (angedeuteter Gipfel in jungen Jahren und im Alter), Gesichtszukkungen und Sehstörungen.

4. Eine annähernd parallele Zunahme bis ins hohe Alter ergibt sich bei rheumatoiden Beschwerden und Atemnot.

Bestimmte Symptome irritieren das männliche Geschlecht relativ selten und sind das ganze Leben etwa gleich gering ausgeprägt.

Frauen hingegen sind nicht nur deutlich häufiger betroffen, sondern zeigen auch je ein Maximum ihrer Beschwerden:

1. Im fünften Lebensjahrzehnt (z. B. dysphorische Stimmungslage) oder

2. im sechsten Lebensjahrzehnt (Erschöpfungs- bzw. Angstzustände, depressive Verstimmungen, Durchschlafstörungen und Pollakisurie).

Ein umgekehrtes Bild, also ein Störmaximum beim Mann in den mittleren Lebensjahrzehnten und ein Kurvenplateau bei der Frau, zeigen die Symptome Nervosität, feuchte Handflächen und Diarrhoe.

Bestimmte meteorologisch induzierte Beschwerden, die offenbar besonders im Berufsleben irritieren, bieten beim Mann einen doppelgipfligen Kurvenverlauf:

1. Ein Maximum im dritten bzw. vierten Lebensjahrzehnt sowie

2. zwischen 50 und 60: Konzentrationsstörungen, Vergeßlichkeit, Einschlafstörungen, Arbeitsunlust, vermehrte Fehlerneigung, Schweißausbrüche, Geschmacksstörungen, Appetitmangel, Schwindelneigung und Herzsensationen.

Hier zeigt die Frau das zumeist bekannte Beschwerdenmaximum im sechsten Lebensjahrzehnt.

Die Münchner Studie

Vergleichbare Untersuchungsergebnisse lieferte die Münchner Studie (733). Hier zeigten Männer wie Frauen folgende meteorogene Daten: vegetative Beschwerden, Herz- und Kreislaufstörungen, degenerative Veränderungen am Knochensystem sowie Merk- und Konzentrationsstörungen und eine vermehrte Schmerzempfindlichkeit.

Untergliedert nach Altersgruppen finden sich bei den wetterfühligen *Männern* folgende Schwerpunkte:

Im zweiten und dritten Lebensjahrzehnt überwiegen orthostatische Kreislaufstörungen.

Im dritten und vierten Lebensjahrzehnt dominieren vegetative Symptome (z. B. Schwitzneigung). Es beginnen sich Zeichen erster kardialer Insuffizienz bemerkbar zu machen (z. B. Knöchelschwellungen).

Zwischen dem vierten und fünften Lebensjahrzehnt überwiegen Herzsensationen (z. B. Herzdruck). Das Übergewicht nimmt spürbare Formen an. Gelegentlich lassen sich auch hypotone Beschwerden diagnostizieren.

Zwischen dem fünften und sechsten Lebensjahrzehnt greifen Herz- und Kreislaufbeschwerden mit beginnender kardialer Insuffizienz um sich. Erstmals werden auch Beschwerden auf Grund degenerativer Veränderungen des Knochensystems deutlich. Es zeigt sich eine ausgeprägtere Behandlungsbedürftigkeit gegenüber einem Kollektiv nicht wetterfühliger Probanden.

Jenseits von 60 schwerwiegendere Herz- und Kreislauferkrankungen mit entsprechender Symptomatik.

Auch in der Münchner Studie leidet die wetterfühlige *Frau* in jeder Altersstufe prozentual stärker und in der Einzelsymptomatik ausgeprägter unter meteorologischen Beschwerden als der Mann.

Dies betrifft besonders vegetative Symptome, auch Herz- und Kreislaufschwäche schon bei leichter Anstrengung. Der Gipfelpunkt des Leidens sind die Wechseljahre. Dort intensiviert sich ihre Behandlungsbedürftigkeit, die allerdings schon im vierten Lebensjahrzehnt signifikant zunimmt, um ihr Maximum aber erst jenseits von 60 zu erreichen.

Im einzelnen zeigt sich folgendes Verteilungsmuster:

Zwischen dem zweiten und dritten Lebensjahrzehnt überwiegen orthostatische Kreislaufstörungen (z. B. Schwindel beim Aufstehen und Bücken).

Zwischen dem dritten und vierten Lebensjahrzehnt ändert sich dieses Bild im wesentlichen nicht.

Zwischen dem vierten und fünften Lebensjahrzehnt beginnen degenerative Veränderungen am Knochensystem.

Zwischen dem fünften und sechsten Lebensjahrzehnt machen sich erstmals stärkere Herz- und Kreislaufstörungen bemerkbar. Darüber hinaus beginnt die bunte vegetative Symptomatik der Wechseljahre: Schwindelgefühl, Hitzewallungen, Kälteschauer, Herzklopfen bei leichter Anstrengung sowie das vielfältige hypotone Beschwerdebild und weiterhin degenerative Störungen am Knochensystem (vor allem Bandscheibenschaden).

Jenseits von 60 finden sich bei der wetterfühligen Frau z. T. ernste Herz- und Kreislauferkrankungen mit entsprechender Symptomatik. Die Behandlungsbedürftigkeit dieser Geschlechts- und Altersgruppe ist am ausgeprägtesten.

Physiologische Änderungen im Verlauf des Alters

Entsprechende Untersuchungen über den Einfluß des Alters auf die Reaktion des menschlichen Organismus auf meteorologische Reize sind selten. Dies ist im Grunde verwunderlich, da gerade alte Menschen so sehr über die bestehenden Wetter- und Klimaverhältnisse klagen, was jede demoskopische Untersuchung aufs neue belegt.

Im einzelnen liegen Erkenntnisse über die Auswirkung folgender Faktoren vor (307, 420):

Höhe: Die akuten Reaktionen auf Höhenänderungen sowie die Funktionswechsel während der Anpassung an das Höhenklima sind beim alten Menschen schwächer ausgeprägt. Die Fähigkeit, den O_2-Mangel in großer Höhe zu kompensieren, nimmt mit dem Alter ab. Die körperliche Leistungsfähigkeit in großer Höhe ist eingeschränkt. Die Erythropoese steigt langsamer an, das respiratorische Volumen pro Minute nimmt weniger zu, die zerebralen Leistungen lassen stärker nach. Dafür zeigen jedoch junge Menschen eher Neigung zu orthostatischem Kollaps in großer Höhe, was den Älteren weniger trifft.

Wärme: Ältere Menschen leiden mehr unter Hitze als jüngere (die dann wieder eher durch orthostatischen Kollaps an heißen Tagen gefährdet sind, s. o.). Klimakammerversuche zeigen, daß Probanden über 40 bei Überhitzung eine nicht so hohe Pulsrate erreichen wie jüngere. Ähnliches gilt für körperliche Arbeit.

Auch der diastolische Blutdruck steigt bei alten Menschen in Hitze nicht so an. Möglicherweise muß man dabei auf eine verminderte Abnahme der peripheren Kreislaufresistenz schließen. Dies kann zu größerer Hitzeansammlung bei alten Menschen führen. So zeigen Ältere vor allem eine schnellere Zunahme der Rektaltemperatur, einen relativ früheren Beginn der Pulsratenbeschleunigung sowie eine erhöhte Blutzirkulation der Haut.

Bei Arbeit unter Hitzebelastung treten diese Unterschiede noch deutlicher hervor. Auch der Beginn des Schwitzens ist beim alten Menschen verzögert. Das alles dokumentiert, daß sie offenbar nicht in der Lage sind, einen schnellen Temperaturwechsel wie früher zu kompensieren. Allerdings scheinen diese Unterschiede nur bei beträchtlicher Hitzebelastung (über 35 °C und 50 % relativer Luftfeuchtigkeit) zusammen mit körperlichen Streßbedingungen von Belang zu sein.

Bekannt ist jedenfalls die gesteigerte Empfänglichkeit des alternden Menschen für die Gefahren des Hitzschlags. Besonders arteriosklerotische Veränderungen und eine hypertone Kreislauflage führen zu einer beträchtlich verminderten Hitzetoleranz.

Kälte: Alte Menschen scheinen empfindlicher auf Kälte zu reagieren. Allerdings ist die Hauttemperatur ihrer Füße trotz permanenter Klage über kalte Füße nicht niedriger, sondern meistens höher als bei jungen Menschen. Auch die Wiedererwärmung der Füße nach Abkühlung kommt schneller zustande als bei den jungen.

Möglicherweise ist die Klage über kalte Füße nicht Folge verminderter peripherer Blutzirkulation, sondern erhöhter Empfindlichkeit der Thermorezeptoren. Allerdings könnte die höhere Hauttemperatur der Füße bei alten Menschen zu größerem Wärmeverlust und zu vermehrter thermischer Abstrahlung gegen die Umgebung führen, was ein unangenehmes Abkühlungsgefühl verursacht.

Alte Menschen zeigen eine verminderte Vasokonstriktionsfähigkeit, wenn sie sich gegen Wärmeverlust schützen sollen. Die Folge davon ist eine relativ intensivere periphere Blutzirkulation und schnelleres Wiedererwärmen der Haut nach Kältestreß (s. o.). Auch beginnt bei alten Leuten die Wärmebildung früher und bei höheren Temperaturen (Muskelzittern) als bei jungen. Mit zunehmendem Alter sind mehr anaerobe Prozesse an der Wärmebildung beteiligt.

Neurohormonelle Untersuchungen: Grundsätzlich bedeutet die warme und trockene Luft einer Warmfront oder bei einem Föhneinbruch eine erhebliche körperliche Belastung, besonders ausgeprägt für ältere Menschen. Einem solchen Streß beantwortet das Nebennierenmark mit vermehrter Produktion von Adrenalin, wodurch die als primäre Reaktion auf die Hitze erweiterten Gefäße wieder verengt werden, die Perspiration wieder vermindert wird. Für junge Menschen und in gewisser Hinsicht auch für ältere Neuankömmlinge in einer föhnbelasteten Gegend genügt diese Gegenregulation u. U. bereits, um den Warmluftstreß zu kompensieren.

Mitunter kann sie sogar fast euphorisierend wirken, wenn die hormonelle Reaktion überschießend ausfällt. Im Laufe der Jahre aber erschöpft sich diese Fähigkeit zur Adaption. Der Organismus kann die Alarmreaktion nicht immer wieder ankurbeln und über längere Perioden von Wärmestreß aufrechterhalten. Die Sekretionsbereitschaft der Nebennieren läßt nach, was im Urin nachweisbar wird. Diese Nebennierenerschöpfung und der damit verbundene Mangel an Adrenalin und Noradrenalin aber führen zu der bekannten Lethargie und Föhnschwäche, wie sie bevorzugt ältere Menschen trifft (798—800).

Wetterfühligkeit und Geschlecht

Frauen klagen häufiger über Wetterfühligkeit als Männer. Dies entspricht der täglichen Erfahrung, bestätigt durch die demoskopischen Untersuchungsbefunde.

Entsprechende Daten von Säuglingen und Kleinkindern liegen naturgemäß nicht vor. Anläßlich einer repräsentativen biometeorologischen Untersuchung im Raume Basel (238, 248)klagte jedoch mehr als jeder 4. weibliche, hingegen nur jeder 5. männliche Schüler und Lehrling über entsprechende Witterungsbeschwerden. Da für die nächsten Altersgruppen keine Stichprobenauswahl mehr vorliegt, muß man sich mit einem Analogieschluß begnügen. Dabei darf man annehmen, daß diese Differenz nicht kleiner wird. Sie steigt im Gegenteil bis zu den Wechseljahren an und erreicht dort ihr Maximum. Jenseits der 60 dürften sich die Kurvenverläufe beider Geschlechter wieder einander annähern (237, 238, 241, 242, 244, 245, 247, 248, 249, 256, 258).

Die größten Unterschiede in der Basler Studie zu Lasten der Frau zeigten sich bei folgenden Beschwerden: Müdigkeit, Nervosität, Schlaf- und Kreislaufstörungen (z. B. Flimmern vor den Augen, Schwindel u. a.), Kopf- und Knochenbruchschmerzen sowie depressive Verstimmungen und Angstzustände.

Bei weiblichen Jugendlichen spielen darüber hinaus noch folgende Symptome eine Rolle: Dysphorische Verstimmung, Arbeitsunlust, allgemeines Unbehagen sowie vegetative Störungen.

Auch in der Münchner Studie (733) leidet die wetterfühlige Frau in jeder Altersstufe prozentual stärker und in der Einzelsymptomatik ausgeprägter unter meteorologischen Beschwerden als der Mann. Dies betrifft besonders vegetative Symptome sowie Herz- und Kreislaufschwäche schon bei leichter Anstrengung. Das Maximum ihrer Beschwerden erreicht sie in den Wechseljahren. Dort intensiviert sich ihre Behandlungsbedürftigkeit, die allerdings schon im vierten Lebensjahrzehnt signifikant zunimmt, um ihren Gipfel aber erst jenseits von 60 zu erreichen.

Insgesamt gesehen ist das meteorogene Beschwerdebild der Frau vielfältiger und in seiner Intensität ausgeprägter als das des Mannes.

Allerdings wurde an dieser Aussage schon vielerorts gezweifelt. Die Frau leide nicht stärker unter meteorologischen Bedingungen, spreche aber öfter darüber und suche häufiger den Arzt auf. Das verzerre das Bild.

In Wirklichkeit muß man tatsächlich daran denken, daß die Frau durch Witterungseinflüsse stärker betroffen ist. Dies geht aus neurohormonellen Einzeluntersuchungen (798–800) zur Wetterfühligkeit (Serotonin und seine Metaboliten, Adrenalin, Noradrenalin, 17-Ketosteroide u. a.) sowie auf die sog. Koinzidenzmethode (242, 246) zurück, bei der versucht wird, die subjektive Wetterfühligkeit psychisch Kranker zu objektivieren.

Sowohl bei dem sonst gesunden Probandengut mit Urinuntersuchungen als auch bei der Koinzidenzmethode zeigt sich deutlich der stärkere Leidensdruck, dem die Frau durch meteorologische Einflüsse ausgesetzt ist.

Wetterfühligkeit und soziale Schicht

Johann Wolfgang von Goethe – laut Hinweis seines Sekretärs *Eckermann* selber wetterfühlig (209) und Verfasser einer «Witterungslehre» – konstatierte 1764 lapidar: «Gerade die feinsten Köpfe leiden am meisten von den schädlichen Wirkungen der Luft». Obgleich offen bleiben muß, was er unter den «feinsten Köpfen» zu verstehen gewohnt war, scheint von jeher eine Art stillschweigender Übereinkunft darüber zu herrschen, daß die Wetterfühligkeit besonders die sogenannte Oberschicht trifft bzw. von deren Vertretern zumindest am häufigsten angeführt wird.

Im Rahmen der Basler biometeorologischen Untersuchung ging man deshalb dieser Frage nach. Da es in der Literatur zur sozialen Gruppenbildung eine Vielfalt von Gliederungsprinzipien gibt, die von Konzept und Aussagekraft her durch die Sozialwissenschaft offenbar sehr ungleich beurteilt werden, bediente man sich der Methode nach *Jürgens* (413, 414), die als eine der umfassendsten und am schärfsten trennenden Gliederungsprinzipien zu allen sozialrelevanten Faktoren mit Abstand die höchsten Korrelationen aufwies (Tabelle 10).

Schichtspezifische Unterschiede

Die überraschendste Erkenntnis sind die deutlichen *Schichtunterschiede* (252, 258). Am empfindlichsten erweisen sich Grundschicht und Oberschicht, am wenigsten irritierbar die Mittelschicht. Darüber hinaus lassen sich charakteristische schichtspezifische Symptome abgrenzen:

Die Angehörigen der *Oberschicht* sind besonders von wetterabhängigen Konzentrationsstörungen und Stimmungsschwankungen betroffen, die bei vorwiegend intellektuellen Aufgabenbereichen eine erhebliche Arbeitsunlust provozieren. Daneben fallen sie durch Herz- und Kreislaufbeschwerden sowie erhöhte Schmerzempfindlichkeit auf.

Tabelle 10

Schichtspezifische Unterschiede

Bezeichnung der Sozialschicht	**Verwendete Schichtgruppierung**	**Berufsbeispiel**	**Schulische Vorbildung**
A Oberschicht B gehobene Mittelschicht	Oberschicht	Arzt, Regierungsrat Ingenieur, Verwaltungsinspektor	Hochschulstudium Abitur
C Mittelschicht	Mittelschicht	kaufmännischer Angestellter, Handwerksmeister	Mittlere Reife
D gehobene Grundschicht E Grundschicht	Grundschicht	gelernter Arbeiter, Beamter des einfachen Dienstes ungelernter Arbeiter	Volksschulabschluß Volksschule nicht abgeschlossen

Sozialschichtenskala mit Berufsbeispielen und durchschnittlichen Bildungsvoraussetzungen nach *Jürgens,* 1958. Aus Gründen der Vereinfachung sind Ober- und gehobene Mittelschicht zur hier verwendeten Oberschicht, gehobene Grundschicht und Grundschicht zur Grundschicht zusammengefaßt. Die Mittelschicht bleibt in der ursprünglichen Gliederung.

Die *Mittelschicht* zeigt sich meteorologisch praktisch unbeeinflußbar. Sie klagt am ehesten über Müdigkeit und vermehrte Fehlerneigung bei der Arbeit. Das eine ist das häufigste meteorogene Symptom überhaupt, das andere eine häufige Konsequenz davon. Offenbar fallen diese beiden Beschwerden bei selbständigen oder leitenden mittleren Positionen ins Gewicht, bei denen die manuellen und intellektuellen Aufgaben ineinander übergehen.

Die *Grundschicht* leidet ebenfalls unter Müdigkeit, die jedoch häufiger bis zur Erschöpfung führt. Dies läßt sich durch die eher manuelle Tätigkeit erklären. Daneben kommt es oft zu vegetativen sowie Herz- und Kreislaufstörungen. Die vermehrt geklagten rheumatoiden und Knochenbruchschmerzen können durch den stärkeren körperlichen Einsatz erklärt werden.

Greift man aus den Gesamtkollektiven jeweils die Gruppe der *Wetterfühligen* heraus, so nimmt erwartungsgemäß die Zahl der schichtspezifischen meteorogenen Beschwerdebilder zu. Neue Gesichtspunkte in der Symptomenverteilung ergeben sich dagegen nicht. Wetterfühlige der Oberschicht werden neben ihren Konzentrationsstörungen und Stimmungsschwankungen zusätzlich durch vegetative Beschwerden sowie Symptome irritiert, die häufig streßbedingt sind (Schlafstörungen, Kopfschmerzen, Nervosität u. a.).

Bei den wetterfühligen Angehörigen der Grundschicht sind es neben Müdigkeit Herz- und Kreislaufbeschwerden sowie vermehrter Schmerzempfindlichkeit vor allem depressive Verstimmungen.

Auch die wetterfühligen Vertreter der Mittelschicht zeigen jetzt in abgeschwächter Form ein ähnliches Beschwerdemuster wie die Oberschichtangehörigen: Nachlassen der Konzentrationskraft, Schlaf- und vegetative Störungen, Schmerzen.

Entgegen dem weit verbreiteten Irrtum, daß Menschen, die sich nicht für wetterfühlig halten, überhaupt keine meteorogenen Beschwerden verspüren, sind sie in Wirklichkeit den gleichen Einflüssen ausgesetzt und reagieren demzufolge ähnlich, wenngleich nicht so überschießend. Unter diesem Aspekt zeigt der Vergleich zwischen den *Nichtwetterfühligen* der drei Schichten ein vergleichbares, wenn auch nicht so differentes Beschwerdemuster.

Unterteilt nach *Geschlecht* scheinen die männlichen Angehörigen der Mittelschicht dem meteorologisch resistentesten Untersuchungskollektiv anzugehören. Die Vertreter der Oberschicht zeigen das bekannte Bild ihrer Sozialgruppe, wobei sich lediglich Streßsymptome häufen (Kopfdruck und -schmerzen), unruhiger Schlaf, vegetative Beschwerden, Kreislaufstörungen). Die männlichen Angehörigen der Grundschicht bieten keine neuen Aspekte. Allerdings häufen sich hier meteorologisch ausgelöste oder forcierte depressive Verstimmungen.

Auch bei den untersuchten Frauen sind die Mittelschichtsangehörigen am wenigsten durch Witterungseinflüsse irritierbar. Die Meteoropathie der Oberschicht umfaßt bei den Frauen über die bereits bekannten Symptome hinaus noch Angstzustände und Depressionen sowie verstärkt auftretende vegetative und Schlafstörungen. Das gleiche gilt für die Vertreterinnen der Unterschicht mit prozentual noch ausgeprägteren Herz- und Kreislaufbeschwerden, vegetativen und Schlafstörungen sowie allgemeinem Unwohlsein.

Wetterfühligkeit und Persönlichkeit

Testpsychologisch lassen sich Wetterfühlige von Nichtwetterfühligen abgrenzen. Dabei benützte eine Münchner Arbeitsgruppe (302, 303) das Freiburger Persönlichkeitsinventar (FPI), bei dem die Probanden auf vorgegebene Fragen über Befinden, Verhalten, Einstellung, Gewohnheiten und körperliche Beschwerden antworten.

Besonders deutlich waren die Unterschiede in den Skalen Nervosität, Depressivität, Erregbarkeit, Gelassenheit, Gehemmtheit, emotionale Labilität und typische männliche oder weibliche Selbstschilderung.

So kam der hohe Testwert in der Skala Nervosität (FPI_1) bei der Gruppe der Wetterfühligen dadurch zustande, daß im starken Maße körperliche und vegetative Beschwerden aus verschiedenen Funktionsbereichen angegeben wurden, ferner psychosomatische Allgemeinstörungen wie leichte Ermüdbarkeit, Reizempfindlichkeit, Ruhelosigkeit und Schlafstörungen sowie starke körperliche Affektresonanz, d. h. intensive vegetative und muskuläre Begleiterscheinungen bei affektiver Erregung.

Die große Differenz der Werte beider Gruppen in der Skala Depressivität (FPI_3)

spricht für die erhöhte Mißgestimmtheit der Wetterfühligen, ihre Stimmungslabilität, ihren Pessimismus und ihre Minderwertigkeitsgefühle.

Bei der Skala Erregbarkeit (FPI_4) zeigen Wetterfühlige ebenfalls einen vergleichsweise hohen Mittelwert. Das dokumentiert ihre Reizbarkeit und geringere Frustrationstoleranz schon bei alltäglichen Schwierigkeiten sowie ihre Neigung zu Affekthandlungen. Ihr vergleichsweise niedriger Wert in der Skala Gelassenheit (FPI_6) deutet darauf hin, daß sie sich leicht irritieren und enttäuschen lassen.

Wetterfühlige sind auch schüchterner, zeigen vermehrt Kontaktschwierigkeiten, Lampenfieber und körperliche Beschwerden bei bestimmten Anlässen, insbesondere bei Aufregungen, wie sich aus ihren hohen Testwerten in der Skala Gehemmtheit (FPI_8) ergibt.

Während sich die nicht wetterfühligen Probanden durch ausgeglichene, stabile Stimmungslage, Selbstsicherheit und ungestörte emotionale Beziehungen zu ihrer Umwelt auszeichnen, leiden Wetterfühlige in der Skala emotionale Labilität (FPI N), die zum überwiegenden Teil eine Zusammenfassung der Skalen FPI_3 und $_4$ bringt, an dysphorischer Stimmungslage und Reizbarkeit.

Als typisch weibliche Selbstschilderung gelten bei diesem Persönlichkeitstest die Angaben von Gehemmtheit, mangelndem Selbstvertrauen sowie psychosomatischen Allgemeinerscheinungen, speziell Pulsunregelmäßigkeiten, Schwindelgefühl, kalte Hände und Füße. Außerdem lassen hohe Testwerte in der Skala emotionale Labilität (FPI N) niedrige Testwerte in der männlichen Selbsteinschätzung (FPI M) erwarten. Tatsächlich fanden sich sowohl eine weibliche Selbstschilderung als auch der bekannte hohe Wert in der Skala emotionale Labilität bei den Wetterfühligen. Dies war um so überraschender, als beide Kollektive jeweils etwa gleich viele Männer und Frauen enthielten.

Stimmen die früheren Vermutungen doch?

Zusammenfassend lassen sich Wetterfühlige beiderlei Geschlechts also nicht nur durch eine größere Zahl an körperlichen Beschwerden unterscheiden, sondern auch aufgrund bestimmter Persönlichkeitszüge. Tatsächlich hielt man Wetterfühlige schon früher für labiler, was später aber als abwertende und unzumutbare Vereinfachung ihrer Persönlichkeitsstruktur abgetan wurde. Wollte man die testpsychologische Differenzierung des Freiburger Persönlichkeitsinventars auf einen einzigen Nenner bringen, käme man wieder zu der alten Charakterisierung zurück.

Wetterfühlige scheinen tatsächlich nicht so stabil zu sein wie die Mehrzahl der Bevölkerung und deshalb naturgemäß leichter durch äußere, z. B. meteorologische Einflüsse, aus ihrem seelischen Gleichgewicht zu bringen – mit allen psychophysischen Folgen und der Gefahr eines Circulus vitiosus.

Wetterfühligkeit im Kindes- und Jugendalter

A. Wetterfühligkeit im Kindesalter

Frühere Generationen waren stärker auf ihre Beobachtungsgabe angewiesen. Das führte zu Erkenntnissen, die in der «statistischen Ära» wieder vergessen wurden, um heute nach und nach wiederentdeckt zu werden. Dazu gehört die Wetterfühligkeit von Kindern und Jugendlichen.

Unter dem Einfluß der intensiven Wetterfühligkeit von älteren Menschen und aufgrund der Tatsache, daß sich jüngere mit Klagen über Befindensschwankungen im allgemeinen nicht durchzusetzen vermögen, wenn keine manifesten Krankheiten vorliegen («Stell dich nicht so an»), entstand nach und nach der Eindruck, daß alte Menschen am stärksten, jüngere so gut wie nicht meteorologisch betroffen sind. Beides stimmt in seiner Ausschließlichkeit nicht.

Schon in alten Volksweisheiten ist verwurzelt, daß Kinder sehr intensiv von meteorologischen Faktoren abhängen («Wie das Wetter, so die Kinder»). Im 19. Jahrhundert wurden von Kinderärzten mit guter Beobachtungsgabe die ersten groß angelegten Untersuchungen zur Meteorotropie krankhafter Störungen im Kindesalter durchgeführt (Zus. in 558, 559, s. Tabelle 11). Nicht umsonst war der Frankfurter Ordinarius *De Rudder* nicht nur einer der Mitbegründer der Biometeorologie, sondern auch der modernen Kinderheilkunde.

Tabelle 11

Meteorotrope Krankheiten im Kindesalter

Krankheitsbild	**Auslösendes meteorotropes Ereignis**	**Bemerkungen**
Azetonämisches Erbrechen	Kaltfronten Warmfronten Maritime Tropikluft Temperatur-Feuchte-Milieu nach warm und feucht verschoben	–
Appendizitis	Übergangswetterlagen Einfließen von subtropischer Warmluft in der Höhe labiles Aufgleiten Schwüle	–
Asthma bronchiale	Kaltfronten, Föhn, Grundschicht-Turbulenz und labiles Aufgleiten, länger anhaltende Hochdruckperioden mit föhnigem Absinken, Aufgleiten von Warmluft, an der Nordsee Ostwind	Individuelle Dispositionen bedeutsam

Tabelle 11 (Fortsetzung)

Krankheitsbild	**Auslösendes meteorotropes Ereignis**	**Bemerkungen**
Krupp-Syndrom	Zyklonale Vorgänge: Kaltfronten Kaltlufteinbrüche Warmfronten Okklusionen schneller Frontenwechsel	–
Dyspepsien und Toxikosen	Kaltfronten Aufgleiten von subtropischen Luftkörpern über kalter Bodenschicht Aufgleiten aus Süden und Südosten Einbrüche von polarer Meeresluft mit Kaltfronten auf zu warmfeuchte Witterung	Sommergipfel
Epileptische Anfälle	Kaltfronten	Wichtig auch die vorausgegangene Witterung, die die meteorotrope Intensität der nachfolgenden bestimmt (schroffe Änderung nach langer störungsfreier Periode wird stärker empfunden)
Erkältungskrankheiten	Zunahme in der kalten Jahreszeit Zyklonale Störungen: Warmlufteinbrüche nach längerer kalter, aber trockener Periode Plötzliche Kälteeinbrüche Vorstoß eines kontinentalen Hochs mit Trockenheit Maritime Kaltfronten	Individuelle Dispositionen und Expositionen sowie vorangegangene (möglichst konträre) Witterungslage wesentlich. Für Ausbruch von «Grippe-Epidemien» und deren Fortdauer wichtig: Lange anhaltende, tief liegende winterliche Inversionen (Stagnation feucht-kalter Luft unter der Wolkendecke, dabei zusätzliche Verunreinigung durch Abgase von Verkehr, Industrie und Heizungen. Talsenken besonders, Höhenlagen seltener betroffen).
Furunkulose	Vorderseite und Zentrum von Tiefdruckgebieten	–
Herz- und Kreislaufstörungen	Aufgleiten Aufgleiten mit Warm- und Kaltfronten	Wetteränderung kann zu spontaner Besserung von Herzinsuffizienzen führen

Vorkommen des Alpenföhns in Österreich

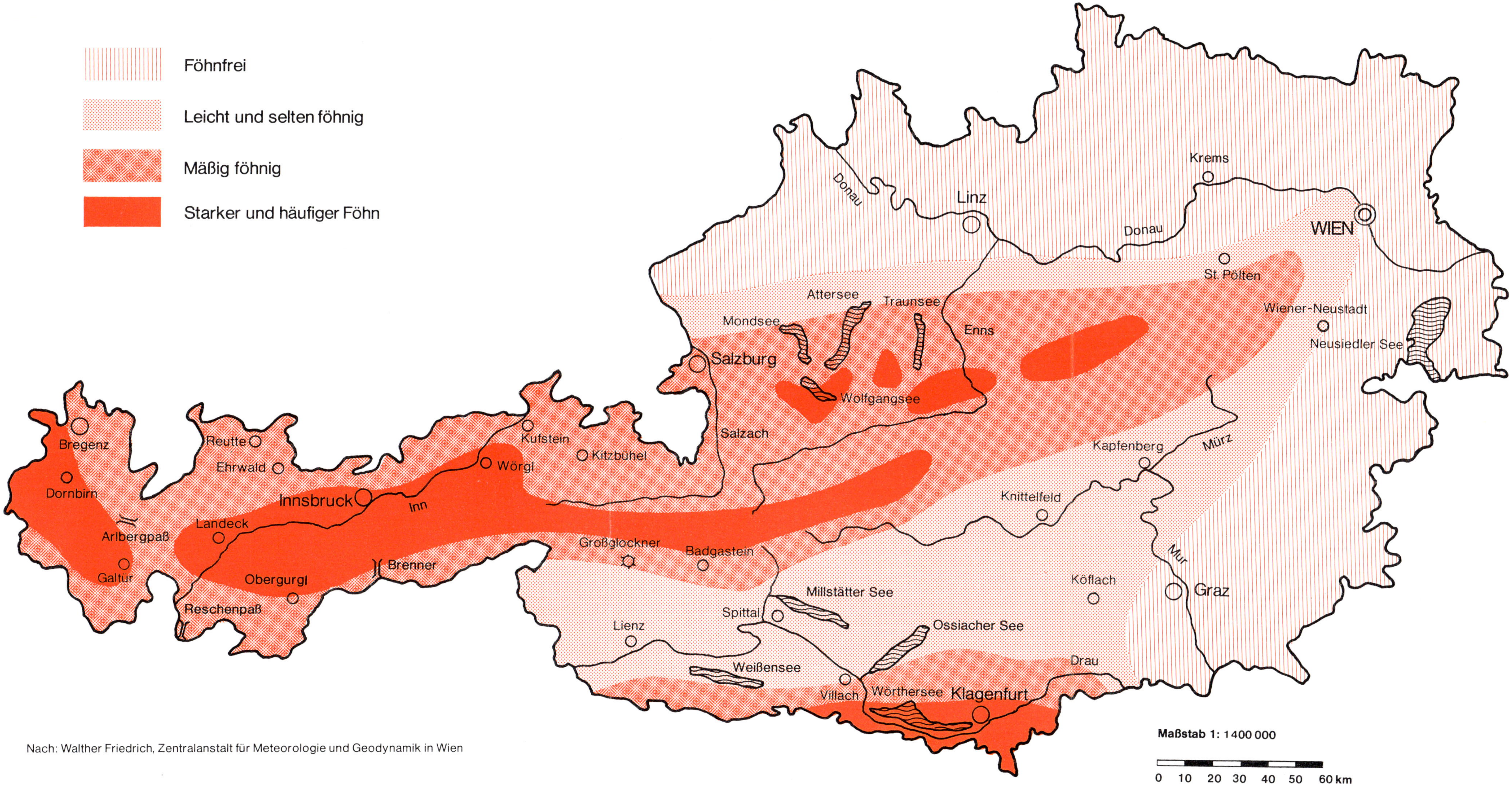

Nach: Walther Friedrich, Zentralanstalt für Meteorologie und Geodynamik in Wien

Tabelle 11 (Fortsetzung)

Krankheitsbild	**Auslösendes meteorotropes Ereignis**	**Bemerkungen**
Meningitis epidemica	Wintermonate: Meeresluft, maritime sowie kontinentale Polarluft Übrige Monate: kühle und polare Meeresluft	Frühjahrsgipfel
Meningitiden verschiedener Genese	s. o.	s. o.
Hämorrhagien bei Meningitis epidemica	Temperatur-Feuchte-Milieu: warm-feucht Maritime Tropikluft	Frühjahrsgipfel (Meningitis) bzw. Frühsommer-Maximum (Hämorrhagien)
Poliomyelitis	Warmluftvorstöße (fördern besonders Ausbreitung) Kaltlufteinbrüche (fördern Manifestation am ZNS) Temperatur-Feuchte-Milieu: warm-feuchte Tage	–
Spasmophilie	Z. B. Warmluft im Frühjahr bei Tiefdruckstörungen	Heute selten
Todesfälle	Warm- und Kaltfronten sowie Okklusionen Warmlufteinbrüche Sämtliche zyklonalen Wetterlagen Labile Aufgleitvorgänge	Lokale Verhältnisse wesentlich: in Industriezonen längere Nebelperioden von Bedeutung (Erkrankungen des Respirationstraktes s. o.)
Tuberkulose	Luftkörperwechsel, besonders Warmlufteinbrüche im Winter und Frühjahr nach gleichmäßig kalter Witterung Maritime Tropikluft nach langer winterlicher Schönwetterperiode Abbau von Antizyklonen (zumeist Westlagen mit Aufgleiten von maritimer Tropikluft), optisch nachvollziehbar durch Übergang von beständigem zu unbeständigem Wetter Im Sommer Einbruch von Kaltluft im Anschluß an Hochdruckperioden Warmluftaktive Wetterlagen der Zyklonenvorderseite	Tbc ist nicht nur eine Saisonkrankheit (Frühjahrsgipfel), sondern unterliegt auch einem deutlichen Meteorotropismus

Modifiziert nach *Menger,* 1958.

In Frankreich wurde vor allem unter dem Einfluß des Vent du midi deutlich, wie stark schon Säuglinge und Kleinkinder mit Unruhe, Schlafstörung, Ängstlichkeit, Schreien und anderen Symptomen auf meteorologische Faktoren reagieren (300). Später wurde immer wieder darauf hingewiesen, daß vor allem die Konzentrationsfähigkeit von Schulkindern unter bestimmten meteorologischen Einflüssen leide (300, 812, 813).

Die häufigsten Beschwerden bei Säuglingen und Kleinkindern sind gemäß Fremdbeobachtung: mißmutige Stimmungslage, Unruhe, Weinerlichkeit, Streitsucht, Müdigkeit, Spielunlust, Schlafstörungen, Durchfälle, Unwohlsein, Erbrechen, Appetitlosigkeit, Schweißausbrüche sowie häufiges Wasserlassen (237, 238, 244, 247, 248).

Obwohl bei solchen Angaben von Eltern, Kindergärtnerinnen und -schwestern, Fürsorgern u. a. die Gefahr gegeben ist, daß sie ihre eigenen meteorologisch bedingten Beschwerden auf die Kinder projizieren, darf heute wohl nicht mehr daran gezweifelt werden, daß auch diese Altersgruppe witterungsmäßig störbar ist. Dabei spielt auch hier der Gesundheitszustand eine Rolle. Ausgeprägt wetterempfindlich sind vor allem schwachsinnige Kinder sowie solche mit zerebralen Mißbildungen.

B. Wetterfühligkeit von Jugendlichen und Heranwachsenden

Im Gegensatz zu jüngeren Kindern liegen zur Wetterfühligkeit von Jugendlichen und Heranwachsenden repräsentative Untersuchungen vor. Sie bestätigen die Vermutung, daß die Symptomatik dieser Altersgruppe sich nur unwesentlich von der der Erwachsenen unterscheidet. Tabelle 8 zeigt die wichtigsten witterungsbedingten Beschwerden in diesem Alter (237, 238, 244, 247, 248).

Man darf annehmen, daß etwa jeder vierte Jugendliche (etwa jeder fünfte Junge und mehr als jedes vierte Mädchen) unter meteorologischen Einflüssen zu leiden hat. Die wichtigsten Beschwerden in abnehmender Häufigkeit sind: Müdigkeit, mißmutige Stimmungslage, Kopfdruck, vermehrte Fehlerneigung, Einschlafstörungen, Arbeitsunlust, allgemeines Unwohlsein, Reizbarkeit, unruhiger Schlaf, Kopfschmerzen, Nervosität, feuchte Handflächen und Konzentrationsstörungen. Alle anderen Symptome, z. B. Kreislaufstörungen, erhöhte Schmerzempfindlichkeit, vegetative Symptome und Störungen der Sinneswahrnehmungen, sind relativ selten. Wie bei den Erwachsenen gibt es bei den subjektiv nicht wetterfühligen Jugendlichen fast kein Symptom, das nicht auch bei dieser weniger empfindlichen Gruppe zu finden wäre. Lediglich Häufigkeit und Intensität lassen hier durch das Auftreten bestimmter Beschwerden wie Müdigkeit, dysphorische Stimmungslage, Reizbarkeit, Schlafstörungen u. a. nicht jenen Leidensdruck erreichen, der sich bei den Wetterfühligen so störend bemerkbar macht.

Geschlechtsspezifisch aufgegliedert werden Mädchen sehr viel häufiger von Müdigkeit, dysphorischer Stimmungslage, Nervosität, Reizbarkeit, aber vor allem auch von Angstzuständen, depressiven Stimmungsschwankungen, Kopfdruck, Kopfschmerzen, Unwohlsein, unruhigem Schlaf, Einschlafstörungen, überempfindlicher Haut, Gesichtszuckungen, Arbeitsunlust, Geschmacksstörungen, Flimmern vor den Augen, Schwindelerscheinungen, Kollapsneigung, Atemnot und Schmerzen an Knochenbruchstellen betroffen (s. Tabelle 12).

Tabelle 12

Symptomatik	♂ ♀	shaded bar (%)	total bar (%)
Müdigkeit	♂	22	61
	♀	32	69
Dysphorische Stimmungslage	♂	15	44
	♀	23	46
Kopfdruck	♂	14	45
	♀	19	48
Vermehrte Fehlerneigung	♂	14	36
	♀	14	37
Arbeitsunlust	♂	12	33
	♀	15	38
Einschlafstörungen	♂	12	33
	♀	17	38
Allgemeines Unbehagen	♂	10	35
	♀	12	38
Reizbarkeit	♂	10	29
	♀	16	34
Unruhiger Schlaf	♂	8	29
	♀	9	33
Kopfschmerzen	♂	5	31
	♀	10	33
Nervosität	♂	8	21
	♀	9	27
Feuchte Handflächen	♂	8	19
	♀	8	18
Konzentrationsstörungen	♂	7	22
	♀	7	20
Vergeßlichkeit	♂	5	19
	♀	6	18
Durchschlafstörungen	♂	6/9	
	♀	4	16
Flimmern vor den Augen	♂	3	12
	♀	5	25
Knochenbruchschmerzen	♂	4	14
	♀	5	17
Schmerzen an Operationsnarben	♂	6	13
	♀	6	16
Appetitlosigkeit	♂	4	12
	♀	3	15

Scale: 10 20 30 40 50 60 70 80 90 100%

Tabelle 12 (Fortsetzung)

Symptomatik	♂ ♀	10 20 30 40 50 60 70 80 90 100%
Depressive Verstimmungen	♂	3 9
	♀	4 17

Die häufigsten meteorologisch bedingten Beschwerden

bei wetterfühligen und

nicht wetterfühligen Kindern und Jugendlichen beiderlei Geschlechts

Aus der Basler Studie nach *Faust,* 1972–1976.

Seltene Symptome sind: Angstzustände, Erbrechen, Schweißausbruch, Zuckungen im Gesicht, Schüttelfrost, völlige Arbeitsunfähigkeit, Durchfälle, Pollakisurie, Hör-, Riech- und Geschmacksstörungen, überempfindliche Haut, Schwindelneigung, Kollapsgefahr, Herzsensationen, Atemnot, rheumatoide Beschwerden.

Jahreszeit — Vorfühligkeit — Geographie

Die meisten wetterfühligen Gesunden leiden das ganze Jahr über gleich unter ihren spezifischen Symptomen. Die belastendste Jahreszeit bleibt für alle Altersstufen mit Abstand der Frühling. Danach kommen bei den Jugendlichen Herbst, Winter und Sommer eng aufeinander. Mit zunehmendem Alter gewinnt die belastende Hitze des Sommers (Kreislaufbeschwerden) an Bedeutung. Der in dieser Hinsicht problemlosere Winter nimmt den Platz der meteorologisch günstigsten Jahreszeit in der subjektiven Beschwerdeskala ein.

Etwa die Hälfte der wetterfühligen Jugendlichen und Erwachsenen hält sich für vorfühlig: Am meisten einen Tag, seltener nur Stunden oder gar zwei bzw. mehr Tage voraus. Die Vorfühligkeit nimmt im Laufe des Alters kontinuierlich bis zu $^{2}/_{3}$ aller Fälle zu und gilt als ein verläßlicher Indikator für die subjektive Empfindlichkeit gegenüber meteorologischen Ereignissen.

Von den Erwachsenen glaubt jeder zweite Betroffene, daß die Gegend, in der er wohnt, für seine meteorologischen Beschwerden von Bedeutung ist. Jugendliche, die noch weniger mit Wohnungswechsel konfrontiert wurden, sind hingegen höchstens in einem Drittel der Fälle dieser Ansicht. Auch dies ist ein Lernprozeß (s. jeweils Tabelle 13).

Dynamik und Ätiologie

Gleich bleibt hingegen die einfühlbare Reaktion auf die Dynamik des Wetterwechsels. Die Hälfte der Betroffenen verträgt einen raschen Wetterwechsel schlechter, etwa ein Fünftel ist besonders durch langsamen Wetterumschwung irritiert. Der Rest der Befragten kann sich nicht entscheiden.

Tabelle 13

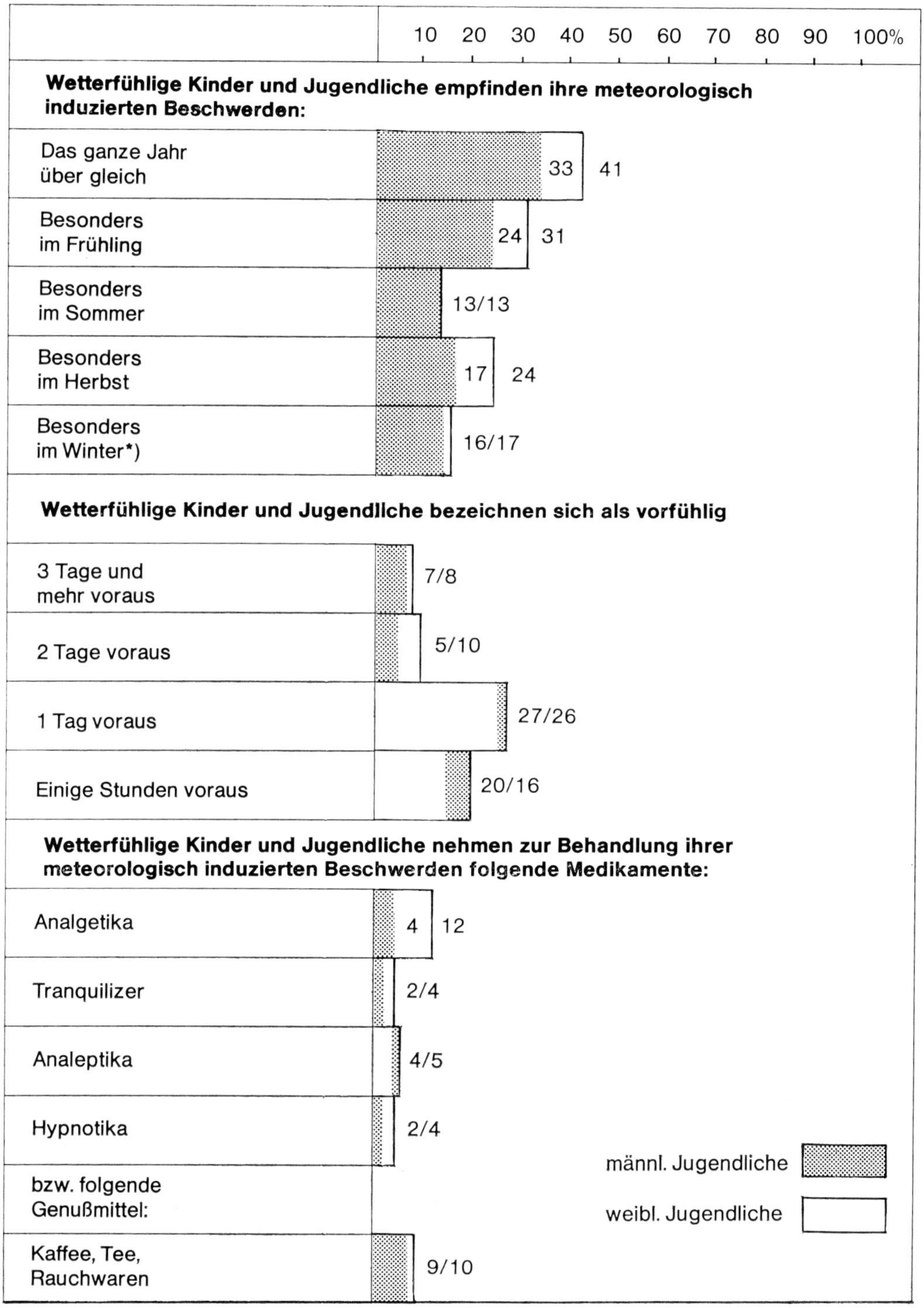

*) Mehrfachnennungen möglich

Aus der Basler Studie nach *Faust*, 1972–1976.

Die Frage, woher die eigene Wetterfühligkeit gekommen sein könnte, übersteigt nicht nur die Erklärungsmöglichkeiten von Jugendlichen. Für die meisten dieser Altersstufen hat sich deshalb ihre überschießende Reaktion auf meteorologische Einflüsse «einfach so entwickelt», jeder fünfte glaubt sie ererbt zu haben, der Rest verweist auf Operationen, Erschöpfungszustände (vor allem Mädchen) sowie seelische und körperliche Leiden als Auslöser. Besonders die letzten Punkte nehmen im Laufe des Lebens erwartungsgemäß als Erklärungsgrund zu.

Medikamentenkonsum

Bedenklich für dieses Alter stimmt der nicht unerhebliche Gebrauch von Medikamenten, die gegen die meteorologisch bedingten Beschwerden eingesetzt werden. Während Schlaf-, Beruhigungs- und Weckmittel relativ selten sind (zwischen 3 und 4 %), greift doch schon jeder zehnte Jugendliche zu Schmerztabletten. Da der gesunde junge Mensch im allgemeinen ungern Medikamente einnimmt, wird damit die potentielle Schmerzintensität bei bestimmten meteorogenen Symptomen deutlich.

Der Medikamentenkonsum verdoppelt bis verdreifacht sich mit zunehmendem Alter. In einem ähnlichen Verhältnis liegen die gezielt eingesetzten Stimulanzien (Kaffee, Tee, Tabak) zum gleichen Zweck (Tabelle 13).

Gleicher Leidensdruck – weniger Rücksichtnahme?

Man muß annehmen, daß nicht nur die Wetterfühligkeit der Erwachsenen, sondern auch die der Jugendlichen in den letzten Jahrzehnten zugenommen hat und wahrscheinlich weiter wachsen wird. Der Unterschied zum Erwachsenen besteht jedoch darin, daß der Jugendliche z. B. während der Lehre, besonders aber der Schulzeit u. U. empfindlicher getroffen wird (siehe Symptomatik) und vor allem weniger erfolgreich plausibel machen kann, daß auch ihn ein Witterungsumschwung in seiner Leistungsfähigkeit beeinträchtigt. So, wie man gerne dazu neigt, kindliche Sorgen als unerheblich abzutun («Deine Sorgen möchte ich haben . . .»), so wird sich ein Kind immer dann schwer durchsetzen, wenn es nicht an einer manifesten Krankheit, sondern «lediglich» an Befindensschwankungen leidet, die von der Erwachsenenwelt für diese Jahrgänge nicht recht ernst genommen werden.

Es versteht sich von selber, daß die praktischen Konsequenzen, die aus diesen Erkenntnissen abzuleiten sind, in engem Rahmen bleiben müssen. Es dürfte den betroffenen Jugendlichen schon damit gedient sein, daß man auch ihre Beschwerden ernst nimmt und honoriert, daß sie die gleichen Leistungen an bestimmten Tagen unter erschwerten Bedingungen erbringen müssen.

Die Wetterempfindlichkeit jugendlicher Oligophrener

Bisher existieren u. W. keine statistischen Untersuchungen zur Wetterempfindlichkeit geisteskranker oder schwachsinniger Kinder und Jugendlicher. Doch weisen heilpädagogische Beobachtungen darauf hin, daß Oligophrene praktisch auf alle Witterungseinflüsse empfindlich reagieren, insbesondere aber auf *Warmluftzufuhr.* Das meteorogene Reaktionsmuster ist vielgestaltig, mitunter auch beim gleichen Individuum rasch wechselnd und im allgemeinen schwer voraussehbar. Deutlich ist eine ausgeprägte Vorfühligkeit, die die Mehrzahl der psychisch Kranken trifft.

Im einzelnen kommt es zu Veränderungen, die nach beiden Extremen ausschlagen können: So ist die Stimmung je nach Witterungslage häufig gedrückt-ängstlich, aber auch gespannt, erregt, bisweilen aggressiv und von explosiver Zerstörungswut; die Motorik bisweilen matt-verlangsamt, manchmal von übersteigertem Bewegungsdrang, das Kontaktbedürfnis entweder abweisend-zurückstoßend oder intensiv bis zum klebrigen Haften. In der Mimik findet man den Kranken manchmal ausdruckslos, starr, abwesend oder verkrampft, manchmal vermehrt grimassierend; die Gestik kann ebenfalls verkrampft-gespannt oder gar ausfahrend werden. Die Triebimpulse sind mitunter gesteigert. Häufig finden sich Konzentrationsschwäche und rasch erlahmende Leistungsbereitschaft. Schließlich läßt sich auch an Ausdünstung, Mund- und Körpergeruch, Handschweiß und Speichelfluß bei manchen Oligophrenen ihre Reaktion auf meteorologische Einflüsse erkennen.

Die umstrittene Vorfühligkeit

Über die sogenannte Wetter*vor*fühligkeit wurde bereits viel diskutiert. Die Mehrzahl der Autoren postulierte eine Vorfühligkeit, konnte sie aber nicht recht beweisen (73, 284–289, 371, 461–463, 527, 659–665, 717–719, 788, 798–800, 812), andere negierten sie und konnten dies z. T. auch statistisch belegen (711, 785).

Bei Befragungen in der Bevölkerung spielt die Vorfühligkeit eine große Rolle (233–260, 733). Fast jeder zweite Wetterfühlige hält sich auch für vorfühlig, und zwar am häufigsten einen Tag (25 %) voraus, gefolgt von zwei Tagen (12 %), einigen Stunden (7 %) oder gar 3 Tagen und mehr (4 %). Eine ausgeprägte Vorfühligkeit verneinen rund 44 % der Wetterfühligen. Der Rest kann sich zu keiner Entscheidung durchringen (Tabelle 14).

Es scheint, als wäre die Vorfühligkeit eine besonders intensive Form der Wetterfühligkeit, vor allem bei älteren Menschen sowie Kranken. Zwar sind schon Säuglinge und Kleinkinder vorfühlig (238, 248), doch nimmt diese Art der überschießenden Reagibilität auf meteorologische Reize im Laufe des Lebens von etwa der Hälfte auf rund $^{2}/_{3}$ der Fälle zu. Am stärksten betroffen sind auch hier die Wechseljahre (237, 256). In geschlechtsspezifischer Hinsicht gibt es – je nach Studie – entweder keine Unterschiede oder, was wahrscheinlicher ist, auch hier ein deutliches Überwiegen der Frauen (249).

Von den Kranken sind es vor allem solche mit chronischen Leiden (rheumatischen Beschwerden, Schädel-Hirn-Traumata, Amputationen u. a.) sowie psychisch Kranke, insbesondere solche mit Depressionen, Schizophrenien und Neurosen (233–235, 241, 242–244, 246, 255, 259, 260).

Überlegungen pro und kontra

Im streng meteorologischen Sinne besteht natürlich keine Vorfühligkeit. Ent-

Tabelle 14

Wetterfühlige bezeichnen sich als vorfühlig:

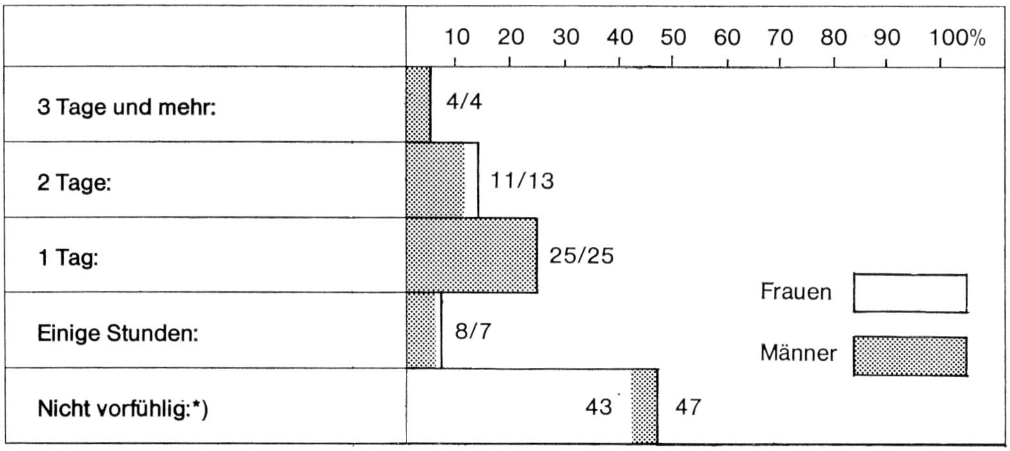

*) Rest unentschieden

Aus der Basler Studie nach *Faust,* 1972–1976.

sprechende Empfindungen stellen sich ein, wenn die kausalen meteorologischen Veränderungen vorliegen, auch wenn sie noch nicht sichtbar sind. Dem entspricht die Tatsache, daß die zahlreichen individuellen Unterschiede der Wetter v o r - fühligkeit um so geringer werden, je plötzlicher und intensiver die Wetteränderung eintritt (717–719).

Den Todesstoß schien die These von der Vorfühligkeit durch ein Experiment erhalten zu haben, bei dem Gefängnisinsassen ohne Informationsmöglichkeit über ihre Vorfühligkeit Buch führten, was nachher meteorologisch verglichen wurde (785). Dabei kam überhaupt nichts heraus und die Wettervorfühligkeit verlor an wissenschaftlichem Interesse.

Den Betroffenen war damit nicht gedient. Außerdem muß man bei solchen statistischen Berechnungen bedenken: Vorfühlig wird im allgemeinen nur jemand sein, der generell wetterfühlig ist. Subjektiv wetterfühlig aber ist etwa ein Drittel der Bevölkerung. Davon bezeichnet sich knapp die Hälfte als vorfühlig (also rund 16 % der Gesamtbevölkerung), und das noch verteilt auf verschiedene Zeitspannen. Läßt man aber ein unausgelesenes Kollektiv blind raten, so ist nur etwa jeder siebente dazu in der Lage, aus eigenem Leidensdruck einen Informationsbeitrag zu liefern.

Eine solche Statistik ist von vornherein dazu verurteilt, keine signifikanten Ergebnisse für das Phänomen der Vorfühligkeit zu erbringen. Denn selbst die Vorfühligen können sich täuschen, wenn man als Beweis den sichtbaren Wetterumschlag heranzieht.

Elektrische Ladung – Fronten – Sferics

Geht man von der Arbeitshypothese aus, daß es sich hierbei um die Wirkung einer elektrischen Ladung handelt, die der eigentlichen Wetterfront ein bis zwei

Tage vorauseilt (umstritten), dann kann man sich zumindest theoretisch vorstellen, daß die Vorfront (und damit die individuellen Beschwerden) den einen oder anderen Disponierten erreicht, aber die eigentliche Wetterfront abbiegt, in größerer Entfernung vorbeizieht oder stehenbleibt. Der Betroffene aber ist frustriert, weil ihm die Beweise seiner heimlichen oder öffentlichen Wettervoraussage fehlen.

Schließlich muß man bedenken, daß sich beispielsweise die Aufgleitfläche einer Warmfront bis zu 500 km erstrecken kann. Das heißt, daß sich über dem Beobachtungsort Diskontinuitätsflächen ausbilden, die bis zu einem Tag vor Frontendurchgang das atmosphärische Milieu über dem Beobachtungsort am Boden verändern können (55). So folgt erst Stunden später der Durchtritt der Warmluft im bodennahen Milieu und bestätigt die biologische Wettervorhersage.

Bisweilen erstreckt sich der Kampf zwischen zwei Luftmassen über längere Zeit. Ehe die eine schließlich endgültig von ihrem Standort verdrängt wird (sichtbar und vor allem fühlbar), merken besonders sensible Menschen die «Auseinandersetzung», wenn andere sie noch nicht realisieren.

Zuletzt kann die Arbeitshypothese der atmosphärischen Impulsstrahlung (Sferics) die Wetter*vor*fühligkeit erklären. Der normale Strahlungsspiegel ändert sich lange vor dem Luftdruckabfall eines herannahenden Tiefs. Auch besitzen die Impulse bei gegenläufigen Wettertypen von Warm- und Kaltfronten bzw. Tropik- und Polarluft gegenläufige Charakteristika. Damit können sich die Krankheitshäufungen im Organismus (Spastik, Entzündungen u. a.) hypothetisch aus der elektrobiologischen Wirkung zweier verschiedener Impulsprogramme deuten lassen. Manchmal treten beide Impulsformen nebeneinander auf. Schließlich ist ein natürlicher Impulsmangel bei bestimmten Wetterlagen, Abgleitvorgängen oder Alpenföhn als auslösendes Agens weit vor den optisch sichtbaren Witterungsverhältnissen zu diskutieren (659–665).

So gesehen wird man die Wetter*vor*fühligkeit im herkömmlichen Sinne der Definition nicht einfach von der Hand weisen können. Im allgemeinen ist sie sogar ein Indiz dafür, daß der Betroffene besonders ausgeprägt von meteorologischen Faktoren irritiert wird. Das läßt sich besonders durch die große Zahl vorfühliger wetterempfindlicher Menschen mit Narben- und Frakturschmerzen, Stumpfbeschwerden, spastischen und entzündlichen Erscheinungen sowie Kopfschmerzen nach Schädel-Hirn-Trauma belegen.

Wetterfühligkeit und körperliche Konstitution

Schon *Hippokrates* und später *Galen* wiesen wiederholt auf den Zusammenhang zwischen Wetterfühligkeit, Temperament und Körpersäften hin. Wenn sich bis heute die Anschauung gehalten hat, es müsse eine «biometeorologische Typologie» geben, so hat sich das bisher nie beweisen lassen.

Historischer Abriß

Berühmt wurde der 1948 erschienene Artikel, in dem *Curry* versuchte, Beziehungen zwischen Wetterverhältnissen, konstitutionellen Merkmalen und Verbrechen herauszukristallisieren (147). Grundlage seiner Hypothesen war die «Aran-Theorie». Aran sollte eine mysteriöse Substanz, wahrscheinlich eine Ozon-Verbindung sein, die je nach Ausprägung entschied, ob die Luft als frisch oder abgestanden empfunden wurde. So sollten Südwinde eine niedrige, Nordwinde eine hohe Konzentration von Aran aufweisen (146–148).

Typologisch differenzierte *Curry* in den

a) *W-Typ:* Glänzende, manchmal etwas vorstehende Augen; kurze, etwas breite Nase; dicke Lippen, rundes, gerötetes Gesicht, eher stämmiger Körperbau u. a.

Psychisch: Leidenschaftlich, zustimmend, kontaktfreudig, altruistisch, großzügig, optimistisch, jedoch auch gelegentlich depressiv und unentschlossen, von starker Emotionalität und Genußfreude, extravertiert, aktiv und dynamisch u. ä.

W-Typen sollten empfindlich auf Mangel an Aran in der Luft sowie Warmfronten reagieren und plötzliche Temperaturerhöhungen schlecht ertragen.

b) *K-Typ:* Härtere Züge; kleinere und tiefer gesetzte bohrende Augen, die eng beieinander stehen; schmale und längere Nase; Mund mit engen Lippen, oft nach unten gezogen; schmales Gesicht; eher schlanker Körperbau u. a.

Psychisch: Energisch, intelligent, reserviert, introvertiert, «vergeistigt», ehrgeizig, von unbeugsamem Willen, launisch, unberechenbar, deshalb manchmal gefährlich (aggressive Durchbrüche), berechnend, von nicht vorhersehbarer Reaktion u. a.

K-Typen mieden aranreiche Luft und reagierten empfindlich auf Kaltfronten.

Schließlich stellte *Curry* noch einen *M-Typ* zur Diskussion, der von Aran relativ unbeeinflußt bliebe.

Diese Typisierung, die an die *Kretschmer*schen Konstitutionstypen des Leptosomen und Pyknikers erinnert, war jedoch durch ihre starke Vereinfachung bald heftiger Kritik ausgesetzt.

Aufsehen erregte auch die hypothetische Beziehung zwischen erblichen Körpereigenschaften und dem Verhalten gegenüber atmosphärischen Einflüssen (387). Menschen mit stark ausgeprägten Körpermerkmalen (entweder ausgesprochen groß, klein, hager, dick u. a.) seien nicht so anpassungsfähig an Klima und Wetterveränderungen wie «Durchschnittsmenschen» oder «konstitutionelle Legierungen». Vor allem Leptosome schienen besonders anpassungs u n fähig, Pykniker günstiger gestellt.

Charakterisierung auf physiologischer Basis

Später versuchte man auf physiologischer Basis entsprechende Typologisierungen. Man fand, daß etwa je 8 % entweder eine ausgesprochen parasympathikotone oder sympathikotone Einstellung entwickelten, während sich die übrigen «vegetativen Mischtypen» durch gelegentliches Hervortreten einzelner sympathikotoner oder parasympathikotoner Züge auszeichneten (364, 530). Ordnete man diese im Verteilungsmodus den *Kretschmer*schen Körperbautypen zu, zeichneten sich Pykniker und Athletiker durch eine vorwiegend sympathikotone, Leptosome durch eine mehr parasympathikotone Erregungslage des vegetativen Nervensystems aus. Auch der von *Kretschmer* angegebene Anteil von etwa 10 % «reiner Körperbautypen» in einer homogenen Durchschnittspopulation schien die 8 %-Theorie zu stützen.

In späteren Jahren wurde von weiteren Seiten bestätigt, daß den *Kretschmer*schen Konstitutionstypen im allgemeinen eine bestimmte vegetative Grundeinstellung zuzuordnen sei, die die Reagibilität des Organismus auf äußere Reize bestimme. So wurde ein mikrogenetischer A-Typ mit langsamer und schwacher Reaktion und ein makrogenetischer B-Typ mit schneller und starker Reaktion herausgearbeitet (503, 504). Der A-Typ stimmte mit dem Leptosomen, der B-Typ mit dem Athleto-Pykniker und deren Reaktionsweise überein.

Die mittlere akrale Wiedererwärmungszeit nach einem kalten Handbad regte dazu an, einen «Arteriolen-Konstriktionstyp» bzw. einen «Arteriolen-Dilatationstyp» zu konstruieren, die jeweils dem A- bzw. B-Typ (s. o.) entsprachen (359, 360). Davon ausgehend entwickelte man aus dem Konstriktionstyp den kälteempfindlichen, aus dem Dilatationstyp den wärmeempfindlichen Typus. Allerdings war man sich schon damals darüber klar, daß ein solches Reaktionsmuster durch vorausgegangene Erkrankungen, Belastungen seelischer und körperlicher Art, Lebensweise, bei der Frau zusätzlich durch Zyklus und Klimakterium beeinflußt wird.

Neuere Ansätze

Wenn es auch in der Zwischenzeit um diese Fragen ruhiger geworden ist, so ist sicher nicht von der Hand zu weisen, daß dem Körperbau eine gewisse Rolle für Reaktion und Anpassung auf meteorologische Reize zukommt. Schwer gebaute Menschen sind weniger kälteempfindlich als magere. Dünne sind dafür anpassungsfähiger und gewöhnen sich schneller an Wärme. Beim gesunden Menschen mit unauffälligen Lungenfunktionen werden Unterschiede im Sauerstoffverbrauch beobachtet, die mit Persönlichkeitsmuster und Körperbau zusammenhängen sollen. So haben Astheniker einen höheren O_2-Verbrauch und eine stärkere basale Stoffwechsellage per kg Körpergewicht als jene, die stärker gebaut sind. Man will sogar eine Korrelation zwischen Rhinitis und Körperbau gefunden haben: So sollen im Herbst und Winter die Pykniker die höchste Schnupfenraten haben, während im Frühling eher die Leptosomen betroffen sind (820).

Neuere Untersuchungen bezüglich thermischen Stresses fanden entweder keine Differenz nach Alter, Geschlecht und Körperbau oder folgende Unterschiede:

Kleine Kinder und alte Menschen verfügen über ein weniger wirksames thermoregulatorisches System. Die Fähigkeit des alten Menschen sich gegen Hitze, Kälte und Höhe sowie gegen biotrope Wetterbedingungen zu schützen, nimmt ab. Ein junger Organismus ist fähiger, meteorologische Einflüsse auszugleichen und zu kompensieren. Dagegen treffen orthostatische Regulationsstörungen (Hitzekollaps) eher junge Menschen. Vielleicht liegt dies daran, daß die hochgradige periphere Vasokonstriktion bei sklerosierten Gefäßen nicht mehr möglich ist (820).

Frauen schwitzen bei einer bestimmten Tagestemperatur pro Körperoberflächeneinheit weniger als Männer. Normalerweise beginnt bei ihnen der Schweißausbruch bei höheren Hauttemperaturen. Kurz vor und während der Menstruation wird ihre thermoregulatorische Leistungsfähigkeit beträchtlich vermindert (820).

So interessant das Thema «Konstitutionstyp und Wetter» auch sein mag, man trifft heute noch auf diesem Gebiet mehr Hypothetisches als gesichertes Wissen.

Meteorotrope Krankheiten

Meteorotrope Krankheiten, d. h. solche, die durch meteorologische oder klimatische Einflüsse induziert bzw. intensiviert werden können, lassen sich in vier Hauptgruppen unterteilen (815, 816, 820):

1. Erkrankungen durch thermische Belastungen

a) mäßiger thermischer Streß: z. B. Asthma, Bronchitis, Rhinitis, rheumatische und Herzerkrankungen, apoplektische Insulte, gewisse Augenleiden (z. B. akutes Glaukom, Netzhautablösung), Gefäßerkrankungen

b) externer thermischer Streß: z. B. Ödeme, Synkopen, Schweißdrüsenstörungen, Frostbeulen, Erfrierungen

2. Krankheiten aufgrund ultravioletter Sonnenstrahlung

3. Infektionskrankheiten

4. Jahreszeitlich bedingte Krankheiten («Saisonkrankheiten»)

I Meteorotrope Krankheiten

Die Tabellen 15, 16 und 17 vermitteln eine Übersicht zur Frage: Welche meteorotrope Krankheiten werden durch welche meteorologischen Einflüsse induziert bzw. intensiviert (zusammenfassende Darstellungen: 25, 55, 482, 491, 495, 496, 558, 718, 815, 820).

1. Meteorotrope Krankheiten:

Angina pectoris (25, 53, 55, 168, 169, 358, 431, 491, 495, 718).
Angina tonsillaris (25, 482, 815, 816, 820).
Apoplektischer Insult (25, 55, 62, 63, 164, 166, 228, 409, 482, 695, 718).
Appendizitis (25, 55, 164, 550, 718, 815, 816, 820).
Asthma bronchiale (10, 25, 52, 54, 55, 171, 482, 491, 718, 815, 816, 820, 867, 868).
Azetonämie (482).
Blasenkoliken (482).
Blasensprung, vorzeitiger (482, 491).
Blutungsneigung, vermehrte (106, 482, 495, 496, 677).
Bronchitis (10, 482, 815, 816, 820).
Dentitio difficilis (482).
Diabetes mellitus (25, 55, 145, 559, 718).
Diphtherie (25, 55, 718, 864).
Duodenalulkus (482).
Dyspepsie (25, 491, 718).

Tabelle 15

Wetter und Krankheit (Synopsis I)

Symptom/Erkrankung	**Meteorologische Ereignisse**	
	Ungünstiger Einfluß von / Häufung bei:	**Günstiger Einfluß von/seltener bei:**
Angina pectoris	Aufgleitvorgängen in Verbindung mit Frontpassagen Kaltluftaktiven Wetterlagen Zyklonalen, tiefdruckbeeinflußten Wetterlagen Subtropischem Aufgleiten, labilem Aufgleiten, Aufgleitwarmfront, Aufgleitkaltfront, hochreichender Labilität und Labilitätskaltfront Zyklonalem Wetter, insbesondere während des zyklonalen Höhepunktes bei Kaltfrontdurchgang in der Westdrift Frontdurchzügen und Rückenseitenlabilität Zyklonalem Wetter mit labiler Kaltluft sowie bei labilen Aufgleitvorgängen Winter: maritime- und Tropikluft Frühjahr: Tropikluft Warmfront	Antizyklonalen Wetterlagen, stabilen Aufgleitvorgängen, Grundschicht bei labilen Vorgängen, Absinken sowie Abgleiten
Angina tonsillaris	An Vortagen vor dem Einbruch subtropischer Warm- und Übergangsluftmassen Bei Berücksichtigung der Großwetterlagen besonders an den Vortagen nach Einbruch von West- und Südost- sowie Übergangswetterlagen, Kaltfronten sowie allen Fronten mit Meereslufteinbrüchen; in den kälteren Monaten bei Absinkvorgängen mit tiefliegender Inversion	–
Apoplektischer Insult	Kaltluftaktiven Wetterlagen Kaltfronten Luftdruckabfall unter 750 mm Hg Präfrontalen Aufgleitvorgängen sowie Kaltfronten Zyklonalen Wetterlagen Subtropischen Aufgleitvorgängen Warmfronten	Antizyklonalen Wetterlagen
Appendizitis	Frontdurchgängen Hitzewellen (USA) Stärkeren Vertikalbewegungen und kräftigen Kondensationserscheinungen, Absinkvorgängen in den unteren Schichten und bei beginnendem Aufgleiten in größerer Höhe (Übergang	Antizyklonalen Wetterlagen, Absinken und Abgleiten

Tabelle 15 (Fortsetzung)

Symptom/Erkrankung	Meteorologische Ereignisse	
	Ungünstiger Einfluß von / Häufung bei:	**Günstiger Einfluß von/seltener bei:**
	von einem Hochdruck- zu einem Tiefdruckgebiet) Zyklonalen Wetterlagen Subtropischen Aufgleitvorgängen Hochreichenden labilen Vorgängen	
Asthma bronchiale	Atmosphärischer Abkühlung oder großer Hitze Kaltluftaktiven Wetterlagen Kaltluft aus Nord-West Aufgleitvorgängen, Kaltluftlabilität und Inversionsschichten Zyklonalem Wetter (Durchzug von Unstetigkeitsschichten, Wetterfronten, insbesondere Warmfronten und Okklusion) Aufgleiten subtropischer Warmluft sowie labiler Kaltluft Übergang von störungsfreiem antizyklonalem Wetter (Hochdruckkern) zu zyklonalem Höhepunkt (Tiefdruckausläufer) Durchzug einer Kaltfront, weniger ausgeprägt auch Okklusion und Warmfront Abnahme der Gesamtstrahlung Niedrigerem atmosphärischem Druck Erhöhter Feuchtigkeit der atmosphärischen Luft Gefahrenzunahme durch wachsenden Gehalt an Allergenaerosolen (nach länger dauernden Hochdruck- und Ostwindlagen, bei Inversionslagen, an den Nordseebädern bei östlichen Winden durch kontinentalen Aerosolgehalt, im Hamburger Raum durch maritime Luftkörper u. a.) Hohe Luftfeuchtigkeit Hochreichenden labilen Vorgängen	Antizyklonalen Wettervorgängen, Absinken und Abgleiten
Blasensprung, vorzeitiger (damit Häufung von Geburten)	Kaltluftaktiven Wetterlagen	–
Bronchitis	Nebligen Tagen	–
Diabetes mellitus	Rascher Folge von Warm- und Kaltfronten Subtropischen Aufgleitvorgängen bei Mittelmeerdepressionen oder aktivem Warmluftaufgleiten generell	–

Tabelle 15 (Fortsetzung)

Symptom/Erkrankung	**Meteorologische Ereignisse**	
	Ungünstiger Einfluß von / Häufung bei:	**Günstiger Einfluß von/seltener bei:**
	Großwetterlagen mit nördlicher Höhenströmungskomponente, wobei im wesentlichen frische maritime oder kontinentale Polarluft (teils arktischer Herkunft) nach Mitteleuropa einfließt Kaltlufteinbrüchen	
Diphtherie	Zyklonalen Wetterlagen	–
Dyspepsie	Kaltluftaktiven Wetterlagen	–
Eklampsie	Kaltluftaktiven Wetterlagen Zyklonalen Wettervorgängen, insbesondere Frontendurchzügen Polar-maritimem Luftkörper im Winter und subtropischem im Sommer	–
Embolie	Kaltluftaktiven Wetterlagen Warmfrontgeschehen (subtropisches Aufgleiten, z. T. auch Kaltfront- und Labilitätsstörungen) Zyklonalen Wetterlagen Labilen Aufgleitvorgängen Hochreichenden labilen Vorgängen Warmfront Inversion	Antizyklonalem Wetter, stabilen Aufgleitvorgängen, Absinken
Erkrankungsziffer generell	Frontendurchgängen Inversionslagen Erhöhter Luftfeuchtigkeit Niedrigem atmosphärischem Druck Abnahme der Gesamtstrahlung	–
Epilepsie (besonders traumatische)	Böenfronten (Barometersturz, Sturm, Niederschläge) Frontendurchzug (Warm- und Kaltfront) Zyklonalem Wetter Okklusion Aufkommendem Wetterumschlag mit zunehmender Temperatur und rasch ansteigendem Feuchtigkeitsgehalt	–
Gallensteinkoliken	Frontenwechsel (besonders häufig nach Einströmen kalter, feuchter Luft) Kaltluftaktiven Wetterlagen Kaltfronten und präfrontalem Abgleiten Zyklonalen Wetterlagen Subtropischen Aufgleitvorgängen	Antizyklonalem Wetter, Absinken, Abgleiten
Gelenkblutungen (bei Hämophilen)	Kaltlufteinbrüchen Bei zyklonalen Situationen mit starker Dynamik besonders auf der Vorderseite eines Höhentroges bei Warmluftadvektion (Aufgleiten)	Ruhigen Hochdrucklagen

Tabelle 15 (Fortsetzung)

Symptom/Erkrankung	Meteorologische Ereignisse	
	Ungünstiger Einfluß von / Häufung bei:	**Günstiger Einfluß von/seltener bei:**
Glaukom	Frontendurchgängen (insbesondere Kaltfronten) Aufgleit- und Turbulenzvorgängen Plötzlicher Lufterwärmung im Winter und plötzlichem Temperaturabfall im Sommer Föhn Zyklonalem Wetter Warmfronten Okklusionen Abgleiten	Antizyklonalem Wetter
Grippale Infekte, Katarrh	Trockener Luft, insbesondere wenn die Lufttemperatur in der vorhergehenden Woche niedriger war Hochdrucklagen Winter: Besonders bei antizyklonalen, windschwachen Wetterlagen, die zur Ausbildung von Kaltluftseen (Beckenlandschaften) führen Gleichzeitig darüber absinkende, föhnig sich erwärmende Luftmassen bilden zwischen 300 und 1 000 m Inversionen (Temperaturumkehrschichten). Solche Sperrschichten hindern den vertikalen Luftaustausch und fördern Entstehung und Ausbreitung Vorausgegangenen Hochdruckperioden (häufig mit Hochnebel oder tiefer Schichtbewölkung)	–
Heufieber	Atmosphärischer Turbulenz (abhängig je nach Flora)	–
Herztod	Zyklonalem Wetter Labilen Aufgleitvorgängen Warmfront Kaltfront	Antizyklonalem Wetter, Absinken
Herzinfarkt	Turbulenzvorgängen Kaltfront Warmfront Okklusion Aufgleit- und Hebungsvorgängen Hoher Luftfeuchtigkeit Labilem Aufgleiten Kaltfront mit Aufgleiten bzw. Turbulenz Warmfront mit Aufgleiten Föhndurchbruch bis Bodennähe Zyklonalem Wetter	Antizyklonalem Wetter, Absinken

Tabelle 15 (Fortsetzung)

Symptom/Erkrankung	**Meteorologische Ereignisse**	
	Ungünstiger Einfluß von / Häufung bei:	**Günstiger Einfluß von/seltener bei:**
	Subtropischen Aufgleitvorgängen Abgleiten	
Hyperthyreose	Warmluftaktiven Wetterlagen	–
Hypotone Beschwerden	Warmluftaktiven Wetterlagen Subtropischem Luftkörper	–
Kehlkopfkrupp	Kaltfronten, Kaltlufteinbrüche Gelegentlich Warmfronten (wesentlich jedoch die Grundkrankheit und nicht die Kruppkomplikationen)	–
Komplikationen, postoperative	Kaltfronten (60 %), Warmfronten (bis zu 30 % der Fälle)	–
Klimakterische Beschwerden	Warmluftaktiven Wetterlagen	–
Magenulkus	Feucht-warmes Wetter	–
Magenperforation	Kaltfront Zyklonalem Wetter Stabilen, labilen und subtropischen Aufgleitvorgängen Warmfront Okklusion Kombination von großem Wasserdampfdruck mit kleinen Schwankungen der Tagestemperatur oder des täglichen Dampfdruckwertes	Zyklonalem Wetter, Grundschicht und hochreichenden labilen Vorgängen, Absinken, Abgleiten
Mamma-Karzinom	Eher bei niedrigerer Temperatur (Kofaktor)? Analogieschluß, da in Europa und Nordamerika höhere Mortalität.	Seltener bei höherer Temperatur? In den warmen Ländern (Lateinamerika und Asien) geringeres Vorkommen?
Meningitis	Häufig auch nach vorausgegangener warmer Witterung Warmluftadvektion	Kühl-feuchtem Wetter
Multiple Sklerose	Kaltem Klima	–
Narbenschmerzen	Vermehrter langwelliger Hochfrequenzstrahlung	–
Neuritis	Vermehrter langwelliger Hochfrequenzstrahlung	–
Nierensteinkoliken	Frontendurchzug Kaltluftaktiven Wetterlagen Luftkörperwechsel Kaltfronten und präfrontales Abgleiten Subtropischen Aufgleitvorgängen Zyklonalem Wetter	Antizyklonalem Wetter, Absinken, Abgleiten

Tabelle 15 (Fortsetzung)

Symptom/Erkrankung	**Meteorologische Ereignisse**	
	Ungünstiger Einfluß von / Häufung bei:	**Günstiger Einfluß von/seltener bei:**
Pneumonie	Trockener Luft und vorausgegangener niedriger Lufttemperatur Nach Kaltfronten, Kaltlufteinbrüchen und Okklusionen, gelegentlich auch Warmfronten (nach Antibiotikaära nicht mehr ausgeprägt zu beobachten)	–
Poliomyelitis	Zu warmem und feuchtem Luftmassenmilieu zwei bis drei Tage vor Erkrankungsbeginn Warmluftadvektion Hohem Dampfdruck und hoher Äquivalenttemperatur Gelegentlichen Kaltfronten, denen besonders im Sommerhalbjahr häufig ein feucht-warmes Luftmassenmilieu (Gewitterlabilität) vorausgeht	–
Polyarthritis (chronische)	Fallender Barometerdruck kombiniert mit steigender Luftfeuchtigkeit	–
Präeklampsie	Warmluftaktiven Wetterlagen	–
Rheumatische Beschwerden	Kalten, feuchten und windigen Perioden Vermehrter langwelliger Hochfrequenzstrahlung Kaltfront-Passagen (rascheres Abklingen der Beschwerden, da schnellere Wetterberuhigung) Warmfronten Okklusionen Temperaturabfall generell Häufiger Luftturbulenz	–
Säuglingsinfekte mit Gewichtsabnahme	Warmluftaktiven Wetterlagen	–
Scharlach	Vorherrschender Zyklonalzirkulation (Westwetterlagen) «Großwetterlagen mit antizyklonal gemischter Zirkulationsform (besonders ‹Hochdruckgebiet über Mitteleuropa›)»(?)	–
Stenokardie	Warmluftaktiven Wetterlagen Vermehrter langwelliger Hochfrequenzstrahlung	–
Todesfälle	Zyklonalen Wetterlagen Labilen und subtropischen Aufgleitvorgängen	Antizyklonalem Wetter, Grundschicht bei labilen Vorgängen Absinken
Tonsillektomie-Nachblutungen	Beginnender Schönwetterlage Föhn Warmfront	–

Tabelle 15 (Fortsetzung)

Symptom/Erkrankung	Meteorologische Ereignisse	
	Ungünstiger Einfluß von / Häufung bei:	**Günstiger Einfluß von/seltener bei:**
	Kaltfront Okklusion Abgleiten Inversion	
Vorderkammerblutung nach Augenoperation	Antizyklonalem Wetter, Abgleiten	–
Wehenschwäche	Warmluftaktiven Wetterlagen	–
Wurzelreizsyndrome (Lumbago, Ischialgie)	Feucht-kalter Witterung	–

Korrelationsergebnisse nach verschiedenen meteorologischen Systemen

Tabelle 16

Wetter und Krankheit (Synopsis II)

Symptom / Erkrankung	Wetterphasen
Ansteigen der Albumine Absinken der Globuline Neigung zu Hypertonie Verkürzung der Reaktionszeit Neigung zu Tachykardie	**Wetterphase 1** (mittleres Schönwetter) Tagsüber belebend frisch bis mild, nachts angenehm kühl (Sommer) bzw. durchgehend kalt (Winter). Niederschlagsfrei; noch restliche, sich flach vertikal erstreckende durchbrochene Wolken, später wolkenlos, mäßig klar, gelegentlich dunstig. In kälterer Jahreszeit früh gelegentlich strichweise Bodennebel. Mäßige Sonnenstrahlung. – Praktisch windstill. – Morgentau oder Reif. Reifglätte.
Anstieg der Albumine Absinken der Globuline Neigung zu Hypertonie Verkürzung der Reaktionszeit (Maximum) Zunahme von Skiunfällen (riskante Fahrweise durch «vitalisierendes» Schönwetter?) Neigung zu Tachykardie	**Wetterphase 2** (gesteigertes Schönwetter) Sommer: tagsüber angenehm mild bis warm, heiter; nachts kühl. Winter: tagsüber Erwärmung, nachts sehr kalt durch Strahlungsfrost. – Niederschlagsfrei. Früh: wolkenlos klar; vormittags: trocken mit kräftiger Erwärmung; Sommer: nachmittags Quellwolken, im Bergland bis zu Wärmegewittern, abends Wolkenauflösung; nachts sternenklar. – Optimale Sonneneinstrahlung. – Schwacher Wind.

Tabelle 16 (Fortsetzung)

Symptom / Erkrankung	**Wetterphasen**
Maximum der Apoplexien Maximum der Betriebsunfälle Blasenkoliken Neigung zu Bradykardie Maximum der Dentitio difficilis Verstärkte Druckschmerzhaftigkeit Eklampsie Epilepsie Neigung zu Hypotonie Abfall der Konzentrationsleistung Leistungseinbuße in der Schule Nierenkoliken Maximum der Parodontitis apicalis chronica Perforation von Magen und Duodenum Physische Beschwerden (Herz und Kreislauf, Verdauung, Endokrinium, Rheuma u. a.) Psychotische Exazerbation («dringliche Elektroschockbehandlung») Psychische Alterationen Postoperative Blutungen (Urologie) Verlängerung der Reaktionszeit Scharlach (besonders Exanthemausbruch) Verkürzung der Wehendauer	**Wetterphase 3 A** (übersteigertes Schönwetter; in der Ebene durch Abgleiten) Sommer: morgens noch mild; vormittags bis mittags und nachmittags zunehmend warm; abends wenig Abkühlung; nachts noch kühl. Winter: tagsüber warm; nachts noch sehr kalt durch Strahlungsfrost. – Niederschlagsfrei. Wolkenlos. Sommers und winters tags und nachts trocken und klar. – Sehr starke Sonneneinstrahlung. – Aufkommender Wind. Kein Morgentau oder Reif bei anschließendem Übergang zu Wetterphase 4, sonst gering.
Neigung zu Bradykardie Maximum der Betriebsunfälle Verstärkte Druckschmerzhaftigkeit Epilepsie Neigung zu Hypotonie Abfall der Konzentrationsleistung Leistungseinbuße in der Schule Lungenembolie Perforation von Magen und Duodenum Physische Beschwerden (Herz und Kreislauf, Verdauung, Endokrinium, Rheuma u. a.) Psychische Alterationen Verlängerung der Reaktionszeit Maximum der Suizide Thrombosen Verlängerung der Wehendauer	**Wetterphase 3 F** (übersteigertes Schönwetter; hinter Bergketten [im Lee] durch Föhn) Sommer: früh schon warm bis sehr warm und trocken; tagsüber zunehmend heiß; nachts keine Abkühlung, zu warm, heiß. Winter: tagsüber warm bis sehr warm in der Sonne; nachts nur geringe Abkühlung über Schneedecken, dazwischen warme Föhnluftschwaden. – Niederschlagsfrei. Trocken, sehr klar. «Berge zum Greifen nahe», weite Fernsicht, über den Bergen «Föhnfische» parallel zur Bergkette. – Starke Sonneneinstrahlung («Knallsonne»). Warmer Fallwind hinter einer Bergkette (im Lee), im Nordalpengebiet allgemein Südwest- bis Südostströmung, im Südalpengebiet Nordwest- bis Nordostströmung. – Kein Morgentau oder Reif bei anschließendem Übergang zu Wetterphase 4, sonst jedoch nur gering ausgeprägt.

Tabelle 16 (Fortsetzung)

Symptom / Erkrankung	**Wetterphasen**
Absinken der Albumine Apoplexien Asthma-Anfälle Asthmoide Bronchitis Blutdruckdepressionen in Narkose (besonders Hypertoniker und Arteriosklerotiker, aber auch bei Normo- und Hypotonikern) Neigung zu Bradykardie Häufigkeitszunahme vorzeitiger Blasensprünge Blutungen Dentitio difficilis Druckschmerzhaftigkeit Maximum der Dyspnoefälle Enzephalopathie Azetonämisches Erbrechen Epileptische Krampfanfälle Gastritis Maximum der Glaukomanfälle Anstieg der Globuline Maximum der Herzinfarkte Hirndruckzunahme bei Kopfverletzten Neigung zu Hypotonie Ileus (Darmverschluß) Anstieg der Körpertemperatur bei Tbc-Kindern Maximum der Magenblutungen Maximum der Magen- und Duodenumperforationen Meningokokken-Meningitis Maximum der Migräne-Attacken Parodontitis apicalis chronica Polyarthrotische Schmerzen Physische Beschwerden (Herz und Kreislauf, Verdauung, Endokrinium, Rheuma u. a.) Verlängerung der Reaktionszeit Verlängerung der Reflexzeit (PSR) Maximum der Scharlachfälle (besonders Exantheme) Stenokardien Tonussteigerung der Skelettmuskulatur Akuter Tod durch Herzversagen, Apoplexie, Embolie, Pneumonie, Tbc, Infarkt und Suizid Maximum der Todesfälle generell Maximum der Thrombosen Ulcus ventriculi et duodeni Rückgang der Unterscheidungsfähigkeit für Zeit und Raum («visuelle Verschmelzungsfrequenz») Häufigkeitszunahme des Wehenbeginns (bei	**Wetterphase 4** (aufkommender Wetterumschlag) Sommer: schwül, lastend, zunehmend feucht Winter: Frost in Tauwetter übergehend. Hoher Wolkenaufzug (sommers Gewitterstürme heranziehend), zunehmende Feuchte, beginnender Niederschlag, abnehmende Sicht. – Sonne langsam verschwindend. – Wind warm aus Südwest. – Beginnende Regennässe oder Schnee, Glatteis. – Kurze Wetterphase.

Tabelle 16 (Fortsetzung)

Symptom / Erkrankung	**Wetterphasen**
Erstgebärenden ausgeprägter als bei Mehrfachgebärenden) Verkürzung der Wehendauer	**Wetterphase 4** (Fortsetzung)
Apoplexien Akute Bronchitis Dyspnoe Glaukomanfälle Herzinfarkt Neigung zu Hypertonie Perforation von Magen und Duodenum Maximum postoperativer Blutungen (Urologie) Verlängerung der Reaktionszeit Maximum der Stenokardien Suizide Neigung zu Tachykardie Altersbedingte Todesfälle Todesfälle generell	**Wetterphase 5** (beginnender Wetterumschlag) Im Sommer Abkühlung, im Winter naßkalt. – Starke Wolkendecke, Regen oder Schnee. Sommers heftige Gewitter, winters Regen oder Schnee, keine Weitsicht mehr. – Keine Sonne. Auffrischend heftige Winde (Sturmböen). – Regennässe oder Schnee, bei Tiefdruckrinne langdauernde Schlechtwetterperiode.
Apoplexien Blutdruckdepression in Narkose (Hypotoniker) Maximum der Blasenkoliken Akute Bronchitis Dyspnoe Eklampsie Ekzeme Maximum der arteriellen Embolien Maximum der Epilepsien (Grand-mal und Petit-mal) Gallenkoliken Glaukomanfälle Herzinfarkt Neigung zu Hypertonie Maximum der Ileusfälle Akuter Tod durch Koronarinsuffizienz Magenblutungen Neuromschmerz Migräne Maximum der Nierenkoliken Perforation von Magen und Duodenum Verlängerung der Reaktionszeit Verlängerung der Reflexzeit (PSR) Scharlach Suizide Stenokardien Neigung zu Tachykardie Altersbedingte Todesfälle Vasomotorenkopfschmerz	**Wetterphase 6 Z** (sich vollziehender Wetterumschlag) Sommer: unbehaglich, kalt, feucht, fröstelnd oder wechselnd feucht-schwül. Winter: kühl aber schwül (warm-kalte Mischluft). Starke hohe Wolkendecke mit kurzen Sonnendurchblicken, Regen oder Schnee als Schauer. Im Gebirge bei Stauungen Dauerniederschläge. Kaltluftdruck. Sommer: Gewitterserien durch Mischluft. – Sonne kurzfristig, stechend. – Wind böig, West-Nordwest bis Nordost. Regennässe bei Schnee, bei Tiefdruckrinne langdauernde Schlechtwetterperiode. Turbulenz, teils absinkend.

Tabelle 16 (Fortsetzung)

Symptom / Erkrankung	**Wetterphasen**
Ansteigen der Albumine Häufigkeitszunahme vorzeitiger Blasensprünge (vor allem Erstgebärende) Maximum akuter Bronchitisfälle Dentitio difficilis Arterielle Embolien Absinken der Globuline Neigung zu Hypertonie Neuromschmerz Verkürzung der Reaktionszeit Neigung zu Tachykardie	**Wetterphase 6** (Wetterberuhigung) Sommer: frisch, aber angenehm, trocken, früh Nebelschwaden. Winter: kalt, Nebel, darüber heiter, gute Sicht; auch Hochnebel. Niederschlagsfrei. Haufenwolken, die sich langsam auflösen. – Kurzzeitige Sonnenscheinperiode, angenehm. – Schwacher Wind. – Am Boden abtrocknend.

Korrelationsergebnisse nach den Wetterphasen von *Ungeheuer - Brezowsky,* zusammengefaßt nach *Kügler,* 1972, modifiziert und tabellarisch geordnet.

Tabelle 17

Wetter und Krankheit (Synopsis III)

Symptom / Erkrankung	**Wetterlage (WL)**	**Wettervorgänge und Dynamik**
Abgeschlagenheit	Warme Westwetterlage	Labile Vorgänge und starke Dynamik
Amputationsbeschwerden	Meridionale WL trop. Typ Meridionale WL polarer Typ	Hohes Aufgleiten, Aufgleiten, labile Vorgänge
Angina pectoris	Meridionale WL polarer Typ Kalte Westwetterlage	Aufgleiten, labile Vorgänge
Apoplexien	Meridionale WL polarer Typ	Aufgleiten
Appendizitis	Meridionale WL trop. Typ	Hohes Aufgleiten, labile Vorgänge
Asthma bronchiale	Meridionale WL trop. Typ	Aufgleiten, labile Vorgänge, unterhalb von Inversionen
Atemwegserkrankungen	–	Aufgleiten
Befindensverschlechterung	–	Abgleiten, Aufgleiten, labile Vorgänge
Betriebsunfälle	Meridionale WL trop. Typ Warme Westwetterlage	Abgleiten, labile Vorgänge
Blutgerinnung verkürzt	Meridionale WL trop. Typ	Aufgleiten
Blutgerinnung verlängert	–	Labile Vorgänge
Blutungen	Meridionale WL trop. Typ Warme Westwetterlage	Abgleiten, Aufgleiten, labiles Aufgleiten und schwache Dynamik

Tabelle 17 (Fortsetzung)

Symptom / Erkrankung	Wetterlage (WL)	Wettervorgänge und Dynamik
Depressive Verstimmungen	Ostwetterlage Meridionale WL trop. Typ Warme Westwetterlage	Abgleiten, hohes Aufgleiten, labile Vorgänge und starke Dynamik
Diabetes mellitus	Meridionale WL polarer Typ Meridionale WL trop. Typ (Vb-Lage)	Aufgleiten
Entzündl. Erkrankungen	Meridionale WL trop. Typ	Aufgleiten, labile Vorgänge, Abgleiten und labile Vorgänge
Embolien	Meridionale WL trop. Typ Warme Westwetterlage	Aufgleiten, labiles Aufgleiten, Abgleiten
Entzündliche und fieberhafte Prozesse	Meridionale WL trop. Typ Warme Westwetterlage	Hohes Aufgleiten, Aufgleiten, labiles Aufgleiten
Epilepsie	Ostwetterlage	Hohes Aufgleiten, Aufgleiten, labile Vorgänge
Erkältungskrankheiten	–	Unterhalb von Inversionen
Gallenkoliken	Meridionale WL polarer Typ Kalte Westwetterlage	Aufgleiten, labile Vorgänge
Glaukom	–	Aufgleiten, Abgleiten, labile Vorgänge
Herzinfarkt	Meridionale WL trop. Typ Ostwetterlage	Aufgleiten, labiles Aufgleiten, labile Vorgänge, Abgleiten
Herz- und Kreislaufstörungen	Meridionale WL trop. Typ Warme Westwetterlage	Hohes Aufgleiten, Aufgleiten labiles Aufgleiten und starke Dynamik
Ileus	Meridionale WL polarer Typ	Labile Vorgänge
Intraokuläre Blutungen	–	Aufgleiten, labile Vorgänge
Kopfschmerzen	Warme Westwetterlage	Hohes Aufgleiten, Aufgleiten und starke Dynamik
Krampfanfälle	Meridionale WL polarer Typ	Aufgleiten, labile Vorgänge
Laryngotracheitis	–	Unterhalb von Inversionen
Leistungsfähigkeit eingeschränkt	–	Abgleiten, Aufgleiten, labile Vorgänge
Leukozyten vermindert	–	Labile Vorgänge, Aufgleiten
Leukozyten vermehrt	–	Aufgleiten, labile Vorgänge
Magenperforation	–	Aufgleiten, Abgleiten, labile Vorgänge
Meningitis epidemica	Meridionale WL polarer Typ	Aufgleiten
Narbenschmerzen	–	Aufgleiten, labile Vorgänge
Nephrose	Meridionale WL trop. Typ Meridionale WL polarer Typ	Aufgleiten, labile Vorgänge

Tabelle 17 (Fortsetzung)

Symptom / Erkrankung	**Wetterlage (WL)**	**Wettervorgänge und Dynamik**
Nierenkoliken	Meridionale WL trop. Typ Warme Westwetterlage	Hohes Aufgleiten, Aufgleiten, labile Vorgänge
Reaktionszeit verlängert	Meridionale WL polarer Typ	Abgleiten, Aufgleiten, labile Vorgänge
Reizbarkeit	Meridionale WL trop. Typ Ostwetterlage	Abgleiten
Schlafstörungen	Meridionale WL trop. Typ	Aufgleiten, labile Vorgänge, Abgleiten
Spasmen	Meridionale WL trop. Typ Kalte Westwetterlage Ostwetterlage	Labiles Aufgleiten, labile Vorgänge
Suizide	Meridionale WL trop. Typ Ostwetterlage Warme Westwetterlage	Abgleiten, Aufgleiten, hohes Aufgleiten
Thrombosen	Meridionale WL trop. Typ Warme Westwetterlage	Hohes Aufgleiten, Aufgleiten, labiles Aufgleiten, Abgleiten
Todesfälle	Meridionale WL trop. Typ Warme Westwetterlage	Aufgleiten, hohes Aufgleiten, labiles Aufgleiten, Abgleiten, unterhalb von Inversionen
Ulkus	–	Aufgleiten, labiles Aufgleiten, Abgleiten und labile Vorgänge
Verkehrsunfälle vermehrt	–	Abgleiten, Aufgleiten
Wehenbeginn	Meridionale WL trop. Typ	Aufgleiten, Abgleiten

Korrelationsergebnisse nach dem Wetterlagen-Klassifikationssystem *(Hamburger Schema).*

Dyspnoe (482, 718).
Eklampsie (25, 55, 482, 491, 718).
Ekzem (25, 482, 718, 867, 868).
Embolie (25, 52, 55, 67, 98, 163, 165, 482, 491, 495, 718, 724, 725).
Enzephalopathie (25, 482, 718).
Epilepsie (25, 55, 98, 482, 495, 558, 718).
Erkrankungsziffer generell (25, 718).
Fieberhafte Infekte (25, 495, 718).
Gallensteinkoliken (25, 55, 166, 169, 482, 491, 495, 550, 718, 815, 820).
Gastritis (25, 482, 718).
Gelenkblutungen (410).
Glaukom (25, 55, 482, 718).
Grippale Infekte (25, 55, 491, 718, 815, 820).
Harnsteinkoliken (25, 482, 815, 820).
Heufieber (25, 815, 820, 867, 868).
Herzinfarkt (11, 25, 55, 61, 105, 274, 406, 482, 495, 496, 718, 792–796, 803).
Herztod (25, 55).
Herz- und Kreislaufstörungen (25, 52, 340, 418, 482, 495, 496).
Hyperthyreose (25, 491, 718).
Hypertonie (25, 482, 718).
Hypotonie (25, 482, 718).
Ileus (482, 550).
Klimakterische Beschwerden (25, 718).

Komplikationen, postoperative (482).
Krupp (25, 55, 558, 718).
Lungenembolie (482, 718).
Literaturdarstellung], 417, 482, 815, 816, 820).
Magenperforation (25, 482, 718, 734).
Magenulkus (25, 412 [zusammenfassende
Meningitis (25, 56, 110, 112, 482, 558, 718, 815, 816, 820).
Migräne (25, 165, 169, 340, 482, 614, 718).
Multiple Sklerose (815, 820).
Narbenschmerzen (25, 491, 718).
Nephrose (339).
Neuritis (25, 491).
Nierensteinkoliken (25, 55, 166, 168, 169, 482, 491, 495, 550, 815, 816, 820).
Parodontitis apicalis chronica (482).
Perforationsgefahr von Magen und Duodenum (25, 55, 482, 718).
Phantomschmerzen (25, 385, 386, 495, 718).
Poliomyelitis (25, 585, 718, 769).
Polyarthritis (25, 482, 645, 815, 816, 820).
Präeklampsie (25, 491).
Psychotische Erregungszustände (482, 493).
Rheumatische Beschwerden (25, 55, 272, 285–287, 491, 566, 815, 816, 820).
Säuglingsinfekte (558, 718).
Scharlach (25, 55, 482, 613, 718, 815, 816, 820).
Stenokardische Beschwerden (25, 482, 491, 718).
Thrombose (55, 163, 166, 482, 491, 495, 716, 718, 724, 725).
Todesfälle generell (25, 52, 55, 169, 450, 481, 482, 495, 496, 717, 718, 885).
Tonsillektomie-Nachblutungen (6).
Vasomotorenkopfschmerz (156, 169, 340, 482, 490, 614).
Vorderkammerblutung des Auges (55).
Wehenschwäche (482, 491).
Wurzelreizsyndrom (379).

Von den physiologischen Parametern im weitesten Sinne, die auf meteorologische Einflüsse ansprechen, stehen zur Diskussion (s. Tabelle 18):

Tabelle 18

Der Einfluß meteorologischer Faktoren auf physiologische Parameter

Physiologischer Parameter	Meteorologische Ereignisse
Albumine	*Niedrige* Werte bei Kälte, *Hohe* bei überdurchschnittlichen Temperaturen
Allergie-Bereitschaft (z. B. Rhinitis vasomotorica, Heufieber, Urtikaria, Ekzeme u. a.)	*Erhöht* bei Warmfronten und Tiefdruckwetterlagen
Blutdruck, diastolischer	*Zunahme* bei atmosphärischer Abkühlung, *Abnahme* bei Erwärmung; im einzelnen: *Anstieg:* Luftdruckerhöhung Polarlufteinbrüche und Einfließen kontinentaler Luftmassen Polare Luftkörper Mittleres Schönwetter sowie nach vollzogenem Wetterumschlag Warmluftaktive Wetterlagen(?)

Tabelle 18 (Fortsetzung)

Physiologischer Parameter	**Meteorologische Ereignisse**
	Abfall: Föhn Luftdruckerniedrigung Warmfronten bzw. Warmlufteinbruch Subtropische Luftkörper Föhnig-übersteigertes Schönwetter sowie aufkommender Wetterumschlag *Labiles Blutdruckverhalten:* Besonders bei Eintreten extremer Luftkörper
Blutgerinnungszeit	*Verkürzt* vor Kaltfrontdurchzug, *verlängert* bei Warmfronten
Blutsenkungsgeschwindigkeit	*Langsamer* nach Kaltfront, *Schneller* nach Erwärmung
Blutvolumen	*Anstieg* bei Hitze, *Abfall* bei Kälte
Blutzuckerspiegel	*Abfall* besonders bei feuchtwarmen Luftmassen
Chloridausscheidung	*Abfall* bei starker Abkühlung, *Anstieg* bei Aufwärmung (verhält sich umgekehrt zur Diurese)
Diurese	*Abfall* nach Hitze, *Anstieg* bei Kälte (empfindlicher meteorologischer Indikator) *Wasserretention* bei Eintritt einer Schönwetterlage, deutliche *Diurese* bei Abschluß
Durchblutung, zerebrale	*Tonusanstieg* bei hoher relativer Luftfeuchtigkeit, niedrigem Luftdruck, «trübem Wetter» und starkem Wind
Fibringehalt	*Abfall* bei atmosphärischer Abkühlung, *Anstieg* bei warmen Wetterbedingungen
Gamma-Globuline	*Abfall* bei Temperaturzunahme (warme Winter)
Gewebspermeabilität	*Erhöht* bei Warmfront, Okklusion und Föhn; *vermindert* bei Kaltfront und frontenfreien Tagen
Glukosetoleranz	*Anstieg* bei Kälteakklimatisation
Hämoglobin	*Vermindert* nach Hitze (vermehrtes Plasmavolumen); *erhöht* bei Kälteeinfall sowie hohen Windgeschwindigkeiten
Harnstoff	*Rückgang* bei atmosphärischer Abkühlung
Hautpermeabilität	*Steigerung* durch Warmfront, Föhn, Okklusion *Senkung* durch störungsfreie Tage
Kalium	Fraglicher Temperatureinfluß (eher abhängig von Nahrungsaufnahme?)
Kapillarresistenz	*Erhöht* nach Kaltfronten *Vermindert* nach Warmfronten

Tabelle 18 (Fortsetzung)

Physiologischer Parameter	**Meteorologische Ereignisse**
17-Ketosteroide im Harn	*Anstieg* nach Kälte sowie bei sehr starker Hitzeentwicklung; *Abfall* bei steigender Temperatur *Erhöhung* bei zunehmender Windgeschwindigkeit und Niederschlagsmenge (?)
Leber-Respirationsrate	*Erhöhung* bei Kälteexposition
Leukozyten	*Anstieg* nach steilem Luftdruckabfall *Rückgang* nach Föhn
Lipidproduktion der Haut	*Zunahme* bei Wärme *Rückgang* bei Kälte
Natrium	*Zu-* bzw. *Abnahme* mit wachsender bzw. zurückgehender Umgebungstemperatur
pH der Muttermilch	Zunahme (Maximum im sauren Bereich) bei tropischen Luftmassen mit starker südlicher Komponente
Pulsfrequenz	*Beschleunigt:* Mittleres Schönwetter sowie nach vollzogenem Wetterumschlag *Verlangsamt:* Föhnig-übersteigertes Schönwetter sowie aufkommender Wetterumschlag
Prothrombin	Änderung bei Frontwechsel
RES-Phagozytose	*Stimulation* (in 2 000 m Höhe) bei tiefen, *Depression* bei hohen Temperaturen
Stickstoff- und Phosphatausscheidung	*Erhöht* bei Kaltfrontdurchzug
Serum-Calcium/Serum-Magnesium	*Erniedrigt* bei Kaltfronten und Advektion kalter Polarluft (Tierversuch)
Temperaturerhöhung	Warmluftaktive Wetterlagen
Thyroxinsekretion	*Stimuliert* durch drastische Kälteexpositionen
Thyreotropin	Hyperplasie und Kolloidverlust nach Mangel an UV-Licht oder bei kompletter Dunkelheit

Korrelationsergebnisse mit verschiedenen meteorologischen Systemen.

2. Physiologische Parameter:

Albumine/Globuline (25, 55, 482, 718, 815, 816, 820).
Allergie-Bereitschaft (25, 718).
Blutdruck (14, 25, 55, 416, 482, 491, 718).
Blutgerinnungszeit (25, 55, 83, 482, 718, 726, 815, 816, 820).
Blutsenkungsgeschwindigkeit (25, 718, 815, 816, 820).
Blutvolumen (718, 815, 816, 820).
Blutzuckerspiegel (25, 718).
Chlorid-Ausscheidung (25, 815, 820).
Diurese (55, 718, 815, 820, 860).
Durchblutung, zerebrale (90).
Fibringehalt (25, 815, 820).

Gewebspermeabilität (25, 815, 820).
Glukosetoleranz (25, 55, 558, 815, 820).
Hämoglobin (815, 816, 820).
Hautpermeabilität (55).
Harnstoff (815, 820).
Herzfrequenz (25, 482, 718).
Kalium (815, 820).
Kapillarresistenz (55, 815, 820).
17-Ketosteroide (25, 55, 815, 816, 820).
Leber-Respirationsrate (531–533).
Leukozyten (815, 816, 820).
Natrium (815, 820).
pH der Muttermilch (575).
Pulsfrequenz (25, 55, 718).
Prothrombin (815, 820).
RES-Phagozytose (815, 820).
Reflexzeit (PSR) (482).
Stickstoff/Phosphat (815, 820).
Serum-Calcium bzw. -Magnesium (815, 816, 820).
Temperatur-Erhöhung (815, 820).
Tonusänderung der Skelettmuskulatur (482).
Thyroxin-Sekretion (815, 820).
Thyreotropin (815, 820).
Visuelle Verschmelzungsfrequenz (55, 482).

Unter das Kapitel: «Wetter und Befinden» bzw. entsprechende Konsequenzen fallen folgende Relationshinweise (s. Tabelle 19):

Tabelle 19

Wetter und Befinden

Psycho-physischer Zustand	**Meteorologische Ereignisse**	
	ungünstiger Einfluß	**günstiger Einfluß**
Allgemeinbefinden	*Verschlechterung* bei föhnig-übersteigertem Schönwetter *Schlecht* bei aufkommendem Wetterumschlag *Ermattender Effekt* von warmen und feuchten Wetterlagen	 *Besserung* bei vollzogenem Wetterumschlag *Erfrischende* Wirkung von kühlen und trockenen Wetterlagen
«Arbeitslust»	*Abnehmend* bei föhnig-übersteigertem Schönwetter *Gering* bei aufkommendem sowie vollzogenem Wetterumschlag	–
Arbeitsleistung	*Verringert* bei föhnig-übersteigertem Schönwetter	–
Alkoholwirkung	*Erhöht bei:* föhnig-übersteigertem Schönwetter sowie aufkommendem Wetterumschlag	–
Bedürfnis nach Medikamenten	*Erhöht bei:* föhnig-übersteigertem Schönwetter und aufkommendem Wetterumschlag	–

Tabelle 19 (Fortsetzung)

Psycho-physischer Zustand	**Meteorologische Ereignisse**	
	ungünstiger Einfluß	**günstiger Einfluß**
Behandlungsbedürftigkeit generell	*Erhöht bei:* föhnig-übersteigertem Schönwetter und aufkommendem Wetterumschlag	–
Konzentrationsfähigkeit	*Abnahme bei:* föhnig übersteigertem Schönwetter sowie aufkommendem Wetterumschlag kurz vor Wetterumbruch, insbesondere vor Kaltfronten in feucht-warmem Milieu in mildem Klima bei kontinentaler Polarluft und kalter Kontinentalluft zyklonalen Wetterlagen hochreichenden labilen Vorgängen	*Zunahme bei:* mildem Klima mit polarer Meeresluft antizyklonalem Wetter Absinken
Kopfschmerzen (Vasomotorenkopfschmerz, Migräne)	*Häufung bei:* beginnenden Aufgleitvorgängen einem Wetterumschlag mit Temperaturabfall und Zunahme von Luftfeuchtigkeit und Turbulenz in der Luftströmung atmosphärischer Impulsstrahlung zyklonalem Wetter subtropischen Aufgleitvorgängen Warmfront Okklusion	*Selten bei:* antizyklonalem Wetter
Reaktionszeit	*Verlängert bei:* zyklonalem Wetter Warmfront Kaltfront Okklusion Abgleiten Inversion	*Verkürzt bei:* antizyklonalem Wetter Absinken
Schlaf	*Schlafbedürfnis erhöht bei:* mittlerem Schönwetter schwankend bei aufkommendem und stark erhöht bei vollzogenem Wetterumschlag	*Verringert bei:* föhnig-übersteigertem Schönwetter

Tabelle 19 (Fortsetzung)

Psycho-physischer Zustand	**Meteorologische Ereignisse**	
	ungünstiger Einfluß	**günstiger Einfluß**
	Gestört durch: zyklonale Wetterlage labile und subtropische Aufgleitvorgänge hochreichende labile Vorgänge Warmfront Kaltfront Okklusion	–
	Schlaftiefe: *flach* bei föhnig-übersteigertem Schönwetter *gestört* bei aufkommendem sowie *tief und schwer* bei vollzogenem Wetterumschlag *Gestört bei:* Aufgleitvorgängen in geringerem Maße bei Kaltluftlabilität subtropischen und vor allem labilen Aufgleitvorgängen Warmfront Abgleiten freiem Föhn Wettervorgängen auf der Rückseite einer Kaltfront	–
	Generell ungünstiger Schlaf bei Säuglingen durch: Aufgleiten von subtropischen Luftmassen labiles Aufgleiten und Warmfronten (am stärksten) Luftkörper vor allem maritimer Tropikluft, sowohl bei ihrem Auftreten in der Biosphäre als auch im Aufgleitprozeß besonders mit Schwüle	–
Schmerzempfindlichkeit generell	*Besonders ausgeprägt bei:* Frontdurchgängen, häufig schon vor dem eigentlichen Frontdurchgang (Vorfühligkeit) Konstitutionelle oder durch Krankheit (Krankheit/Unfall) erworbene Empfindlichkeit scheint keine grundsätzlichen, höchstens gra-	–

Tabelle 19 (Fortsetzung)

Psycho-physischer Zustand	**Meteorologische Ereignisse**	
	ungünstiger Einfluß	**günstiger Einfluß**
	duelle Unterschiede zu ergeben aufkommendem und vollzogenem Wetterumschlag zyklonalem Wetter labilen und subtropischen Aufgleitvorgängen Grundschicht bzw. hochreichenden labilen Vorgängen Warmfront Kaltfront	
Unfallbereitschaft	*Erhöht bei:* föhnig-übersteigertem Schönwetter aufkommendem und vollzogenem Wetterumschlag Hitze (über 35 °C) bzw. Kälte (unter 10 °C) Luftdruck unter 740 mm Hg Zunahme des Dampfdruckes zyklonalen Wetterlagen Kaltfront	–
a) Verkehrsunfälle	*Zunahme bei:* föhnig-übersteigertem Schönwetter aufkommendem Wetterumschlag (verstärkt durch Alkoholeinfluß) labilen und subtropischen Aufgleitvorgängen Warmfront Kaltfront Okklusion Abgleiten zyklonalen Wetterlagen niedrigen Temperaturen hoher Luftfeuchte *Abhängig von:* zyklogenetischen Prozessen	–
b) Betriebsunfälle	*Zunahme bei:* atmosphärischer Impulsstrahlung föhnig-übersteigertem Schönwetter aufkommendem und voll-	*Seltener bei:* Nordwestwetterlagen mit Kaltluftzufuhr Ostwetterlagen antizyklonalen Wetterlagen

Tabelle 19 (Fortsetzung)

Psycho-physischer Zustand	**Meteorologische Ereignisse**	
	ungünstiger Einfluß	**günstiger Einfluß**
	zogenem Wetterumschlag polaren Luftmassen (Kaltfront) zyklonalen Wetterlagen subtropischen Aufgleitvorgängen hochreichenden labilen Vorgängen Warmfront Kaltfront Okklusion Abgleiten Warmluftzufuhr mit labilen Vorgängen (Wärmegewitter)	
Verbrechen	Neigung zu Gewalttaten soll parallel zum Temperaturanstieg verlaufen (Hitze und Trockenheit oder auch Hitze mit hoher Luftfeuchtigkeit)	
Fahrerflucht	Wetterwechsel Aufgleitvorgänge	

Korrelationsergebnisse mit verschiedenen meteorologischen Systemen.

3. Wetter und Befinden:

Allgemeines Befinden (25, 55, 368, 496, 718).
«Arbeitslust» (55, 340).
Arbeitsleistung (55, 368).
Alkoholwirkung (55).
Bedürfnis nach Medikamenten (55).
Behandlungsbedürftigkeit generell (55).
Konzentrationsfähigkeit (25, 55, 421, 558, 827).
Kopfschmerz allgemein (25, 55, 718).
Reaktionszeit (55, 150, 421, 495, 496).
Reizbarkeit (55, 491, 495, 496).
Schlaf (13, 25, 52, 55, 558, 718, 829).
Schmerzempfindlichkeit (25, 55, 718).
Unfallbereitschaft (25, 55, 494, 496).

Im speziellen:
a) Verkehrsunfälle (25, 55, 373, 374, 431, 432, 446, 448, 449, 769, 770, 779).
b) Betriebsunfälle (25, 55, 150, 168, 347, 348, 421, 459, 495, 496, 550, 585).

II Jahreszeit und Krankheit

Auch zur Frage jahreszeitlicher Häufung bestimmter meteorotroper Krankheiten (Tabelle 20) bzw. physiologischer Parameter (Tabelle 21) gibt es eine große Zahl entsprechender Studien (zusammenfassende Darstellungen: 718, 815, 820).

Tabelle 20

Jahreszeit und Krankheit

Krankheitsbild	**Maximum** (Häufigkeit und/oder Ausprägung)	**Minimum** (Häufigkeit und/oder Ausprägung)
Akrozyanose	Frühjahr	–
Angina pectoris	November – April	–
Angina tonsillaris	Januar, Februar	Juni
Apoplex	Winter	Übergangszeiten, Sommer
Asthma bronchiale	Juni – November	Winter
Brechdurchfall (Säuglinge)	Juli – August	–
Bronchitis	Winter	Frühling und Sommer
Bronchopneumonie	Januar – April	–
Koronarthrombose	Herbst, Winter	Frühling und Sommer
Cholera	August	Januar – Februar (Indien)
Chorea minor	Februar – April	–
Diphtherie	August – März, bes. November – Dezember	–
Dysenterie (bakteriell)	Sommer, Februar – April	–
Ekzem	Frühling	–
Schenkelhalsfrakturen	Februar/März (siehe Serum-Calcium)	September/November
Flecktyphus	Mai – Juli (parallel zur Vermehrungsperiode der Zecken)	–
Glaukom	November – Februar	Sommer
Grippale Infekte	Dezember – Februar	Sommer
Hepatitis epidemica	September – November	–
Herpes simplex	Frühjahr	–
Herz- und Kreislaufstörungen	November – März	–
Heuschnupfen	Frühsommer	–
Hyperthyreose	Winter bis Frühling, bes. März	Sommer
Keuchhusten	Frühling und Herbst	–
Krupp	Februar – Mai	–
Leukose (Erwachsene)	Oktober – Februar	–
Leptospirosen	Juni – August	–
Livido-Affektionen	Frühjahr	–
Masern	April, Juni	–
Meningitis tuberculosa	März – Juni	–
Miliartuberkulose	März – Juni	–

Tabelle 20 (Fortsetzung)

Krankheitsbild	**Maximum** (Häufigkeit und/oder Ausprägung)	**Minimum** (Häufigkeit und/oder Ausprägung)
Mortalität (Bronchopneumonie, Karzinome, Leberzirrhose, Diabetes mellitus u. a.)	Winter	–
Myokardinfarkt	Januar – April	Juli – August
Netzhautablösung	März – Juni	Winter
Paratyphus	Juli – August	–
Pernionen	Frühjahr	–
Poliomyelitis	Juli – September	März – April
Pocken	August – März	–
Pollenallergie	Frühjahr	–
Psoriasis	Februar – Mai	–
Pylorospasmus	Februar – Mai	–
Rachitis	Dezember – März	Juli – August
Rheumatische Erkrankungen	Oktober – Februar	–
Röteln	Frühjahr	–
Scharlach	August – September, seltener bis März	–
Tetanie	Dezember – Mai	–
Tetanus	Sommerende	–
Tuberkulose	Frühling	Sommer, Herbst
Typhus	Mai – September	–
Ulcus ventriculi et duodeni	Je nach Studie: Frühjahr Oktober – Juni / Spätherbst, Winter / Frühjahr und Herbst / April – Oktober / Mai und September / Wintermitte / Januar – April / September und Januar / Sommermonate (August und September)	Juli und August / Winter, Sommer / September und Oktober
Vasomotorenkopfschmerz	Frühjahr / Herbst	Sommer
Virusenzephalitis (Insektenübertragung)	Juni – September	
Wurzelreizsyndrome (Lumbago, Ischialgie)	Frühjahr, Herbst	
Weitere jahreszeitliche Häufigkeitsunterschiede		
Menarche	Stadt: eher Winter Land: mehr Sommer Gebirge: häufiger Winter	Sommer, Herbst
Unfälle (Arbeit, Haushalt, Verkehr)	Herbst, Frühjahr	–

1. Jahreszeit und Krankheit:

Akrozyanose (36).
Angina pectoris (718).
Angina tonsillaris (718).
Apoplektischer Insult (695, 718).
Asthma bronchiale (815, 816, 820).
Brechdurchfall (Säuglinge) (558, 718).
Bronchitis (815, 816, 820).
Bronchopneumonie (718).
Cholera (815, 816, 820).
Chorea minor (718, 815).
Diphtherie (718, 815, 820).
Dysenterie (718, 815, 820).
Ekzem (718, 815, 820).
Flecktyphus (718, 815, 820).
Glaukom (718, 815, 820).
Grippe (815).
Hepatitis (718).
Herz- und Kreislaufstörungen (718).
Herpes simplex (36).
Heuschnupfen (718, 815).
Hyperthyreose (718, 815, 820).
Keuchhusten (815, 820).
Koronarthrombose (815).
Krupp (718).
Leukose (718).
Leptospirosen (718).
Livido-Affektionen (36).
Magenperforation (80, 86, 93, 175, 332, 357, 372, 734, 764, 845, 859).
Masern (25, 718).
Menigitis (718, 815, 816, 820).
Miliartuberkulose (718).
Myokardinfarkt (790, 815, 816, 820).
Netzhautablösung (815).
Paratyphus (718).
Pernionen (36).
Pocken (815, 816, 820).
Poliomyelitis (718, 815, 820).
Pollenallergie (36).
Psoriasis (718).
Pylorospasmus (718).
Rachitis (718, 815, 816, 820).
Rheumatische Erkrankungen (718, 815, 816, 820).
Röteln (36).
Scharlach (718, 815, 820).
Tetanie (718).
Tetanus (718)
Tuberkulose (815, 820).
Typhus (718, 815, 820).
Ulcera (Magen, Duodenum) (718, 815, 820).
Kopfschmerzen (490).
Virusenzephalitis (718).
Wurzelreizsyndrom (379).

2. Jahreszeit und physiologische Parameter:

Albumine/Globuline (815, 816, 820).
Blutsenkungsgeschwindigkeit (815, 816, 820).
Blutdruckverhalten (453, 815, 816, 820).
Blutgerinnungszeit (815, 820).
Blutvolumen (815, 816, 820).
Diurese (815, 816, 820).
Durchblutung, zerebrale (90).
Eosinophile (815, 820).
Hämoglobin (815, 816, 820).
Herzfrequenz (815, 820).
Kalium-Ausscheidung (815, 820).
17-Ketosteroide (815, 816, 820).
Magensäure (815, 816, 820).
Oxalat-Ausscheidung (712).
Proteingebundenes Jod (PBJ) (815, 816, 820).
pH des Blutes (815, 816, 820).
pH der Muttermilch (575).
Serum-Calcium (706, 815, 816, 820).
Serum-Magnesium (815, 816, 820).
Serum-Phosphat (815, 816, 820).
Vitamin C (815, 816, 820).
Thrombozyten (815, 816, 820).

Tabelle 21

Der Einfluß der Jahreszeiten auf physiologische Parameter

Physiologische Parameter	**Maximum** (Häufigkeit und/oder Ausprägung)	**Minimum** (Häufigkeit und/oder Ausprägung)
Albumine	erhöht im warmen Winter	–
Blutsenkungsgeschwindigkeit	schneller im Sommer	langsamer im Frühjahr und Winter
Blutdruck, systolischer	erhöht im November / Februar – März	–
Blutdruck, diastolischer	erhöht im Winter	erniedrigt im Sommer
Blutgerinnungszeit	verkürzt in warmen Perioden (aber auch relativ warmen Wintern)	verlängert in kalten Perioden
Blutvolumen	Anstieg im Sommer	Rückgang im Winter
Diurese	verstärkt von Oktober – Februar	verringert von Frühjahr bis Sommerbeginn
Durchblutung, zerebrale	Tonuserhöhung im Winter	–
Eosinophile	vermehrt im März	vermindert Juli – August
Gamma-Globuline	erhöht während der kalten Jahreszeit	erniedrigt während der warmen Jahreszeit (aber auch während warmer Winter)
Haarwachstum	schneller im Sommer	langsamer im Winter
Hämoglobin	höher im Winter	niedriger im Sommer
Herzfrequenz	schneller im Sommer	–
Kalium-Ausscheidung	erhöht im Frühjahr	–
17-Ketosteroide	höher im Winter	niedriger im Sommer
Lipidproduktion der Haut	höher im Sommer	niedriger im Winter
Magensäure	verstärkt im Winter	verringert im Sommer
Oxalat-Ausscheidung (idiopathische Hyperkalzurie)	verstärkt im Sommer	verringert im Winter
PBJ (jodgebundenes Protein)	vermehrt im Frühling	verringert im Sommer
pH des Blutes	erhöht im Sommer	verringert im April (?)
pH der Muttermilch	Häufung alkalischer Werte während Sommer und Frühherbst (Nahrungsgewohnheit?)	–
Plasma-Jod	erhöht im Juli und August	verringert von Dezember bis April
Prothrombin	–	verringert im Winter und Frühjahr

Tabelle 21 (Fortsetzung)

Physiologische Parameter	**Maximum** (Häufigkeit und/oder Ausprägung)	**Minimum** (Häufigkeit und/oder Ausprägung)
Serum-Calcium	erhöht im Spätsommer	verringert von Dezember bis März
Serum-Magnesium	erhöht im Dezember	verringert im Februar
Serum-Phosphat	erhöht im Sommer und Herbst	verringert im Februar
Serum-Proteine	erhöht im Sommer (Albumine) bzw. Winter (Gamma-Globuline, s. o.)	verringert im Winter (Albumine) bzw. Sommer (Gamma-Globuline, s. o.)
Serum-Vitamin C	erhöht im Sommer	verringert im Winter
Thrombozytenzahl	erhöht im März und April	verringert im August

Wetter und psychische Krankheit

Der Einfluß des Wetters auf den menschlichen Organismus wird heute wissenschaftlich nicht mehr in Frage gestellt. Vor allem Kliniker wie Praktiker werden – mit regionaler Gewichtsverlagerung – immer wieder mit Komplikationen konfrontiert, die als meteorologisch ausgelöst imponieren. Besonders in der Psychiatrie ist die wissenschaftliche Verifizierung dieser Vermutung die Crux der ganzen klinischen Biometeorologie. Sie degradiert den Einfluß des Wetters auf seelisch und körperlich Kranke letztlich zur Glaubensfrage. Das Problem liegt darin, mit Hilfe zweier nur näherungsweise bekannter Größen (atmosphärisches Geschehen und Mensch) eine dritte Größe (Einfluß des Wetters auf den Menschen) bestimmen zu müssen.

Trotz methodischer Schwierigkeiten sind bisher Tausende von Publikationen erschienen, die die Beziehung zwischen Wetter und Krankheit behandeln. Bedingt durch die besondere Entwicklung und Komplexität der Psychiatrie aber liegt der Anteil dieser medizinischen Disziplin am biometeorologischen Forschungsbemühen bei etwa 1–2 % der Weltliteratur. Das größte Interesse weckte noch der wetterabhängige Suizid oder Suizidversuch (s. S. 134). Abgesehen von der Epilepsie, die man – mit Ausnahme psychischer Folgen – heute eher zur Neurologie zählen würde, sind psychiatrische Krankheitsbilder im biometeorologischen Zusammenhang bisher meist Gegenstand hypothetischer Erwägungen oder Korrelationen zwischen meteorologischen Einzelelementen und bestimmten psychiatrischen Symptomen geblieben. Studien mit spezieller Fragestellung und differenziertem Krankengut gibt es praktisch erst seit der klinisch-biometeorologischen Studie aus den Psychiatrischen Universitätskliniken Basel und Freiburg (233–235, 236, 239, 240–244, 246, 250, 251, 255, 259, 260). Nachfolgend die wichtigsten Ergebnisse:

Tabelle 22 Wetter und psychische Krankheit

Psychiatrisches Krankheitsbild	Subjektive Wetterfühligkeit Männer	Frauen	I Schweizerischer Witterungskalender	II Wetterlagen-klassifikationssystem	III Vereinfachte Darstellung von II
Schizophrene gesamt	35 %	39 %	Föhn Okklusion Warmfront	*Wetterlagen:* Warmluftzufuhr aus Südwesten; Westwetterlage (warm); kaltes Hoch; unbestimmte Wetterlage *Wettervorgang:* Abgleiten; Aufgleiten über 6 000 m; labiles Aufgleiten; labile Vorgänge *Wetterdynamik:* Frontalzone; stark warme Seite; schwach warme Seite; stark kalte Seite; schwach kalte Seite	Warmluftvorstoß
Paranoide	–	–	Föhn Okklusion Warmfront	*Wetterlagen:* Westwetterlage (warm); unbestimmte Wetterlage *Wettervorgang:* Aufgleiten über 6 000 m; labiles Aufgleiten; Aufgleiten und labile Vorgänge *Wetterdynamik:* Frontalzone; stark warme Seite; schwach kalte Seite	Warmluftvorstoß
Katatone	–	–	Kaltfront	*Wetterlagen:* Warmluftzufuhr aus Südwesten; unbestimmte Wetterlage *Wettervorgang:* Abgleiten; Aufgleiten über 6 000 m; Abgleiten über Aufgleiten *Wetterdynamik:* Frontalzone; stark Mitte; stark kalte Seite	Warmluftvorstoß

Tabelle 22 (Fortsetzung)

Psychiatrisches Krankheitsbild	**Subjektive Wetterfühligkeit** **Männer**	**Frauen**	**I Schweizerischer Witterungskalender**	**II Wetterlagen-klassifikationssystem**	**III Vereinfachte Darstellung von II**
Hebephrene	–	–	Föhn Okklusion Warmfront Kaltfront (W)	*Wetterlagen:* Westwetterlage (warm); Ostwetterlage; unbestimmte Wetterlage *Wettervorgang:* Aufgleiten über 6000 m; labiles Aufgleiten; labile Vorgänge; Abgleiten über Aufgleiten *Wetterdynamik:* Frontalzone: schwach Mitte	Warmluftvorstoß Kaltlufteinbruch
Schizophrenia simplex	–	–	Okklusion (W)	*Wetterlagen:* Warmluftzufuhr aus Südwesten; Kaltluftzufuhr aus Nordwesten; kaltes Hoch *Wettervorgang:* Abgleiten; labile Vorgänge *Wetterdynamik:* Frontalzone schwach Mitte; schwach kalte Seite	Warmluftvorstoß Kaltlufteinbruch
Depressive gesamt	61 %	56 %	Föhn Kaltfront Okklusion Warmfront	*Wetterlagen:* Kaltluftzufuhr aus Nordwesten; kaltes Hoch *Wettervorgang:* labiles Aufgleiten; Abgleiten über Aufgleiten *Wetterdynamik:* Frontalzone: stark Mitte; schwach kalte Seite	Warmluftvorstoß Kaltlufteinbruch

Tabelle 22 (Fortsetzung)

Psychiatrisches Krankheitsbild	**Subjektive Wetterfühligkeit Männer**	**Frauen**	**I Schweizerischer Witterungskalender**	**II Wetterlagen-klassifikationssystem**	**III Vereinfachte Darstellung von II**
Reaktive Depressionen	–	–	Föhn (M) Kaltfront	*Wetterlagen:* Kaltluftzufuhr aus Nordwesten; Westwetterlage (warm); warmes Hoch *Wettervorgang:* Aufgleiten über 6 000 m *Wetterdynamik:* Frontalzone: stark Mitte; stark kalte Seite	Warmluftvorstoß Kaltlufteinbruch
Periodische Depressionen	–	–	Warmfront (M)	*Wetterlagen:* – *Wettervorgang:* labiles Aufgleiten; Aufgleiten und labile Vorgänge *Wetterdynamik:* Frontalzone: schwach kalte Seite	Kaltlufteinbruch
Neurotische Depressionen	–	–	Föhn Kaltfront Okklusion Warmfront	*Wetterlagen:* Westwetterlage (warm); unbestimmte Wetterlage *Wettervorgang:* Absinken; Aufgleiten über 6 000 m; labile Vorgänge; Abgleiten über Aufgleiten; Aufgleiten und labile Vorgänge *Wetterdynamik:* Frontalzone: stark warme Seite; stark Mitte; schwach Mitte; schwach kalte Seite	Warmluftvorstoß
Erschöpfungsdepressionen	–	–	Warmfront	*Wetterlagen:* Westwetterlage (warm); Ostwetterlage	Warmluftvorstoß Kaltlufteinbruch

Tabelle 22 (Fortsetzung)

Psychiatrisches Krankheitsbild	**Subjektive Wetterfühligkeit Männer**	**Frauen**	**I Schweizerischer Witterungskalender**	**II Wetterlagen-klassifikationssystem**	**III Vereinfachte Darstellung von II**
				Wettervorgang: Aufgleiten allgemein; labiles Aufgleiten; labile Vorgänge; Abgleiten über Aufgleiten *Wetterdynamik:* Frontalzone: schwach kalte Seite	
Involutionsdepressionen	–	–	Föhn (W) Kaltfront (W) Okklusion (W) Warmfront	*Wetterlagen:* Westwetterlage (kalt); Ostwetterlage *Wettervorgang:* Aufgleiten über 6 000 m; labiles Aufgleiten *Wetterdynamik:* Frontalzone: schwach warme Seite	Warmluftvorstoß
Übrige depressive Zustandsbilder	–	–	Föhn Kaltfront Okklusion Warmfront	*Wetterlagen:* kaltes Hoch; unbestimmte Wetterlage *Wettervorgang:* Absinken; Abgleiten; Abgleiten über Aufgleiten; Aufgleiten und labile Vorgänge *Wetterdynamik:* Frontalzone: stark Mitte; schwach Mitte; stark kalte Seite; schwach kalte Seite	–
Neurotiker gesamt	61 %	57 %	Kaltfront	*Wetterlagen:* Warmluftzufuhr aus Südwesten; Ostwetterlage; kaltes Hoch; unbestimmte Wetterlage *Wettervorgang:* Abgleiten;	Warmluftvorstoß

Tabelle 22 (Fortsetzung)

Psychiatrisches Krankheitsbild	**Subjektive Wetterfühligkeit Männer**	**Frauen**	**I Schweizerischer Witterungskalender**	**II Wetterlagen-klassifikationssystem**	**III Vereinfachte Darstellung von II**
				Aufgleiten allgemein; labile Vorgänge; Aufgleiten und labile Vorgänge *Wetterdynamik:* Frontalzone: schwach warme Seite	
Pubertätskrisen	–	–	Föhn Warmfront (W)	*Wetterlagen:* kaltes Hoch; unbestimmte Wetterlage *Wettervorgang:* Aufgleiten über 6 000 m; labiles Aufgleiten; Aufgleiten und labile Vorgänge *Wetterdynamik:* Frontalzone: schwach kalte Seite	–
Zwangsneurosen	–	–	Kaltfront	*Wetterlagen:* Ostwetterlage *Wettervorgang:* – *Wetterdynamik:* Frontalzone: stark Mitte	–
Charakterneurosen	–	–	Föhn (W)	*Wetterlagen:* – *Wettervorgang:* labiles Aufgleiten *Wetterdynamik:* Frontalzone: schwach kalte Seite	–
Angstneurosen	–	–	Okklusion Föhn (W)	*Wetterlagen:* kaltes Hoch; unbestimmte Wetterlage *Wettervorgang:* labile Vorgänge; Abgleiten über Aufgleiten	

Tabelle 22 (Fortsetzung)

Psychiatrisches Krankheitsbild	**Subjektive Wetterfühligkeit Männer**	**Frauen**	**I Schweizerischer Witterungskalender**	**II Wetterlagen-klassifikationssystem**	**III Vereinfachte Darstellung von II**
				Wetterdynamik: Frontalzone: schwach warme Seite; schwach kalte Seite	
Übrige neurotische Zustandsbilder			Föhn (W) Kaltfront Warmfront	*Wetterlagen:* Zyklogenese *Wettervorgang:* allgemeines Abgleiten; Aufgleiten; labile Vorgänge *Wetterdynamik:* Frontalzone: schwach warme Seite	
Alkoholiker	43 %	63 %	Föhn Okklusion Warmfront (W) Kaltfront (M)	*Wetterlagen:* Kaltluftzufuhr aus Nordwesten; unbestimmte Wetterlage *Wettervorgang:* Absinken; labiles Aufgleiten; Aufgleiten und labile Vorgänge *Wetterdynamik:* Frontalzone: stark kalte Seite	Warmluftvorstoß Kaltlufteinbruch
Arteriosklerotiker	–	–	Kaltfront Okklusion	*Wetterlagen:* Westwetterlage (warm); warmes Hoch; kaltes Hoch *Wettervorgang:* Absinken *Wetterdynamik:* Frontalzone: stark warme Seite; stark kalte Seite; schwach kalte Seite	Warmluftvorstoß
Psychopathen	44 %	73 %	Okklusion	*Wetterlagen:* Kaltluftzufuhr aus Nordwesten; Ostwetter-	Kaltlufteinbruch

Tabelle 22 (Fortsetzung)

Psychiatrisches Krankheitsbild	**Subjektive Wetterfühligkeit Männer**	**Frauen**	**I Schweizerischer Witterungskalender**	**II Wetterlagen-klassifikationssystem**	**III Vereinfachte Darstellung von II**
				lage; warmes Hoch *Wettervorgang:* Abgleiten; Aufgleiten über 6000 m; labile Vorgänge; Aufgleiten und labile Vorgänge *Wetterdynamik:* Frontalzone: stark warme Seite; schwach Mitte	
Drogenabhängige	48 %	58 %	Föhn Kaltfront Okklusion Warmfront	*Wetterlagen:* Warmluftzufuhr aus Südwesten; Westwetterlage (warm); Westwetterlage (kalt); warmes Hoch; unbestimmte Wetterlage *Wettervorgang:* Aufgleiten über 6000 m; labile Vorgänge; Abgleiten über Aufgleiten *Wetterdynamik:* Frontalzone: schwach warme Seite; stark Mitte; stark kalte Seite	Warmluftvorstoß Kaltlufteinbruch

Welche psychisch Kranken sind durch welche meteorologische Ereignisse besonders betroffen?

Untersuchung an 958 hospitalisierten psychisch Kranken (subjektive Wetterfühligkeit) bzw. 17268 Patienten (objektivierte Wetterfühligkeit) mit verschiedenen meteorologischen Systemen, nach *Faust,* 1972–1976.

M = mehr männliche; W = mehr weibliche Patienten betroffen

Tabelle 23

Jahreszeit und psychische Krankheit

Krankheitsbild	Aufnahmeminimum		Aufnahmemaximum	
	Männer	Frauen	Männer	Frauen
Gesamtkollektiv der **Schizophrenen**	Winter – Frühjahrsbeginn	Winter – Frühjahrsbeginn	Sommer – Spätherbst	Sommer – Spätherbst
Paranoide	Winter – Frühjahrsbeginn	Winter – Frühjahrsbeginn	Mittlere Sommerzeit – Spätherbst	Mittlere Sommerzeit – Spätherbst
Katatone	Winter – Frühjahrsbeginn – Herbst	Winter – Frühjahr	Hochsommer	2. Sommerhälfte – 1. Herbsthälfte
Hebephrene	Winter	Ende der Winterszeit – Frühjahr	Spätsommer – 1. Herbsthälfte	2. Sommerhälfte
Schizophrenia simplex	Winter – Frühjahrsbeginn – Juni	Winter – 1. Frühjahrshälfte – Sommer	2. Frühjahrshälfte – 2. Sommerhälfte – Herbst	Herbst – Mai
Gesamtkollektiv der **Depressiven**	Winter	Winter	März	1. Frühjahrshälfte
Reaktive Depressionen	Spätherbst – Winter	Dezember – Juli	März – September	Spätherbst – Mai – Juni
Periodische Depressionen	Herbst – Winter	Herbst – Winter	2. Sommerhälfte – Herbst	2. Frühlingshälfte – Sommer
Neurotische Depressionen	Herbst	2. Sommerhälfte – Spätherbst – Winter	Dezember – August	Frühlingsbeginn – Sommerbeginn – Herbstbeginn
Erschöpfungsdepressionen	Winter – Juli	April – Juli – November	1. Frühlingshälfte, Juni – November	1. Winterhälfte – August – Oktober
Involutionsdepressionen	Winter – Oktober	1. Herbsthälfte – Winter	Mai – Juli – November	1. Frühjahrshälfte – Sommerbeginn
Übrige depressive Zustandsbilder	Frühjahr – Sommer	März – Juli – Oktober	Herbst	April – September – November

Tabelle 23 (Fortsetzung)

Krankheitsbild	**Aufnahmeminimum**		**Aufnahmemaximum**	
	Männer	**Frauen**	**Männer**	**Frauen**
Gesamtkollektiv der **Neurosen**	September	Dezember – März – Mai	August – Oktober	September
Pubertätskrisen	Extreme Schwankungen mit Schwerpunkt im Herbst	Extreme Schwankungen mit Schwerpunkt im Mai – Juni – Juli – Dezember – März	Winter – Frühjahr	August – Januar
Zwangsneurosen	Januar – April – Mai – August – September – November	Dezember – Januar – Mai – August	Februar – März – Juni – Oktober	April – Herbst
Charakterneurosen	Winter – Mai – Juni – Juli – September	Frühjahr	1. Frühjahrshälfte – 2. Herbsthälfte – August	Winter
Angstneurosen	Februar – 1. Herbsthälfte	2. Herbsthälfte – Dezember	November – Dezember – 1. Frühjahrshälfte – Sommer	1. Sommerhälfte – September
Übrige neurotische Entwicklungen	Frühjahr – September – Dezember	Frühjahr – 2. Sommerhälfte – Dezember	2. Winterhälfte – Sommer – Oktober	Herbst – Juni
Arteriosklerotiker	Über das ganze Jahr gleichmäßig verteilt	Sommer	Eher gleichmäßige Verteilung – leichter Gipfel in Januar – Februar – März	März
Alkoholiker	Über das ganze Jahr gleichmäßig verteilt	Spätherbst – Winter	Über das ganze Jahr gleichmäßig verteilt	Frühlingsbeginn – Sommer
Psychopathen	Eher gleichmäßig verteilt, angedeutet: Mai – Juli	April – Juni	2. Winterhälfte – August	Juli – 1. Herbsthälfte
Drogenabhängige	Winter	Dezember	1. Frühjahrshälfte – 1. Sommerhälfte	Januar – April – Spätherbst

Aufnahmeminima und -maxima von 17 268 Patienten der Psychiatrischen Klinik der Universität Basel 1956 bis 1969, nach *Faust*, 1975.

I Schizophrenie

Schizophrene bezeichnen sich in etwa einem Drittel der Fälle als subjektiv wetterfühlig (Frauen geringgradig mehr als Männer). Damit sind die schizophrenen Männer meteorologisch gesehen weniger anfällig als Depressive, Drogenabhängige und Neurotiker, Frauen seltener als Depressive, Alkoholiker, Psychopathen, Toxikomane und Neurotiker.

Im Vergleich mit allen übrigen psychisch Kranken leiden Schizophrene in meteorologischer Hinsicht seltener unter Müdigkeit, Nervosität, Kopfschmerzen, Unwohlsein, sämtlichen Formen der Schlafstörung, Arbeitsunlust, vermehrter Fehlerneigung, Appetitlosigkeit, Flimmern vor den Augen, Atemnot, rheumatoiden Beschwerden und Knochenbruchschmerzen. Wetterfühlige Schizophrene sind auch nicht so ausgeprägt vorfühlig wie andere psychisch Kranke. Langsamen Witterungsumschwung verkraften sie besser, raschen jedoch schlechter als alle anderen psychisch Kranken. Medikamente zur Linderung ihrer Beschwerden verlangen sie sehr viel seltener als dem Durchschnitt entspricht. Damit scheinen Schizophrene beiderlei Geschlechts am wenigsten auf Witterungseinflüsse zu reagieren. Möglicherweise sind aber nicht wenige von ihnen so autistisch und/oder so auf ihre Wahnwelt fixiert, daß sie feinere peristatische Einflüsse nicht sofort registrieren. In Wirklichkeit spricht nämlich jede schizophrene Untergruppe auf mindestens ein meteorologisches Ereignis an.

1. Untersuchungen mit dem schweizerischen Witterungskalender

Schizophrene reagieren vor allem auf Föhn (besonders Männer), Okklusion (vom Boden abgehobene Warmluftschale) und Warmfronten. Das gleiche zeigt sich bei der Untergruppe der paranoiden Schizophrenen. Katatone werden vor allem durch Kaltfronten irritiert, Hebephrene sind am empfindlichsten gegenüber Föhn, Kaltfronten, Okklusionen (vor allem Männer) und Warmfrontvorstöße (vor allem weibliche Patienten).

Patienten mit der relativ selten gestellten Diagnose einer Schizophrenia simplex sind ebenfalls wärmeempfindlich (s. Tabelle 22 Säule I).

2. Wetterlagen-Klassifikationssystem

Auch nach dieser Methode, die unter Meteorologen im allgemeinen als die modernste gilt, werden Schizophrene durch Warmlufteinfluß irritiert. Diese Advektion (häufig aus Süden) ist in den Alpenländern oft mit Föhn verbunden. Auch bei einer warmen Westwetterlage, bei der Warm- und Kaltfronten aufeinander folgen, reagieren Schizophrene empfindlich.

Die Wettervorgänge sind mit Aufgleiten in der Höhe kombiniert. Allerdings spielen dabei labile Vorgänge auch im Rahmen der Westwetterlage eine Rolle. Meist reagieren die Kranken dann empfindlich, wenn sie auf der warmen Seite einer Frontalzone getroffen sind.

Auch paranoide Schizophrene zeigen die gleiche Reaktion. Besonders irritiert werden sie durch warme Westwetterlagen und Aufgleitvorgänge am warmen Rand eines Starkwindfeldes in der Höhe. — Katatone werden im Gegensatz dazu von Absinkbewegungen unterhalb eines Starkwindfeldes betroffen. — Hebephrene sind besonders durch Lagen am Rande eines Hochdruckgebietes bei östlicher Strömung störbar. Dabei treten labile Vor-

Vorkommen des Alpenföhns in der Schweiz

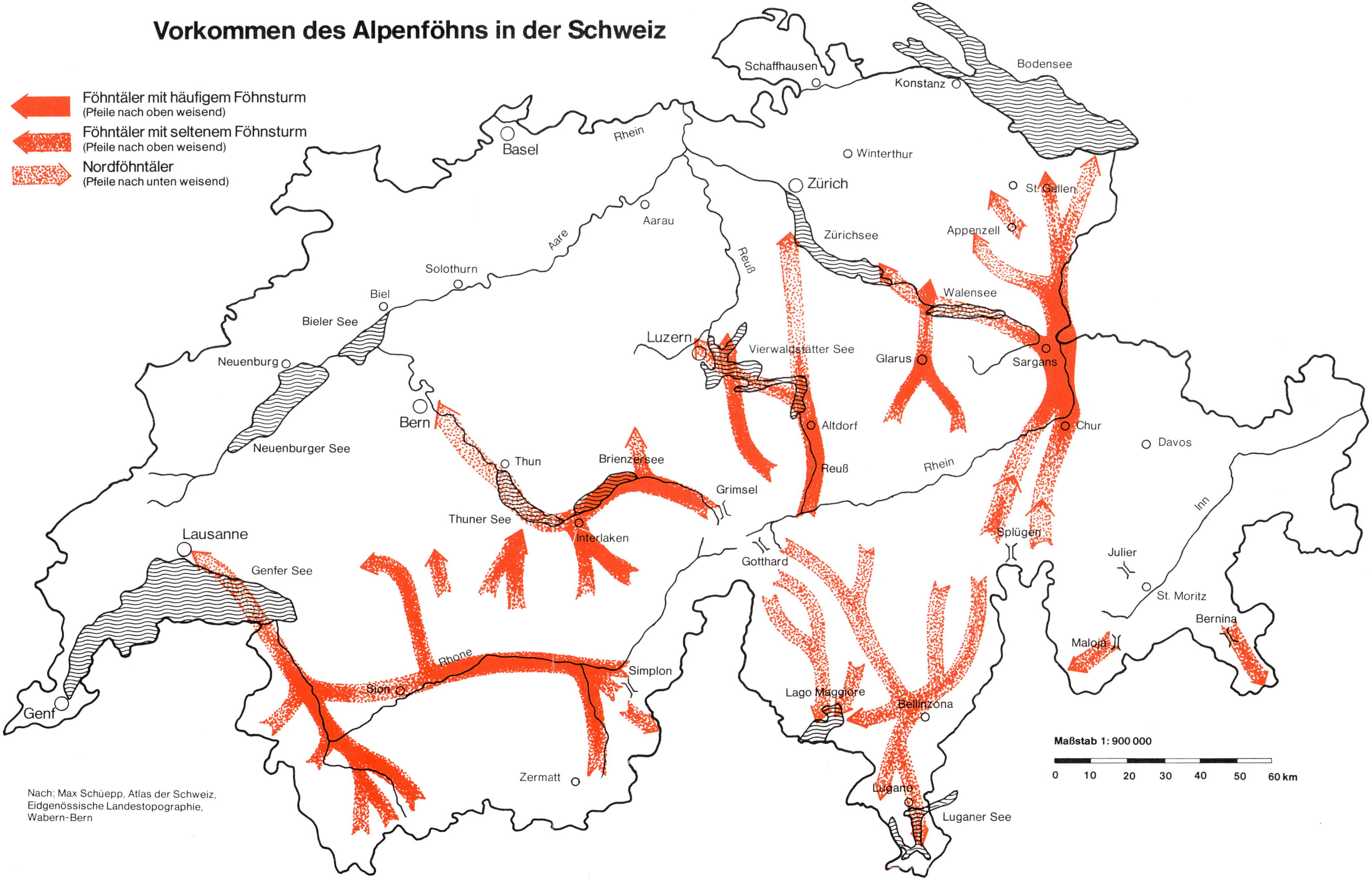

gänge im mittleren Bereich einer schwachen Frontalzone auf. – Patienten mit Schizophrenia simplex reagieren auf wandernde Hochdruckgebiete unterhalb des mittleren Teiles einer schwachen Frontalzone (s. Tabelle 22, Säule II und III).

3. Hospitalisationsfrequenz

Schizophrene beiderlei Geschlechts und sämtlicher Untergruppen (Paranoide, Katatone, Hebephrene, Schizophrenia simplex) werden am seltensten in der kalten, am häufigsten in der warmen Jahreszeit hospitalisiert. Das entspricht der überwiegenden Wärmeempfindlichkeit dieser Kranken (s. Tabelle 23).

II Depression

Patienten mit einer Depression bezeichnen sich in der Hälfte der Fälle als wetterfühlig (Männer geringfügig mehr als Frauen). Damit werden männliche Depressive stärker als Schizophrene, Alkoholiker, Psychopathen und Toxikomane irritiert, weibliche mehr als schizophrene Patientinnen.

Im Verhältnis zu den übrigen psychiatrischen Krankheitsbildern leiden Depressive häufiger und offenbar auch ausgeprägter unter praktisch allen meteorogenen Beschwerden: Vergeßlichkeit, Müdigkeit, Angstzuständen, Depressionen, Kopfschmerzen, Unwohlsein, sämtliche Formen der Schlafstörungen, Schweißausbrüchen, Zuckungen im Gesicht, Arbeitsunlust, vermehrter Fehlerneigung, Arbeitsunfähigkeit, Appetitlosigkeit, Geschmacksstörungen, Herzsensationen und rheumatoiden Beschwerden. Interessanterweise werden sie jedoch seltener durch Schmerzen an Operationsnarben und Knochenbruchstellen irritiert.

Wetterfühlige Depressive zeichnen sich vor allem durch eine deutliche Vorfühligkeit besonders über den Zeitraum von 24 Stunden aus.

1. Tatsächlich läßt sich diese ausgeprägte Wetterfühligkeit mit dem schweizerischen System objektivieren. Depressive insgesamt leiden sowohl unter Föhn, Warmfront und Okklusion als auch unter Kaltfronteinbrüchen. Das gleiche gilt für die Untergruppen der *neurotischen* und *Involutionsdepressionen* (besonders Frauen). Bei *reaktiven Depressionen* läßt sich ein Verstärkermechanismus durch Föhn und Kaltlufteinbrüche (beide Geschlechter, bzw. nur Frauen) diskutieren. Bei den *periodischen* und *Erschöpfungsdepressionen* werden vor allem Frauen durch Warmfrontvorstöße irritiert. Bei den *übrigen depressiven Zustandsbildern* sind es praktisch alle meteorologischen Ereignisse, die zu nachweisbarer Wirkung führen.

2. Nach dem Wetterlagen-Klassifikationssystem werden Depressive sowohl durch Warmluftzufuhr als auch Kaltluftadvektion betroffen. Die deutliche Reaktion auf entgegengesetzte Wetterlagen demonstriert die Empfindlichkeit dieses Krankheitsbildes auf starke Wetterreize. Vor allem Auf- und Abgleiten unterhalb einer schwachen Frontalzone können dabei von Bedeutung sein.

Reaktive Depressionen, also depressive Entwicklungen nach traumatisierenden Ereignissen, scheinen besonders durch Kaltluftadvektionen und Aufgleiten von Luftmassen unter dem mittleren Bereich einer Frontalzone intensiviert zu werden. – Bei *periodischen Depressionen* können schwache Frontalzonen in der Höhe einen gewissen Einfluß ausüben. – *Neurotische Depressionen* sprechen stark auf warme Westwetterlagen an. Dabei können im wechselnden Wetterablauf sowohl Abgleit- als auch Aufgleitvorgänge unter dem mittleren Bereich einer schwachen Frontalzone wirksam werden.

Erschöpfungsdepressionen reagieren einerseits auf warme Westwetter- sowie noch empfindlicher auf Ostwetterlagen. Dabei sind sowohl Aufgleitvorgänge als auch labile Erscheinungen von Bedeutung. – Auch die *Involutionsdepressionen* leiden unter Ostwetterlagen verbunden mit Aufgleiten von Warmluft auf der warmen Seite der Frontalzone.

Die *übrigen depressiven Zustandsbilder* scheint besonders eine meteorologisch unbestimmte Wetterlage zu belasten. Darüber hinaus aber reagieren solche Patienten auch empfindlich auf Abgleitvorgänge in der Atmosphäre mit schwacher Frontalzone (wie sie bei Föhn auftreten).

3. Unter diesem Aspekt einer erheblichen meteorologischen Empfindlichkeit gegenüber allen Witterungseinflüssen ist auch das vielfältige Aufnahmemuster bei der jahreszeitlichen Differenzierung zu sehen, das die *psychogenen Formen (reaktive, neurotische, Erschöpfungsdepressionen* sowie die Mehrzahl der *übrigen depressiven Zustandsbilder)* betrifft. Bei den *endogenen (periodischen und involutiven) Depressionen* überwiegt die Wärmeempfindlichkeit wie bei den schizophrenen Psychosen. Sie kommen am häufigsten in der warmen Jahreszeit, am seltensten in den kalten Monaten zur Aufnahme.

III Neurotische Entwicklung

Von den Neurotikern leidet jeder zweite unter Wetterfühligkeit (Männer etwas häufiger als Frauen). Damit klagen männliche Patienten häufiger als Schizophrene und Alkoholiker, weibliche öfter als Schizophrene über entsprechende Beschwerden.

Im Verhältnis zu den übrigen Kranken ist diese Patientengruppe fast durchgehend häufiger und auch ausgeprägter von der gesamten meteorologisch bedingten Beschwerdeskala betroffen. Damit ähneln sich Depressive und Neurotiker. Letztgenannte überwiegen jedoch noch in der prozentual ausgedrückten Intensität ihrer Klagen. Interessanterweise sind bei diesen beiden Krankheitsbildern die Männer etwas häufiger vertreten als die Frauen, was sich sonst nie mehr wiederholt.

In der Einzelsymptomatik sind Neurotiker vor allem meteorogen irritiert durch Müdigkeit, Erschöpfung, mißmutige Stimmungslage, Nervosität, Angstzustände, depressive Stimmungsschwankungen, Kopfdruck oder Kopfschmerzen, Unwohlsein, Erbrechen, unruhigen Schlaf und Einschlafstörungen, Zuckungen im Gesicht, Schüttelfrost, Arbeitsunlust, vermehrte Fehlerneigung, Appetitlosigkeit, Riechstörungen, überempfindliche Haut, Flimmern vor den Augen, Schwindel und Kollapsgefahr.

Wetterfühlige Neurotiker geben in ihrem Beschwerdemuster eine geringere jahreszeitliche Abhängigkeit an. Sie leiden am ehesten «immer gleich». Eindrucksvoll ist ihre ausgeprägte Vorfühligkeit, die sie für drei Tage oder mehr angeben. Sie werden stärker durch raschen Wetterwechsel irritiert und nehmen – wie die Drogenabhängigen – mehr Medikamente zur Selbstmedikation ein, als es dem Durchschnitt entspricht.

Trotz dieses eindrücklichen Beschwerdebildes ist eine Objektivierung des Leidens schwierig. Wahrscheinlich liegt dies auch an der relativen Unschärfe der Diagnosestellung, die die Korrelationsergebnisse nicht so eindeutig ausfallen lassen, wie dies die subjektiven Klagen nahelegen.

1. Neurotiker insgesamt werden – laut Ergebnis mit dem schweizerischen Verfahren – vor allem durch Kaltfronteinbrüche irritiert. Bei den Untergruppen finden sich vorsichtig zu interpretierende Einflüsse von Föhn *(Charakterneurosen* und *Pubertätskrisen,* aber auch das vor allem weibliche Probandengut von *Zwangs- und Angstneurosen),* Kaltfront *(Zwangsneurosen* sowie übrige *neurotische Zustandsbilder),* Okklusion *(Angstneurosen* und übrige *neurotische Zustandsbilder)* sowie Warmfrontvorstößen *(Pubertätskrisen?,* übrige *neurotische Entwicklungen).*

2. Auch bei dem moderneren Wetterlagenklassifikationssystem lassen sich nicht jene eindeutigen Ergebnisse errechnen, die man von den vorangehenden Krankheitsbildern kennt. Auch das spricht für die Annahme, daß es sich mehr um die Unschärfe der Diagnose als um methodische Unzulänglichkeiten durch die meteorologischen Systeme handelt. Jedenfalls reagieren Neurotiker weniger auf meteorologisch eindeutig bestimmte Wetterlagen, mehr auf Übergangswetterlagen. Dabei spielen Abgleitvorgänge und labile Umlagerungen (wie bei Kaltfronten) eine Rolle. Weniger deutlich ist die Reaktion dieser Patienten auf die warme Seite einer Frontalzone.

Jugendliche mit *Pubertätskrisen* werden zumeist durch unbestimmte Wetterlagen und rasch wandernde Hochdruckgebiete irritiert. Dabei lassen sich Aufgleiten und labile Vorgänge vor der Bildung eines Hochs feststellen. Eine Reaktion zum Starkwindfeld in der Höhe ist nicht eindeutig gesichert.

Zwangsneurosen scheinen durch den mittleren Teil einer starken Frontalzone beeinflußbar, doch begrenzt hier die zu geringe Datenmasse die Aussagekraft. – *Charakterneurosen* werden vor allem durch die kalte Seite einer Frontalzone betroffen. Auch labiles Aufgleiten hat einen potentiellen Einfluß. – *Angstneurosen* reagieren auf nicht genau definierte Übergangswetterlagen zusammen mit labilen Vorgängen auf der warmen Seite einer schwachen Frontalzone.

Bei den *übrigen neurotischen Zustandsbildern* läßt sich eine signifikante Korrelation für Wetterlagen mit Neubildungen von Zyklonen (sogenannten Zyklogenesen) eruieren. Bei den Wettervorgängen ist ein Trend zum Aufgleiten feststellbar, der diese Patienten beeinflussen könnte.

3. Ähnlich vielfältig wie die angeführten Korrelationsergebnisse ist das jahreszeitliche Hospitalisationsmuster. Man kann es kurz als «unregelmäßige Aufnahmefrequenz» bezeichnen. Dem entspricht allerdings auch die Angabe der meisten Neurotiker, meteorologischen Einflüssen «immer gleich und ohne jahreszeitlichen Häufigkeitsschwerpunkt» ausgesetzt zu sein.

IV Alkoholkrankheit

Alkoholkranke bezeichnen sich in etwa jedem zweiten Fall als wetterfühlig (Frauen sehr viel stärker als Männer). Damit klagen männliche Alkoholiker seltener als Depressive und Neurotiker, weibliche häufiger als Schizophrene über meteorologische Einflüsse.

Vergleicht man Alkoholiker mit den übrigen Patienten, so scheinen sie in der Einzelsymptomatik fast durchweg geringer irritiert: Sie berichten seltener von Vergeßlichkeit, Erschöpfungs- und Angstzuständen, depressiven Verstimmungen,

Kopfdruck und Kopfschmerzen, Unwohlsein, Gesichtszuckungen, Fehlern am Arbeitsplatz oder gar Arbeitsunfähigkeit, Geschmacksstörungen, Kollapsneigung, Herzschmerzen oder Atemnot u. a. m.

Auch fühlen sich wetterfühlige Alkoholiker im Winter wesentlich wohler als die übrigen Patienten und glauben seltener an eine geographische Abhängigkeit ihrer meteorologisch bedingten Beschwerden.

Damit scheint der *Alkoholkranke* auf den ersten Blick kaum unter Witterungseinflüssen zu leiden. Generell gesehen liegen diese Patienten in der Intensität ihrer Beschwerden auf dem Niveau der unauffälligen Vergleichsbevölkerung. Untersucht man jedoch das Altersverteilungsmuster des meteorologisch bedingten Beschwerdebildes, so zeigt sich folgendes überraschende Ergebnis: Die Mehrzahl der geklagten Beschwerden nimmt kontinuierlich vom dritten Lebensjahrzehnt bis ins hohe Alter *ab.* Damit würde es sich hier nicht um ein gesundes Reaktionsvermögen, sondern um einen systematischen psychophysischen Abbau im Laufe des Lebens handeln, der nur noch zu Beginn der Sucht und damit in jungen Jahren eine vegetative Reaktion auf äußere Einflüsse zuläßt.

1. Tatsächlich sprechen Alkoholkranke laut Schweizer Verfahren auf praktisch alle Witterungseinflüsse, besonders aber Föhn und Okklusion an – wenn auch offenbar nur in jungen Jahren. Geschlechtsspezifisch reagieren Männer vor allem auf Okklusion, Föhn, jedoch auch Kaltfronteinbrüche, Frauen offensichtlich nur auf Warmluftvorstöße im Sinne von Föhn und Warmfronten.

2. Bei den Wetterlagenklassifikationen werden Alkoholkranke vor allem durch unbestimmte Übergangswetterlagen irritiert. Auch das labile Aufgleiten ist zusammen mit dem Wetterumschwung von Einfluß.

3. Unter diesem Aspekt ist auch die jahreszeitlich bedingte Hospitalisationsfrequenz zu sehen. Die sowohl auf Kalt- als auch auf Warmluftvorstöße empfindlich reagierenden Männer müssen ziemlich gleichmäßig über das ganze Jahr verteilt aufgenommen werden. Im Gegensatz dazu sind die wärmeempfindlicheren Frauen am seltensten in der kalten (Spät-Herbst/Winter) und am häufigsten in der warmen (Sommer), aber auch witterungsmäßig unruhigsten Jahreszeit (Frühling), betroffen.

V Psychopathie

Bei den abnormen Persönlichkeiten bezeichnet sich etwa jeder zweite als wetterfühlig (Frauen sehr viel häufiger als Männer). Damit leiden männliche Kranke seltener unter Wetterfühligkeit als Depressive, weibliche häufiger als Schizophrene.

Im Verhältnis zu den übrigen Patienten sind Psychopathen öfter durch Angstzustände, unruhigen Schlaf, rheumatoide Beschwerden, Schmerzen an Operationsnarben und Knochenbruchstellen irritiert. Wetterfühlige Psychopathen klagen besonders über die klimatischen Bedingungen des Winters.

1. Objektivierbar ist diese Wetterfühligkeit mit dem schweizerischen Witterungskalender besonders für die Okklusion. Bei dieser Witterungslage kann es gehäuft zu regnerischem Wetter kommen.

2. Bei dem Wetterlagen-Klassifikationssystem läßt sich ein signifikanter Zusammenhang mit stationären Hochdruckgebieten errechnen. Dies ist an sich eine ungewöhnliche Korrelation. Da aber sta-

tionäre Hochdruckgebiete häufig mit Nebel und Luftverunreinigung verbunden sind, könnte man bei diesen Patienten eine entsprechende Reagibilität von diesem Gesichtspunkt aus verstehen. Das gleiche gilt in etwa für Ostwetterlagen.

Generell wären damit die Psychopathen, wie sich bei der Korrelation mit dem schweizerischen Witterungskalender nachweisen läßt, in die Kategorie jener psychiatrischen Krankheitsbilder einzuordnen, die auch (oder vor allem?) auf optisch sichtbare Witterungsverhältnisse ansprechen.

3. In Übereinstimmung mit ihrer subjektiv empfundenen Winterempfindlichkeit kommen *Psychopathen* beiderlei Geschlechts im Gegensatz zur Mehrzahl der übrigen Krankheitsbilder am seltensten in der Zeit zwischen April und Juni zur Aufnahme. Tatsächlich findet sich ein Hospitalisationsmaximum im Winter, gilt allerdings nur für die Männer, die jedoch das überwiegende Probandengut stellen.

VI Drogenabhängigkeit

Von den Toxikomanen bezeichnet sich etwa jeder zweite als wetterfühlig (Frauen etwas mehr als Männer). Damit sind die Drogenabhängigen beiderlei Geschlechts häufiger als Schizophrene, männliche Kranke seltener als Depressive betroffen.

Im Verhältnis zu den übrigen Patienten finden sich bei den Toxikomanen häufiger Unwohlsein, Einschlafstörungen und vermehrte Fehlerneigung.

Wetterfühlige Drogenabhängige sind vorfühliger und werden mehr durch langsamen Wetterwechsel irritiert, als es dem Durchschnitt entspricht. Sie benötigen häufiger Medikamente zur Linderung ihrer meteorologisch indizierten Beschwerden. Dies ließe sich bei Drogenabhängigen als Zweckbehauptung deuten (858), doch zeigt sich schon anamnestisch, daß die Wetterfühligkeit in der vegetativen Labilität dieser Kranken einen beachtlichen Stellenwert einnimmt. Drogenabhängige ähneln in ihrer Empfindlichkeit gegenüber Witterungseinflüssen viel eher Neurotikern als dem andern Suchtkollektiv der Alkoholiker.

1. Tatsächlich reagieren *Toxikomane* auf alle meteorologischen Ereignisse des Schweizer Verfahrens: Föhn, Kaltfront, Okklusion und Warmfront. Allerdings scheinen Warmluftvorstöße stärkere Wirkungen als Okklusion und Kaltfronten zu hinterlassen.

2. Dies läßt sich mit dem Wetterlagen-Klassifikationssystem bestätigen: Toxikomane sind besonders empfindlich auf Wetterlagen mit Warmluftzufuhr aus Süd bis Südwesten. Das entspricht etwa einer Föhnlage. Dazu kommen labile Vorgänge, wie sie sich häufig bei Gewittern abspielen. Eine ausgeprägte Frontalzone ist in der Höhe nicht vorhanden.

3. Die jahreszeitliche Aufnahmefrequenz zeigt vor allem ein Minimum für die kalte Jahreszeit, während sich das Maximum vom Frühling über den Sommer bis zum Herbst erstreckt.

Die Kenntnis der unterschiedlichen Reaktionsmuster der einzelnen psychiatrischen Krankheitsbilder gegenüber meteorologischen Faktoren kann zum Verständnis der psychisch Kranken generell beitragen. Insbesondere aber ist sie wichtig, um die letzte Konsequenz eines untragbaren Leidensdruckes rechtzeitig zu erkennen, die durch Witterungseinflüsse intensiviert werden kann: den Selbstmord (s. S. 134).

Wetter und Suizid

Ein spezifisch menschliches Problem

Der Selbstmord ist ein spezifisch menschliches Problem. Nur der Mensch kann seinen eigenen Tod wollen. Selbstzerstörerisches Verhalten wie bei manchen Tierarten (z. B. Lemminge), das nicht mit der Vorstellung des Todes verknüpft ist, gilt nicht als Selbstmord. Der Selbstmord findet sich überall und zu jeder Zeit. Er kam auch in primitiven Gesellschaften vor, durchzog alle Epochen der Geschichte. Heute dürfte es kaum Menschen geben, denen noch nie in irgendeiner Form einmal der Gedanke an Suizid gekommen wäre.

Allein in der westlichen Welt sollen rund 1 000 Menschen pro Tag Selbstmord begehen. In der Bundesrepublik Deutschland findet alle 45 Minuten ein Lebensmüder den Freitod. Dazu schätzt man zwischen fünf- bis zehnmal soviel Versuche.

Die häufigsten auslösenden Faktoren

Dazu zählt man Liebeskummer, Familienprobleme, Vereinsamung, Verstimmung, Krankheit und Schmerz, Haft sowie Berufs- und Geldsorgen, neuerdings Schulprobleme (319, 588, 646, 783).

Verhängnisvoll wirkt sich der Suggestiveffekt von Suizidhandlungen aus. So geben Selbstmordakte in Agenturmeldungen, ungewöhnliche Suizidarten (z. B. Tod durch Selbstverbrennung), entsprechende Anreize in Filmen (früher in der Literatur, z. B. *Goethes* «Werther») sowie fertiggestellte Hochhäuser und Türme nicht selten einen zwingenden Auslöser oder Verstärkungsmechanismus ab. Jahrelang kann eine hochgelegene Plattform unbeachtet bleiben, bis sie in einer angestoßenen Kettenreaktion plötzlich als Absprungbasis magische Anziehungskraft gewinnt.

Für die Höhe der Selbstmordraten in der westlichen Welt scheinen folgende Hauptauslöser verantwortlich zu sein: zunehmendes Alter, verwitwet, ledig oder geschieden, keine Kinder (Einsamkeit), hohe Bevölkerungsdichte, Wohnsitz in großen Städten, eher gehobener Lebensstandard, Wirtschaftskrisen, psychische Störungen und körperliche Erkrankungen (783).

Geschlechts- und altersspezifische Charakteristika

Darüber hinaus finden sich charakteristische geschlechts- und altersspezifische Schwerpunkte; bei jüngeren Menschen überwiegen eher Suizidversuche, während ältere Lebensmüde den Freitod so vorzubereiten pflegen, daß er zumeist gelingt. Generell variiert der Selbstmord in den westlichen Nationen als Todesursache zwischen dem vierten und neunten Rang. Die Tendenz wächst in Relation zu Bevölkerungszunahme, Industrialisierung und Wohlstand.

Bei den Selbstmordarten differenziert man in harte und sogenannte milde Methoden. Männer neigen mehr zu brutalen (Erhängen, Erschießen, Erstechen), Frauen eher zu den milderen Möglichkeiten (Gift, Leuchtgas). Jüngere Menschen im allgemeinen und Geschiedene und

Ledige im besonderen muten sich am häufigsten brutale Methoden zu. Immer häufiger werden Selbstmordkombinationen wie die gemeinsame Einnahme von Schlaf- und Schmerzmitteln oder Hypnotika und Pulsaderschnitt nach zusätzlicher Alkoholisierung. Auch der «Autoselbstmord» nimmt zu (646, 701–703, 783).

Zunehmend bedeutsam wird die sogenannte «parasuizidale Geste», ein mehr oder weniger demonstrativer Suizidversuch mit Appellcharakter, gleichsam als Hilfeschrei gedacht (264). Die Tendenz, durch eine künstlich erzwungene Pause, gleichsam eine Schlafkur, «nur einmal total abschalten können», um durch das vorübergehende Vergessen von aktuellen Konflikten nach dieser Distanzierung «wieder von ganz neuem zu beginnen», gewinnt an Bedeutung.

Tabelle 24

Synopsis von Selbstmord und Selbstmordversuch

Häufigkeit	In der Bundesrepublik Deutschland geschieht mindestens alle 45 Minuten ein Suizid. Allein in der westlichen Welt schätzt man rund 1 000 Selbstmorde sowie etwa fünf- bis zehnmal soviel Suizidversuche (hohe Dunkelziffer) pro Tag. Besonders belastete Länder in Europa: Dänemark, Österreich, Bundesrepublik, Deutsche Demokratische Republik, Schweiz u. a.
Geschlecht	Männer überwiegen beim Selbstmord, doch nimmt die Selbstmordrate der Frauen (eher Suizidversuche) überproportional zu. Immer häufiger werden auch Kindersuizide (z. T. schon unter 10 Jahren)
Alter	Jüngere Jahrgänge neigen mehr zu Selbstmordversuchen. Maximum für beide Geschlechter im zweiten und dritten Lebensjahrzehnt (Frauen überwiegen). Mit zunehmendem Alter wächst die Zahl der Selbstmorde (eher Männer, doch steigende Tendenz bei Frauen)
Wochengang	Vor allem Samstag/Sonntag (Einsamkeit, aber auch gehäuft Auseinandersetzungen), in manchen Studien auch ein Maximum am Montag
Jahresgang	Besonders Frühjahr, aber auch Herbst
Ursache	In überwiegender Mehrzahl psychische Störungen oder Krankheit. «Bilanzselbstmord» (freie Willensentscheidung) eher in Kriegs- und Krisenzeiten 1. Depressive Entwicklung: vor allem endogene bzw. involutive Depression. Hohe Suizidalität besonders während beginnender und abklingender Phase. Starke Rezidivgefahr innerhalb der ersten zwei Jahre, insbesondere aber bis zu vier Monaten nach dem letzten Versuch Häufig sind auch reaktive Depressionen (eher Suizidversuche oder sogenannte «parasuizidale Gesten» als Hilfeschrei) 2. Drogenabhängigkeit: Alkohol, Medikamente, Rauschgift 3. Psychopathische und besonders neurotische (depressive) Entwicklungen 4. Schizophrene Psychosen (unerwartete und bizarre, bisweilen heroische Selbstmorde, wie sie sich auch bei endogenen Depressionen finden). Organische Hirnerkrankungen u. a.
Motive	1. Partnerprobleme (vor allem Ehepartner, aber auch Freund, Freundin) 2. Schwierigkeiten in Familie (Eltern, Kinder, Verwandte), Nachbarschaft, Freundeskreis und am Arbeitsplatz 3. Vereinsamung (ältere Menschen, Wochenende, Feiertage usw.) 4. Berufs- und Schulprobleme (Zeugnisausgabe)

Tabelle 24 (Fortsetzung)

	5. Finanzielle Schwierigkeiten (Schulden) 6. Krankheit und Schmerz 7. Strafverfahren («Schande», Auswegslosigkeit usw.)
Selbstmord-andeutungen	In etwa einem bis zwei Drittel aller Fälle nachweisbar. Häufig nicht beachtet oder ernst genommen. Nicht selten besteht die Suizidalität aber zu kurz (z. B. 24 Stunden), um die Gefahr deutlich genug werden zu lassen. In etwa einem Fünftel der Fälle «Kurzschlußreaktionen»
Psychosoziale Faktoren	Zunehmendes Alter, verwitwet, ledig, geschieden, keine Kinder (Einsamkeit), hohe Bevölkerungsdichte, Wohnsitz in großen Städten, eher hoher Lebensstandard, Wirtschaftskrisen, wachsende Tendenz parallel zu Bevölkerungszunahme, Industrialisierung und Wohlstand
Selbstmord-arten	Man unterscheidet: 1. Harte Methoden: Erhängen, Erschießen, Schnitt oder Stich, Sturz (von Gebäuden, Brücken, vor den Zug) u. a. 2. «Milde» Methoden: Tablettenintoxikation (besonders Hypnotika – jeweils die wirksamsten frei verkäuflichen – deutlicher Rückgang nach Rezeptpflicht. Aber auch Analgetika, Tranquilizer u. a.) Ferner: Gas, Kombination Alkohol (beseitigt die letzten Hemmungen) und Tabletten In letzter Zeit offenbar zunehmend: «Autoselbstmord» (hohe Dunkelziffer) Männer im allgemeinen sowie jüngere Menschen, geschiedene und ledige im besonderen tendieren eher zu brutalen, Frauen mehr zu «milden» Methoden

Zusammenstellung nach *Faust,* 1976.

Suizid und Wetter – Ein falscher Ansatz?

Unter diesem Aspekt verwundert es nicht, wenn die Literatur ins Unermeßliche wächst. Allein zwischen 1926 und 1968 wurden annähernd 5000 Publikationen zu diesem Thema gezählt (89, 646, 714). Eine umfassende Übersicht dürfte heute nicht mehr möglich sein, da pro Jahr allein mehr als 150 medizinische Beiträge zu diesem Thema erscheinen (365).

Von besonderem Interesse war von jeher der Zusammenhang zwischen Suizid und Wetter. Die spezielle Fragestellung und der größere methodische bzw. statistische Aufwand begrenzten jedoch die Zahl solcher Untersuchungen. Tabellen 25 und 26 vermitteln eine Übersicht über die wichtigsten der uns bekannten Arbeiten zwischen Selbstmord und Jahreszeit (25) bzw. meteorologischem Ereignis (26).

Mit Ausnahme des immer wieder bestätigten Frühjahrsmaximum zeigt sich dabei jedoch, daß die Ergebnisse trotz bisweilen langjähriger Untersuchungsdauer und hoher Fallzahlen bis heute im wesentlichen divergent geblieben sind. Woran lag das?

Trotz vielfältiger Überlegungen wurde der Hauptfaktor solcher Studien bisher nicht berücksichtigt: die Suizidanten selber. Dies dürfte im wesentlichen zwei Gründe haben:

1. Früher schien man viel eher der Ansicht, daß «ein normales, vollwertiges Individuum Suizid begehen könne», daß sich die menschliche Freiheit überhaupt erst in ihrer Suizidfähigkeit äußere (243). Dies prägte u. a. den Begriff des «physiologischen Selbstmordes» (89, 714).

Tabelle 25

Suizid und Jahreszeit

Autor	Jahr	Maximum	Minimum
Caspar	1825	Frühsommer, Spätherbst	–
Krypiakiewicz	1892	Frühjahr	–
Krose	1906	Frühsommer	–
Aschaffenburg	1906	Mai, Juni	–
Gädeken	1914	Frühjahr	–
Berliner	1914	April bis Juni	–
Füllkrug	1919	Frühsommer	–
Haberda, Mayer, Hofmann	1919	Mai	–
Miner	1922	Frühjahr, Sommer	–
Hellpach	1923	April, Juni	–
Brandstätter u. *Kisser*	1924	Mai, Oktober	–
Hauptmann	1931	Mai, September	–
Kramer	1924	Frühling	–
Donaliers	1928		
Löwenberg	1932		
Struppler	1932		
Amelung	1933		
Dublin und *Banzel*	1933		
Waldstein	1934		
Senff	1936		
Weichbrodt	1937	Frühjahr, Sommerbeginn	Herbst, Dezember
Kürten	1939	Frühsommer	–
Odewald	1939	Mai, September	–
McGeorge	1942	Australien: Frühjahr, Frühsommer	–
Blumer	1945	Mai, Juni	September, Oktober
Dahlgren	1945	Frühling, Frühsommer	–
Graf	1952	Mai	Oktober
De Rudder	1952	Februar bis März	September, Oktober
Sainsbury	1955	Frühjahr, Frühsommer	–
Adler	1955	März, April, Oktober	–
Dubitscher	1957	Frühjahr	–
Yap	1958	Hongkong: Frühling, Sommeranfang	–
National Office of Vital Statistics (Dublin)	1959	Juni	November, Dezember
Fuchs	1959	2. Jahresviertel	4. Jahresviertel
Bayreuther	1959	März, Juni, Oktober, November	–
Keisel	1960	2. Jahreshälfte (Männer), 1. und 2. Jahreshälfte (Frauen)	– –
National Office of Vital Statistics (Dublin)	1961	April, Mai	Dezember
National Office of Vital Statistics (Dublin)	1961	April, Mai, Juni	November, Dezember

Tabelle 25 (Fortsetzung)

Autor	Jahr	Maximum	Minimum
Parnitzke	1961	Frühjahr Suizidversuche: Mai (Männer), August (Frauen)	Herbst, Winter Winter (beide Geschlechter)
Fuchs	1961	März (Männer) Mai (Frauen)	–
Asuni	1962	Westnigeria: Mai bis Juli, Oktober bis November (Regenzeit)	–
Meythaler und Eichhorn	1962	Mai, Juli, September, Oktober, Januar	–
Stengel	1965	Mai oder Juni, manchmal 2. Gipfel Herbst Antipoden: Dezember, 1. Hälfte Januar	–
Brickenstein	1965	Deutsche Bundeswehr: kein Maximum feststellbar	desgl.
Ballusek	1965	Kein Maximum feststellbar	–
Harmsen	1966	Frühsommer	Winter
Beleke und Klein	1970	März (Männer), Mai, September bis November (Frauen)	–
Jahn	1971	Juli, Herbst, spätes Frühjahr (Männer), kein Gipfel (Frauen)	–
Tromp und Bouma	1971	März, Mai	Januar
Böker	1973	Juni, Juli Junge Menschen: Oktober, November Alte Menschen: Februar, März	Dezember, Januar
Danneel	1974	Winter, Frühjahr Ähnliche Altersverteilung wie bei Böker (1973)	Sommer, Herbst
Heigel	1974	Mai, Oktober	–
Pflug	1974	Februar, Juni, November	–
Ott	1974	Kein jahreszeitliches Maximum erkennbar	–

Suizid und Jahreszeit: Synopsis der wichtigsten Studien zum Häufigkeitsmuster des Suizids und Selbstmordversuchs nach jahreszeitlicher Aufschlüsselung, nach *Faust,* 1976.

Tabelle 26

Suizid und meteorologischer Auslöser

Autor	Jahr	Suizidhäufung
Engel	1873	«Die meisten Suizide fallen in die Zeit bedeutender Barometerveränderungen»
Löwenfeld	1896	Enge Beziehung zwischen Wetter und Suizid erwiesen

Tabelle 26 (Fortsetzung)

Autor	Jahr	Suizidhäufung
Helly	1920	Föhn hat besonderen Einfluß
Brandstätter und Kisser	1924	«Schöne Tage» (Mai, Oktober) besonders suizidfördernd
De Rudder	ab 1931	Föhn: spezieller Einfluß
Gamper	1932	
Mills	1934	Erhöhte Zahl bei fallendem Druck und steigender Temperatur
Düll und Düll	1934	Häufungen im Anschluß an stärkere Störungen des erdmagnetischen Feldes; wahrscheinlich 26tägiger Rhythmus entsprechend der Sonnenrotation
Bartels	1935	Kein Zusammenhang zwischen erdmagnetischem Feld und Suizidhäufung
Düll und Düll	1938	Postulierter Einfluß des Föhns für Zürich nicht zu sichern
Pfanner	1939	Föhn intensiviert depressive Verstimmung bis zur Suizidneigung
Odenwald	1939	Positive Korrelation zwischen Föhn und Selbstmord (hauptsächlich Mai und September)
Gruhle	1940	Zusammenhang zwischen Wetter und Suizid erwiesen
Tholuck	1942	Kein Zusammenhang zwischen Suizid und Luftdruck, Temperatur, Sonnenschein sowie Mondphasen – Positive Korrelation mit Niederschlagsmenge und Feuchtigkeit sowie Mondstellung in Erdnähe (besonders ungünstige Wirkung am Tage vor der größten Erdnähe des Mondes) – Eindeutiger Zusammenhang zwischen Häufigkeit und Fronten (Warmfront der Kaltfront überlegen)
Blumer	1945	Häufigkeit: 54 % bei Föhnlage, 32 % bei Frontpassagen oder Unstetigkeitserscheinungen; generell bei 70 % Witterungsstörung nachweisbar
Berg	1948	Besonders Warmfronten gefährlich
Kuhnke und Zink	1950	Wetterlagen mit Tropikluft besonders gravierend
Reiter	1952	Häufigkeit und Frontendurchgänge zeigen keinen eindeutigen Zusammenhang – Deutliche Korrelation jedoch zwischen Suizid und Alpenföhn bzw. Langwellenstörung
Ungeheuer	1955	Kein Zusammenhang zwischen Wetterphasen und Suizid eruierbar
Waltera	1955	Gesicherte Gipfel ließen sich für mittleres Schönwetter, Wetterumschlag bzw. Beruhigung und für föhnig übersteigertes Schönwetter (Wetterphasen nach *Ungeheuer*, s. o.) eruieren
Schulze	1955	Psychische Störungen lassen sich durch Witterungseinflüsse bis zum Suizid steigern
Spann	1955	Männer: Abnahme der Häufigkeit bei ungestörtem Wetter, Frauen: keine Änderung

Tabelle 26 (Fortsetzung)

Autor	Jahr	Suizidhäufung
Meixner	1955	Föhn: Innsbruck, München, Zürich = nicht gehäuft, vielfach sogar umgekehrtes Verhältnis
Im Obersteg und Marzetta	1957	Kein Zusammenhang zwischen Suizidneigung und Frontendurchzug
Thurnherr	1958	Keine positive Korrelation zwischen Suizid und Fronten
Patscheider	1958	In Innsbruck weder beim Vor-, noch beim durchgebrochenen Föhn eine Häufung nachweisbar
Becker	1962	An Warmfronten nicht in der Zeit des Warmfrontdurchganges selber, sondern in der Periode des vorangehenden Aufgleitprozesses (zumeist subtropisch) Korrelation mit Kaltfronten zeigt jedoch gesicherte Beziehung zum Kaltfrontdurchzug
Hamburger Arbeitskreis	1962	Hauptsächlich beim tropischen Typ der Meridionallagen (ausgenommen labile Umlagerungen) Außerdem bei Ost- und zonalen Westlagen (hierbei Beteiligung der antizyklonalen Wetterphasen)
Pokorny	1964	Kein Zusammenhang zwischen Suizid und Mondphasen bzw. Entfernung des Mondes von der Erde
Dexter	1965	USA: 31 % mehr an trockenen als an feuchten, 21 % mehr an wolkenlosen als an bewölkten Tagen
Ballusek	1965	Zürich: innerhalb der letzten 20 Jahre sind 70 % aller Suizide auf Tage mit Föhnwetter und flacher Luftdruckverteilung gefallen
Digon und Bock	1966	Wetter hat keinen Einfluß – Fallender Luftdruck evtl. wirksamer Faktor
Schramm	1968	Korrelation zwischen Suizid und Fronten, Luftmassenumwandlung und Temperaturabweichungen vom langjährigen Mittel – Bewölkungsmittel und Großwetterlagen: keine signifikanten Ergebnisse
Beleke und Klein	1970	Suizidversuch (Frauen): Korrelation mit Großwetterlagen, die von südlichen Strömungsverhältnissen (Tropikluftadvektion) geprägt werden oder sich sonst als «warm» charakterisieren lassen; auch nach dem Dezimalklassifikationssystem *(Kuhnke)* ergab sich eine Korrelation mit den meridionalen Wetterlagen des tropischen Typs. – Suizidversuch bei Männern zeigt keine positive Korrelation
Danneel	1971	Kein Zusammenhang zwischen Suizid und Mondstellung in Erdnähe sowie Mondphasen
Tromp und Bouma	1971	Signifikanter Zusammenhang zwischen Suizid und Tagen mit Perioden strenger atmosphärischer Turbulenz, drastischen Temperaturstürzen und heftigen Niederschlägen; keine Korrelation mit einfachen meteorologischen Parametern (Temperatur, Windgeschwindigkeit usw.)

Tabelle 26 (Fortsetzung)

Autor	Jahr	Suizidhäufung
Reindl	1973	Suizidfrequenz steigt mit zunehmender Temperatur
Becker und Ströder	1974	Ungünstiger Einfluß durch zyklonales Wetter, subtropische Aufgleitvorgänge und Kaltfronten
Danneel	1974	Kein Zusammenhang zwischen Suizid und Ausmaß erdmagnetischer Störungen bzw. der Tatsache, ob auf der zugewandten Sonnenseite stärkere Eruptionen stattfinden oder nicht

Suizid und meteorologischer Auslöser: Synopsis der wichtigsten Studien zur Frage des meteorogenen Suizids oder Selbstmordversuchs, nach *Faust,* 1976.

Wurden aber Angaben über den Anteil psychischer Erkrankungen bei Suizid und Suizidversuch gemacht, so waren sie eher global gehalten und variierten zwischen 9 und 37 % (243).

2. Im weiteren erwies es sich als äußerst schwierig, Ursachen und Hintergründe des Suizids retrospektiv zu erhellen.

Heute sieht man die Psychopathologie des Suizids differenzierter: Psychodynamisch gesehen spielt bei den Selbstmördern eine unheimliche und machtvolle Selbstaggression die Hauptrolle. Selbstmord und Mord sind – psychoanalytisch gesehen und testpsychologisch objektivierbar – Ausdruck unbeherrschter Impulse, die sich nur dadurch unterscheiden, daß der eine Hand an sich selber und der andere an einen anderen Menschen legt. Bezeichnend ist der Umstand, daß die Selbstmordraten in Kriegszeiten ausnahmslos zurückgehen.

Vor allem ist man heute der Ansicht, daß bei jedem Suizid Außen- und Innenfaktoren zusammenwirken müssen. Im Grunde wurde schon zu Beginn dieses Jahrhunderts zwischen Ursache und Motiv differenziert (298). Außenfaktoren mögen einen Suizid nahelegen. Doch wird sich kaum ein Fall durch das Motiv allein erklären lassen. Vor allem in der philosophischen Selbstmordliteratur war immer wieder vom sogenannten «Bilanzselbstmord» die Rede, also einer Suizidhandlung als freier Willensentscheidung bei völliger psychischer und physischer Gesundheit.

Selbstverständlich kann es unter menschlichen Extremsituationen – z. B. politischer oder rassischer Verfolgung – Suizidhandlungen geben, die einer mehr oder weniger freien Willensentscheidung entspringen. In der Regel wird aber nur ein kleiner Teil jener Menschen, die sich in einer absolut infausten Situation befinden, tatsächlich einen Selbstmord versuchen. Auch die sogenannte «parasuizidale Geste» macht hier keine Ausnahme.

Damit steht heute fest, daß unter normalen Umweltbedingungen jeder Mensch, der eine suizidale oder parasuizidale Handlung begeht, an einer seelischen Störung oder Krankheit leidet. Erst wenn die üblicherweise recht breite Toleranzfähigkeit des Menschen durch psychische Veränderungen eingeschränkt ist, können traumatisierende Außenfaktoren zum Motiv des Selbstmordes werden. Es bedarf nämlich ungeheurer pathologischer Kräfte, den stärksten menschlichen Trieb, den

Selbsterhaltungstrieb, zu überwinden (646, 701–703).

Analyse des Suizids

Zur Analyse des Selbstmordes werden heute im wesentlichen herangezogen (84, 85, 701–703, 707, 708):

1. Die Exploration der Hinterbliebenen
2. die Deutung der vom Verstorbenen hinterlassenen schriftlichen Mitteilungen
3. die Auswertung früherer ärztlicher Unterlagen

Zwar erwies es sich als relativ schwierig, exakte Daten rückwirkend zu erhalten (meist heftige Ablehnung der Hinterbliebenen, dürftige Kenntnisse über den Verstorbenen), doch konnten seit 1959 mehrere Untersuchungen abgeschlossen werden, die entsprechende Suizidanten-Kollektive retrospektiv diagnostisch aufgliederten (84, 85, 114, 447, 646, 701–703, 783). Dabei ist es nicht einfach, die Ursachen der Selbstmordhandlung bzw. die Diagnose der zugrundeliegenden Krankheit in den verschiedenen Statistiken miteinander zu vergleichen. In den einzelnen Sprachbereichen und Kliniken erfahren die jeweiligen Krankheitsbilder in der Regel eine unterschiedliche nosologische Zuordnung (646). Trotzdem geben diese Ergebnisse das Fundament für die folgende Fragestellung ab:

Können meteorologische Faktoren latente Suizidimpulse beeinflussen?

Um diesem Problem näherzukommen, muß vorher geklärt werden:

Welche jener psychiatrischen Krankheitsbilder, aus denen sich die Suizidanten-Kollektive rekrutieren, halten sich überhaupt für subjektiv wetterfühlig bzw. welche sind tatsächlich meteorologisch beeinflußbar, d. h. objektivierbar wetterfühlig?

Wie in Tabelle 22 detailliert dargestellt, gibt etwa jeder zweite Depressive, Neurotiker, Psychopath, Alkoholiker oder Drogenabhängige bzw. jeder dritte Schizophrene an, unter Witterungseinflüssen nachhaltig zu leiden. Eine Objektivierung dieser subjektiven Reaktion ist durch die sogenannte «Koinzidenz-Methode» (242, 246) möglich.

In Tabelle 22 läßt sich auch erkennen, welche psychisch Kranken unter welchen meteorologischen Ereignissen besonders leiden und deshalb unter gegebenen Umständen suizidgefährdet sind.

Tabelle 22, Säule I veranschaulicht die Ergebnisse nach dem schweizerischen Witterungskalender, der mit Föhn, Kaltfront, Warmfront und Okklusion (vom Boden abgehobene Warmluftschale) operiert. Er ist relativ einfach zu interpretieren, entspricht aber nicht mehr unbedingt dem neuesten meteorologischen Stand.

Tabelle 22, Säule II zeigt die Resultate anhand des modernen Wetterlagen-Klassifikationssystems mit der gleichen Datenmasse. Dieses Verfahren stellt zwar von meteorologischer Seite das augenblickliche Optimum dar, ist aber für den Arzt kaum verständlich, geschweige denn praktisch zu verwerten.

Tabelle 22, Säule III bietet deshalb einen Kompromiß. Dort wurde das umfangreiche Wetterlagen-Klassifikationssystem auf die einfachste Größe deduziert, die mit den eigenen Sinneswahrnehmungen zu kontrollieren ist, die Temperatur. Eine solche Vereinfachung hat ihre Gefahren; andererseits stellt die Temperatur aber einen der wesentlichsten Einzelfaktoren dar.

Schizophrene

Die Zahl der Schizophrenen unter den verschiedenen untersuchten Suizidanten-Kollektiven variiert zwischen 1 und 11 %.

Schizophrene begehen nicht selten in den Anfangsstadien ihrer Krankheit Selbstmord. Bisweilen überfällt sie dann eine düstere Ahnung der drohenden Katastrophe. Ihr äußeres Verhalten kann dabei «völlig normal» sein. Sie neigen zu rezidivierenden sowie unerwarteten und oft mysteriösen bzw. «heroischen» Selbstmorden. Gelegentlich nehmen sie sich auch unter dem Einfluß imperativer Stimmen das Leben, seltener um fiktiven Verfolgungen zu entrinnen.

Gegenüber Witterungseinflüssen zeigen sie sich subjektiv am unempfindlichsten. In Wirklichkeit sind sie jedoch ausgesprochen anfällig für meteorologische Einflüsse jeglicher Art.

Depressive

Depressive jeglicher diagnostischer Untergruppe sind suizidal am stärksten gefährdet. Sie machen in den einzelnen Suizidanten-Kollektiven einen Anteil von 6–80 % aus. Allerdings ist hier nach den einzelnen nosologischen Abgrenzungen zu differenzieren, was sich nicht immer ohne schematischen Zwang erreichen läßt (endogene und Involutionsdepressionen: 7,7–31 %; neurotische, reaktive und Erschöpfungsdepressionen 6,4–80 %).

Die endogene Depression provoziert sehr häufig den Wunsch zu sterben, bei mitunter heftigen und grauenhaften Suizidarten. Die Intensität der Selbstmordtendenz ist nicht nur von der Schwere und der Phase der Depression, sondern auch von der Vorgeschichte des Betroffenen abhängig. Endogen Depressive neigen auch am ehesten zu erweitertem Selbstmord, in dem sie den Partner, vor allem aber ihre Kinder mit in den Tod zu nehmen versuchen.

Depressive sind in klimatischer Hinsicht eine besonders empfindliche Krankheitsgruppe. Zusammen mit den Neurotikern klagen sie subjektiv am stärksten über meteorologische Einflüsse. Tatsächlich reagieren sie – je nach diagnostischer Untergruppe – mit am stärksten auf praktisch alle meteorologischen Ereignisse.

Neurotiker

Bei den typischen neurotischen Entwicklungen (z. B. Angst- und Zwangsneurosen) sind Selbstmordhandlungen relativ selten. Ein prozentualer Vergleich bei den neurotischen (und später auch psychopathischen) Entwicklungen zwischen den einzelnen Probandengruppen ist aufgrund der Diskrepanzen in den nosologischen Anschauungen kaum möglich. Die prozentuale Beteiligung von Neurotikern an der allgemeinen Selbstmordrate variiert deshalb zwischen 8,2 und 80 %.

Subjektiv sind Neurotiker ausgeprägt wetterfühlig, schildern dies sehr plastisch und zeigen das vielfältigste meteorogene Beschwerdebild aller psychisch Kranken. Eine Objektivierung dieser Angaben mit der Koinzidenzmethode erweist sich jedoch als schwierig. Das größte Problem ist die nicht immer einheitliche und bisweilen unscharfe Diagnosestellung. Doch zeigen sich für bestimmte Untergruppen Hinweise auf eine charakteristische meteorologische Störbarkeit dieses Krankheitsbildes.

Psychopathen

Ähnliche Probleme werfen die abnormen Persönlichkeiten auf. Hier lassen sich ebenfalls zwischen den einzelnen Untersuchergruppen nur bedingt Vergleiche ermöglichen (zwischen 7 und 24,3 % Anteil an der allgemeinen Suizidrate). Auch Psychopathen gelten im hohen Maße als selbstmordgefährdet. Subjektiv bewegt sich ihre Wetterfühligkeit auf dem Niveau der übrigen Patienten, wenngleich Frauen stärker betroffen sind als Männer. Unter den angedeuteten Einschränkungen, wie sie bei den Neurosen geschildert wurden, lassen sich für abnorme Persönlichkeiten bestimmte meteorologische Ereignisse objektivieren, die für dieses Krankheitsbild besonders gefährdend sind.

Alkoholiker

Ein weiteres Kontingent abnormer Persönlichkeiten mit großer Selbstmordanfälligkeit bilden die Alkoholiker. Gewohnheitsmäßigen Alkoholabusus hat man schon als «protrahierte Form des Selbstmordes» bezeichnet. Zudem reduziert der Alkohol entsprechende Hemmungen und löst damit aggressive Impulse und vor allem Selbstmordtendenzen aus. In den verschiedenen Untersuchergruppen liegt die prozentuale Verteilung der Alkoholiker (zum Teil mit anderen Abhängigen vermengt) zwischen 8,6 und 20,3 %. Damit ist der Suizid nach der Leberzirrhose die zweithäufigste Todesursache der Trinker. Jugend und höheres Lebensalter sind besonders bedroht.

Von den Alkoholikern bezeichnet sich etwa jeder zweite subjektiv als wetterfühlig (Frauen sehr viel mehr als Männer). Allerdings nimmt diese Reagibilität mit zunehmendem Alter (und damit wahrscheinlich auch Suchtdauer) immer mehr ab. Möglicherweise handelt es sich hier um einen systematischen organischen Abbau, der nur zu Beginn der Abhängigkeit und damit in jungen Jahren noch eine vegetative Reaktion zuläßt (siehe Seite 131).

Unter diesem Aspekt sind vor allem jugendliche Alkoholiker meteorologisch durch bestimmte Einflüsse gefährdet.

Drogenabhängige

Für die fortgeschrittenen Drogenabhängigen gilt, was bereits für die Alkoholiker gesagt wurde («protrahierter Selbstmord» – häufig genug von den jungen Toxikomanen offen verbalisiert). Die Drogenabhängigkeit Jugendlicher in ihrer heute verbreiteten Form ist eine relativ junge psychiatrische Krankheit. Bei den von uns herangezogenen Vergleichskollektiven finden sich deshalb nur in neueren Arbeiten entsprechende Anteilhinweise, die (partiell mit anderen Toxikomanen vermischt) zwischen 7,7 und 12 % variieren.

Drogenabhängige sind ausgesprochen wetterfühlig und ähneln in ihrer Reaktion auf meteorologische Reize mehr Neurotikern als dem anderen Suchtkollektiv der Alkoholiker. Tatsächlich lassen sich bestimmte meteorologische Ereignisse als besonders gefährlich für dieses Krankheitsbild objektivieren.

Welche Möglichkeiten bieten sich für eine praktische Suizidprophylaxe?

Psychologisch ließe sich verstehen, daß regnerisches und trübes Wetter eine latente Suizidneigung intensiviert. Viele

Suizidstatistiken zeigen aber deutlich, daß gerade «schönes Wetter» mit einem Selbstmordmaximum belastet ist. Auch sind die verstärkten psychophysischen Schwierigkeiten der – in suizidaler Hinsicht besonders gefährdeten – Depressiven bei schönem Wetter bekannt. Diese Patienten pflegen dann in einer frohgelaunten Umgebung um so bitterer zu spüren, daß sie mit der Unternehmungslust der anderen nicht mehr mithalten können.

Wesentlich ist auf jeden Fall die Zeit *vor* einem Wetterwechsel. Erfahrungsgemäß wird dabei ein rascher Umschwung schlechter vertragen als ein langsamer, der eher eine Adaption erlaubt.

Im Grunde ist es weder für Kliniker noch Praktiker möglich, eine lückenlose Suizidprophylaxe zu gewährleisten. Dafür ist die Zahl der Imponderabilien zu groß.

Eine wesentliche Hilfestellung aber gibt das «*präsuizidale Syndrom*» (701–703):

Primär wird die Möglichkeit, vorhandene Probleme durch Selbstmord zu lösen, für sich allein in Erwägung gezogen. Bahnende Faktoren sind Selbstmorde in Familie oder Freundeskreis sowie entsprechende Pressemeldungen. Im weiteren kommt es zur Konfrontation zwischen zerstörerischen und selbsterhaltenden seelischen Kräften. In zwei Drittel der Fälle lassen sich mündliche oder schriftliche Hinweise der Betroffenen finden, die jedoch niemanden beunruhigten. Im Gegensatz zur landläufigen Meinung ist jedoch zum Selbstmord entschlossen, wer vom Selbstmord spricht.

Schließlich hat der seelische Kampf ein Ende. Es kommt zur scheinbaren Beruhigung («Ruhe vor dem Sturm»). Alarmzeichen sind die zunehmende Einengung der persönlichen und zwischenmenschlichen Beziehungen, der Versuch, aggressive Durchbrüche zu unterdrücken sowie anfangs aktiv intendierte, später sich passiv aufdrängende Selbstmordphantasien, Sturz- und Katastrophenträume.

Ist es möglich geworden, einen Patienten in dieser Richtung zu fixieren, dann sollte man – unter Berücksichtigung des jeweils individuell gelagerten Krankheitsbildes bzw. seiner entsprechenden Entwicklungsstadien – zusätzliche «meteorologische Risiken» vermeiden (z. B. Ausgangserlaubnis hospitalisierter Patienten).

Nach dem heutigen Stand der Dinge muß der Arzt sich dabei weder differenziertere meteorologische Kenntnisse aneignen noch längere Zeit für die tägliche Wettervorhersage aufbringen. Ein über die ganze Bundesrepublik verteiltes Informationsnetz liefert dem Therapeuten per Telefon und kostenlos die wichtigsten meteorologischen Daten des Tages sowie Hinweise auf zu erwartende seelische und/oder körperliche Befindensschwankungen (s. S. 38).

Welche praktischen Konsequenzen dann aus der jeweiligen Situation zu ziehen sind, wird weiterhin die persönliche Bürde des behandelnden Arztes bleiben. Gerade weil die praktische Suizidprophylaxe eine so ungeheuer schwierige Aufgabe ist, sollte jede Möglichkeit zur Verbesserung genützt werden.

Wetter – Klima – Kriminalität

So wie der Dichter *Voltaire*, der Arzt *Lombroso* und sogar der Staatsmann *Montesquieu* waren schon in früheren Jahrhunderten viele Wissenschaftler vieler Disziplinen davon überzeugt, daß Wetter und Klima einen Einfluß auf die Kriminalität ausüben. Eine große Zahl von Untersuchungen zeugt von dem Bemühen, eines der bedrohlichsten Kapitel der Menschheit, das Verbrechen, wenigstens von dieser Seite her in den Griff zu bekommen (s. Tabelle 27). Die Art der bisher vorliegenden Beiträge in der Literatur erstreckt sich von z. T. phantastisch anmutenden Überlegungen über diskussionswürdige Hypothesen bis hin zu realistischen Schlußfolgerungen aus umfangreichen polizeilichen Daten. Trotzdem ist bis heute die kriminologische Biometeorologie nicht unter die biometeorologischen Subdisziplinen eingereiht worden. Dabei dürften kriminologisch, statistisch und biometeorologisch fundierte Erkenntnisse aus diesem interdisziplinären Gebiet eine wertvolle Hilfestellung für manche offene Frage in der Jurisprudenz, bei polizeilichen Ermittlungsverfahren und sogar in der Verbrechensvorbeugung vermitteln.

Tabelle 27

Wetter - Klima - Kriminalität — historische Übersicht

Autor	Jahreszahl	Untersuchungsergebnisse / Hypothesen
Montesquieu	1748	«L'Esprit des lois»: Die peristatischen Bedingungen, insbesondere aber Wetter und Klima, können von Land zu Land variieren. Infolgedessen seien die Gesetze einer Nation nicht unbedingt auch auf alle anderen anwendbar. Wo sich beispielsweise der Alkoholmißbrauch mit dem Klima nicht vereinbaren lasse und zu schweren gesundheitlichen Störungen und Trinkexzessen führe, sollte er auch strenger bestraft werden als dort, wo er nicht rasend und wild, sondern nur dumpf und schwer macht. So befürwortete *Montesquieu* zwar das islamische Alkoholverbot wegen des dort zumeist herrschenden heißen Klimas, hielt es jedoch für ungeeignet in kalten Ländern. — In Übereinstimmung mit *Voltaire* war er der Ansicht, daß die eigenartige und unnatürliche Weise der Engländer, sich sogar im Glück zu suizidieren, auf den dort herrschenden verrufenen Ostwind zurückgehe. Manche Monarchen wären nicht abgesetzt (z. B. *Jakob II.)*, andere nicht geköpft worden (z. B. *Karl I.*), hätte nicht zu jener Zeit der Ostwind seinen verheerenden Einfluß geltend gemacht. — Der Einfluß klimatischer Bedingungen war für *Montesquieu* so wesentlich, daß er auch die Gerechtigkeit der Legislative bedroht sah, lag der Standort des Parlamentes nicht im Zentrum der Nation. Nur in einer solchen Position könnten die Gesetzgeber in jener klimatischen Umgebung leben, die sich nicht allzusehr von jeder anderen

Tabelle 27 (Fortsetzung)

Autor	Jahreszahl	Untersuchungsergebnisse / Hypothesen
		Region ihres Landes unterschiede. Klassisches Beispiel dieser Fehlentwicklung sei die Lage von Paris.
Guerry	1864	Verbrechen gegen die Person (z. B. Mord, Überfälle, Vergewaltigung) seien eher während der Sommermonate, kriminelle Vergehen gegen das Eigentum (z. B. Diebstahl, Einbruch, Raub) häufiger während der Wintermonate. – Die Zahl der Verbrechen gegen die Person nähme mit abnehmender geographischer Breite (d. h. Annäherung an den Äquator) zu, während Eigentumsdelikte ein umgekehrtes Verhältnis bewiesen.
Quetelet	1869	«Thermisches Gesetz der Straffälligkeit».
Lacassagne	1881	Auf Anregung von *Maury* (1860) erste Fertigstellung eines «Kriminalkalenders». *Lacassagne* katalogisierte einige hunderttausend kriminelle Akte, die von 1825–1880 in Frankreich begangen worden waren und unterteilte sie in Personen- und Kapitalverbrechen. Ergebnis: Verbrechen gegen die Person erreichten ihren Gipfel zu Frühlingsende, Herbstanfang, insbesondere aber im Sommer; Vergehen gegen das Eigentum in den Wintermonaten Dezember, Januar und Februar. Insgesamt gesehen verliefen die beiden Kurven fast spiegelbildlich zueinander. Bei den meteorologischen Einzeldaten glaubte *Lacassagne,* daß hohe Temperaturen die Leidenschaften förderten, die – wenn sie überhandnahmen und einen antisozialen Charakter entwickelten – zum Verbrechen entarten konnten. Da aber seine eigenen Daten zeigten, daß Vergewaltigungen weit häufiger während der Wintermonate begangen wurden, schrieb er der kalten Witterung die Fähigkeit eines Aphrodisiakums zu.
Ferri	1882	Hohe Umgebungstemperaturen machten die Menschen reizbarer, was sich im Anstieg aggressiver Vergehen während der Sommerzeit widerspiegele. Außerdem verfügten die Menschen während der Sommermonate über einen Energieüberschuß, da sie leichter an Nahrung kämen und der Stoffwechsel nicht dauernd von seinen Reserven zehren müsse.
Hill	1884	Stellte eine Gleichung auf, nach der die Zahl der Morde und Selbstmorde in Indien vorausgesagt werden konnte. Dabei operierte er mit Durchschnittstemperatur, Luftfeuchtigkeit und jener Grenztemperatur, bei der Gewaltverbrechen auftreten müßten. Diesen Wert nahm er für Indien mit 48,4 °F (Fahrenheit) an (1 °F verhält sich zu 1 °C wie 9 : 5; Gefrierpunkt: 0 °C ≙ 32 °F). Begründung: Jeder, der bei kaltem Wetter einmal in Indien war und die widerlichen Lebensbedingungen der Eingeborenen bei einer Temperatur von 60 °F gesehen hat, werde glauben müssen, daß bei etwa 48 °F Gewaltverbrechen nicht mehr möglich seien. Bei einer solchen Temperatur reichten die Energiereserven höchstens zu kleineren Diebstählen, jedoch nicht mehr zu Verbrechen schwerwiegenderen Ausmaßes.

Tabelle 27 (Fortsetzung)

Autor	Jahreszahl	Untersuchungsergebnisse / Hypothesen
Corre	1889	Auf den französischen westindischen Inseln häuften sich die Verbrechen gegen Personen während der kühlsten und nicht der wärmsten Jahreszeit.
Kropotkin	1890	Entwickelte eine Gleichung aus Durchschnittstemperatur des Monats und Durchschnittsfeuchtigkeit, multipliziert mit jeweils einer Konstanten, um in jedem Teil Europas mathematisch vorausberechnen zu können, mit wieviel Mordfällen zu rechnen sei.
Lombroso	1890	Verglich 836 Revolutionen und Aufstände (1791–1880) und konnte zeigen, daß es sowohl in der nördlichen als auch südlichen Hemisphäre ein deutliches Sommer- und Wintermaximum gab. Vor allem Länder mit geringerer geographischer Breite zeigten dann am häufigsten Rebellionen aller Art. Auch Duelle in der Armee schienen öfter in die Sommermonate zu fallen. Diese besondere Disposition für Rebellion und Verbrechen werde durch einen «relativ geringen Grad von Hitze» ausgelöst, der die nervösen Zentren wie Alkohol stimuliere, ohne jedoch so zu lähmen, daß eine kriminelle Tat unmöglich würde. *Lombroso* wurde zu dieser Version durch die Ergebnisse von *Corre* (s. o.) gezwungen. Er folgerte aus *Corre*s jahreszeitlicher Kriminalitätsverteilung in tropischen Ländern, daß äußerst heiße und feuchte Luft, wie sie dort während der entsprechenden Jahreszeit herrsche, depressiv und damit für Verbrechen unfähig mache.
Morrison	1891	Stellte den damals diskutierten ökonomischen Hintergrund des Sommergipfels der Verbrechen in Abrede (Sommer = Erntezeit = Entlohnung = Alkoholkonsum = Verbrechen). Die aggressiven Durchbrüche von Strafgefangenen häuften sich ebenfalls während des Sommers, obgleich ihre sozialen und ökonomischen Verhältnisse das ganze Jahr hindurch die gleichen blieben.
Dexter	1904	Berücksichtigte bei seinen umfassenden Untersuchungen neben Temperatur und Luftfeuchtigkeit auch Windverhältnisse, Luftdruck, Sonnenscheindauer, Regen, Bewölkung und sogar den Einfluß der atmosphärischen Elektrizität. Ergebnis: Hohe Temperaturen, Stürme, aber auch schöne Tage mit niedriger Luftfeuchtigkeit seien anabol (beschleunigen den physiologischen Prozeß, indem sie für gute Oxydierung der Körpergewebe sorgen). Niedrige Temperaturen, Hochdruckverhältnisse, Windstillen, regnerische und wolkenverhangene Tage sowie hohe Luftfeuchtigkeit wirkten katabol (bremsen den physiologischen Prozeß, indem sie den Körpergeweben nur wenig Sauerstoff zur Verfügung stellen). Da man jedoch keinen Unterschied zwischen physiologischen und psychischen Prozessen machen dürfe, müßten die meteorologischen Verhältnisse auch Fehlverhalten im weitesten Sinne des Wortes provozieren können. Dabei interpretierte er Fehlverhalten als Ergebnis eines Über-

Tabelle 27 (Fortsetzung)

Autor	Jahreszahl	Untersuchungsergebnisse / Hypothesen
Dexter (Fortsetzung)	1904	schusses an geistiger Reserveenergie, die jedoch nicht in nützliche Zwecke überführt werde. Überfälle und Mißhandlungen häuften sich regelmäßig mit zunehmender Temperatur. Temperaturen bis zu 80 °F gehen mit wachsender Verbrechensrate parallel, wobei zwischen 80 ° und 88 °F die Zahl krimineller Vergehen um das Doppelte anwachse. Jenseits dieser Temperaturgrenze käme es wieder zu einem Rückgang, da sehr heiße Umgebungstemperaturen ausgesprochen devitalisierend wirkten und auch kriminelle Neigungen bremsten. Bei zunehmender Temperatur soll die Zahl der von weiblichen Tätern begangenen Vergehen rascher zunehmen als die durch Männer, umgekehrt aber bei sehr hohen Temperaturen auch wieder rascher zurückgehen. Fazit: Frauen seien temperaturempfindlicher als Männer. Im Sommer erfolgten nur halbsoviel Arretierungen wegen Trunkenheit wie im Winter. Grund: Viele Mittellose griffen besonders dann zum Alkohol, wenn ihre unwürdigen Lebensbedingungen besonders hart ausfielen, was hauptsächlich im Winter vorkomme. Während äußerst feuchter Tage falle die Verhaftungswelle wegen Überfällen minimal aus, wachse jedoch bei geringerer relativer Luftfeuchtigkeit wieder rasch an. Fazit: Feuchte Tage schwächten nicht nur körperlich, sondern machten auch depressiv und damit inaktiv. Trockene Tage wirkten belebend, was sich in krimineller Hinsicht bis zur Häufung von Mordfällen auswirke. Windgeschwindigkeiten von 150–200 Meilen pro Tag machten die Menschen streitsüchtig. Windgeschwindigkeiten darüber oder darunter führten zu einem Rückgang der Arretierungen wegen Verbrechen gegen die Person. Grund: Geringer ausgeprägte Luftventilation führe zu verminderter Sauerstoffkonzentration in der besonders belastenden Stadtluft. Trockene und windige Tage aber führten zu Änderung des elektrischen Potentials der Atmosphäre und damit wieder zu einem Anstieg der Kriminalität.
Aschaffenburg	1913	Die Konzeptionsrate unehelich geborener Kinder falle im Frühjahr (insbesondere Mai) weit intensiver aus, als die von verheirateten Paaren. Vergewaltigungen würden hauptsächlich im Frühjahr und Frühsommer begangen, die meisten unzüchtigen Handlungen fielen in den Juni, einen Monat vor dem Maximum aller Sexualverbrechen überhaupt (Juli). *Aschaffenburg* glaubte vor allem an eine charakteristische Zeugungsperiode, die auch das Verbrechen mit einschließe. Nach seiner Meinung sollte die Neigung zu sexuellen Vergehen dadurch entstehen, daß Kriminelle nicht in der Lage seien, ihre natürlichen Zeugungstriebe zu bestimmten Jahreszeiten besser zu kontrollieren.

Tabelle 27 (Fortsetzung)

Autor	Jahreszahl	Untersuchungsergebnisse / Hypothesen
Ishii	1927	Temperaturen über 21 °C und Feuchtigkeit von mehr als 80 % wirkten stimulierend auf aggressive Durchbrüche mit Neigung zu Körperverletzung. Mordfälle häuften sich am ehesten bei über 25 °C und einer Feuchtigkeit zwischen 50 und 80 %. Extrem hohe Temperatur und Luftfeuchtigkeit ließen die Zahl der Morde wieder zurückgehen. Desgleichen führten regnerische Tage zu einer Abnahme von Mordfällen und Körperverletzungen, die in Japan zumeist außer Haus begangen würden. Wind unter 8 m/sec. habe keine Wirkung; über 8 m stimuliere er jedoch das Verbrechen. Bewölkungszunahme fördere das Verbrechen. Werde sie jedoch so ausgeprägt, daß sie zu Regen oder Schnee führe, gehe die Kriminalität wieder deutlich zurück.
Petersen	1934	Die größte Wahrscheinlichkeit, einen Kriminellen zu zeugen, liege in der Zeit zwischen März und April. Solche Menschen gehörten eher dem schizophrenen Typus an. Eine zweite Möglichkeit bestünde während des Herbstes. Diese Individuen müßte man eher dem manisch-depressiven Typ zurechnen. Die rapiden Witterungsveränderungen in Frühjahr und Herbst bedeuteten einen weit stärkeren physiologischen Streß als im Sommer und Winter. Das spiegele sich dann im Lebenslauf der Betroffenen wider.
Bonger	1936	Die meisten Menschen seien (im späten 19. und frühen 20. Jahrhundert) auf die Landwirtschaft angewiesen, einer jahreszeitlich abhängigen Beschäftigung. Der Sommergipfel des Verbrechens falle mit dem – während der Erntezeit ausgezahlten – Lohn und dem damit verbundenen erhöhten Alkoholkonsum zusammen und erkläre sich deshalb eher ökonomisch.
Mills	1934/39	Verglich die Wetterverhältnisse der USA mit den Verbrechensraten der einzelnen Regionen. Folgerte – in Anspielung an die offenbar überproportionale Beteiligung südländischer Einwanderer an kriminellen Vergehen –, daß das ausgesprochen stimulierende Klima von Amerika mit seinen unruhigen Wetterverhältnissen der Hauptgrund sein müsse für die geringe Anpassungsfähigkeit dieses Einwandererkontingents. Das führe zu einer ungewöhnlichen Freisetzung von Energie und Vitalität, die der früheren Zurückhaltung und dem alten Lebensstil dieser Völker nicht adäquat sei und jene Unruhen provoziere, die sie häufig durch Schieberei und Erpressung mit den Gesetzen und Sitten der USA in Konflikt brächten. Geographisch aufgeschlüsselt häuften sich die Selbstmorde und Morde nicht in den südlichen Staaten, sondern im zentralen Anteil der USA. Das aber sei die stürmischste Region des Landes. *Mills* schien deshalb weniger die Temperatur, mehr die stürmischen Wetterlagen als Auslöser für kriminogene atmosphärische Bedingungen zu sein.
Huntington	1937/38	Glaubte, daß Menschen, die zu kriminellen Vergehen disponiert seien, an Tuberkulose oder Schwachsinn litten und in über-

Tabelle 27 (Fortsetzung)

Autor	Jahreszahl	Untersuchungsergebnisse / Hypothesen
		mäßig großer Zahl in jener Jahreszeit geboren würden, in die ohnehin die größte Geburtenfrequenz falle (Frühjahr). Geburten in Familien, die häufiger Kriminelle hervorbrachten, neigten dazu, dem «animalen Grundrhythmus» weit genauer zu folgen als solche unbelasteter Familien. In dieser Hinsicht seien die Kriminellen wie die Genies.
Odenwald	1939	Während des Föhns komme es zu einer Frequenzzunahme von Verkehrsunfällen, Verbrechen und Suiziden. Solche Situationen entstünden nicht zuletzt durch Reizbarkeit und (Selbst-)Aggressionen, die der Föhn stimuliere.
Curry	1948	Entwickelte die Theorie vom «Aran», einer mysteriösen, wahrscheinlich dem Ozon nahestehenden Verbindung, die je nach Intensität darüber entschied, ob die Luft als frisch oder abgestanden empfunden wurde. Südwinde sollten eine niedrige, Nordwinde eine hohe Konzentration von Aran aufweisen. Typologisch unterschied er den W- und K-Typ (siehe Seite 90). W-Typen würden empfindlich auf Aranmangel in der Luft reagieren, K-Typen hingegen mieden aranreiche Luft. Mörder sollten eher bei den K-Typen, Suizidanten häufiger bei den W-Typen gesucht werden. Waren zum Zeitpunkt des Todes die Aran-Werte niedrig und die tote Person ein W-Typ, schien ein Selbstmord wahrscheinlicher. Lagen hingegen maximale oder zumindest zunehmende Aran-Werte vor, sollte eher an einen Mordfall gedacht werden. Im übrigen hielt es *Curry* für unwahrscheinlich, daß sich K-Typen suizidierten, weshalb er hier von vornherein einen Mordfall für gegeben ansah.
Yamaguchi	1952	Untersuchte Betrugsfälle, Fahrrad- und einfache Diebstähle und ihre Relation zur jeweiligen Wetterlage. Nach seiner Meinung schien es eher das Opfer zu sein, das unter dem Einfluß des Wetters stehe, nicht der Kriminelle. In vielen Fällen würden nämlich Menschen während gewisser meteorologischer Bedingungen sorgloser und damit leichter Beute eines kriminellen Vergehens.
Meixner	1955	Konnte trotz umfangreicher statistischer Erhebungen keinen Einfluß des Föhns auf Suizid, Verkehrs- und Betriebsunfälle sowie kriminelle Delikte, insbesondere Exhibitionismus und Notzucht objektivieren. Warnte davor, den Einfluß des Föhns in jedem Fall strafmildernd heranzuziehen. Falls überhaupt, seien es höchstens Einzelfälle, die einer sorgfältigen Prüfung vom psychologischen, medizinischen und meteorologischen Standpunkt aus unterzogen werden müßten. Auch der Hinweis auf entsprechende Gerichtspraktiken in Italien, wo der Scirocco das Strafmaß mitbestimme, entspräche nicht den Tatsachen.
La Roche und *Tillery*	1956	Führten in Florida eine Untersuchung durch, bei der sie Verkehrsunfälle, Trunkenheit und Verbrechensraten mit Temperatur, Feuchtigkeit und Barometerdruck verglichen. Fanden keine signifikanten Ergebnisse.

Tabelle 27 (Fortsetzung)

Autor	Jahreszeit	Untersuchungsergbnisse / Hypothesen
Dordick	1958	Maß aufgrund seiner Untersuchungen dem atmosphärischen Druck in kriminologischer Hinsicht nur einen untergeordneten Einfluß zu.
Schroner	1966	Plötzlicher Temperaturanstieg innerhalb eines niedrigen Drucksystems könne aggressive Neigungen auslösen.
Miller	1968	Analysierte die bisher vorliegenden Korrelationsergebnisse mit dem (föhnähnlichen) Santa Ana-Wind und kam zu dem Schluß, daß es in kriminologischer Hinsicht eine zwar tendenzielle, aber nicht eindeutige Beziehung zwischen der steigenden Zahl von Mordfällen und dem Auftreten dieses Windes gäbe.
Griffith und Veitch *Baron* *Füllgrabe*	1971 1972 1974	Wiesen darauf hin, daß Reizbarkeit und Aggressivität bei steigender relativer Luftfeuchtigkeit zunehmen und daß auch in jüngster Zeit Kriminalität und vor allem Zuchthausrevolten besonders in den USA während der feucht-heißen Sommer ihr Maximum erreichten. Allerdings gäbe es auch entgegengesetzte Meinungen und Ergebnisse ohne jahreszeitliche Häufung.

Nach *Kevan* und *Faust,* 1976.

«Kriminalkalender»

Schon im 19. Jahrhundert bemühte man sich um sogenannte «Kriminalkalender», so fasziniert war man von der Regelmäßigkeit mancher krimineller Aktivitäten zu bestimmten Jahreszeiten. Nach den ersten Statistiken in den USA vor etwa 100 Jahren sollten Verbrechen gegen die Person (z. B. Mord, Überfälle, Vergewaltigung) häufiger während der Sommermonate und kriminelle Vergehen gegen das Eigentum (Diebstahl, Einbruch, Raub usw.) eher während der Wintermonate vorkommen. Eine wenig später in Frankreich durchgeführte Studie bestätigte das Maximum der Verbrechen gegen die Person zum Frühlingsende, Herbstanfang, insbesondere aber im Sommer, während Eigentumsdelikte tatsächlich in die Wintermonate Dezember, Januar und Februar fielen. Insgesamt gesehen verliefen diese beiden Kurven fast spiegelbildlich zueinander.

Im weiteren verglich man sogar Revolutionen, Aufstände und Duelle in der Armee und konnte zeigen, daß es hier sowohl in der nördlichen wie südlichen Hemisphäre ein deutliches Sommer- und Wintermaximum gab.

Moderne Statistiken

Im Grunde weichen auch moderne Statistiken von diesen Erkenntnissen kaum ab. So zeigt der jahreszeitliche Verteilungsmodus für die USA – dokumentiert durch die Statistiken des amerikanischen FBI (Uniform Crime Report) – folgende makabre Zusammenhänge: Gemordet wird am häufigsten zwischen Juli und Dezember, vergewaltigt in der warmen Jahreszeit, also Juni, Juli und August, aber auch im Oktober. Der Einbruch kumuliert in der Ferienzeit von Juli bis August. Raubüberfälle und Diebstähle nehmen in der zweiten Jahreshälfte, also von Juli langsam ansteigend bis Dezember zu. Fahrlässige Tötung häuft sich von Oktober bis Dezember mit einem Gipfel im Juni. Die meisten schweren Körperverletzungen werden im Juli registriert, und zwar mit einem langsam abflachenden Rückgang bis Oktober. Automarder legen in den USA ihre «Hochkonjunktur» zwischen August und November.

Weitgehend vergleichbar, wenn auch nicht ohne charakteristische Unterschiede, ist die polizeiliche Kriminalstatistik des Bundeskriminalamtes in Wiesbaden (s. Tabelle 28). Erwartungsgemäß lassen sich bei der Summe aller Straftaten keine wesentlichen Schwerpunkte errechnen. Dafür kommen bei der Vielzahl der möglichen Delikte zu unterschiedliche Motive zusammen. Immerhin fallen Mord und Totschlag – anders wie in den USA – hier eher in den Winter (Dezember, Januar), die Vergewaltigung wieder in die warme Jahreszeit (Mai bis September mit Schwerpunkt in Juli und August). Vor sexuellen Vergehen scheint man in der kalten Jahreszeit, insbesondere aber zwischen Dezember und April am sichersten zu sein. Möglicherweise spielt die früher einbrechende Dunkelheit während der Spätherbst- und Wintermonate für Raub, räuberische Erpressung und vor allem räuberischen Angriff auf Kraftfahrer («Autofallen») eine begünstigende Rolle. Vorsätzliche Brandstiftung fällt bevorzugt in das Frühjahr (März, April, Mai). Hier wurde schon früher darauf hingewiesen, daß bei manchen, zumeist einfach strukturierten Persönlichkeiten, die Gefühlsausbrüche und Kränkungen nicht ausreichend zu neutralisieren vermögen, diese Jahreszeit mit ihren zumeist unruhigen Witterungslagen bahnend wirken könnte.

Für das gehäufte Auftreten von Rauschgiftdelikten während Spätsommer (Juli, August) und Frühherbst (September, Oktober; Minimum: November, Dezember) spielt erfahrungsgemäß die Reisezeit eine besondere Rolle, während der die geschmuggelten Drogen über die Grenze geschafft bzw. in entsprechende Dealerkreise weitergeleitet werden.

Ähnlich wie in den USA fällt die (vorsätzlich leichte) Körperverletzung mehr in die warme Jahreszeit von Mai bis September.

Andere Delikte wie Unterschlagung (Maximum: Sommer und Frühjahr), Begünstigung, Strafvereitelung und Hehlerei (Gipfel im Januar) sowie Sachbeschädigung (Häufung während der kalten Jahreszeit und im Frühjahr) dürften kaum biometeorologisch erklärbar sein. Wieder andere Straftaten wie gefährliche und schwere Körperverletzung, Diebstahl ohne und unter erschwerenden Umständen, Untreue sowie Straftaten im Amt zeigen keine vergleichbaren Schwerpunkte.

Dort, wo ein Nachlassen krimineller Aktivität zu bestimmten Jahreszeiten deutlich wird, überwiegen die Monate November und Dezember (Betrug, Unterschlagung, Urkundenfälschung, Begünstigung, Strafvereitelung und Hehlerei sowie Rauschgiftdelikte) vor der kälteren Jahreszeit generell (Vergewaltigung) und wärmeren Monaten (lediglich Sachbeschädigung).

Meteorologische Einzelfaktoren als kriminogener Auslöser?

Aber nicht nur Klima und Jahreszeit, auch meteorologische Einzeldaten zog man sehr früh zur Erklärung krimineller Vergehen heran. Das ging von primär abenteuerlich anmutenden Gleichungen aus, nach denen man mittels Durch-

Tabelle 28
Jahreszeit und Kriminalität

Art der Straftat	Maximum	Minimum
Straftaten insgesamt	Kein wesentlicher Schwerpunkt; angedeutete Gipfel in März, Mai/Juni und Oktober	–
Mord und Totschlag einschließlich Versuche	Eher im Winter (Dezember/Januar)	–
Vergewaltigung	Warme Jahreszeit: von Mai bis September mit Schwerpunkt in Juli und August	Kalte Jahreszeit: Dezember bis April
Raub, räuberische Erpressung und räuberischer Angriff auf Kraftfahrer	Kalte Jahreszeit: Spätherbst (Oktober/November) und Winter (Dezember/Januar/Februar)	–
Gefährliche und schwere Körperverletzung	Kein eindeutiger Schwerpunkt	–
(Vorsätzliche leichte) Körperverletzung	Eher warme Jahreszeit: von Mai bis September	–
Diebstahl ohne und unter erschwerenden Umständen	Kein eindeutiger Schwerpunkt	–
Betrug	Eher erste Jahreshälfte (Januar bis Juni)	November/Dezember
Untreue	Ohne vergleichbare Schwerpunkte innerhalb der einzelnen Jahre: biometeorologisch nicht verwertbar	–
Unterschlagung	Eher warme Jahreszeit: Sommer (Juni/Juli/August) sowie Frühjahr (März/Mai)	November/Dezember
Urkundenfälschung	Erste Jahreshälfte etwas mehr	November/Dezember
Straftaten im Amt	Ohne vergleichbare Schwerpunkte innerhalb der einzelnen Jahre: biometeorologisch nicht verwertbar	–
Begünstigung, Strafvereitelung und Hehlerei	Januar	November/Dezember
(Vorsätzliche) Brandstiftung	Frühjahr (vor allem März/April, aber auch Mai)	–
Sachbeschädigung	Kalte Jahreszeit: Winter (Dezember/Januar/Februar) und Frühjahr (März/April/Mai)	August/September
Rauschgiftdelikte	Eher Spätsommer (Juli/August) und Frühherbst (September/Oktober)	November/Dezember

Monatsverteilung der wichtigsten Straftaten in der Bundesrepublik Deutschland (1971–1974), nach *Kevan* und *Faust,* 1976.

Mit freundlicher Unterstützung des Bundeskriminalamtes, Wiesbaden.

schnittstemperatur und -feuchtigkeit, multipliziert mit einigen Konstanten, für jeden Teil Europas mathematisch die zu erwartenden Mordfälle zu errechnen hoffte bis hin zum «thermischen Gesetz der Straffälligkeit». Immerhin durchzieht eine Erkenntnis die Mehrzahl der Befundinterpretationen: Von allen meteorologischen Faktoren, denen man am ehesten einen Einfluß zutraute, spielten der Grad der Luftfeuchtigkeit und vor allem die Temperatur die größte Rolle. «Hohe Temperaturen fördern die Leidenschaften» hieß es im 19. Jahrhundert. Tatsächlich ist man heute in den USA der Ansicht, daß Kriminalität und Zuchthausrevolten besonders während feucht-heißer Sommer zunehmen. Reizbarkeit und Aggressivität stiegen bei anwachsender relativer Luftfeuchtigkeit. Allerdings gibt es entgegengesetzte Meinungen und vor allem solche Ergebnisse, die keine Befunde nach der einen oder anderen Seite sichern konnten.

Am aktuellsten für europäische Verhältnisse ist die kriminogene Bedeutung des Föhns, seit Jahrhundert heiß diskutiert. Die einen glaubten beweisen zu können, daß Föhn eine Zunahme von Verkehrsunfällen, Verbrechen und Selbstmorden provoziere. Sie wurden nicht zuletzt durch Reizbarkeit und (selbst-) aggressive Neigungen ausgelöst, die der Föhn intensiviere. Andere konnten trotz umfangreicher statistischer Erhebungen keinen Einfluß auf Betriebs- und Verkehrsunfälle, Selbstmord und kriminelle Delikte, insbesondere Exhibitionismus und Notzucht objektivieren. Ähnlich ging es den Untersuchergruppen, die weitere warme und trockene Fallwinde in aller Welt auf ihren «mörderischen» Ruf hin statistisch untersuchten. Immerhin führten diese Unsicherheiten dazu, daß bei manchen Fällen vor Gericht bei nachgewiesenem Föhneinfluß mildernde Umstände geltend gemacht wurden.

Bezeichnend ist auch das Untersuchungsergebnis einer japanischen Arbeitsgruppe, die zur Diskussion stellte, es stehe weniger der Kriminelle selber, eher das Opfer unter dem Einfluß bestimmter meteorologischer Faktoren, die es sorgloser und damit leichter zur Beute entsprechender Delikte werden ließen. Früher mag man diesen Überlegungen mit Skepsis begegnet sein, neuere Erkenntnisse aus der modernen Viktimologie aber stützen solche Thesen wieder.

Physiologie meteorologischer Einflüsse

Die wichtigsten externen Reizfaktoren im meteorologischen Bereich sind (815, 816, 820, 855, 856):

Thermische Einflüsse (Infrarot-Strahlung mit Wellenlängen von 700–7300 mμ), Feuchtigkeitseffekte, Luftbewegung (Windgeschwindigkeit), verschiedene Formen der Sonneneinstrahlung (besonders UV), verminderter oder erhöhter Sauerstoffpartialdruck, physiko-chemische Reizung durch Spurenelemente und Luftverschmutzung, Säurewertänderung des Wasserdampfes, Schallwellen, mikroseismische Effekte, Luftionisation, elektrostatische und elektromagnetische Felder, olfaktorische Reize (Geruch) sowie – besonders für die Raumfahrt von Bedeutung – Gravitations- und magnetische Felder, korpuskuläre Sonnenstrahlungen und kosmische Strahlungseffekte.

Praktisch wird jeder Teil des menschlichen Organismus durch meteorologische Faktoren beeinflußt. Zu den Hauptzentren aber zählt man (nach *Tromp,* 1974):

I. Haut

1. *Thermischer Wirkeffekt:* Wärmeleitung, Konvektion, Infrarot-Strahlung (wahrscheinlich Thermorezeptoren in Haut und Hypothalamus); Reaktion z. B. durch Vasokonstriktion und -dilatation oder Schwitzen
a) Wirkung auf: Endokrine Funktionen der Hypophyse (z. B. antidiuretisches und thyreotropes Hormon, Gonadotropine), Schilddrüse und Nebennierenrinde (17-Ketosteroide), Pankreas (Insulin, Blutzuckerspiegel)
b) Blut: Änderungen im Serumproteinspiegel und der Blutzellen
c) Elektrolyte: Siehe Tabelle 18
d) Leberfunktion: Transaminasen und Leberstoffwechsel
e) Weitere physiologische Prozesse, beeinflußt über a–d

2. *Wirkeffekt durch Ultraviolett-Licht:*
a) Melaninoxydation
b) Gesteigerte Vitamin-D-Bildung
c) Vermehrte Magensäuresekretion
d) Blut: Erhöhter Spiegel von Hämoglobin, Kalzium, Magnesium sowie Phosphat
e) Anstieg des Proteinstoffwechsels
f) Gesteigerte Funktion bestimmter endokriner Drüsen (Schilddrüse, Nebennieren usw.)
g) Bakterizide Wirkung (indirekter Effekt auf den Menschen)

3. *Veränderung des Säuremantels der Haut* durch:
a) Aerosole
b) Faktoren, die Schweißbildung und Verdunstung beeinflussen

II. Atmungsorgane

1. *Temperatur und Feuchtigkeit:* Wirkung auf die Schleimhäute
Trockene Luft
a) Austrocknung und Elastizitätsminderung der Schleimhäute sowie verminderte Ziliaraktivität (Staubelimination)
b) Gestörte Schleimproduktion
c) Verminderte Antikörperbildung
d) Eingeschränkte Durchblutung und damit Aufwärmung der eingeatmeten Luft
Abkühlung
a) Verminderte Membranpermeabilität
b) Kapillarkonstriktion, damit Begünstigung von Bakterien- und Virenvermehrung

2. *Ionisation:* Überschuß an negativen Ionen führten zu:
a) Gesteigerter Ziliaraktivität
b) Vermehrter Schleimbildung
c) Weitere Effekte in Diskussion (s. S. 172)

3. *Säuregehalt der Luft*
a) Verschiebung zur alkalischen Seite erhöht die Permeabilität der Schleimhäute und senkt die Ziliaraktivität
b) Verschiebung zur sauren Seite führt zu bronchitischen Beschwerden sowie Zellschrumpfung

4. *Verminderter Sauerstoffpartialdruck*
a) Gesteigerte Lungenventilation
b) Vermehrte Nebennierenaktivität
c) Erhöhte Herzaktivität
d) Verstärkte Hämoglobinbildung sowie Änderungen im Blutbild

e) Erhöhte periphere Zirkulation
f) Verbesserung von Wärmeregulation und autonomer Nervenfunktion

5. *Erhöhter Sauerstoffpartialdruck:* Wichtig für anaerobe Krankheiten (Gangrän)

6. *Spurenstoffe*
a) Ozon: In niedriger Konzentration bakterizide Wirkung, in hoher Schädigung des Atemepithels und vermehrte Infektionsbereitschaft
b) Salze (NaCl): Feine Aerosole hypotoner Lösungen führen zu Schwellungen der Schleimhäute, hypertone Lösungen zu Zellschrumpfung

7. *Luftverunreinigung*
a) Gase
b) Partikel: organische (Pollen, Sporen) und anorganische (Mineralien)
c) Aerosole: s. S. 261

III. Nase

1. Siehe Wirkungen auf Atmnungsorgane
2. Direkte Anregung des Riechepithels mit Wirkung auf Stimmung und Aktivität
3. Säuregehalt der Nasensekretion

IV. Augen

1. Zu starke Lichteinwirkung
2. Bestimmte Lichtfrequenzen führen zu erhöhter Krampfbereitschaft bei Epileptikern (z. B. Fernsehen, Durchfahren einer sonnenbeschienenen Allee u. a.)
3. Anregung der Gonadotropinbildung durch Lichteinwirkung
4. Dunkelheit ändert Stoffwechsel, hormonale und Hypophysenfunktionen usw. (s. S. 190)
5. Säuregehalt der Tränenflüssigkeit: Bei Störung durch Aerosole gesteigerte lokale Infektionsbereitschaft

V. Direkte Wirkungen auf das Nervensystem

1. Elektrostatische und elektromagnetische Felder (s. S. 186)
2. Mikroseismische Effekte
3. Direkte Anregung des Riechzentrums

Die Reaktion auf einen meteorologischen Reiz hängt ab:

1. von der Phase des biologischen Rhythmus, in die der meteorologische Reiz fällt
2. vom Grad der Akklimatisation
3. von der «meteorologischen Typologie»
4. von Alter und Geschlecht
5. von der Vorgeschichte des Individuums

Ad 1) **Phase des biologischen Rhythmus:**

Die Reaktion auf einen Reiz hängt von der Ausgangslage des Organismus v o r Einwirkung des Reizes ab. Je höher der Ausgangswert eines physiologischen Vorganges, um so geringer die Neigung des angestoßenen Prozesses, darüber hinaus noch zuzunehmen. Dieses Wirkprinzip erklärt, weshalb der biometeorologische Effekt durch eine Kaltfront völlig unterschiedlich ausfallen kann, je nachdem, ob dem Einströmen kalter Luftmassen eine Warmfront oder eine Anzahl von Kaltfronten in kurzen Abständen vorausgegangen ist. In letzterem Falle können selbst paradoxe Reaktionen beobachtet werden.

Schließlich spielt für den biologischen Rhythmus auch der engere Zeitpunkt eine

Rolle. Da während der Nacht die parasympathische Reaktionslage vorherrscht, kann der gleiche Wetterstreß – je nach Stunde der Einwirkung – ein völlig unterschiedliches Ergebnis provozieren.

Schon generell sollen Sympathikus und Parasympathikus auf Witterungseinflüsse unterschiedlich reagieren. Die sympathische Reaktion sei gewöhnlich drei bis fünf Stunden nach der Passage der Wetterfront stärker. Der Parasympathikus reagiere oft fünf bis sechs Stunden vor dem meteorologischen Ereignis (55).

Ad 2) **Akklimatisation:**

Anpassung der physiologischen Reaktion durch langsame Umstellung. Die Anpassungszeit hängt vom Ausmaß des Reizes, von individuellen Faktoren sowie der Art der vorausgegangenen Periode bzw. dem daraus erwachsenden Streß ab.

Ad 3–5) Die Punkte: individuelle Vorgeschichte (s. S. 59), Alter und Geschlecht (s. S. 74) sowie Typologie (s. S. 90) sind jeweils gesondert abgehandelt.

Der Einfluß meteorologischer Faktoren auf physikalisch-chemische Systeme

Schon in der ersten Hälfte dieses Jahrhunderts wurde unter Meteorologen die Ansicht vertreten, daß die Wetterempfindlichkeit des Organismus auf Veränderungen der kolloidalen Körperflüssigkeiten durch peristatische Einflüsse zurückzuführen sei (211). Erste Untersuchungen wurden mit Arsentrisulfidsol (869) durchgeführt und später kontrolliert, wobei man zu der Überzeugung kam, daß tatsächlich eine Einflußmöglichkeit besteht (268). Später wurde mit einem fotometrischen Verfahren nachgewiesen, daß die Alterung des Aerosols vom Einfluß verschiedener meteorologischer Größen wie Fronten, Änderung der Topographie der 500 mb-Fläche sowie der Zirkulation der Atmosphäre abhängt. So untersuchte man ein organisches Kolloid (Polyvinylpyrrolidion) und fand Zusammenhänge zwischen der Lichtstreuung des Präparates und der Schichtung (Labilität der Atmosphäre) (592). Auch ließen sich bei der Kalziumphosphat-Ausfällung das Auftreten flockiger Niederschläge mit Tiefdruckeinfluß, streifige Fällungen hingegen mit Hochdruck in Zusammenhang bringen (91). Weitere, groß angelegte Versuche zur Fällung von Wismut (3)-Chlorid (640) in Korrelation mit meteorologischen und kosmischen Einflüssen sowie Änderungen des Natriumthiosulfat-Titers (123) in Abhängigkeit zur Sonnenaktivität ergaben zwar eine Reihe statistisch gesicherter Beziehungen, letztlich jedoch keinen eindeutigen Hinweis auf der Suche nach *dem* biotropen Faktor.

Neurohormonelle Hypothesen zur Wetterfühligkeit

Um geeignete Anti-Föhn*)-Medikamente zu entwickeln, untersuchten die Abteilung für angewandte Pharmakologie und die Bioklimatische Sektion der Universität Jerusalem schon vor Jahren die Urinproben Tausender von Wetterfühligen auf folgende Neurohormone (798–800):

1. Serotonin und seine Metaboliten
2. Hydroxyindolessigsäure (HIEE)
3. Adrenalin
4. Noradrenalin (Arterenol)
5. 17-Ketosteroide (androgenes und Streß-Hormon)
6. Bestimmte Metaboliten der Glukokortikoide
7. Natrium und seine Verschiebung gegenüber Kalium
8. Kreatinin als Stoffwechselindikator für tägliche Urinmessungen
9. Histamin als Indikator allergischer Reaktionen und Hyperthyreosen.

Dabei mußte man bald resignierend feststellen, daß es wohl niemals ein Allheilmittel gegen Föhnbeschwerden geben wird. Die Urinbefunde wiesen nämlich auf nicht weniger als drei Reaktionstypen hin, die klar zu differenzieren waren und einzeln oder gleichzeitig in jeweils unterschiedlicher Ausprägung wirksam werden können.

Tabelle 29 faßt die drei typischen Beschwerdegruppen nach Föhneinwirkung zusammen. Nachfolgend die hypothetischen Überlegungen im einzelnen:

Das Erschöpfungssyndrom

Die warme und trockene Föhnluft belastet den Organismus. Er reagiert – im Sinne der *Selye*schen Streß-Theorie – mit einer Alarmreaktion. Das Nebennierenmark produziert vermehrt Adrenalin. War zuvor aufgrund der großen Hitze der Gefäßdurchmesser erweitert worden, um eine verstärkte Wärmeabstrahlung zu gewährleisten, so verengen sich dadurch die Gefäße wieder. Die Perspiration wird eingeschränkt.

Mitunter reicht eine solche normale Gegenreaktion schon aus, um den Warmluftstreß zu kompensieren. Besonders Neuankömmlinge aus Gebieten, in denen der Föhn nicht auftritt, sind am Anfang sogar eher euphorisiert («Föhnrausch»). Das wäre als überschießende hormonelle Reaktion zu deuten. Im Laufe der Jahre erschöpft sich diese Fähigkeit zur Adaption. Der Organismus kann nicht ständig die Alarmreaktion in Gang setzen und vor allem über längere Föhnperioden aufrechterhalten. Wie man im Urin verfolgen kann, läßt die Sekretionsbereitschaft der Nebenniere nach. Das kann bis zur Nebennierenerschöpfung und einem damit verbundenen Mangel an Adrenalin und Noradrenalin führen. Im weiteren Verlauf kommen zwei komplizierte Abläufe hinzu:

Trockene und warme Luft kann die Flüssigkeitsverluste durch Schwitzen, normalerweise etwa 25 % des gesamten Flüssigkeitsumsatzes, auf rund 50 % er-

---

*) Föhn wird hier als Überbegriff für eine bestimmte Form von orographischen Winden verwendet, die in unterschiedlichen Regionen auftreten, meteorologisch nicht unbedingt etwas miteinander zu tun haben müssen, im allgemeinen jedoch einen sehr ähnlichen biologischen Effekt entwickeln. In Israel ist es der Scharaw, der «Föhnbeschwerden» verursacht.

Tabelle 29

Neurohormonelle Charakterisierung von meteorogenen Beschwerden

Syndrom	Urinbefund	Prozent grenzen	Beschwerdeverlauf	Beschwerdebild
Erschöpfungssyndrom	Katecholaminverarmung	44 %	Von Jahr zu Jahr zunehmend	Blutdruckabfall, Müdigkeit, Apathie, Erschöpfung, depressive Stimmungsschwankungen, Verwirrung, Konzentrationsabnahme, Ataxie, Adynamie, hypoglykämische Anfälle mit Naschbedürfnis
Reizsyndrom	Serotoninüberschuß	43 %	Besonders 1–2 Tage vor Föhneinbruch, wenn die Wetterfrontionisierung den Patienten befällt	Schlaflosigkeit, Reizbarkeit, Gespanntheit, Migräne, Übelkeit, Erbrechen, Skotome, Amblyopie, Ödeme, Herzklopfen, Herzschmerzen, Dyspnoe, Wallungen mit Schwitzen oder Frösteln, Schnupfen, Konjunktivitis, Laryngitis, Pharyngitis, Tracheitis, Schwindel, Tremor, Hyperperistaltik, Pollakisurie
«Forme fruste»	Thyroxin über 20 µg/Tag sowie ggf. Histamin im Urin, alle anderen Hormonbefunde ebenfalls erhöht	13 %	–	Mischung aus Symptomen der ersten und zweiten Gruppe mit typischen Schilddrüsenbeschwerden: Empfindlichkeit gegenüber Hitze oder Kälte, Pulsbeschleunigung, Grundumsatzerhöhung, Schwitzen, Diarrhoe, allergische Reaktionen, Hautrötung, Gewichtsverlust trotz erhöhtem Appetit, Überaktivität

Nach *Sulman,* 1970.

höhen. Damit geht mit dem Schweiß vermehrt Natrium, und zwar bis zu 20 g täglich, verloren. Der Organismus aber muß dieses Elektrolytdefizit durch vermehrte Kaliumzufuhr kompensieren.

Der Natriumverlust führt zu vermehrter Ausschüttung von Mineral- und Glukokortikoiden, um das Kalium zu eliminieren. Gleichzeitig werden aber die Androkortikoide (17-Ketosteroide) nur eingeschränkt produziert. Sie aber wären die wahren Streß-Kortikosteroide. Weshalb sie ausgerechnet jetzt fehlen, ist noch nicht gesichert. Möglicherweise ist es ein Versagen der Nebennierenrinde, die durch die überhöhte Produktion der Glukokortikoide überfordert ist.

Schließlich kann das vermehrt in die Blutbahn eingeschwemmte Kalium toxisch auf den — besonders vorgeschädigten — Herzmuskel wirken. Auf dieser Basis hat man die bekannte Anfälligkeit Herzkranker auf Föhneinbruch zu erklären versucht.

Die Folgen dieser komplizierten Funktionsstörungen (Nebennierendysfunktion, Natriumverlust, kompensatorische Hyperkalämie) sind Bradykardie, Adynamie, mangelnde Konzentrationsfähigkeit, Müdigkeit, auch Blutdruckabfall und depressive Stimmungsschwankungen (die jedoch schon teilweise mit dem Blutdruckabfall in Zusammenhang gebracht werden können).

Das Reizsyndrom

Das Verhältnis zwischen positiven und negativen Luftionen (normal 5 : 4) wird sowohl durch Föhn als auch durch Luftverschmutzung («statischer Föhn») zum Positiven hin verschoben. Diese positiven Ionen sollen über die Alveolen ins Blut gelangen und die Thrombozyten zur Freisetzung von Serotonin (umstritten) veranlassen. Unter Streß ist jedoch die normale Aktivität der Monoamin-Oxydase herabgesetzt. Dadurch kann weniger Serotonin als gewöhnlich zu 5-Hydroxyindolessigsäure abgebaut werden.

Die Folgen sind ein Reizsyndrom nach Serotoninüberschuß mit Schlaflosigkeit, Migräne, Herzklopfen, Wallungen, Dyspnoe, Schwindel u. a.

Da der Sauerstoff sowohl als positives wie auch als negatives Ion auftreten kann, wird durch stark positiv ionisierte Luft der partielle Sauerstoffdruck in den Alveolen erniedrigt, der partielle Kohlendioxiddruck erhöht. Diese verminderte Atemkapazität wiederum könnte die Einschränkung der Leistungsfähigkeit und Belastbarkeit unter Wetterstreß miterklären.

Hyperthyreose («forme fruste»)

Die Schilddrüsenhormone erhöhen nicht nur den Körperstoffwechsel, sie verstärken auch den Metabolismus verschiedener Hormone und Fermente. Hyperthyreotiker leiden deshalb vermehrt unter meteorogenen Beschwerden, die sich aus einer Mischung von Symptomen des Erschöpfungs- sowie Reizsyndroms zusammensetzen: Überempfindlichkeit gegen Hitze und Kälte, Pulsbeschleunigung, Grundumsatzerhöhung, Schwitzen, Diarrhoe, allergische Reaktionen, Hautrötung, Hyperaktivität u. a.

Wichtig erscheint vor allem, daß klinisch noch nicht erfaßbare Hyperthyreosen bereits entsprechend reagieren können.

Diese Untersuchungsergebnisse und die daraus abgeleiteten Schlußfolgerungen sind nicht überall und vor allem vorbehaltlos akzeptiert worden. Sie haben jedoch die Diskussion der letzten Jahre sehr befruchtet. Vor allem wurde deutlich, daß in Zukunft zur Frage der Ätiologie der Wetterfühligkeit wohl nur von biochemischer Seite her eine Antwort zu finden ist. Weitere Untersuchungen sind im Gange.

Die Thermoregulation des Menschen

Der Wetter- und/oder Klimastreß wird besonders durch den Hypothalamus ausreguliert. Hier findet sich das Zentrum der Thermoregulation. Möglicherweise wird der Wechsel in der Umgebungstemperatur humoral durch geringe Veränderungen der physikalisch-chemischen Bluteigenschaften perzeptiert. Gleichzeitig erfolgt eine Registrierung neural über die Thermorezeptoren der Haut. Eine völlige Klärung dieser komplizierten Vorgänge steht noch aus (815, 816, 820).

Thermoregulation bei Neugeborenen und Kleinkindern

Die Körperkerntemperatur von 37 °C wird beim Menschen in Ruhe das ganze Leben hindurch aufrechterhalten, obgleich sich Gewicht und Größe von der Geburt bis zum Tode um den Faktor 20 ändern können. Bei einer gegebenen Umgebungs- und Körpertemperatur ist der Wärmeverlust pro Körpergewichtseinheit reziprok zur Körpergröße. Dies beruht auf der Oberflächen-Volumenbeziehung und der absoluten Dicke des Körpermantels. Beim Kleinkind ist aber die thermische Isolation geringer. Um die Körpertemperatur innerhalb der gleichen Spanne wie bei größeren Individuen zu halten, muß das Kleinkind bei jeder gegebenen Umgebungstemperatur mehr Wärme pro Körpergewichtseinheit produzieren. Die Stoffwechselrate muß bei abnehmender Umgebungstemperatur entsprechend größer ausfallen. Andererseits ist ein Kleinkind in einer warmen Umgebung viel eher einer Hyperthermie ausgesetzt als der Erwachsene, was sich wiederum aus der Differenz in der Oberflächen-Volumenbeziehung ableitet.

Beim reifen Neugeborenen liegt die untere Grenze der Umgebungstemperatur, bei denen die Körpertemperatur durch regulatorische Prozesse konstant gehalten werden kann, bei etwa 20 °–23 °, beim unbekleideten Erwachsenen hingegen bei 0 °C. Das bedeutet: Wird das nackte Kind Umgebungstemperaturen ausgesetzt, die für den ruhenden Erwachsenen noch fast angenehm sind, dann ist dessen Temperaturkontrollsystem bereits maximal belastet (815, 816, 820).

Thermoregulation und Krankheit

Zur Messung der Wirksamkeit der Thermoregulationsmechanismen im Körper wurden verschiedene Methoden vorgeschlagen. Ein einfaches Verfahren ist die Messung der Hauttemperatur auf der

Handfläche mit einer Thermosonde. Nach Kühlung der Hand in Wasser bei 10 °C wird die Aufwärmung im Abstand von 15 Sekunden gemessen. Bei Individuen mit guter Thermoregulation erreicht die Aufwärmungskurve die Ausgangstemperatur in ungefähr 6 Minuten. Personen mit schlechter Thermoregulation benötigen dafür bis zu 20 Minuten.

Inzwischen hat man erkannt, welche Krankheiten auf ein gestörtes Thermoregulationszentrum hinweisen können. Dazu gehören vor allem Patienten mit (815, 816, 820):

Bronchitis, Rhinitis, Krebs, rheumatischen Erkrankungen, endogenen Psychosen (z. B. Schizophrene), sowie Patienten mit Herzerkrankungen. Offenbar nimmt die thermoregulatorische Leistungsfähigkeit darüber hinaus noch mit dem Alter ab.

Gute therapeutische Erfolge wurden bei der Klimakammer-Behandlung gesehen.

Reaktion auf Hitzeeinwirkung

Beim Menschen liegt die Spanne des Wohlbefindens zwischen 28 und 32 °C, die thermoneutrale Zone zwischen 25 ° und 35 °C. Ein Anstieg der Umgebungstemperatur führt zu vier thermodynamischen Formen der Gegenregulation (177, 537, 815, 820): Leitung, Konvektion, Verdampfung und Strahlung.

Als physiologische Mechanismen stehen zur Verfügung:

- Gefäßerweiterung (Leitung und Strahlung)
- Verstärkte Atmung (Konvektion und Verdampfung)
- Schwitzen (Verdampfung)

Die Hyperventilation des Menschen unterscheidet sich wesentlich vom sogenannten Hecheln bestimmter Tierarten (z. B. des Hundes). Diese schnellen und flachen Atembewegungen ohne wesentlichen CO_2-Verlust mit erhöhtem Speichelfluß und/oder muköser Exkretion führen zu einem wirkungsvollen Wärmerückgang.

Vasodilatation, Hecheln und Schwitzen wirken nur dann, wenn die Umgebungstemperatur niedriger als die Körpertemperatur bei heißen, trockenen Bedingungen ist. Liegt sie über der Körpertemperatur, müßte eine Gefäßerweiterung den umgekehrten Effekt entwickeln und die Temperatur noch steigern. Deshalb wäre hier eine Vasokonstriktion wieder zweckmäßiger.

Unter extrem heißen, feuchten Bedingungen ist Schwitzen sinnlos. Ohne Luftbewegung kommt es nicht zur Verdampfung. Hier ist der Hechelmechanismus am erfolgreichsten. Umgebungstemperaturen über der Körpertemperatur unter heißen, trockenen Bedingungen sind klimatisch relativ häufig, solche über Körpertemperaturen unter heißen, feuchten Bedingungen hingegen extrem selten. Wahrscheinlich hat der Mensch deshalb keinen wirksamen Mechanismus für solche Situationen (mit Ausnahme der in diesem Fall eher theoretischen Vasokonstriktion).

Die Belastung durch Hitzestreß wird beurteilt nach Herzfrequenz, Körpertemperatur und Schweißrate. Damit läßt sich auch der Akklimatisationseffekt testen.

Die verminderte Herzfrequenz während der Akklimatisation an Hitze wird durch erhöhtes Schlagvolumen kompensiert.

Erhöhte Schweißraten führen zum Verlust von Na, K, Aminosäuren und Stickstoff. Frauen scheinen weniger als Männer zu schwitzen und eher mit höheren Körpertemperaturen zu reagieren, ähnlich wie unakklimatisierte Männer. Sie weisen jedoch eine geringere Grundstoffwechselrate auf und können deshalb ihr thermisches Gleichgewicht leichter durch Konvektion und Strahlung erhalten. In anatomischer Hinsicht verfügen sie über eine dickere subkutane Fettschicht und damit ein größeres Hitzereservoir in der peripheren Schale. Deshalb leiden korpulente Frauen mehr unter Hitzestreß (177, 537, 815, 820).

Einfache Maßnahmen gegen Hitzestreß

Hitzebedingter Schweißausbruch (progressive Dehydration) führt zu Ermüdung und Leistungseinbuße. Läßt man Probanden in der Sauna 3–4 % ihres Körpergewichts abschwitzen, geht ihre körperliche Leistungsfähigkeit spürbar zurück. Schon der Entzug von gewohnten Kaffee- oder Teepausen kann sich in dieser Hinsicht ungünstig auswirken. Das Durstgefühl ist kein verläßlicher Indikator für das Ausmaß der Dehydratation.

Ein Wasserverlust von 5 % des Körpergewichts kann bereits zu einer geringeren Blutfüllung des Herzens führen. Wegen des höheren Wasserdampf-Druckgradienten fällt im Gebirge der Flüssigkeitsverlust durch die Lunge stärker als im Flachland ins Gewicht.

Kann der Organismus den Hitzestreß nicht mehr kompensieren, droht ein Hitzschlag: Fieber, Krämpfe, Atemnot, Herzklopfen, u. U. Halluzinationen oder gar Herzschlag.

Reichliche Flüssigkeitszufuhr vor Arbeit in Hitze (Überhydration) kann den physiologischen Hitzestreß vermindern. Akklimatisierte trinken deshalb prophylaktisch mehr. Lernen kann man dieses einfache, in Europa weitgehend unpraktizierte Hilfsmittel von den Eingeborenen in entsprechenden Breiten. Ihre wichtigste Anpassungsmaßnahme an extreme Hitzeeinwirkung ist große Flüssigkeitsaufnahme und Ganzkörperschwitzen. Schweißraten und Wasserumsatz sind bei ihnen fast doppelt so hoch wie bei den Europäern unter gleichen Bedingungen. Wüstenbewohner können schon morgens große Mengen (1 Liter in 15 Sekunden, 2 Liter in 35 Sekunden) trinken. Eine solch rasche und extreme Aufnahme ist Europäern nicht möglich. Nomadisierende Uraustralier halten sich grundsätzlich in Wassernähe auf, selbst wenn ihr Nahrungsnachschub dadurch gefährdet ist und sie von Schlangen und Raupen leben müssen.

Bei 38 °C scheiden die Eingeborenen mehr Urin aus als Europäer, jedoch mit der halben Urinkonzentration. Während eines Wüstenmarsches geht ihre Diurese rapide zurück. So haben australische Ureinwohner 20 bis 30 % mehr Extrazellularflüssigkeit als Kreislaufreserve und damit mehr Gesamtkörperwasser als Europäer. Außerdem unterdrücken sie mit Beuteln unter den Armen die Schweißrate so, daß sie in 10 bis 15 Minuten auf die Hälfte fallen kann, während sie sich bei einem Europäer erst in 2 Stunden halbiert (177, 537, 815, 820).

Wesentlich ist bei Hitzestreß auch salzhaltige Kost (z. B. Bouillon) zur Kompensation des NaCl (= Kochsalz)-Verlustes durch den Schweiß. Englische Kolonialsoldaten hatten deshalb stets in der letzten Koppeltasche Salztabletten verfügbar. Dadurch konnten sie die gefürchteten Kollapszustände viel eher verhindern als beispielsweise das in dieser Hinsicht anfangs nicht so erfahrene deutsche Afrikakorps.

Morbidität der Europäer im subtropischen Klima

Tourismus und Geschäftsverbindungen führen in zunehmendem Maße Mitteleuropäer für längere Zeit in die Subtropen, insbesondere in den Nahen Osten. Die Mehrzahl ist gesund, gut ernährt und wohnt und arbeitet unter optimalen Bedingungen. Trotzdem entwickelt sich offenbar ein klassisches Morbiditätspektrum:

Über $^1/_4$ aller Erkrankungsfälle sind grippale Infekte, Bronchitiden, Laryngitis, Anginen usw. Dies erklärt sich einerseits aus den großen Temperaturdifferenzen im Winter, andererseits aus der unphysiologischen Benutzung von Klimaanlagen und Ventilatoren im Sommer. An zweiter Stelle stehen Magen-Darm-Erkrankungen (vor allem akute Gastroenteritiden), an dritter Hauterkrankungen (Furunkel, Abszesse, Dermatomykosen usw.), gefolgt von Konjunktivitiden bakterieller und viraler Genese sowie nervösen Leiden («tropische Neurasthenie»: Erschöpfungs- und Erregungszustände, depressive Stimmungsschwankungen, Schlafstörungen). Häufig sind Herz-Kreislauferkrankungen, besonders hypotone Kreislaufdysregulationen in den heißen Sommermonaten (498).

Reaktion auf Kältebelastung

Warmblüter schützen sich vor kalten Außentemperaturen durch physikalische Isolation (Fell, Federn, Fett, Kleidung) sowie Akklimatisation. Der Erhaltung der Körpertemperatur (Grenzwert für den nackten Menschen 25 bis 28 °C) dienen vier Hauptmechanismen (177, 815, 820):

Periphere Vasokonstriktion, Piloerektion (beim Menschen rudimentär), Zittern und – in gewisser Hinsicht – Thermogenese ohne Muskelzittern (wahrscheinlich auch im Muskel).

Zwischen 28 und 32 °C liegt die sogenannte «Komfort-Zone», oberhalb von 35 °C kommt es zu Gefäßerweiterung und Schwitzen (Wärmeverlust durch Verdampfen direkt proportional dem Temperaturanstieg); unterhalb von 25 °C zu Vasokonstriktion sowie zusätzlicher Wärmebildung (direkt proportional der Abnahme der Umgebungstemperatur).

Mittlere Bekleidung erlaubt eine «angenehme Lufttemperatur» von 18 bis 22 °C, wobei die mittlere Hauttemperatur zwischen 30 und 33 °C schwankt.

Große Kälte führt zu Vasokonstriktion und damit Verringerung der Austauschreaktionen; der Wärmeverlust wird gedrosselt. Dieser Abwehrmechanismus beschränkt sich auf die Körperoberfläche, die Haut. Trotzdem läßt sich auch in großer Kälte mit nackten Händen und ungeschütztem Gesicht arbeiten.

Bei *Erfrierungen* wird der betroffene Körperteil weiß und schmerzunempfindlich. Furchtbare Schmerzen treten erst beim Auftauen ein, die selbst nach Heilung nicht ganz verschwinden. Wird der Körper schlagartig von großer Kälte überfallen, vermag er nicht lange zu widerstehen (Polarforscher, Verunglückte in Gletscherspalten): Unruhe, Schüttelfrost, Muskelschmerzen (besonders Nacken), schließlich epileptiforme Zuckungen, Muskelstarre, unregelmäßige Atmung und Pulsfrequenz, Bewußtseinsstörung, völlige Empfindungslosigkeit und Tod.

Hilfe ist nur durch vorsichtiges und langsames Erwärmen bis 37 oder 40 °C (Vollbad) möglich. Erfrorene Glieder soll man nicht reiben, unnütz bewegen oder gar zur «Durchblutungsförderung» schlagen (177, 815, 820).

Die Wirkung von Sonnenstrahlen auf die Haut

Die Haut gehört zu den wichtigsten Teilen des menschlichen Organismus, die meteorologische Reize registrieren. Über die Vielfalt der Einflüsse (thermische Wirkungen durch Wärmeleitung, Konvektion oder Infrarot-Strahlung, Effekt auf endokrine Funktionen, hämatologisches System, Elektrolyte, Leberfunktion u. a.) informiert Seite 156. Die Haut schützt das darunterliegende Gewebe, indem sie elektromagnetische Wellen auffängt (z. B. weiche Röntgenstrahlen, UV-Strahlen, sichtbares und infrarotes Licht).

Die UV-Strahlung (Wellenlänge zwischen 100–380 mμ) führt zu Melaninoxydation, gesteigerter Vitamin-D-Bildung, Magensäuresekretion, Veränderungen von Hb, Elektrolyten und Proteinstoffwechsel, Funktionssteigerung bestimmter endokriner Drüsen u. a.

Die Absorptionseigenschaften der Haut ändern sich mit Dicke und Pigmentationsgrad. Zu intensive Exposition gegenüber UV-Strahlung führt jedoch zu Verlust der Hautelastizität, zu vorzeitigem Altern und sogar u. U. zu Hautkrebs, wobei jedoch lokale und rassische Unterschiede eine Rolle spielen (729, 815).

Bekannt und ästhetisch unerfreulich ist die Interaktion zwischen Sonnenstrahlen und bestimmten Gesichts- und Rasierwassern, Eau de Cologne, Parfüm, Erfrischungsstiften, Hautcremes u. a.

Setzt man die so behandelten Hautstellen der Sonne aus, so kann es nach einigen Stunden zu einem flüchtigen Erythem kommen. Daran können sich wochen- bis jahrelang persistierende Hyperpigmentationen anschließen (besonders groteske Muster bei Erfrischungsstiften).

Eine solche Pigment-Photodermatitis geht auf phototoxische Sensibilisierung durch Furocoumarine («sportliche» und «frische» Duftnoten) zurück.

Mit einer Kosmetika-Allergie hat diese Reaktion nichts zu tun. Sie kann grundsätzlich auftreten, wenn sich der Photosensibilisator im Stratum basale der Haut befindet. Ob er bereits so tief eingedrungen ist, hängt vom Feuchtigkeitsgehalt der Haut, von der Dicke des Stratum corneum und vom Zeitintervall zwischen Kosmetikaapplikation und Lichtexposition ab.

Einmal eingetretenen Hyperpigmentierungen ist nur noch mit Bleich- und therapeutischen Lichtschutzmitteln korrigierend beizukommen.

Der Einfluß großer Höhen

Große Höhe ist eine Belastung für den menschlichen Organismus: Verändert werden Sauerstoffpartialdruck, Schwerkraft, Luftdruck, Sonneneinstrahlung (Hautverbrennungen, Augenschäden, besonders in Schnee und Eis [Reflexion]), Windverhältnisse und Temperatur (420, 634).

Zwar leben nur 25—30 Millionen Menschen in den Anden und der Himalaja-Region. Doch der Mensch beginnt drastisch sein Ökosystem zu ändern und den Weltraum zu erobern. Es ist deshalb wesentlich, unsere Adaptationsfähigkeit gegenüber bisher feindlichen Umgebungsbedingungen zu kennen. Dazu gehört die große Höhe mit ihren multiplen Umgebungsvariablen. Schließlich gewinnt auch der Sport in großer Höhe (Ski, Wandern, Camping) an Bedeutung (28).

Die *Grenze der Akklimatisation* an große Höhe liegt wahrscheinlich zwischen 2000 und 3000 m, bei starker körperlicher Belastung darunter. Über dieser Grenze sind große körperliche Leistungen nur mit Mühe zu erbringen (Olympische Spiele in Mexiko 1968). Wichtige Anpassungsprozesse beginnen innerhalb von Minuten und dauern etwa 4 Wochen (419), bei Neulingen aus dem Flachland sogar Monate (369, 370). Im allgemeinen rechnet man mit etwa 10 Tagen, um sich an eine Höhe von 3000 m, sowie fünf bis sechs Wochen, um sich an 6000 m zu gewöhnen. Über 7000 m ist generell keine Anpassung mehr möglich.

Die *Akklimatisationsgeschwindigkeit* hängt von individuellen Faktoren ab: Ernährung, Gesundheitszustand, typologische Merkmale, genetische Determinanten, sozialer Status, Geschlecht, Alter, Trainingszustand, ob Neuling in großer Höhe oder Eingeborener u. a. In den verschiedenen Organsystemen läuft die Höhenanpassung mit unterschiedlicher Geschwindigkeit ab. Deshalb ist die Zeit für einen bestimmten Akklimatisierungsgrad so wichtig wie die Höhe selber (420). Wer bereits früher an große Höhen angepaßt war, akklimatisiert sich im Wiederholungsfall schneller als der Neuling. Körperliche Übung vor und während des Höhenaufenthaltes kann die Anpassung fördern (36). Belastungstraining zwischen 2 000 und 3 000 m steigert die Leistung mehr als vergleichbare Übungen im Flachland (37). Training in größerer Höhe führt nicht mehr zu diesem Effekt (136).

Mit zunehmendem Alter ist die Anpassungsfähigkeit eingeschränkt (855). Allerdings sollen auch pathologische Reaktionen wie Bergkrankheit, Lungenödem und Höhenkollaps seltener werden (390).

Akute Höhenkrankheit

Die akute Höhenkrankheit (28, 75, 417) wird nicht überall gleich definiert. Im allgemeinen versteht man darunter einen Zustand starker körperlicher Indisposition, meist im Zusammenhang mit erheblicher Anstrengung. Sie kann bei etwa 3000 m Höhe einsetzen, in Einzelfällen bis zu größten Höhen ausbleiben (Nanga-Parbat-Bezwingung [8 125 m] durch *H. Buhl*).

Sie beginnt mit Atembeschwerden, schon bei geringster Anstrengung, Schläfrigkeit, Kraftlosigkeit, Schmerzen, Schwindel, Kälteempfindlichkeit, Verdauungsstörungen, Herzsensationen und endet in tiefer Ohnmacht. Offenbar geht die Mehrzahl der Symptome bei der akuten Höhenkrankheit auf ein Hirnödem zurück. Tierexperimentell konnte man feststellen, daß sich im Anschluß an eine akute Hypoxie zerebraler Blut- und Liquordruck verstärkten, was ein Hirnödem einleitete (704).

Die leichteren Initialsymptome treten in der Regel nicht vorhersehbar und ziemlich plötzlich ein, und zwar lange vor der körperlichen Erschöpfung. Zumeist gehen sie prompt zurück, wenn der Betroffene unter die kritische Höhengrenze gebracht wird.

Rasche Überwindung großer Höhendifferenzen scheint in unseren Breiten nicht zur Höhenkrankheit zu führen. Paradebeispiel dafür ist die Kabinenseilbahn von Chamonix (1000 m) auf die Aiguille du Midi (3800 m) in 20 Minuten Fahrzeit (schnellste Bergbahn Europas). Dort ist es trotz größtem Andrang im Verlauf vieler Jahre nie zu wesentlichen Zwischenfällen gekommen, obgleich die Mehrzahl der Touristen für solche Ausflüge eher untrainiert sein dürfte (618).

Generell sind von der akuten Höhenkrankheit Zustände extremer Erschöpfung und Unterkühlung zu trennen.

Änderung physiologischer Parameter in großer Höhe

A. Atmung: Das Atemvolumen steigt nach Höhenwechsel sofort an, primär durch Reizung der Chemorezeptoren. Die darauf folgende ventilatorische Akklimatisation an chronische Hypoxie kommt selbst nach Denervierung der Rezeptoren vor und geht deshalb wahrscheinlich nicht auf Chemorezeptorenreizung zurück. Voll akklimatisierte Höhenbewohner zeichnen sich durch ein großes Lungenvolumen mit vermehrter Alveolenzahl aus (420, 767).

Die Reizgrenze des Atemzentrums für Sauerstoff und Kohlendioxid ist in großer Höhe beträchtlich vermindert (419). Das gleiche gilt für den alveolären Kohlendioxiddruck. Allerdings verursacht diese respiratorische Alkalose keine Beschwerden bei höhenangepaßten Personen (36, 37).

Die Diffusionskapazität der Lunge bleibt während der ersten Wochen und Monate in großer Höhe für Kohlenmonoxid unverändert (311, 861). Allerdings läßt sich eine erhöhte Diffusionskapazität für Kohlenmonoxid bei Höhenbewohnern aller Altersgruppen sichern (311, 394, 688). Das könnte durch einen verzögerten Akklimatisierungsprozeß oder eine selektive «rassische Akklimatisierung» interpretiert werden.

Neulinge in großer Höhe zeigen im Schlaf und unter körperlicher Belastung einen erhöhten Sauerstoffgradienten zwischen Alveolen und arteriellem Blut, der über die körperliche Belastung hinaus andauert. Die sich dadurch andeutende Flüssigkeitsansammlung in der Lunge könnte ein Vorstadium des Lungenödems sein (420). Dieses Ödem, das meist Jugendliche nach körperlicher Arbeit am ersten Tage trifft, läßt sich auf jeden Fall nicht durch eine linksventrikuläre Insuffizienz erklären (420).

Änderungen des atmosphärischen Druckes aufgrund unterschiedlicher meteorologischer Verhältnisse in den Alpen können die arterielle Sauerstoffsättigung bei 3000 m um etwa 6 %, bei 5000 m bis zu 9 % verändern (420). In den Hochgebirgen der Äquatorialzone ließen sich solche Beobachtungen bisher nicht machen.

Der erniedrigte Wasserdampfdruck in großer Höhe führt zu einem vermehrten respiratorischen Wasserverlust der Bronchialschleimhaut, der im Winter bei mässiger körperlicher Belastung etwa doppelt so hoch ist wie an einem warmen Sommertag im Flachland bzw. dreimal so hoch wie in den feucht-heißen Tropen. Möglicherweise führt die leichte Austrocknung des Atemtraktes zu der bekannten intermittierenden Abnahme der Atemleistung bei Neulingen in großer Höhe (420). Die Austrocknung kann bis zu drei Wochen anhalten; die Flüssigkeitsaufnahme ist entsprechend erhöht (419).

B. Blutveränderungen: Eingeborene und Neulinge in großer Höhe, also Adaptierte und Nichtadaptierte, zeigen eine Retikulozytose, Polyzythämie, Makrozytose, den Fortbestand einiger embryonaler Merkmale der Erythrozyten (27) (Erythropoese schon am ersten Tag in großer Höhe gesteigert [696, 836]), Thrombozytose, Leukozytose (oder Leukopenie), Lymphozytose, verminderte Fragilität der roten Blutzellen (39, 71), erhöhten Hb-Gehalt bei reduzierter Affinität des Hb für Sauerstoff (213, 513), erhöhtes spezifisches Gewicht, vermehrte Blutviskosität (297), erhöhtes Blutvolumen (Erythrozytose?), aber vermindertes Plasmavolumen, erhöhte Plasmaproteine, erhöhte Blutgerinnung (297), Abnahme der hämolytischen Aktivität und der Nüchternblutzuckerwerte (452, 642). Monozyten und Neutrophile ändern sich in Relation zu Wetter und Luftdruck (Anstieg bei niederen Werten und umgekehrt). Eosinophile nehmen mit wachsender Strahlungsintensität zu (746).

Ungeklärt bleibt, weshalb trotz Polyzythämie in großer Höhe Thrombose und Embolie relativ selten sind. Tatsächlich fand sich auch eine signifikante Abnahme der Gesamtkoagulationszeit des Blutes (370).

C. Herz- und Kreislaufsystem: Häufig findet sich eine Hypertrophie des rechten Ventrikels (22, 23), verbunden mit vergrößertem Durchmesser der Koronararterien (624), besonders im Bereich des rechten Ventrikels (erhöhter Druck in der Arteria pulmonalis). Die pulmonale Hypertonie führt zur Verdickung der Muskelschicht der Lungenarterien (317, 318, 390). Sie ist bei gut akklimatisierten Höhenbewohnern ausgeprägter als bei Menschen aus dem Flachland unter vergleichbarer akuter Hypoxie (713).

Der arterielle Blutdruck steigt (wie die Pulsfrequenz) häufig mit zunehmender Höhe an, regelt sich aber im Laufe der Akklimatisierung wieder auf ein niedrigeres Niveau ein (Höhen-Hypotonie) (327, 419).

D. Schilddrüse: Die Anpassungsfähigkeit hängt ab von Artspezifität, Expositionsdauer, ob Eingeborener oder Neuling. Die Grundstoffwechselrate ist nicht nur bei Eingeborenen, sondern auch bei Neulingen in entsprechenden Höhenlagen erhöht. Je ausgeprägter der Anstieg, desto besser die Adaptationsfähigkeit. Generell soll nach akuter Exposition in großer Höhe die Grundstoffwechselrate anfangs rasch zunehmen, um sich am Ende der zweiten Expositionswoche wieder zu normalisieren. Dies scheint nicht nur mit erhöhter Ventilation oder Änderung der Umgebungstemperatur bzw. Nahrungsaufnahme zusammenzuhängen (634).

E. Parathyreoidea: Möglicherweise erhöhte Aktivität in großer Höhe (634).

F. Nebennieren: Vorübergehend Aktivitätsanstieg; fünf bis sieben Tage nach Exposition jedoch Rückgang auf normale Meereshöhenwerte (420).

G. Hypophyse: Möglicherweise sind die höheninduzierten funktionellen Veränderungen der endokrinen Drüsen durch primäre Aktivitätsveränderungen der Hypophysenfunktion bedingt. Definitive Befunde liegen nicht vor (634).

H. Intermediärstoffwechsel: Proteinaufnahme und -synthese sind in großer Höhe vermindert, der Katabolismus nach akuter Höhenexposition gesteigert. Diese Veränderungen des Eiweißstoffwechsels können Folge der Nebennierenhyperaktivität und/oder teilweise der verminderten Kalorienaufnahme sein. Mit Normalisierung der endokrinen Aktivität kommt es wieder zu einem normalen Eiweißstoffwechsel (634).

Die Verminderung des gesamten Körperfettes nach akuter Höhenexposition betrifft das weiße Fett, das braune scheint sogar vermehrt (wichtige Rolle bei der Thermoregulation und dem Lipidstoffwechsel in großer Höhe). Fetthaltige Nahrungsmittel werden in großer Höhe weniger gut toleriert (634).

I. Kohlenhydrate: Der Kohlenhydratstoffwechsel wird in großer Höhe tiefgreifend verändert. Der Glykogengehalt in Leber, Muskel und Herz ist sowohl bei Eingeborenen als auch Neulingen (simulierte oder natürliche Höhenlage) vermindert (313, 835). Nach akuter oder längerer Höhenexposition scheint die anaeorobe Glykolyse erhöht, die Funktion der Mitochondrien beeinträchtigt, der Wasser-, Natrium-, Kaliumhaushalt sowie der anderer Mineralien reduziert. Bei Magnesium hat man erhöhte Werte gemessen. Die Knochenmineralien zeigen offenbar keine Änderung (634).

K. Gonaden: Große Höhe führt zur Abnahme der Fertilität bei Menschen und Tieren, sofern sie ihr akut ausgesetzt sind (579). So soll akute Höhenexposition in Relation zur Aufenthaltsdauer die Ovarfunktion schädigen. – Auch Zahl und Motilität der Spermatozoen ist signifikant vermindert. Deutlich ist der Anstieg der abnormen Formen, des Fruktosegehaltes und pH. Man vermutet, daß die *Leydig*schen Zellen auf große Höhe empfindlich reagieren (Beeinflussung der Enzymsysteme durch Hypoxie und/oder Hypokapnie?) (203).

Diese Untersuchungsbefunde könnten die verminderte Fertilität von nicht Höhenadaptierten erklären. Körperliche Tätigkeit scheint diesen Effekt noch zu verstärken. Eingeborene sind in dieser Hinsicht nicht betroffen (634).

L. Nervensystem: Bisher liegen unterschiedliche Ergebnisse vor. Insbesondere steht die kritische Höhe nicht fest, bei der histologisch nachweisbare Zellschädigungen zu erwarten sind. Große Höhe provoziert jedoch eine verstärkte Krampfbereitschaft des Gehirns und führt zur Abnahme des Anfallschutzes durch Antiepileptika (wahrscheinlich sowohl Hypoxie als auch Hypokapnie [17, 128, 877]). Die Multiple Sklerose trifft man häufiger in Berggebieten als in Ebenen (125). Die psychomotorische Unruhe bei Psychotikern soll in höheren Lagen vermindert sein, der Krankheitsverlauf sei dadurch jedoch nicht beeinflußbar (634).

Die Auswirkungen großer Höhen auf die zerebrale Durchblutung sind offenbar diskrepant: Zerebrale Vasokonstriktion mit Verminderung der Hirnoxygenierung, Verlangsamung des zerebralen Durchflusses mit Neigung zu Hirnthrombose und Hämorrhagie. Möglicherweise spielen bei diesen hämodynamischen Veränderungen Ausmaß der Hypoxie, Höhenlage und Expositionsdauer eine Rolle. Auch der Hirnstoffwechsel soll Veränderungen zeigen (634).

M. Sinnesorgane: Unterschiedliche Reaktionen auf akute Exposition gegenüber mäßig großer Höhe (3000–4000 m) und extremen Werten (über 4000 m) (17).

2000–4000 m: Steigerung von Sehschärfe, Helligkeitsempfindung, Tiefen- und Farbenwahrnehmung, Geschwindigkeit der Dunkaladaptation und Hörschärfe. Allerdings wird dies von Personen berichtet, die zugleich über starke Kopfschmerzen klagten (gefäßabhängiger Effekt?) (17). Wer wenig oder gar keine Kopfschmerzen angibt, scheint eher zu einer Einschränkung dieser Funktionen zu neigen (269).

Weiterhin nimmt die Empfindlichkeit von Geschmack, Geruch und Berührung zu, Reflexreaktionen sind verkürzt, die Schmerzgrenze bis zu einem Drittel erniedrigt (17, 821, 822). Neben Kopfschmerzen wird über Störungen der Säurebildung im Magen, Atemunregelmäßigkeiten bis zur *Cheyne-Stokes*-Atmung und zunehmende Schlaflosigkeit berichtet (17).

Über 3600 bis 4000 m: Gegensätzliche Reaktionen (s. o.). Zudem Müdigkeit, Schwindel, mangelhaftes Koordinationsvermögen, reduzierte Reizaufnahme, Abnahme von Konzentration, Beobachtungs- und Assoziationsfähigkeit. Gesteigert sind diese Symptome bei emotional labilen Persönlichkeiten (17). Besserung des Befindens nach Akklimatisation (590). Allerdings bleibt die psychomotorische Leistung nach Alkoholaufnahme in großer Höhe schlechter als auf Meeresniveau (552).

Prä- und postnatale Entwicklung in großer Höhe:

Früher nahm man an, daß der *Fetus* von der ihm feindlichen Höhenumgebung geschützt sei (besonders vor Hypoxie), da der mütterliche Organismus sich angepaßt habe (morphologische und strukturelle Adaptation der Plazenta: erhöhter Hb-Gehalt, Verschiebung der Oxyhämoglobindissoziationskurve nach rechts, Anstieg des uterinen Blutdurchflusses). Neuere tierexpermientelle Ergebnisse zeigen, daß der Fetus sich den Auswirkungen großer Höhen nicht ganz zu entziehen vermag (562–564, 634). Wesentlich ist der Unterschied zwischen akuter Exposition und Akklimatisation. Grundsätzlich scheint große Höhe den fetalen Stoffwechsel hochgradig zu beeinflussen. Dies steht im Gegensatz zur früher weit verbreiteten Meinung, daß Feten und Neugeborene resistenter gegen Anoxie seien als Erwachsene (wahrscheinlich wegen ihres privilegierten Zugangs zur anaeroben Glykolyse) (382).

Anormal geformte und dünnere menschliche Plazenten sind häufiger als auf Meereshöhe. Diese Neigung nimmt mit Alter und Kinderzahl zu und scheint häufiger beim männlichen Feten vorzukommen (130, 292, 293, 689, 723). Auch zeigen sich tierexperimentell öfters kleinere Gefäßinfarkte, arterielle Thromben, Mediaschwellung, perivaskuläre Ödeme, fokale nekrotische Schäden u. a. Die Placenta praevia bei Eingeborenen in großer Höhe ist häufiger als auf Meereshöhe. Auch soll die endokrine Funktion der Plazenta beeinträchtigt sein und signifikant mit dem niedrigen plazentaren und neonatalen Gewicht bei entsprechenden Populationen korrelieren (180, 539).

Die Neugeborenenmortalität ist offenbar erhöht, das Körpergewicht dieser Kinder direkt proportional zur Höhe geringer. Allerdings sind die bisher vorliegenden Ergebnisse diskrepant; die experimentellen Untersuchungen lassen verschiedene Interpretationsmöglichkeiten zu.

Postnatal muß man in großer Höhe mit Entwicklungsverzögerungen rechnen. Die Kinder der dortigen Eingeborenen haben langsamere und protrahiertere Körperwachstumsraten, die ihr Plateau später als auf Meereshöhe erreichen. Es soll sich das Auftreten normaler statischer und logomotorischer Fähigkeiten und der Durchbruch der Milchzähne verzögern. Körpergewicht und Größe bleiben anfangs niedriger als auf Meereshöhe. Später nimmt wenigstens das Körpergewicht über entsprechende Durchschnittswerte zu (größere Fettablagerung in höheren Regionen?) (35, 293). Die Frauen der Bergvölker scheinen eine verzögerte Menarche zu zeigen (382). Man nimmt an, daß alle diese Faktoren eher auf große Höhe als auf genetische Einflüsse zurückgehen (35).

In der weiteren Entwicklung konnte röntgenologisch und elektrokardiographisch sowie später durch Sektion eine Hypertrophie des rechten Ventrikels nachgewiesen werden, die bereits im vierten postnatalen Monat beginnt (22). Weiter findet sich ein erhöhter Gefäßtonus der Lungenarterien und -arteriolen, eine histologisch nachweisbar vermehrte Muskelbildung und Verdickung der Muskelschicht der Pulmonalgefäße (schon im ersten Monat nach der Geburt) sowie eine frühe Schließung des Ductus arteriosus während der Kindheit. Der hohe pulmonale Blutdruck sorgt wahrscheinlich für eine bessere Lungendurchströmung auf großer Höhe (317). Diese Kinder zeigen vergrößerte Lungenvolumina und eine beschleunigte Entwicklung der Thoraxgröße im Vergleich zur Meereshöhe (292).

Die funktionelle Reifung des Zentralnervensystems soll etwas verzögert sein (363).

Ionen

Kaum ein Thema in der Biometeorologie ist seit vier Jahrzehnten so umstritten wie das der Ionen. Dabei wird über die biologische Wirkung luftelektrischer Größen seit über 200 Jahren diskutiert (686). Mehr als tausend wissenschaftliche Arbeiten konnten bis heute zu keiner Klärung oder einheitlichen Beurteilung des Wirkeffektes der Ionen beitragen (853).

Zwischen Erdoberfläche und Ionosphäre (Untergrenze zwischen 60–80 km) existiert ein luftelektrisches Feld. Im Normalzustand ist die Erdoberfläche negativ, die Luft positiv geladen, so daß der Feldvektor zur Erdoberfläche gerichtet ist. Die Spannung zwischen diesen beiden elektrischen «Ausgleichsflächen» variiert zwischen ca. 200 und 350 kV. Wolken, Niederschlag, Unebenheiten der Erdoberfläche, Nebel oder Dunst, insbesondere aber Gewitter und Schauer verändern das luftelektrische Feld. So ist eine Vielzahl von elektrischen Generatoren in der meteorologischen Störzone wirksam, die Wolken und Niederschlagsteilchen aufladen und Raumladungen erzeugen. Felder und Ströme schwanken dann während Minuten bis Sekundenbruchteilen über Größenordnungen; Vorzeichen wechseln (684, 686, 687).

Entstehung der atmosphärischen Ionen

Die Atmosphäre besteht aus Gasen (z. B. Stickstoff, Sauerstoff, Kohlendioxid, Edelgase u. a.) in atomarem bzw. molekularem Zustand. Ein Teil der Atome und Moleküle trägt elektrische Ladungen. Diese elektrischen Ladungen entstehen vor allem durch

a) Beta- und Gamma-Strahlung radioaktiver Substanzen in der Erdrinde,

b) energiereiche Alpha-, Beta- und Gamma-Strahlung aus radioaktiven Gasen mitsamt ihren Folgeprodukten in der Luft und aus radioaktiven Nukliden von Kernexplosionen,

c) Höhenstrahlen aus dem Weltraum und von der Sonne,

d) im Blitzkanal der etwa 2000 Gewitter, die sich jeden Augenblick um den ganzen Erdball entladen.

Durch diese Einwirkungen werden aus Gasmolekülen oder -atomen Elektronen freigesetzt. Der zurückbleibende Molekül- oder Atomrest ist ein positives Primär-Ion. Die freigewordenen Elektronen haben eine extrem kurze Lebensdauer. Sie neutralisieren entweder bereits vorliegende positive Ionen oder bilden durch Anlagerung an neutrale Gas- und Wasserdampfmoleküle negative Klein-Ionen. Durch Anlagerung von Klein-Ionen an gröbere Schwebeteilchen bilden sich Mittel- und Groß-Ionen aus 100–10000 Molekülen oder Molekülgruppen (Riesenkerne oder -Ionen). Ursprünglich liegen jedoch alle Ionen als Klein-Ionen vor.

Käme es nicht ständig infolge der Ionisierungsprozesse zu einer Nachproduktion, wären die Klein-Ionen in Sekundenschnelle verschwunden. Diese «Eliminationsgeschwindigkeit» der Klein-Ionen und damit ihre Konzentration in der Luft bei konstanter Nachproduktion hängt direkt von der Konzentration und Größenverteilung der in der Luft schwebenden kleinsten und gröberen Partikel (Aerosolteilchen) ab. Da die elektrische Leitfähigkeit der Luft im wesentlichen durch die Konzentration an Kleinionen beiderlei Vorzeichens gegeben ist, kann man sie auch als Maß für die Luftverunreinigung an Schwebestoffen benutzen. Dasselbe gilt allerdings auch für Wolkentröpfchen. Bei konstanter Ionenproduktion leitet die Luft elektrisch um so schlechter, je mehr sie mit Schmutzstoffen belastet ist und je ausgeprägter Nebel herrscht.

Von besonderer physiologischer Bedeutung sollen die schnellen und beweglichen Klein-Ionen mit einem Durchmesser von 0,001–0,003 μm und einer Elementarladung von $E = 1{,}6 \times 10^{-19}$ Amp. $\times$ sec. sein. Ihre Beweglichkeit hängt von der Größe der Molekültraube ab und variiert zwischen 0,7–40 $cm^2/$ Volt $\times$ sec.

Allerdings wurde auch darauf hingewiesen, daß Klein-Ionen wegen ihrer hohen Beweglichkeit nicht über den Nasen-Rachenraum einzudringen vermögen, was ihren physiologischen Wirkeffekt wieder in Frage stelle (684, 686, 687).

Das Verteilungsverhältnis

Das Verhältnis zwischen positiven und negativen Ionen liegt normalerweise bei 5 : 4. Allerdings variiert es je nach meteorologischen Bedingungen (Rückgang z. B. bei starken Niederschlägen, Dunst und Nebel) sowie Reinheitsgrad der Luft. Als wesentlichster Einflußfaktor bestimmt jedoch die Feldstärke und ihre Richtung das Verhältnis in Bodennähe. Im freien Mittelland mißt man pro Vorzeichen 400–500 Luftionen/cm^3, im Gebirge (Luftreinheit!) über 1 000, manchmal bis zu 2 000. In den Städten mit ihren überbauten Flächen, mit ihrer Luftverunreinigung aus Heizungen, Industriebetrieben und Autoabgasen ist der Bestand von Luftionen erheblich gedrosselt. Nachweisen läßt sich dies durch exakte Messungen mit Ionometern, die auf die 3 Luftionengrößen eingestellt werden. Mit ihnen vermag man Beweglichkeit, Feldstärke und Ionenkapazität (Effekt künstlicher Luftionenquellen, z. B. Ionengeneratoren) zu registrieren (780, 781).

Herkömmliche Klimaanlagen sollen den zumeist in den Stadtgebäuden herrschenden Mangel negativer Ionen nicht beheben können. Die Konzentration der Luftionen nimmt mit zunehmender Länge der ansaugenden Luftröhren und damit zurückgehender Luftgeschwindigkeit rapide ab (230). Luft, die aus einem Ventilationssystem in einen Raum geblasen wird, kann deshalb einen beträchtlich niedrigeren Luftionengehalt als die Außenluft am gleichen Platz aufweisen (780).

Auch die Kleidung scheint eine Rolle zu spielen (780). Der Schlag am Türgriff bei trockenem Wetter, insbesondere bei Räumen mit Spannteppichen und das Funkensprühen und Knistern der Haare im trockenen Raum beim Kämmen ist Folge sogenannter elektrostatischer Aufladungen. Sie können mehrere hundert bis tausend Volt/cm stark sein. Die elektrische Ladung hängt vom getragenen Material ab: Positiv by Nylon, Wolle, Pelzen und Seide, negativ bei Akrylen- und PVC-Fasern. Solche elektrostatischen Felder aus Reibung synthetischer Stoffe untereinander erschweren bei extremen Potentialen die Aufnahme von Luftionen bzw. stoßen sogar ab (Polarität) (684, 686).

Ionen — Pro und Kontra

Die Luftmenge, die von einem gesunden Erwachsenen täglich inhaliert wird, erreicht annähernd 10 cbm oder 13 kg. Das ist beträchtlich mehr als die kombinierte Aufnahme von festen und flüssigen Stoffen und betont die entscheidende Rolle der Luftqualität (780, 781).

Aufgrund der Forschungsergebnisse der vergangenen vier Jahrzehnte (18, 19, 31–33, 75, 76, 131, 142, 143, 214, 217, 221, 267, 268, 291, 294, 401, 402, 455–458, 469–478, 504, 546, 572, 669, 673–686, 849–853, 874 u. a.; kritische Zusammenfassungen: 479, 684, 687, 853), sind die Befürworter der Ionotherapie der Ansicht, daß die Zeit für gezielte therapeutische Eingriffe mittels in Großserie hergestellter entsprechender Apparate reif sei. Insbesondere führen sie folgende Behandlungsmöglichkeiten an (Zusammenfassung in: 780, 781), die jedoch zumeist in der wissenschaftlichen Diskussion der letzten Jahre nicht unwidersprochen geblieben sind (s. S. 178):

I. Bakterizide und fungostatische Wirkung

Hier spielen positive, vor allem aber negative Ionen eine Rolle. Besonders empfindlich sollen E. coli, Neurospora crassa, Penicilium notatum, Micrococcus pyogenes u. a. reagieren. Von guten Versuchsergebnissen wurde in vitro (Agar) von noch besseren berichtet, wenn die Bakterien aerosolähnlich (an Lufttröpfchen angelagert) vorlagen.

Die praktische Folgerung besteht darin, durch negative Ionen die Ansteckungsgefahr in öffentlichen (Büros, Schulen, Verkaufshallen usw.) und privaten Räumen einzudämmen.

II. Verhaltensänderungen im Tierversuch

Im Tierexperiment wurde über entsprechende Veränderungen von Aktivität, Urinausscheidung, Defäkation, Schlafperiode, Aggression und Respirationsrate dosisabhängig durch positive und negative Ionen referiert. Negative Ionen sollen die Entwicklung von Ulzera bei hungernden Ratten eingeschränkt oder gar verhindert haben. Hohe Konzentrationen positiver Ionen hätten die Mortalitätsrate von Mäusen signifikant gesteigert, die mit Viren behandelt worden waren. Negative Ionen verringerten sie. Der Reifungsprozeß testikulärer Zellen und der Ovarfollikel soll durch negative Ionen stimulierbar sein (histologischer Nachweis). Schließlich sollen negative Ionen die Lernfähigkeit im Tierexperiment erhöht haben (z. B. Labyrinthtest bei Ratten).

Am bekanntesten wurden die zahlreichen tierexperimentellen Untersuchungen, in denen durch unipolar positiv ionisierte Luft die Aktivität der Ziliarbewegung und die Geschwindigkeit des Schleimflusses reduziert werden konnte, während negativ ionisierte Luft das Gegenteil bewirkte. Allerdings waren die dort verwendeten Ionenkonzentrationen weitaus größer als die normalerweise im Freien vorkommenden. Auch existieren Studien, die diese Befunde nicht stützen konnten oder gar widerlegten.

III. Praktische Nutzanwendung in der Humanmedizin

Die therapeutisch nutzbaren Möglichkeiten in der Humanmedizin sind am interessantesten, jedoch auch am umstrittensten. Nachfolgend die wichtigsten Anwendungsmöglichkeiten, wie sie von den Befürwortern der Ionotherapie dargestellt werden:

a) Elektroaerosoltherapie

Die relative Luftfeuchtigkeit ist u. a. eine reziproke Funktion der Temperatur. Alle anderen Parameter bleiben gleich. Während des Winters können beheizte Räume oft Feuchtigkeitswerte entwickeln, die weit unter denen der Sahara liegen (655). Solche Bedingungen aber trocknen die Schleimhäute des oberen Respirationstraktes aus, behindern den mukoziliaren Reinigungsmechanismus und steigern die Empfänglichkeit gegenüber inhalierten pathogenen Reizstoffen (z. B. Tabakrauch). Die häufigen Infektionsendemien des oberen Respirationstraktes im Winter lassen sich teilweise durch zu trockene Luft erklären. Dafür spricht auch der Rückgang entsprechender Erkrankungen während der Ölkrise (Heizung). Eine passende Befeuchtung (relative Luftfeuchtigkeit zwischen 40 und 60 °) ist ein wichtiger peristatischer Gesundheitsfaktor. Geräte zur Erzeugung therapeutischer Aerosole reichen von Luftbefeuchtern und Verneblern bis zu Ultraschall-Verneblern und zu Einrichtungen, die intermittierend eine Überdruckbeatmung unter kontrollierter Medikation per Inhalation ermöglichen (780, 853).

Diese Entwicklung wurde durch die Elektro-Aerosoltherapie ergänzt. Dabei ragt die Ionentransmitternadel in die Atemmaske hinein und verwandelt die Aerosole in unipolar (meist negativ) geladene Elektro-Aerosole. Durch die künstliche Ionisation eines feinen Wassernebels aus Aqua destillata, Mineralwasser oder NaCl-Lösung, ggf. mit medikamentösen Zusätzen, sollen bei nachfolgenden Erkrankungen erstaunliche Therapieerfolge erzielt worden sein (zusammenfassende Literatur: 780, 853):

Asthma bronchiale – Bronchitiden verschiedener Ursache – Lungenemphysem – Bronchiektasen – Empyem – Atelektasen – Rhinitis – Pharyngitis – Laryngitis – persistierender Reizhusten – Mukoviszidose – Nasen- und Nasennebenhöhlenerkrankungen allergischer (z. B. Heuschnupfen) oder infektiöser Ursache u. a. m.

Der Vorteil eines solchen Elektro-Aerosols sei der Einsatz konventioneller Inhalationstherapiegeräte einschließlich des intermittierend positiven Druckbeatmungsapparates für die Elektro-Aerosoltherapie. Die Einzelanwendung am Bett, im Krankenhaus oder zu Hause wird dadurch erleichtert. Wird der Ionentransmitter nicht in Verbindung mit einem Aerosol-Generator zur Elektro-Aerosoltherapie benutzt, kann er mit einem auswechselbaren Ionisationskopf einfach als «Luftionisierer» eingesetzt werden.

b) Luftionentherapie bei Verbrennungen

Die Therapie der Hitze-, chemischen und Strahlungsverbrennungen hat in den letzten Jahren verschiedene Wandlungen durchgemacht. Ein neuer Aspekt könnte ein Behandlungsversuch mit Luftionen sein. Vier wesentliche Merkmale scheinen dafür zu sprechen:

a) bakterizide Wirkung der Luftionen

b) katalytische Aktivierung und damit rasche Epithelisierung (Zellmembran-Potentialerhöhung?)

c) starke lokalanästhetische Wirkung, die diejenige der Morphinderivate übertreffen soll (kinetobarisches Phänomen des Zellwassers durch die Hochfrequenzemission des Ionengenerators mit Blokkade des Schmerzreizes?)

d) Geruchseliminierung durch die rasch trocknende und desodorierende Eigenschaften der Ionotherapie (?)

Nach Ansicht entsprechender Kreise könnte die Luftionentherapie bei Verbrennungen eine brauchbare Behandlungsform werden: Sie kommt ggf. ohne größere Mengen zusätzlicher medikamentöser Versorgung aus, bietet sich besonders im Katastrophenfalle (z. B. Flugzeugunfälle, Massenkarambolagen, Brandunglücke) an und benötigt lediglich einen abschließbaren Raum (auch Zelt möglich), um eine hohe negative Ionenkonzentration von 6–10 000 cm^3 zu garantieren.

Eine besondere Form der Verbrennung bzw. einer Massenkatastrophe ist die mit Fallout von Kernexplosionen kontaminierte Bevölkerung (Kriegsfall, Atommeilerunfall). Dabei könnte die als vorteilhaft beschriebene Lungen-Clearance-Fähigkeit der negativen Luftionen im Atmungstrakt den Einfluß ionisierender Strahlen auf das Gewebe «neutralisieren». Auch würde es sich hier um eine relativ einfache und preiswerte Methode in einer Situation handeln, in der jedes Mittel recht sein müßte, um das Ausmaß der Katastrophe zu lindern.

Die Beurteilung des Behandlungserfolges von Atemwegs- und Lungenerkrankungen sowie Verbrennungen mit negativen Luftionen scheint noch am wenigsten umstritten.

Nachfolgende Untersuchungsergebnisse stoßen jedoch auf stärkere Kritik oder zumindest Zurückhaltung, bis sich ein abschließendes Urteil durch entsprechende Experimente erlauben läßt.

c) Verminderung des postoperativen Thrombo-Embolie-Risikos

Unter bestimmten meteorologischen Bedingungen (z. B. vor Gewitter oder bei Föhn) soll sich das geringe Membranpotential der Thrombozyten durch die positive Ionenüberladung der Luft neutralisieren können. Im Falle zusätzlicher Streßeinwirkung (z. B. Operation) bräuchte es wenig, die elektrisch nur noch schwach geladenen Thrombozyten völlig zu entladen. Dann aber wäre die Gefahr von Thrombose und Embolie gegeben. Heparin kann sie zwar vorübergehend bannen, das Problem liege aber – nach Ansicht entsprechender biometeorologischer Kreise – bei der elektrischen Neuladung der Thrombozyten-Potentiale.

Hier soll eine ein- bis zweitägige präoperative Ionotherapie, eine zusätzliche Ionisation während des chirurgischen Eingriffes und eine etwa zehntägige postoperative Behandlung Schutz gewähren, wie aus den Untersuchungen und Erfahrungen deutscher und amerikanischer Chirurgen hervorgeht. Der Aufwand sei jedenfalls gering und verhindere u. U. vitale Komplikationen. Nach anderer Auffassung sollen die Luftionen die Thrombozyten jedoch nicht erreichen können.

d) Weitere Untersuchungsergebnisse

Im weiteren werden folgende Untersuchungsergebnisse nach Applikation positiver und vor allem negativer Luftionen angeführt, die teilweise aus Einzeluntersuchungen, teils aus kontrollierten Studien stammen, die jedoch in der Mehrzahl der Fälle nicht unwidersprochen geblieben sind und weiterer Klärung bedürfen:

1. Stimulierung des *Knochenwachstums* nach Frakturen sowie generelle Beschleunigung der Wundheilung (Desinfektion s. o.; direkte Einwirkung?) Bekannter Effekt bei induzierten E-Feldern und galvanischen Strömen; umstritten bei Luftionen

2. Verbesserung der körpereigenen *immunologischen Abwehrlage* (stimulierender Effekt auf den Metabolismus der Vitamine C, B_1, B_2 u. a.?)

3. Stimulation der *Schilddrüsenfunktion* bei Hypothyreotikern (ohne eine Überfunktion zu provozieren?)

4. Verbesserung der *Stillfähigkeit* bei hypogalaktischen Müttern

5. Erhöhung des *Sauerstoffpartialdrukkes* bei Verminderung des Kohlendioxid-Partialdruckes in der Terminalluft (schon aus physikalischer Sicht unwahrscheinlich)

6. Therapeutischer Kofaktor bei *vegetativer Labilität:* Linderung von Erschöpfungs- und Angstzuständen, psychosomatischen Beschwerden und Schlafstörungen (Placeboeffekt?)

7. Therapeutischer Kofaktor zur Behandlung *psychoneurotischer Entwicklungen* (schon von der Ätiologie der Psychoneurose her unwahrscheinlich)

8. Behandlung von *Libido- und Potenzstörungen.* Analogieschluß auf den Menschen nach tierexperimentellen Untersuchungsergebnissen (s. o.)

9. Aktivierung von *Merk- und Konzentrationsfähigkeit, Verkürzung der visuellen Reaktionszeit* (Analogieschluß auf den Menschen nach tierexperimentellen Untersuchungsergebnissen [Labyrinthtest])

10. Änderung der *Reaktionszeit* durch positive (Verkürzung) bzw. negative (Verlängerung) Ionen

11. Verbesserung der statischen und dynamische *Arbeitsleistung*

12. Veränderung von *Blutdruck* und *Pulsfrequenz, Gasaustausch, Blutsystem, Elektrokardiogramm, Elektroenzephalogramm* u. a.

13. Hilfe in der *Krebstherapie:* Unter bestimmten Bedingungen soll die Ionotherapie zur Krebsheilung beitragen können. Das zu schwache negative Potential mancher Krebsgewebe würde durch entsprechende Ionisation negativ verstärkt und könnte zur Drosselung des Tumorwachstums beitragen (hypothetisch).

Kritische Einwände zur Frage der Ionenwirksamkeit

So faszinierend manche Ergebnisse aus der Ionenforschung insbesondere der letzten Jahre klingen und so nutzbringend sie auch angewandt werden könnten, die Zahl der Stimmen, die zur Zurückhaltung mahnen, ist nicht weniger geworden (684, 686, 687):

Atmosphärisch-elektrische Elemente und meteorologische Zustandsgrößen seien funktionell so eng miteinander verknüpft, daß man elektrische Felder, geladene Partikel in der Luft und Ausgleichsströme nur als Teile eines Ganzen, des Wetters oder Klimas betrachten könne. In dem Wirkungsgefüge zwischen Wetter und Klima einerseits und Lebensvorgängen andererseits könnten einige wenige atmosphärisch-elektrische Größen höchstens eine Nebenrolle als Kausalfaktoren spielen, vordergründige Reaktionen lösten sie nicht aus. Mit Ausnahme der Sferics (s. S. 181) seien luftelektrische Elemente so sehr von nebensächlichen lokalmeteorologischen Zustandsänderungen abhängig, daß ihnen schon deshalb kaum ausschlaggebende Bedeutung zukommen könne. Im wissenschaftlichen Raum bestünde bei weitem noch keine Übereinstimmung darüber, ob und in welchem Ausmaß und auf welche Weise luftelektrische Komponenten biologische Wirkungen entfalteten. Trotzdem würden bereits Geräte und Anlagen für die praktische Verwendung angeboten. Mit Ausnahme einiger weniger seriöser Institute, die sich um ein wissenschaftliches Fundament bemühten, würde in der Regel entweder mit pseudowissenschaftlichen Angaben gearbeitet oder es würden allein positive Argumente aus dem Bereich der sich noch widersprechenden Literatur herausgestellt. Außerdem operiere man nicht selten unter einem ganz falschen Bezug zu den sogenannten «biologisch optimalen natürlichen Verhältnissen», die mit entsprechenden Geräten oder Einrichtungen wiederhergestellt oder simuliert werden sollten. Die so applizierten Bedingungen stünden dann in einem entsprechend krassen Widerspruch zu den «wahren natürlichen Verhältnissen». Bedenke man die Vielzahl, Vielgestaltigkeit und anhaltende Dauer entsprechender Störungen (bei den Ionen z. B. durch Rauch, Nebel, Niederschlag, Gewitter u. a.) und ihre Abhängigkeit von Ort (z. B. Höhenlage) und Zeit («reines Schönwetter» als Idealwetter ist selten), so werde es fast unmöglich, einen «naturgegebenen, luftelektrischen Normalzustand» zu definieren und technisch nachzubilden. So seien auch Ionenkonzentration und negative oder positive Vorzeichen vielfältigen «natürlichen» Einflüssen unterworfen, denen bioklimatisch keine Wirkungsmöglichkeit zukommen.

Gewiß könne man bestimmten Wettertypen auch einigermaßen typische «Muster» des Ionenbildes zuordnen (z. B. Föhn, dem jedoch ebenfalls nicht jenes typische Ionenbild eigen ist, auf das immer wieder hingewiesen wird), doch sei es unrichtig, von «normalen» natürlichen Werten und solchen zu sprechen, die aus Erfahrung «krank» machten. Solche Argumentationen entbehrten jeglicher Grundlage. Weder ein Spaziergang im Nebel (bei sehr kleinen Ionenkonzentrationen und hohen Feldstärken) noch ein solcher im Wald (bei hohen Ionenkonzentrationen und fehlender Feldstärke), bzw. ein Bad im See (bei kleinen Feldstärken und niedrigen Ionenkonzentrationen über dem Wasser) machten krank. Luftelektrische Größen ließen sich nicht an der Natur «normieren» und als Normgrößen in das Raumklima übertragen. Wenn es auch durchaus möglich sei, luftelektrische Größen in Räumen mehr oder weniger definiert zu simulieren, seien diese technischen Verfahren aber keine Gewähr dafür, daß eine solche Simulation für das Wohlbefinden des Menschen in irgend einer Weise sinnvoll ist.

Gewonnene Befunde nicht zu verallgemeinern?

Schließlich könnten Ladungsträger nur dann wirken, wenn sie eingeatmet würden und sich an jenen Teilen des Atemtraktes anlagerten, die grundsätzlich auf Ladungen als Reize anzusprechen vermögen. Die Retention von Aerosolpartikeln in verschiedenen Atemtraktabschnitten sei jedoch in erster Näherung eine Funktion ihres *Stokes*'schen Durchmessers. Sollten also geladene Partikel eine biologische Wirkung entwickeln, müßten sie eine optimale Größe aufweisen. Solange dieses Größenspektrum aber nicht entsprechend bekannt sei, ließe sich schon aus diesem Grunde die Frage nach der Wirkung von Luftionen nicht beantworten. Dazu sei ungeklärt, ob und inwieweit geladene Partikel selbst schon aufgrund ihrer stofflichen Zusammensetzung und ohne Rücksicht auf ihre Ladung unmittelbar wirksam werden. Manche Ionengeneratoren seien beispielsweise gleichzeitig Generatoren für chemisch wirksame Spurengase oder Partikel.

Grundsätzlich gelte auch hier immer wieder: Was nicht in den Körper dringe, könne nicht wirksam werden. Wirkeffekte an der Körperoberfläche seien denkbar, im Bereich der Ionen aber recht unwahrscheinlich. Eine Ausnahme bilde evtl. die günstige Wirkung von Luftionen auf Brandwunden.

Auch seien vergleichende Betrachtungen von Ionenkonzentration und Polarität einerseits und biologischen Reaktionen andererseits nur selten zu verallgemeinern, weil diese luftelektrischen Größen extrem stark von lokalen Bedingungen und Störeinflüssen abhingen. Heizung, Lüftung, Klimatisation veränderten im Rauminnern z. B. Gesamtionenkonzentration, Verhältnis von positiver zu negativer Ionenkonzentration, Raumladung u. a. völlig, und zwar in Abhängigkeit von der angewandten Technik. Schon der Rauch einer Zigarette, eine Kerzenflamme, ein elektrischer Wärmestrahler, ein Grillrost, offener Kamin u. a. genüge, um Ionenkonzentration und -spektrum ganz erheblich zu verändern. Sollte es spürbare direkte biologische Wirkungen dieser luftelektrischen Größen geben, so müßten sie auch bei solchen alltäglichen Anlässen auftreten und nachweisbar werden. Nicht viel anders lägen die Verhältnisse im Freien. Abgase und Aerosole aus jedem Verbrennungsprozeß veränderten Ionenkonzentration und -spektrum. Infolgedessen führten auch lokale Variationen von Windrichtung und -geschwindigkeit zu heftigen Schwankungen dieser luftelektrischen Größen, wenn man sie in der

Nähe von Siedlungen, Industrien, Straßen usw. messe. Sollten sie kausal wirksam werden, müßten sich alle diese fast unbedeutenden mikrometeorologischen Variationen (z. B. eine nur geringfügige Winddrehung) auf dem Wege über Ionenvariationen biologisch auswirken.

Ionengeneratoren im Widerstreit der Meinungen

Der Einsatz von Ionengeneratoren außerhalb der Forschung in Gesundheitswesen und Großbetrieben unter Kontrolle von Fachleuten ist seit Jahren bekannt (USA, UdSSR, Israel, Schweiz u. a.). Der Einsatz in privaten Haushalten war hingegen von jeher umstritten. Als Gründe wurden angegeben:

1. Verwendung von z. T. gesundheitlich bedenklichen Apparaten, die mit fragwürdigen Empfehlungsschreiben oder unter Ausnützung massiver Werbekampagnen an gutgläubige, zumeist ältere oder alleinstehende Personen abgegeben werden. Schier unübersehbar ist auch heute noch die Fülle der in Deutschland vorhandenen Heilklimageräte, die sogar durch den Versandhandel ausgeliefert werden. Dazu zählen auch die sogenannten Ozonisatoren, die unter der mißbräuchlichen Vorstellung von «Waldesluft» die stark reaktive Form des Sauerstoffs, das Atmungsgift Ozon produzieren. Ozon hat an seinem Platz (s. S. 274) eine für die Erhaltung des Lebens auf der Erde unersetzliche Aufgabe. Es gehört jedoch in die Stratosphäre und nicht in die Wohnung. Bedenklich stimmen auch
2. der unkritische Einsatz von Ionengeneratoren (Ort, Zeit, Dauer),
3. Eigenbauversuche von bastelfreudigen Hobbywerkern und
4. die Übernahme durch unseriöse Händlerkreise, die mit der Verzweiflung und Hoffnungslosigkeit Schwerkranker auf der Grundlage noch nicht gesicherter Hypothesen und Erkenntnisse ein unverantwortliches Geschäft treiben.

Grundsätzlich ist deshalb schon apparativ zu fordern, was seriöse Hersteller inzwischen zu leisten vermögen:

Garantierte Ozonfreiheit,

Produktion physiologisch aktiver Klein-Ionen mit definierter Beweglichkeit,

ausreichende Ionenkapazität,

Nachweis der physikalischen Leistung durch Luftionenmeßgeräte (Ionometer, Ionencounter).

Hat die Ionotherapie eine Zukunft?

Gerade die Medizin ist reich an Beispielen, wie ursprünglich ignorierte oder gar verlachte Verfahren und Methoden später zu Meilensteinen in Diagnostik und Therapie wurden. Daraus sollte man lernen.

Andererseits müssen aber auch die Befürworter des Ioneneffektes zugestehen (852): «Die physiologischen Wirkungen der Ionen sind nach dem bisherigen Stand der Kenntnisse komplex, widersprüchlich und z. T. inkonsequent».

Zuletzt sind aber auch die «Gegner» der Ionotherapie keine Gegner. Einen Teil der gefundenen Ergebnisse erkennen sie durchaus an. Sie beziehen jedoch dagegen Stellung, vor Abschluß entsprechender Studien mit pseudowissenschaftlichen Argumenten Ahnungslosen oder Schwerkranken ungeprüfte Geräte und Anlagen zu verkaufen. Damit wird nur ein peristatischer Wirkfaktor in Verruf gebracht, der über die bisherigen Möglichkeiten hinaus eines Tages noch vielfältig therapeutisch einsetzbar sein dürfte.

Die atmosphärische Impulsstrahlung (Sferics)

Schon *Friedrich Nietzsche* vermutete die atmosphärische Elektrizität als einen der Auslöser seiner quälenden Wetterfühligkeit. 1887 wurden die elektromagnetischen Wellen von *Hertz* entdeckt. Sie ermöglichten einen ungeheuren Aufschwung auf dem Gebiet der Nachrichtenübertragung. 1893 wurden von dem Russen *Popow* erstmals langwellige elektromagnetische Störungen atmosphärischen Ursprungs (= atmospherics, atmosphärische Impulsstrahlung) registriert. Bevor der Rundfunk seine heutige weite Verbreitung im UKW-Bereich erlangte, gehörten die Atmospherics oder Sferics (auch Spherics geschrieben) als störende Knackgeräusche zur täglichen Erfahrung der Hörer, vor allem im Langwellenbereich während des Sommers. Seit den Anfängen der drahtlosen Nachrichtenübertragung beschäftigt man sich deshalb eingehender mit ihnen.

Man fand, daß es sich um eine elektromagnetische Wellenstrahlung sehr großer Wellenlänge (etwa 30 km) bzw. relativ niedriger Frequenz (ca. 10 kHz) handelt. Die Schwingungen breiten sich mit Lichtgeschwindigkeit in alle Richtungen aus. Die biometeorologisch interessanten elektromagnetischen Wellen im Hertz- (1 Hertz = 1 Schwingung/sec) bis Kilo-Hertz-Bereich werden Längst- oder Infralangwellen genannt. Sferics sind impulsförmige Wellenzüge im Längstwellenbereich. Man unterscheidet dabei zusätzlich solche mit Energieschwerpunkt im VLF-Bereich (VLF = Very Low Frequency: Frequenzbereich oberhalb 3 kHz bis ca. 30 kHz) und solche mit Schwerpunkt im ELF-Bereich (ELF = Extremly Low Frequency: Frequenzbereich unterhalb ca. 3 kHz).

Ausgelöst werden beide Sferics-Arten durch elektrische Entladungen in der Atmosphäre, und zwar durch solche zwischen Wolken und Erdoberfläche (Erdblitze) und durch Blitze zwischen einzelnen Wolken (Wolkenblitze).

Obgleich in jedem Augenblick etwa 6000 Blitze die Erde umzucken, ist für ihre Entstehung nicht unbedingt ein Gewitter notwendig. Auch stille Entladungen können atmosphärische elektromagnetische Wellen aussenden. Doch ist deren Intensität und Reichweite nicht so groß. An den stark ionisierten Schichten der Ionosphäre (Atmosphärenschicht oberhalb etwa 80 km Höhe) werden sie reflektiert und erreichen wieder die Erde. Die Häufigkeit der Sferics ist tages- (Maximum: nachts; im Sommer Hauptmaximum am frühen Nachmittag; Minimum: tagsüber) sowie jahreszeitlichen Veränderungen (Maximum: Sommer; Minimum: Winter) unterworfen.

Im Laufe experimenteller Untersuchungen in den letzten Jahren kam man zu dem Schluß, daß neben den anderen bisher bekannten elektrischen Faktoren (Korpuskularstrahlung, Radiofrequenzstrahlung der Sonne, Erdmagnetismus, Luftionen, luftelektrisches Feld u. a.) auch die Sferics für die biotrope Wirkung des Wetters in Frage kommen (659–665, 677, 686, 687). Der Wirkungsmechanismus ist im einzelnen noch nicht geklärt. Man diskutiert die bioelektrische Beeinflussung der Grenzflächenpotentiale (Synapsen, Zellwände) sowie der Molekülstruktur des Zellwassers. Theoretisch konnte nachgewiesen werden, daß selbst die Feldstärke kleiner Impulse mit einer maximalen Freiluftfeldstärke von 50 mV/m energetisch genügen würde, die Potentialschwankungen der Nervenzelle zu beeinflussen. Doch wird auch von den Verfechtern der Relevanz des «Elektroklimas» zugestanden, daß die atmosphärische Impulsstrahlung nicht die einzige Ursache für Wetterbeschwerden sein kann. Weitere meteorologische Faktoren wie der thermische Komplex oder das «organische Mikroklima» (Disposition und individueller Tagesrhythmus) u. a. sind ebenfalls von Bedeutung. Die bisher vorliegenden Untersuchungsergebnisse machen es aber wahrscheinlich, daß die Sferics auf einem solchen «Erregungshintergrund» zumindest zeitweise als Kofaktoren auf den Organismus einwirken. Außerdem konnte festgestellt werden, daß die Mehrzahl der bisher als meteorotrop erkannten meteorologischen Vorgänge entweder mit einer Intensivierung oder einem Rückgang der Sferics-Tätigkeit koinzidieren (659–665).

Wirkeffekt der Sferics

Früher war man der Ansicht, daß der Frequenzbereich von Sendern elektromagnetischer Wellen zwischen 100 kHz und 1000 kHz als biologisch bedenklich anzusehen sei, besonders weil diese Wellen fast ungehindert in Häuser eindringen. In der Technik verwendet man heute jedoch in diesem Bereich Feldstärken, die wesentlich über denen von Rundfunksendern liegen, ohne daß es in der näheren Umgebung solcher mit periodischem Dauersignal betriebenen Anlagen zu nachweisbaren pathologischen Erscheinungen kommen würde. Auch ist man bei der heutigen relativ großen Dichte der Rundfunk-, Fernseh- und Telegraphiesender in diesem Frequenzbereich einer ständigen intensiven Wirkung solcher ebenfalls mit periodischem Dauersignal ausgestrahlten Wellen ausgesetzt, ohne daß es dabei zu entsprechenden biologisch nachteiligen Folgen käme.

Tatsächlich nahm man früher an, daß die allgemeine Nervosität des Menschen nach Einsetzen der Rundfunksendungen zugenommen habe. Man führte die Wetterfühligkeit sensibler Personen auf diese Hochfrequenzstrahlung zurück. Entsprechende Experimente konnten jedoch schon vor einem Vierteljahrhundert diese Bedenken entkräften (521).

Wie man aus den bisher vorliegenden Untersuchungsergebnissen folgerte, vermag das Elektroklima als «Elektrowetterstrahlung» auf Lebewesen in vivo und vitro unter bestimmten Bedingungen eine unspezifische Reizwirkung auszuüben, die trotz ihrer Geringfügigkeit nachweisbar wird. Allerdings läßt sich dieser elektroklimatische «Mikrostreß» nur bei jenen Probanden erkennen, die sich mehrere Tage in einem Elektro-Null-Feld aufhielten («Nullung»). Auch kommt es nach Einfluß bestimmter elektromagnetischer Feldprogramme zu keiner spontanen, sondern beim gesunden Menschen meist zu einer verzögerten Reaktion von 2–3 Tagen (Ladungsspeicherung, homöostatische Trägheit). Versuche in vitro hingegen zeigten Spontanreaktionen auf elektromagnetische Einflüsse, wobei eine «Nullung» von ca. 24 Stunden genügte. Allerdings werden diese Effekte durch modifizierte Umweltbedingungen wie beispielsweise Temperatur, Raumbeleuchtung, Luftdruck oder Jahreszeit gedämpft oder gar unwirksam. So lassen sich im Winter keinerlei Einflüsse nachweisen. Grundsätzlich scheint die Effizienz der simulierten Elektroklima-Programme am größten, wenn sie den natürlichen Sfericsbedingungen einer Reizwetterlage oder des Reizklimas im Bergland entsprechen. Impulsfolgen, wie sie in der Natur vorkommen, sind offenbar rhythmischen Signalen im Effekt überlegen (664).

Vielfältiger Einfluß

Im einzelnen zeigten sich bei entsprechenden Versuchen mit Probanden, die periodisch wechselnden elektrischen Feldern niedriger Frequenzen ausgesetzt waren, Veränderungen beim Schwellengrenzwert von Geschmack, Geruch, Gehör und Berührung sowie spontane Nervenschmerzen, die noch Stunden nach Abschalten des Wechselfeldes anhielten. Auch wurde über Veränderung von Blutgerinnung, Pulsfrequenz, Blutdruck, Körpertemperatur, Allergiebereitschaft, EKG, Reaktionszeit u. a. berichtet. Über längere Zeit applizierte Hochfrequenzfelder sollen zu Kopfschmerzen, Nausea, Ruhelosigkeit, depressiven Stimmungsschwankungen, Schlaf- sowie Herz- und Kreislaufstörungen u. a. führen. Zahlreiche Untersuchungen erbrachten signifikante Koinzidenzen zwischen Extremwerten der VLF- und ELF-Sferics und einer Häufung von Todesfällen, Geburten (?), Verkehrs- und Arbeitsunfällen, Ausbruch der infantilen Paralyse, Verstärkung des Beschwerdebildes bei Hirnverletzten, Amputierten und Patienten mit inneren Erkrankungen u. a. Auch ließen sich im Tierexperiment Aktivitätsbeeinträchtigungen von Versuchstieren sowie eine Dämpfung der Zellatmung feststellen (659–665, 677, 686, 687). Die jüngsten Untersuchungen sprechen von einer beschleunigten Knochenheilung sowie einer hochsignifikant erhöhten Thrombozytenadhäsivität unter dem Einfluß simulierter VLF-Sferics mit einer Impulsfolgefrequenz von 10 Hz. Antiadhäsiv wirkende Pharmaka (z. B. Persantin® und Acetylsalicylsäure) waren andererseits in der Lage, die sfericsbedingte Erhöhung der Thrombozytenadhäsivität zu verhindern. Interessanterweise zeigten psychisch labile Versuchspersonen eine stärkere Änderung ihrer Thrombozytenadhäsivität auf Sferics als psychisch stabile (404). Auch über eine Verbesserung der intellektuellen Leistungsfähigkeit durch ein künstliches elektrisches Feld mit Wechselfrequenzen um 10 Hz wurde berichtet. In einer kürzlich durchgeführten Untersuchung an einer Schulklasse wurden die Schüler über mehrere Monate hin verschiedenen Aufmerksamkeits-, Belastungs- und Konzentrationsprüfungen unterzogen, bei denen zeitweise ein elektrisches 10 Hz-Feld zusätzlich in den Schulräumen erzeugt wurde. Dabei soll die Fehler- und Versäumnisquote zurückgegangen und die Beobachtungsleistung der Schüler verbessert worden sein (506). Von anderer Seite wurden diese Befunde, die sich auch in Großraumbüros reproduzieren ließen, jedoch in Frage gestellt. Man warf ein, daß eine Steigerung der menschlichen Reaktionsbereitschaft und bestimmter intellektueller Leistungen bisher von noch keinem Programm nachgewiesen werden konnte. Schon allein die minimalen Wirkungen dieser Einflüsse — jede Klima- und Wetterkomponente sei ihnen an biologischer Effizienz weit überlegen — müsse die Zahl der Scheineffekte erwartungsgemäß in die Höhe treiben (664).

Therapeutische Möglichkeiten durch Elektroklimatisierung?

Zahlreiche Messungen stellten fest (659–665), daß die Intensität der Sferics im Inneren von Stahlbetonbauten und Ganzstahlhäusern — je nach Konstruktion und Ort — stark reduziert ist. Besonders Gebäude aus Eisenbeton sollen mit ihrem relativ feinmaschigen Netzwerk der Eisenarmierung einen fast geschlossenen Faraday-Käfig bilden und Sferics im VLF-Bereich bis zu 90 % abschirmen. Die Durchlässigkeit solcher Netzwerke für elektromagnetische Wellen ist um so kleiner, je enger die Maschenweite des Netzwerkes ist und je größer der Radius der Eisenstäbe und die Wellenlänge ausfällt. Elektroklimatisch wirken derart abgeschirmte Räume wie das reizlose und beständige Klima eines Subtropenhochs. Tatsächlich führt die moderne Höhlenklimatologie ihre Erfolge bei nervösen Atmungserkrankungen z. T. auch auf die Abschirmung gegenüber Sferics zurück. Die bis zu mehreren Kilometern dicken Felswände eliminieren die atmosphärische Impulsstrahlung und deren Variationen fast vollständig.

Ausgehend von den zahlreichen Korrelationsuntersuchungen mit VLF-Sferics wurden schon in den 50er Jahren Krankenzimmer von Frischoperierten mit Eisendrahtnetzen umkleidet, um die postoperativ drohende Emboliegefahr zu vermindern. Auch versuchte man immer wieder frischoperierten, amputierten oder generell wetterfühligen bzw. -empfindlichen Patienten mit einem reizarmen künstlichen Elektro-Schonklima zu helfen. Da Stahl wegen seiner ferromagnetischen Eigenschaften den größten Absorptionseffekt aller Baustoffe gegenüber elektromagnetischen Längstwellen besitzt, empfahl man für Krankenhausneubauten von diesen abschirmenden Eigenschaften Gebrauch zu machen.

Tatsächlich existiert in Kiew (UdSSR) das mit dem «Biotron» ausgerüstete erste elektroklimasichere Krankenhaus der Welt. In dieser Stahlkammer kann – je nach Beschwerdebild der Patienten – wechselweise elektroklimatisches Schön- oder Schlechtwetter erzeugt werden. Bei Entzündungen, Allergien, Blutungsneigung, Schilddrüsenüberfunktion, hypertonen Beschwerden sowie Infektionen (Stärkung der immunbiologischen Abwehr) würde man in diesem Fall ein «Elektro-Tief»-Programm empfehlen.

Aber auch in normalen Wohnblocks könnten in entsprechend abgeschirmten Häusern nicht nur die natürlichen Umweltbedingungen, sondern sogar ein dosierbares Elektrokunstklima geschaffen werden. Dabei ließe sich je nach Impulsfolge, Frequenz und Intensität künstlich erzeugter Sferics entweder ein reizstarkes oder mildes Wetter «einschalten».

Zuvor wäre jedoch in Großversuchen zu klären, ob durch eine solche Manipulation von elektroklimatischen Umweltfaktoren und speziell durch ein häufig gefordertes reizloses Raumklima nicht andere Beschwerden provoziert werden können. Wenn auch von wissenschaftlicher Seite bestritten wird, daß Stahlbeton-Hochhäuser oder Metallbauten gesundheitsschädlich seien, so fühlt sich jedoch nur ein Teil der Bewohner dieser Häuser wohl. Manche klagen über innere Unruhe, Gespanntheit und Nervosität. Da möglicherweise eine solche starke Abschirmung der Sferics nicht für alle Menschen geeignet ist, sollten hier weitere Untersuchungen Klärung schaffen.

Auch scheint es nach dem bisherigen Stand der Wissenschaft verfrüht, sogenannte Sferics-Simulatoren unter den heutigen Bedingungen für die ärztliche Therapie und Prophylaxe, noch weniger aber zur Selbstbehandlung im eigenen Hause zu propagieren (664).

Der Einfluß des Untergrundes auf die Sferics

Die Gestaltung der Landschaft und die elektrophysikalischen Eigenschaften des

Untergrundes sind nicht ohne Einfluß auf die Intensität der Sferics an einem bestimmten Ort. Jeder Landstrich besitzt nicht nur spezielle physikalische Bodeneigenschaften wie Festigkeit, Feuchtigkeit usw., sondern auch örtlich variierende Werte der elektrischen Bodenleitfähigkeit. Dabei sind für VLF-Sferics Tiefen bis zu einigen 10 Metern, von ELF-Sferics sogar Einflüsse auf Tiefen bis zu 1 000 Metern nachgewiesen worden. Insbesondere fand man durch entsprechende Messungen, daß besonders auf Berggipfeln, in Hochebenen und Grundwassereinzugsgebieten mehr atmosphärische Impulse zu messen sind als in Gebirgstälern, Tiefebenen und grundwasserarmen Gegenden. Dabei erreichen die Feldstärkenschwankungen Werte bis über 60 dB (Dezibel, allgemeingültige Dämpfungseinheit), d. h. ein Verhältnis der Minimal- zu den Maximalwerten von 1 : 1 000. Daneben lassen sich auch Impulsunterschiede auf kleinstem Raum messen, die wahrscheinlich durch bestimmte Bodenleitphänomene bedingt sind (661).

«Elektrische Umweltverschmutzung»: Technics

Ein wesentliches Problem beim Ausbau eines Elektrokunstklimas mit seiner schützenden Wirkung gegen Wetterfühligkeit und -empfindlichkeit ist die sogenannte «elektroparasitäre Verseuchung». Durch Stromkabel und Telefonleitungen, die von außen in die Wohnungen führen, durch Elektrogeräte u. a. ist ein idealer feldfreier Raum (elektroklimatische «Null-Lage») kaum zu erreichen. Die so zugeführten bzw. erzeugten technischen Störungen, die sogenannten Technics, entsprechen in ihrer Intensität und Impulsfolgefrequenz u. U. den reizstärksten «Schlechtwetter-Programmen» oder übertreffen sie sogar. Außerdem finden die natürlichen Sferics auch in Stahlhäusern über Energie- und Telefonkabel Eingang, wo sie sich dann mit den Technics zu entsprechenden Störgrößen summieren. Möglicherweise ist die biologische Wirkung der Technics ähnlich der der natürlichen Sferics. Die wichtigsten Störquellen sind Fernsehapparate, defekte oder intakte, jedoch gedrosselte Leuchtstoffröhren, Kabelschächte neben den Fahrstühlen, Steckdosen, Elektrogeräte (vor allem ungeerdete), außerdem Leuchtstoffröhren, die gerade gezündet werden, die Wählimpulse des Telefons u. a. m.

Bautechnisch sollte man deshalb bei der Planung von Elektroinstallationen diesen Gesichtspunkten in Zukunft mehr Aufmerksamkeit schenken. Vor allem eine wirkungsvolle Erdung und Abschirmung von Leitungen, die Eliminierung von defekten Leuchtstoffröhren, Ausbau getrennter Stromkreise, evtl. mit Filtern, die Technics eliminieren, die Dezentralisierung von Kabelschächten u. a. könnten hier Abhilfe schaffen und mögliche Quellen elektroklimatogener Beschwerden vermindern (663).

Wirkung von Magnetfeldern

Magnetfelder sind ein ähnlicher, wenn auch wahrscheinlich nicht so intensiv einwirkender Umweltfaktor wie Luft, Licht, Schwerkraft usw. Die Erde ist ein großer Magnet mit einem Südpol nahe am geographischen Nordpol und einem Nordpol nahe am geographischen Südpol. Die durchschnittliche Feldstärke auf der Oberfläche liegt bei etwa 0,5 Oersted und weist eine Tages- und Mondmonatsperiodizität auf. Möglicherweise sprechen bestimmte biologische Rhythmen zeitlich auf die feinen rhythmischen Veränderungen der biomagnetischen Feldstärke der Erde an.

Offenbar war das erdmagnetische Feld früher ein wesentlicherer Umweltfaktor als heute, dem sich physiologische Prozesse angepaßt haben. Manche Planktonorganismen sollen zu Zeiten untergegangen sein, bei denen sich das erdmagnetische Feld umkehrte. Andere hingegen konnten viele Umkehrungen überleben.

Während magnetischer Stürme kommen große Fluktuationen in der Intensität erdmagnetischer Felder vor, die gewöhnlich in Relation zu den Sonnenflecken (intensivere Sonnenaktivität) stehen. Diese Sonnenaktivität soll mit Änderungen der Blutgerinnungszeit, Leukozytenzahl, erhöhter Suizidrate, Unruhe und Hospitalisationsfrequenz in psychiatrischen Kliniken u. a. korrelieren.

Bei experimentellen Untersuchungen in einem sogenannten geomagnetischen Nullfeld konnte man an Tieren gewisse Verhaltensänderungen und Entwicklungsstörungen, vorzeitiges Altern und verkürzte Lebenszeit feststellen.

Experimentelle Untersuchungsbefunde

In anderen Tier- sowie Pflanzenversuchen zeigten sich folgende biomagnetischen Effekte (s. auch Tabelle 31): Wachstumsminderung, plötzliche Gewichtsabnahme, hämatologische Veränderungen (Hb-Gehalt, Thrombozyten- und Leukozytenzahl), Herz-Kreislauf-Alterationen (Pulsfrequenz, Arrhythmien), Änderung von Wundheilung und Gewebsregeneration, Zyklusentgleisung, Absorption von Embryonen in utero, Hemmung der embryonalen Entwicklung, grobe morphologische Mißbildungen, Verlängerung der Tragzeit, pathologische Veränderungen in Nebenniere und Leber, verminderte Sauerstoffaufnahme, Abnahme der Körpertemperatur, Beeinflussung von Stoffwechselprozessen u. a. m.

Durch Änderung des umgebenden magnetischen Feldes lassen sich die Richtung des Bienentanzes und die Orientierung von Zugvögeln auf ihrer Wanderschaft ablenken bzw. stören, Verhaltensänderungen in der motorischen Aktivität von Säugetieren, Vögeln und Fischen provozieren. Im Rattenversuch können konditionierende Reize gesetzt und bei Pflanzen ein sogenannter geomagnetischer Tropismus ausgelöst werden, indem sich deren Wurzeln nach der Nordpolrichtung des magnetischen Feldes ausrichten. Möglicherweise hat der lebende Organismus eine Art «sensorisches Organ» während seiner Evolution entwickelt, das jetzt als biologische Uhr wirken könnte. Allerdings ist der magnetische Reiz schwächer als ein optischer oder akustischer.

Tabelle 30

Studienobjekt	Beobachteter Vorgang	Gemessener Parameter	Applikationsdauer	Wirkeffekt
Algen	Wachstum	Wachstumsrate	1–3 Wochen	Wachstum in sehr schwachen Feldern beschleunigt, in starken Feldern verlangsamt
Bakterien	Wachstum	Größe und Anzahl der Kolonien	72 Stunden	Reduzierung von Größe und Anzahl der Kolonien
Winterweizen	Wachstum	Wurzel-Orientierung	Wachstumsperiode	Orientierung parallel zum geomagnetischen oder künstlichen Feld
Urtierchen	Bewegungsaktivität	Richtung des Fortbewegungspfades und Anzahl der Richtungsänderungen	einige Sekunden	Richtungsänderung bei angewandtem Magnetfeld
Vögel	Verhalten	Amplitude und Charakter der Bewegungsaktivität	2–9 Stunden	Anstieg und Wechsel in der Bewegungsaktivität
Maus	Alterung, Wachstum, Fortpflanzung und Verhalten	Lebensdauer, Wurfgröße, Aktivität, Verhalten	1 Jahr	Verkürzte Lebensdauer (6 Mon.), Kannibalismus
Mensch	Verhalten	Anzahl psychiatrischer Fälle	1 Monat	Positive Korrelation zur Intensität des geomagnetischen Feldes
Mensch	Verhalten und klin. Daten, Nervenfunktion, physiologische Parameter	psychologische Tests, EEG, EKG, Körpertemperatur und -gewicht, Blut	10 Tage	Erniedrigung der Schwelle beim Flimmerverschmelzungstest

Wirkeffekt extrem schwacher statischer Magnetfelder, modifiziert nach *König,* 1975 bzw. *Barnothy,* 1969.

Hypothetische Nutzungsmöglichkeiten

Für den Menschen lassen sich aus den bisherigen Erfahrungen gewisse therapeutische und/oder diagnostische Konsequenzen ableiten, die zwar z. Z. noch reichlich hypothetisch anmuten, zu gegebener Zeit vielleicht einmal nutzbar gemacht werden könnten: «Magnetischer Abort», Milderung des Strahlensyndroms durch magnetische Vorbehandlung, Therapie hämorrhagischer Störungen, «magnetische Anästhesie», unblutige Methode zur Untersuchung der Herzleistung u. a. m. (40, 451).

Die Auswirkung des Gravitationsfeldes

Die Gravitationskraft ist die charakteristische Komponente unserer Umgebung. Jedes Wesen ist ihr unablässig ausgesetzt. Trotzdem weiß man noch wenig über ihre biologischen Auswirkungen.

Bisher vorliegende experimentelle Untersuchungen über die Schwerelosigkeit vermittelten nur wenige Hinweise auf Änderungen physiologischer Parameter von Bedeutung: Einschränkung der Diurese, Anstieg der Leukozyten. Beschrieben sind Parästhesien in den Fingern.

Experimente mit der sogenannten Immobilisation (optimale Einschränkung peristatischer Belastungen) scheinen zu folgenden Konsequenzen zu führen: Ungleicher Knochenabbau, Anstieg der Herzfrequenz, Abnahme des Gesamtblutvolumens (Plasmaverlust), Verringerung der Herzgröße, Verlust von Kalzium, Stickstoff und verwandten Elementen. Der Grundstoffwechsel sinkt. Kreislauf und Stoffwechselparameter werden durch die verminderten körperlichen Anforderungen auf eine niedrigere funktionelle Basis eingestellt (729).

Die Skylab-Experimente

Neue Erkenntnisse hingegen ließen sich aus den Skylab-Experimenten gewinnen. Dabei hielten sich jeweils 3 Astronauten 28, 59 bzw. 84 Tage in diesem dreistöckigen «Himmelslaboratorium» mit seinem Rauminhalt von mehr als 47 m^3 auf.

Die Astronauten berichteten, daß das schwerelose Segeln im Raum ein fast lustbetontes Gefühl vermittle. Allerdings gab es auch unangenehme Seiten. Auf Grund der fehlenden Schwerkraft änderten sich die hydrostatischen Verhältnisse im Organismus: Die Kopfgefäße füllten sich. Es kam zu Kopfdruck und Kopfschmerzen, geröteter Bindehaut, geschwollenen Augenlidern, einem Gefühl des Verschnupftseins u. a. Die unteren Extremitäten verloren dagegen an Umfang, teils durch Inaktivität, teils durch Verlagerung der Flüssigkeit in die obere Körperhälfte. Die Applikation von Unterdruck am Unterkörper besserte die Situation etwas.

Da die Astronauten glaubten, daß die Antigravitationsmuskeln ihre Funktion verloren hätten, nahmen sie eine typische Affenhaltung ein. Auffällig war der eingezogene Leib, weil sich die Abdominalorgane kopfwärts verlagerten. Dadurch wurde das Zwerchfell nach oben gedrängt. Die Vitalkapazität sank. Unangenehm wurde eine Art Bauchmuskelkater.

Interessant waren die Folgen alltäglicher Verrichtungen: Beim Haareschneiden flogen die Haare in allen Richtungen davon. Das Duschwasser mußte mit einem Spülkopf auf die Haut gespritzt und wieder abgesaugt werden. Bei allen Tätigkeiten stand im allgemeinen nur eine Hand zur Verfügung. Die andere wurde zur Stabilisierung gebraucht. Wollten sie sich auf Füßen fortbewegen, mußten sie mit ihren Spezialschuhen die Rasten in den Wänden des Laboratoriums benützen. Zum Wiegen konnte nur eine Schwingungswaage verwendet werden.

Eine Fülle neuer Befunde

Schlafuntersuchungen mittels EEG und Okulograph ergaben keine Abweichungen. Unangenehm war hingegen das Auftreten von Lichtblitzen. Nägel und Haare wuchsen langsamer. Bakterielle Abstriche zeigten, daß zwar die Anzahl der Arten zurückging, die Gesamtzahl der Keime jedoch wuchs (insbesondere Staphylokokken).

Da die Astronauten nicht aufstoßen konnten, ohne Gefahr zu laufen, daß die Nahrung mit austrat, waren sie durch z.T. heftige Flatulenz gequält.

Nach der Rückkehr auf die Erde war der Gang noch eine Weile breit, schwer und ataktisch. Da die Eigenreflexe nicht mehr einwandfrei funktionierten, mußten sie sich beim Gehen erheblich konzentrieren. Längere Schmerzen stellten sich in der Rücken-, Schulter- und Beinmuskulatur ein.

Die nachträglich aufgearbeiteten Urinanalysen ergaben folgendes Bild: Die Kreatinin-Ausscheidung war unverändert. Kalzium wurde um 8—10 %, die Hydroxyproline um 33 % vermehrt ausgeschieden. Die Phosphat-Elimination betrug anfangs 400 mg, nach intensiverem Training 250 mg pro Tag. Die Muskelkraft der unteren Extremitäten verringerte sich um 25 %, das Volumen der Unterschenkel zwischen 2 und 5 %.

Es gingen zurück: Gesamtproteine, Harnsäure, Cholesterin, Natrium- und Chloridgehalt, der Glukosespiegel, Kalium-, Phosphat- und Kreatininkonzentration, Erythrozyten (Markhemmung?), Gesamtkörperwasser (um 1,7 %), Extrazellulärflüssigkeit (um 1,9 %), Plasmavolumen (um 8,4 %), mittleres Schlagvolumen des Herzens (um fast die Hälfte).

Es stiegen an: Kortison- (Streß?), Insulin- und Parathormonspiegel. Auch Sauerstoffverbrauch und Kohlensäure-Produktion waren erhöht, obgleich der Stoffwechsel in der Schwerelosigkeit eigentlich verlangsamt war (120).

Die Wirkung kosmischer Strahlungen

Die kosmische Strahlung wird seit etwa einem halben Jahrhundert beschrieben. Besondere Bedeutung gewinnt sie für Astronautenflüge, da der Mensch den Schutz seiner erdmagnetischen Sphäre verlassen muß. Die größte Strahlengefahr bei solchen Flügen geht von energetischen Partikeln aus, die durch Sonnenstürme beschleunigt werden. Insgesamt scheinen die dabei auftretenden Dosen viel geringer zu sein als jene Strahlenmengen, die während diagnostischer Routineuntersuchungen eingesetzt werden.

Die bisherigen Erfahrungen über die radiobiologischen Wirkungen kosmischer Strahlen sind begrenzt. Schwere Zerstörungen konnten noch nicht objektiviert werden (729).

Die Wirkung des Lichtes auf den Organismus

Das Auge ermöglicht mit seiner kameraähnlichen Funktion Helligkeit, Form und Farbe wahrzunehmen. Doch es hat noch eine zweite, viel zu wenig bekannte Aufgabe. Es dient als Stimulans für autonome Vorgänge des Stoffwechsels und Endokriniums (194, 388, 389).

Den Zoologen ist diese Bedeutung schon relativ lange geläufig. Viele tierische Funktionen wie Aktivität, Wachstum, Reifezustand, neuroendokrine Änderungen (z. B. Gonadenentwicklung) zeigen eine charakteristische Abhängigkeit von Tageslänge bzw. Beleuchtungsintensität. Experimentelle Versuche konnten dies bestätigen. Widersprüchliche Ergebnisse in den einzelnen Tierexperimenten gehen wahrscheinlich auf die unterschiedliche Reaktion bei Tag- und Nachttieren zurück. Auch scheint nicht nur die Lichtintensität, sondern auch die spektrale Zusammensetzung des Lichtes von Bedeutung zu sein.

Im Verlauf der Tierexperimente entdeckte man, daß sich der Farbwechsel des Frosches, der sich an seine Umgebung anzupassen suchte, durch Vernähen der Lider verhindern ließ. Zum gleichen Ergebnis kam man, wenn man den Sehnerv durchtrennte, die Hypophyse exstirpierte oder den Hypophysenstiel durchschnitt. Man schloß daraus, daß die hormonale Regulation des Farbwechsels durch Lichtreize induziert wird, die über Nervenverbindungen zur Hypophyse gelangen, die nicht im «optischen», sondern in einem «energetischen» Anteil der Sehbahn verlaufen.

Analogieschluß auf den Menschen?

Bei der Diskussion, ob man die gefundenen Ergebnisse auf den Menschen übertragen könne, erinnerte man sich an den Einfluß des Lichtes auf den menschlichen Organismus (Zusammenfassung in: 194, 389). Teilnehmer von Polarexpeditionen klagten am Ende des Polarwinters

Tabelle 31

Blindgeborene, Früh- und/oder Späterblindete sowie Kataraktpatienten vor der Operation zeigen gehäuft:

Psyche:	Leichte Erregbarkeit, Nervosität, Schlafstörungen, Kopfschmerzen u. a.
Wachstum:	Entwicklungsstörungen des Skeletts mit retardiertem Wachstum Geringere Ausprägung der Sella turcica (Ausfall des Lichtes beim frühkindlichen Organismus verzögert die Entwicklung der Hypophyse)
Wasserhaushalt:	Normalerweise niedrige Urinausscheidung während der Nacht mit hohem spezifischen, vermehrte Ausscheidung bei Tag mit niedrigem spezifischen Gewicht. Hier jedoch umgekehrter Rhythmus mit erhöhter Wasserausscheidung in der Nacht
Kohlenhydrathaushalt:	Erniedrigte Blutzucker-Nüchternwerte Traubenzuckerbelastung nach *Staub-Traugott:* Verminderte Insulinproduktion
Hämatologisches System:	Normal: Morgendlicher Eosinophilen-Abfall. Hier: Keine morgendliche Eosinopenie infolge mangelnder Lichtstimulation Erniedrigte Werte von Leukozyten, neutrophilen Granulozyten, Lymphozyten, Retikulozyten, Thrombozyten sowie Hämatokrit
Eiweißstoffwechsel:	Gesamteiweiß im Serum erniedrigt. Eiweißmetaboliten (Rest-N, Harnsäure und Kreatinin) im Serum erhöht bei verringerter Ausscheidung im Urin (Harnstoff-N)
Fettstoffwechsel:	Cholesterinwerte im Serum erhöht, freie Fettsäuren erniedrigt
Elektrolythaushalt:	Natrium- und Chloridkonzentration der extrazellulären Flüssigkeit erniedrigt, Kaliumgehalt leicht erhöht (Nebennierenrindeninsuffizienz). Kalziumspiegel unterschiedlich
Leberstoffwechsel:	Erhöhte Bilirubinwerte im Serum (reduzierter Leberstoffwechsel)
Katecholamin-Stoffwechsel:	Amplitude des Tagesrhythmus der Vanillinmandelsäure (charakteristischer Parameter des Katecholamin-Stoffwechsels) deutlich erniedrigt
Cortisol-Spiegel:	Erniedrigt
Serum-Thyroxin:	Erniedrigt
Gonadotropin-Spiegel:	Erniedrigt
Menarche:	Früher als bei Sehenden (Wegfall des hemmenden Einflusses der Zirbeldrüse auf die Gonadotropine bei Blinden?)

In Anlehnung an *Hollwich,* modifiziert nach *Dieckhues,* 1974, tabellarisch zusammengefaßt.

über zahlreiche Befindensstörungen wie Leistungsschwäche, Schlaflosigkeit, Beklemmungsgefühl, depressive Stimmungsschwankungen, Reizbarkeit, verminderte Arbeitslust, emotionale Labilität und rasche Ermüdbarkeit (322, 825). Auch von den – praktisch drei Monate in der Finsternis lebenden – Eskimos wird über Konzentrations- und Schlafstörungen, Nachlassen der Arbeitskapazität, Selbstmordideen, Eifersucht, Mißtrauen, Egoismus u. a. berichtet. Sie zeigen zwar individuelle Unterschiede, häufen sich jedoch in den «dunklen Tagen» (194). Typisch bei der Wiederkehr des Lichtes ist auch eine plötzliche Aktivitätssteigerung und unerklärliche Euphorie («Lichtrausch») bei der Bevölkerung nördlicher Breiten (368).

Noch aufschlußreicher aber waren die Untersuchungsbefunde an Blinden, die in drei Viertel aller untersuchten Fälle über leichte Erregbarkeit und Nervosität und in zwei Drittel über Schlafstörungen sowie gehäuft leichtes Schwitzen, feuchte Haut, Kopfschmerzen, Muskelschwäche mit rascher Ermüdbarkeit, Kreislaufstörungen mit Schwindelgefühl und stenokardische Herzbeschwerden klagten (195, 389). Andere Autoren berichteten von gestörter Temperaturregulation bei Blinden (818), der Abhängigkeit des Speichelflusses vom Tageslicht, der Wirkung von Lichtstimulation der Retina auf die Magensaftsekretion u. a. Der frühe Ausfall des Lichtes durch Erblinden führt zur Änderung des Wachstums, Wasser- und Kohlenhydrathaushaltes, der Blutmorphologie und vieler Stoffwechsel- und Hormonparameter (s. Tabelle 31).

Licht und Zirkadianrhythmik

Das Licht bzw. seine unterschiedliche Intensität hat auch Einfluß auf die Toxizität bestimmter Substanzen. So fand man im Tierversuch, daß es nicht gleichgültig ist, zu welchem Zeitpunkt des Tages eine Noxe verabreicht wird bzw. ihre höchste Letalität entwickelt (Chronotoxologie). Ähnliches gilt auch für Medikamente (526). Bei der schematischen Verordnung («dreimal täglich») berücksichtigt man zu wenig, daß viele Präparate häufig zu verschiedenen Tageszeiten unterschiedlich stark wirken. Freilich ist hier die Forschung noch nicht abgeschlossen (s. S. 301). Die Chronopharmakologie bemüht sich um Hinweise zur zyklusgerechten Medikation, wie man es bereits bei Insulin- und bestimmten Cortison-Präparaten kennt.

Das Licht hat jedoch nicht nur eine stimulierende (bzw. mitunter auch hemmende) Wirkung, sondern auch einen synchronisierenden Effekt. Vom Einzeller bis zum Menschen haben sich alle Lebewesen im Laufe der Evolution an den täglichen Wechsel von Hell und Dunkel angepaßt. Der Tagesrhythmus wurde endogen. Wichtigster «Zeitgeber» ist besonders bei niederen Tieren der tägliche Hell-Dunkel-Wechsel. Bei höher entwikkelten Spezies und beim Menschen beeinflussen allerdings auch soziale Faktoren die Synchronisation eines solchen 24 Stunden dauernden Zirkadianrhythmus (lat.: circa = um, herum; dies = Tag).

Da Blinde entsprechende Störungen im normalen tagesrhythmischen Kurvenverlauf zeigen, und da man um die stimulierende Wirkung des Lichtes auf das Endokrinium und die Stoffwechselaktivität weiß, hat man daraus für den Menschen folgende Arbeitshypothese entwickelt (Zusammenfassung: 194, 389).

Lichtreize induzieren über einen «energetischen» Teil der Sehbahn den Hypothalamus und greifen damit in die Aktivität

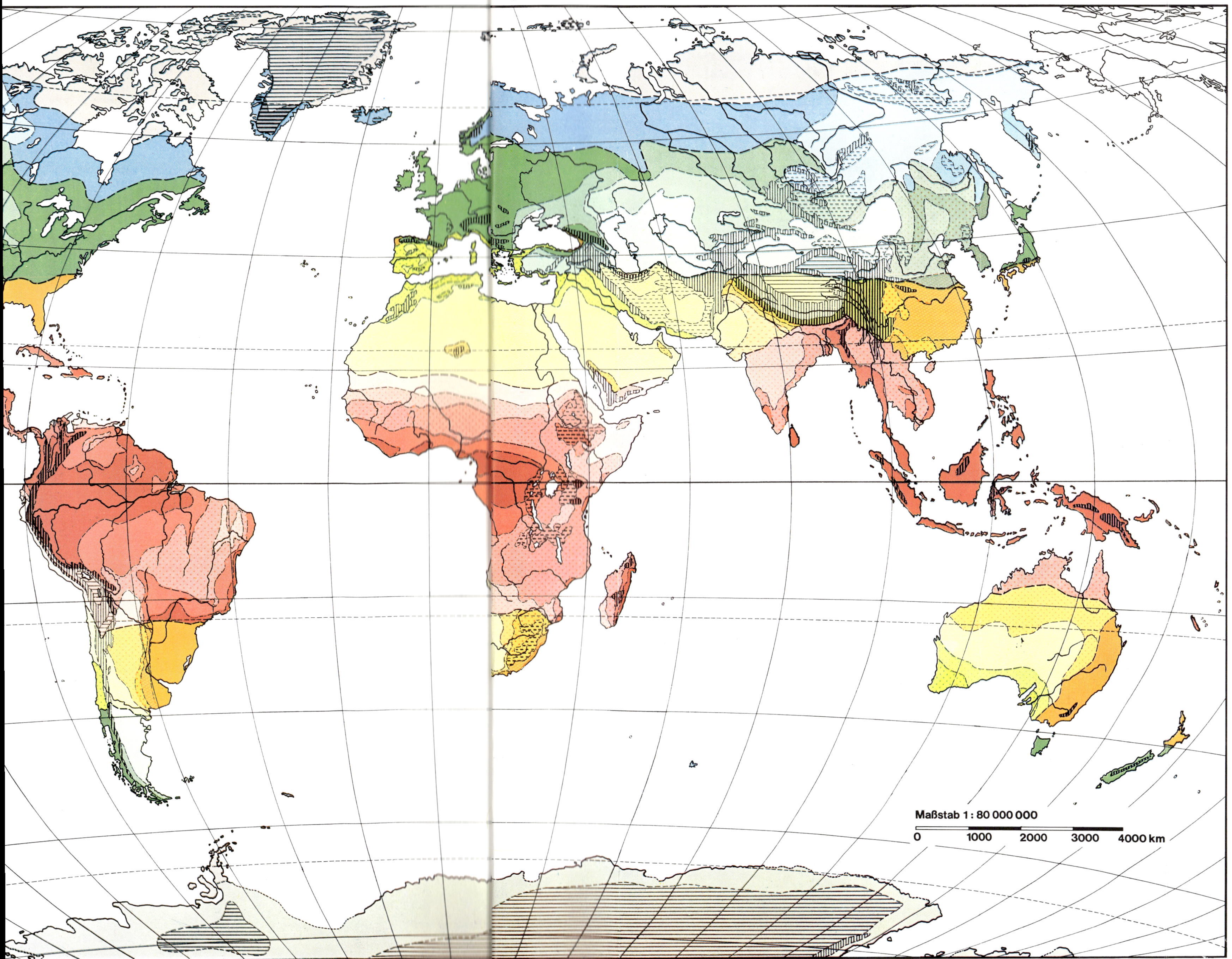

Klimatypen der Erde

Tropisch

Gleichgewichtslinie der thermischen Schwankung in Anlehnung an die Isohygromenen (vgl. Text).

- ständig feucht (10–12)
- ständig feucht mit kurzen Trockenzeiten (8–10)
- sommerfeucht (period. trocken) (5–9)
- kurz sommerfeucht (3–5)
- ständig trocken (0–3)

Subtropisch

1-Tag-Isochione in 0 m NN, bzw. 6°-Isotherme des kühlsten Monats, bzw. (maritime Variante) 13°-Jahresisotherme.

- ständig feucht (10–12)
- ständig feucht mit Sommermaximum (8–10)
- ständig feucht mit kurzen Trockenzeiten (8–10)
- sommerfeucht (period. trocken) (5–9)
- winterfeucht (period. trocken) (5–9)
- kurz sommerfeucht (3–5)
- kurz winterfeucht (3–5)
- ständig trocken (0–3)
- In Vorderindien: 2 Monate Monsunniederschläge

Gemäßigt

150-Tage-Isochione, bzw. (maritime Variante) 11°-Isotherme des wärmsten Monats, bzw. (kontinentale Variante) 18°-Isotherme des wärmsten Monats.

- ständig feucht (10–12)
- ständig feucht mit Sommermaximum (8–10)
- sommerfeucht (period. trocken) (5–9)
- ständig mäßig feucht mit Sommermaximum
- kurz sommerfeucht (3–5)
- ständig schwach feucht
- ständig trocken (0–3)

(3–5) = ungefähre Anzahl der humiden Monate

Kalt

Subpolar
240-Tage-Isochione, bzw. (maritime Variante) 7°-Isotherme des wärmsten Monats.

- feuchter
- trockener

Polar
360-Tage-Isochione in 0 m NN.

- feuchter
- trockener

Hochpolar

Hochgebirgsklimate

(ausgedehntere Gebirge über 2000 m, als Varianten der großen Klimagürtel)

- feuchter
- trockener

Hochlandklimate

(als Varianten der großen Klimagürtel)

mittlere Hochländer (1200–3000 m)

- feuchter
- trockener

extreme Hochländer (über 3000 m)

- feuchter
- trockener

Signaturen auf der Grundfarbe der jeweiligen thermischen Klimagürtel unter Fortlassung der Farbpunkte bzw. -striche.

(nach Lehrbuch der Allgemeinen Geographie, Walter de Gruyter & Co., Berlin 1964)

von Endokrinium und Stoffwechsel ein. Tatsächlich ließ sich histologisch eine getrennte retino-hypothalamische Nervenverbindung sichern. Bestimmte Neurosekrete (releasing factors) stimulieren die Hypophyse, provozieren dadurch einen Anstieg der ACTH-Ausschüttung und damit eine Erhöhung des Cortisols und sekundär eine Zunahme der Stoffwechselaktivitäten.

Künstliches Licht – eine Gefahrenquelle bei unphysiologischem Gebrauch?

Das natürliche Licht beeinflußt zahlreiche Stoffwechselfunktionen im lebenden Organismus. Doch gibt es auch innerhalb des sichtbaren Lichtes einzelne Spektralgebiete mit unterschiedlicher Wirkung. So hängen manche physiologische Parameter offenbar auch von der Lichtintensität ab (z. B. Eosinophile). Auch ein Lichtüberschuß bzw. Licht in unphysiologischer Zusammensetzung und Dosierung vermag pathogene Effekte auszulösen. So kann Kunstlicht zu Netzhautschäden (Schwellung des Pigmentepithels, irreversible Irritation der Stäbchen und Zapfen) führen.

Es ist deshalb unzweckmäßig, aus bautechnischen und architektonischen Gründen (fensterlose Büros, Verkaufs- und Schulräume) das künstliche Licht unphysiologisch häufig und intensiv einzusetzen. So hat man bereits die moderne Lichtüberflutung mit einer Art «Licht-Umweltverschmutzung» (light pollution) verglichen. Dort, wo das natürliche Sonnenlicht lediglich ergänzt wird, soll man ihm das Kunstlicht in seiner spektralen Zusammensetzung möglichst annähern (194, 389).

Getönte Brillengläser und Windschutzscheiben

Getönte Brillengläser sind Mode. Von der Mehrzahl der Optiker und einem Teil der Augenärzte werden sie vorbehaltlos akzeptiert. Die Träger sind sich keiner Störung bewußt. Und doch: Werden sie nur aus Gründen der Mode getragen oder um bestimmte Augenleiden wie Schielen zu kaschieren, sollte man sich bestimmte Konsequenzen vor Augen halten (376, 383):

Der Ophthalmologe empfiehlt getönte Brillengläser im allgemeinen nur in wenigen Ausnahmefällen: Bei evolutiver Linsentrübung ohne Möglichkeit zum Eingriff, nach Linsenentfernung (für einige Monate), bei Läsion des vorderen Augenabschnittes, bei verschiedenen Fällen von Farbenblindheit und bestimmten Formen der Kurzsichtigkeit mit ungenügender Ausbildung des Pigmentepithels.

Danach ist der Wunsch nach einem getönten Glas selten organisch motiviert. Allerdings hat die häufig vorgebrachte Klage über Blendung auch psychologische Hintergründe. Bei manchen scheint der Grad der erhöhten Empfindlichkeit ein Maß für psychische Labilität zu sein.

Getönte Gläser mögen tagsüber einen gewissen Nutzen bringen, der jedoch durch die Nachteile bei Dunkelheit mehr als relativiert wird. In der Dämmerung und bei Nacht aber führt der Lichtverlust – je nach Tönungsgrad der Brille – zu einer mehr oder weniger starken Beeinflussung der Sehleistung, was bereits bei einem Transmissionsverlust (Lichtverlust durch Absorption und Reflexion an den Brillengläsern) von 20 % und mehr die Dämmerungssehschärfe deutlich verschlechtert. Die Blendung ist zwar durch die getönten Gläser etwas geringer, doch überwiegt die ungünstige Wirkung durch

Visusminderung bei weitem. Was den Verkehr anbelangt, so ist zwar bisher kein Farbglas bekannt, das Rot mit Gelb oder Grün verwechseln läßt, wohl aber Gelb mit Rot oder Grün. Ophthalmologen scheinen die Verwendung von Filtergläsern mit einer Transmission von 85 % und mehr in der Regel als unbedenklich anzusehen, sofern das Dämmerungssehvermögen nicht bereits an der Eignungsgrenze liegt. Dies gilt auch für sogenannte phototrope Brillengläser, die sich je nach Lichteinfall abdunkeln oder aufhellen.

Zunehmend in Mode geraten auch getönte Windschutzscheiben wegen ihrer günstigen klimatisierenden Wirkung durch Absorption infraroter Strahlen. In der Bundesrepublik Deutschland darf eine Transmission von 80 % nicht unterschritten werden, doch hängt der Effekt auch wesentlich von der Neigung der Scheibe ab. Besonders eine schräg gestellte getönte Windschutzscheibe kann beim nächtlichen Autofahren durch erhöhten Lichtverlust das Unfallrisiko erhöhen. Werden gleichzeitig getönte Brillengläser getragen, addieren sich beide Effekte ungünstig.

Gravierend ist der Umstand, daß die Benutzer von getönten Scheiben ihren Informationsverlust nicht bemerken, da das menschliche Gehirn ja nur registrieren kann, was es sieht.

Zur Therapie der Wetterfühligkeit

Es ist im Grunde wenig sinnvoll, ein ganzes Kapitel mit einem Titel zu überschreiben, der nur falsche Hoffnungen wecken muß. Es gibt keine kausale Therapie der Wetterfühligkeit. Dies ergibt sich schon aus der Definition: Wetterfühligkeit ist keine Krankheit sui generis. Wie will man also eine Krankheit, die nicht existiert, behandeln? Wetterfühligkeit ist aber auch kein einzelnes Symptom, dem man gezielt beikommen könnte. Wetterfühligkeit ist eine Vielzahl z. T. fast entgegengesetzter Beschwerden. Da kann man mit einem einzigen Präparat oder einer Einzelanwendung nur wenig Erfolg haben. Daran ändert auch nichts die Tatsache, daß die Werbung, die sich diesem vielfältigen Beschwerdekomplex anzunehmen beginnt, aus kommerziellen Gründen etwas anderes behaupten muß.

Denn hier stünde theoretisch ein fast unerschöpflicher Markt zur Verfügung. Etwa jeder vierte Wetterfühlige ist auf Analgetika, jeder zehnte auf Tranquilizer, Hypnotika oder gar Analeptika angewiesen. Sogar bei Kindern und Jugendlichen trifft es bei den Schmerzmitteln rund jeden 14. Insgesamt steigt der Medikamentenverbrauch im Laufe des Lebens um das Vierfache an. Auch Genußmittel wie Kaffee, Tee und Rauchwaren werden eingesetzt. Frauen brauchen häufiger Analgetika und Kaffee. Sonst lassen sich keine Differenzen eruieren (s. Tabelle 32).

Tabelle 32

Wetterfühlige nehmen zur Behandlung ihrer meteorologisch induzierten Beschwerden folgende Medikamente:

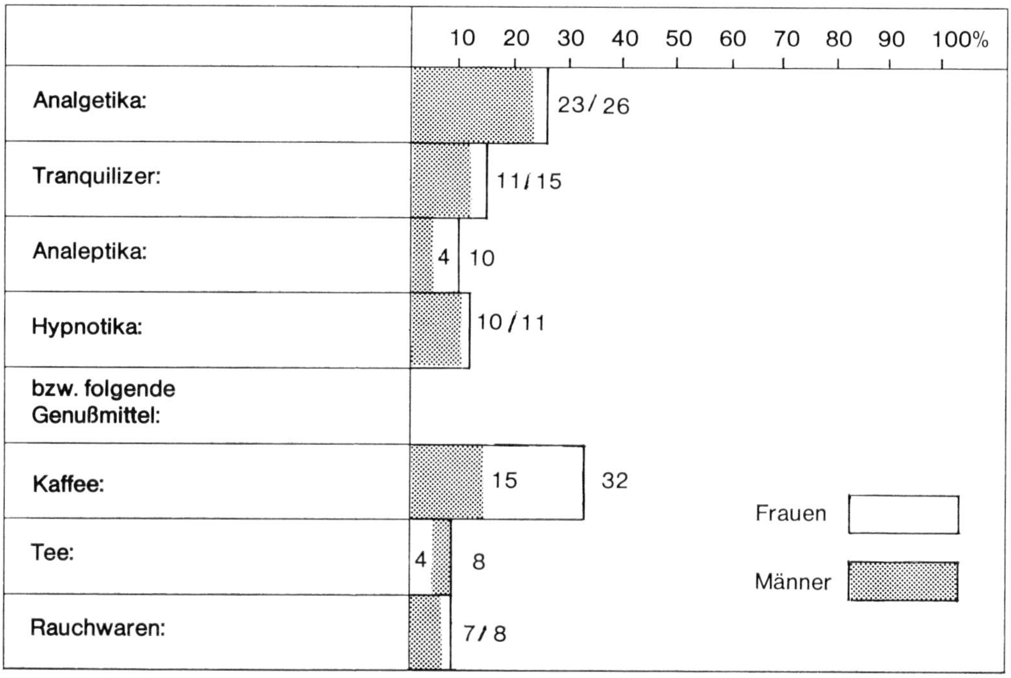

Aus der Basler Studie nach *Faust,* 1972–1976.

Jeder vierte Betroffene wäre auf ein umfassendes Medikament gegen Wetterfühligkeit angewiesen, falls es so etwas gäbe. Interessanterweise würden 30 % der betroffenen Männer zu solch einem Wundermittel greifen, um sich die vielen Unpäßlichkeiten vom Leibe zu halten, während ihm nur 23 % der Frauen trauen (237, 238, 244, 245, 247, 249, 258).

Tatsächlich hat sich die pharmazeutische Industrie schon früher für solche Präparate interessiert. Es wurden auch tonisierende oder sedierende Mittel angeboten. Doch alle diese legitimen Versuche, einen großen Teil der Bevölkerung von ihrem Leidensdruck zu befreien und dabei noch eine fündige Marktlücke abzudecken, haben sich bisher als Fehlschlag erwiesen. Was jetzt noch spezifisch gegen Wetterfühligkeit angepriesen wird, ist zumeist eine Kombination von Schmerzmitteln und Vitaminpräparaten, nicht selten in der werbeträchtigen Form einer Brausetablette («Sprudelt alle Schmerzen weg»).

Allgemeine Therapievorschläge

Zu jenen Maßnahmen, die von jeher guten Gewissens empfohlen werden konnten, von denen jedoch keine schlagartige Besserung des Gesundheitszustands und nachhaltige auch nur dann zu erwarten sind, wenn sie beharrlich durchgestanden werden, zählen:

1. *Abbau von Genußgiften* (z. B. Alkohol, Nikotin, Aufputschmitteln im weitesten Sinne). Wer Mißbrauch betreibt, sieht dies im allgemeinen noch ein, wenngleich er auch keinen direkten Zusammenhang mit seinen meteorogenen Beschwerden zu erblicken vermag. Wer sich hierin jedoch mäßig verhält, erwartet durch einen weiteren Abbau von vornherein keine greifbaren therapeutischen Konsequenzen. Hier muß man darauf aufmerksam machen, daß es nicht die absolute Dosis ist, die sich zumeist am Beispiel der Nachbarn orientiert, sondern die individuelle Disposition, über die der Betroffene nicht zu bestimmen vermag. Jedenfalls lassen sich Symptome wie Konzentrationsstörungen, Vergeßlichkeit, Müdigkeit, dysphorische Stimmungslage, Nervosität, Kopfdruck oder gar Kopfschmerzen, Schlafstörungen, sogar Stimmungsschwankungen und Kreislaufstörungen, die nachweislich auf meteorogene Auslöser reagieren, auch durch Mißbrauch von Genußmitteln erklären. Daß ein solcher Versuch mit Mäßigung oder gar Abstinenz nicht nach kurzer Zeit abgebrochen werden sollte, bleibt den beharrlichen Aufklärungsbemühungen des Arztes überlassen.

2. *Lösung von persönlichen Problemen und Konflikten* (Partnerschaft, Ehe, Familie, Beruf, Nachbarschaft u. a.). Auch dies mag weit hergeholt erscheinen. Das Wetter aber ist und bleibt nur ein Indikator für die individuelle psychophysische Ausgangslage, die auch durch das engere und weitere soziale Umfeld wesentlich mitbestimmt wird. Symptome, die durch solche Konflikte mit provoziert werden können, um dann meteorologisch verstärkt zu werden, sind dysphorische Stimmungslage, Nervosität, Angstzustände, depressive Verstimmungen, Kopfschmerzen, vor allem aber Kopfdruck, allgemeines Unbehagen, unruhiger Schlaf und Ein-, seltener Durchschlafstörungen, sowie Arbeitsunlust, vermehrte Fehlerneigung, Appetitmangel, Herzsensationen u. a. Hier wird dem Betroffenen am ehesten eine Gesprächstherapie weiterhelfen («Wofür man Worte hat, darüber ist man schon hinweg»), ehe man zum Abdecken ungelöster Probleme allein mit Tranquilizern und Hypnotika vorgeht, die vor allem eine kotherapeutische Aufgabe haben sollten.

3. *Streß.* Viele meteorogene Beschwerden sind Streßsymptome. Das betrifft besonders jene, die a) den Mann und b) generell in einer Art doppelgipfligem Kurvenverlauf mit einem ersten Maximum im dritten bzw. vierten Lebensjahrzehnt sowie einem zweiten weniger deutlichen zwischen 50 und 60 irritieren: Konzentrationsstörungen, Vergeßlichkeit, Einschlafstörungen, Arbeitsunlust, vermehrte Fehlerneigung, Schweißausbruch, Appetitmangel, Schwindelneigung und Herzsensationen (237, 238, 244, 245, 247, 249, 252, 256, 258). Dies alles sind bekannte «Vorwarner», die durch meteorologische Einflüsse verstärkt werden können.

Streßsymptome sind am schwersten zu behandeln. Die Betroffenen sehen es in der Regel rasch ein, fühlen sich aber – wenn sie aufrichtig sind – nicht in der Lage, wirkungsvolle Abhilfe zu schaffen. Oder sie lassen sich nach einer Zeit ärztlich verordneter Zurückhaltung wieder in den Strudel des Arbeitspensums zurückreißen. Dann greift der Arzt resignierend zu Tranquilizern und Hypnotika, die zwar das Beschwerdebild mildern, gegen die «meteorologische Intensivierung» aber nur wenig ausrichten können.

4. *Schlafgewohnheiten.* Sie gehören mit zum Thema Streß, gleichgültig, ob es sich um beruflichen oder «Freizeitstreß» handelt. Charakteristisch für die Überforderung, die keinen rechten Schlaf finden läßt, ist die Einschlafstörung, weniger unruhiger Schlaf und frühes Erwachen. Einschlafstörungen treffen etwa jeden Fünften oder gar Vierten. Sie häufen sich in den sogenannten besten Jahren und werden – zu Recht oder Unrecht – nicht selten meteorologischen Einflüssen angelastet. Zumindest zu Beginn dürften sie noch weitgehend selber regulierbar sein, wenn man sich konsequent um eine Änderung der Streßbelastung bemüht.

5. *Eßgewohnheiten.* In den Empfehlungen der älteren Ärztegeneration gegenüber meteorologischen Beschwerden finden sich immer wieder Fasten-, zumeist Obst- und Saftkuren, drei- bis viermal über zwei Jahre hinweg. Auch von hochwertiger Kost wird gesprochen, mit genügend Eiweiß und Vitaminen und nicht zuviel tierischem Fett und zuviel Polysacchariden.

Darüber mag man sich sein eigenes Urteil bilden, doch findet man unter nichtwetterfühligen Männern und Frauen mehr Menschen mit Soll- und Untergewicht, unter den wetterfühligen beiderlei Geschlechts mehr Übergewichtige (733).

6. *Bewegungsaktivierung.* Die Mahnung, sich mehr Bewegung zu verschaffen, hält die Mehrzahl – wahrscheinlich zur Motivierung ihrer Bequemlichkeit – für eine leere Formel. Man weist auf sein gerütteltes Maß an sportlicher Aktivität hin, weiß aber sehr gut, bei welcher Grenze solch ein Training erste Früchte zu tragen beginnt. Zwar halten gut die Hälfte bis zwei Drittel aller Wetterfühligen ihre körperliche Leistungsfähigkeit für zufriedenstellend, werden aber jenseits des dritten Lebensjahrzehnts in dieser Selbsteinschätzung von den Nichtwetterfühligen besonders bei zunehmendem Alter weit übertroffen (733). Da einige der Hauptleidenspunkte des Wetterfühligen im fortgeschrittenen Alter die degenerativen Veränderungen der Wirbelsäule sind, empfiehlt sich hier regelmäßiges Schwimm-, insbesondere Rückenschwimmtraining.

7. *Bürstenmassagen.* Die Hautbürstung ist eine der ältesten physikalischen Anwendungen, preiswert, gefahrlos, in ihrem Wirkeffekt durchaus nachvollziehbar. Sie stellt lediglich gewisse Anforderungen an die Bequemlichkeit und führt im allgemeinen auch zu keinen akuten Befindensbesserungen. Da die gewaltige Fläche der Haut zwischen 1 und 2 l Depotblut zurückhält, läßt sich ermessen, was bei einem Hypotoniker eine solch zusätzlich mobilisierte Kreislaufreserve bewirken kann. Darüber hinaus kommt es über die Headschen Zonen zur Anregung jener inneren Organe, die ihre sensiblen Fasern aus demselben Rückenmarksegment beziehen wie das entsprechende Hautareal. Neuerdings werden Massagebürsten angeboten, die mit mehreren Permanentmagneten bestückt sind. Durch deren wechselweise Polanordnung soll ein differenziertes Magnetfeld aufgebaut und durch eine Art «Mini-Wechselstrom-Wirkung» der Blutkreislauf noch stärker angeregt werden.

8. *Weitere physikalische Maßnahmen.* Ähnlich roborierend können Sauna, Massage, Gymnastik, *Kneipp*sche Güsse, Wechselduschen u. a. wirken.

9. *Urlaubsplanung.* Wesentlich für eine zweckmäßige Urlaubsplanung des Wetterfühligen kann ein entsprechend ge-

wählter Urlaub nach Kureinrichtungen und Klimabedingungen (s. S. 222) sein (736). Auch eine Klima-Schaukeltherapie während der Freizeit (Bergwandern, Meeresaufenthalt u. a.) erweist sich häufig als erfolgreich.

10. *Moor- und Thermalbäder.* Bei Beschwerden aus dem rheumatischen Formenkreis und solchen nach degenerativen Veränderungen des Knochensystems empfehlen sich Moor- und Thermalbäder, sofern der behandelnde Arzt dies für den individuellen Fall als zweckmäßig erachtet.

11. *Sanierung von Herden.* Daran sollte man bei entsprechenden, zumeist wetterabhängigen «Kopfschmerzen» denken, die im allgemeinen jedoch ein charakteristisches Schmerzmuster entwickeln (z. B. Nasennebenhöhlen, Zahnherde, aber auch Tonsillen).

Weitere Vorschläge zur Behandlung der Wetterfühligkeit

Die Zahl der – sicherlich meist gut gemeinten – Hinweise, wie auf ungewöhnlichem Wege meteorogenen Beschwerden beizukommen ist, läßt sich nicht mehr übersehen. Nachfolgend sollen einige Verfahren vorgestellt werden, ohne darauf kommentierend einzugehen:

Klimadecken: Zum Schutz gegen elektrische Wechselfelder und -ströme wurde im Sinne eines Faradayschen Käfigs ein hochleitendes Spezialbrokatgewebe entwickelt, das auch den Kopf mit einer Kapuze bedeckt. Diese Klimadecken-Elektroden sollen, wie alle elektrostatisch geladenen Gegenstände, die meist positiv geladenen Geruchs-, Aerosol- und Schwebestoffe sowie Bakterien «aufsaugen». Über diese Desinfektion hinaus sollen sie auch die negativen Sauerstoffionen vermehren und dadurch den Blutsauerstoffgehalt erhöhen (863). Die physiologischen Erklärungsversuche, die den Vertrieb von Klimadecken begründen, sind nicht unwidersprochen geblieben.

Lymphdrainagen: In der Annahme, daß die meteorogenen Beschwerden auf Überforderung der filternden Lymphgefäße zurückgehen, wurden auch Lymphdrainagen empfohlen und durchgeführt. Unterstützt von schlackenarmer Ernährung, kalten Gesichtsgüssen, Schwimmen, Gymnastik und Genußmittelabstinenz sollen dabei ermutigende Erfolge verzeichnet worden sein.

Blei und Wetterfühligkeit: Aus dem Studium der internationalen Literatur über die sogenannte subklinische Bleiintoxikation läßt sich u. U. ableiten, daß dieses Gift – ähnlich wie Quecksilber, Kadmium, Thallium u. a. – auch bei Wetterfühligkeit eine Rolle spielen könnte. Therapeutisch müßte man dann eine Bleiausschwemmung versuchen, wie sie tatsächlich schon durchgeführt werden kann. Konkrete Erfahrungen liegen nicht vor.

Klimageräte

Klimageräte stehen im Kreuzfeuer der Kritik, seit man sich ihrer vor bald vier Jahrzehnten zu bedienen begann. Tatsächlich muß man zustimmen, daß die meisten Werbeagenturen für «Bio-Ionisatoren» unglücklich, wenn nicht gar verantwortungslos operieren. Gerade darauf aber reagieren die zuständigen Stellen empfindlich – mit Recht. Allerdings argumentiert man auch etwas vereinfachend: Ist der Wirkeffekt gering, dann verspricht die Werbung mehr, als sie halten kann. Ist er hingegen groß, dann ist mehr Vorsicht bei der Verwendung solcher Geräte geboten. Ungewöhnlich sei es auch, nur von einem positiven Effekt zu sprechen, ohne entsprechende Nebenwirkungen zuzugeben. Keine Hauptwirkung ohne Nebenerscheinungen.

Vor allem bei unkontrollierter Anwendung sei es aus medizinischer Sicht schwierig, die betroffenen Individuen von einer unbewußten Toleranzüberschreitung zu schützen. Schließlich würden in einem Turnus von etwa sechs Jahren immer wieder entsprechende Wundergeräte auf den Markt geworfen, deren Erfolgswelle dann bereits in den USA ausgelaufen sei. Daß die Ionen- und Ozon-Geräte keinen dauerhaften Markt gewinnen könnten, liege weniger an der mangelhaften Verkaufsförderung, als an ihrer nicht nachweisbaren Wirkung (756).

Einzelheiten über die Ionentheorie und wissenschaftlich seriöse Geräte sind in dem entsprechenden Kapitel (s. S. 172) angeführt. Warnen muß man tatsächlich vor sogenannten Sauerstoffspendern oder «Ozonisatoren». Zahlreiche Untersuchungen konnten eindeutig beweisen, daß schon 0,1–0,2 mg Ozon pro 1 m^3 Luft beim Menschen zu Kopfschmerzen, Übelkeit, Reizungen der Nasen-Rachen-Schleimhäute sowie zu Atembeschwerden führen können. Tatsächlich ist es ausgesprochen bedenklich, diese «Waldesluft» (Ozon gibt es im Wald ausgerechnet am seltensten) in Räumen zu produzieren, die von Menschen längere Zeit benützt werden. Die Vorzüge beim Gebrauch von Ozon stehen in keinem Zusammenhang mit den möglichen gesundheitlichen Gefahren. Da der Interessent aber nicht zwischen unzulänglichen Geräten und solchen, die nach dem wissenschaftlichen Stand der Dinge weitgehend gesichert sind, zu unterscheiden vermag, wäre es Sache des Gesetzgebers, hier rechtzeitig ein unverkennbares Unterscheidungsmerkmal vorzuschreiben.

Auch die wissenschaftlich vertretbaren Ionen-Generatoren – so argumentieren die Befürworter der Ionotherapie – seien schließlich keine Wundermittel. Es sei falsch von ihnen mehr zu verlangen, als der Organismus in seiner individuellen Leistungsfähigkeit unter physiologischen Bedingungen auch so erbracht hätte.

Ionen in einem bestimmten Verhältnis seien ein natürlicher Bestandteil unserer Luft und würden durch bestimmte meteorologische Bedingungen, insbesondere aber durch die aktuelle Umweltverschmutzung, in ihrem normalen Zahlenverhältnis stark verschoben. Ionen-Generatoren versuchten dieses Verhältnis wieder zu normalisieren. Vor allem dort, wo das meteorologische «Reizsyndrom» durch Serotonin-Ausschüttung mit Schlaflosigkeit, Gespanntheit, Migräne, Übelkeit, Erbrechen, Herzklopfen, Reizbarkeit, Dyspnoe, Laryngitis, Pharyngitis, Schwindel, Tremor u. a. den Wetterfühligen irritiere, könne diese Form der Behandlung reale Therapiechancen sichern.

Die einzige Möglichkeit therapeutischer Einflußnahme sei sie sicher nicht. Man dürfe aber auch nicht vergessen, daß wir fast keine echte Alternative hätten, um uns den Luxus erlauben zu können, wählerisch zu sein. Wenn also die wissenschaftlich gesicherten Ionen-Generatoren nicht schädigten, wofür beim derzeitigen Stand der Dinge vieles spräche, wären sie als eine der Möglichkeiten zu betrachten, bei einer bestimmten Form der Wetterfühligkeit (s. o.) dem Betroffenen Linderung zu verschaffen. Wetterfühligen dürfte auch das wissenschaftliche Streitgespräch gleichgültig sein, wenn ihnen nur geholfen werde.

Was einem echten Massenversuch allerdings bis jetzt entgegensteht, ist der stattliche Preis der Geräte (zwischen 300,– und 400,– DM und mehr).

Medikamentöse Behandlungsversuche

Wetter und Klima können auch auf die Wirkung von Medikamenten Einfluß nehmen, und zwar über die Körpertemperatur. Einzelne meteorologische Ereignisse vermögen die Empfindlichkeit des Menschen auf Medikamente zu steigern oder abzuschwächen, und zwar direkt und/oder indirekt. Dies läßt sich durch Änderung der Aufnahme, Verteilung, Abbau oder Ausscheidung erklären.

Die *Toxizität* von Medikamenten mit Wirkung auf das zentrale Nervensystem ist im allgemeinen bei Unterkühlung des Körpers größer. Die niedrigere Toxizität von Koffein bei höheren Temperaturen läßt sich als Folge einer schnelleren Entgiftung (Abbau) bei höheren Temperaturen interpretieren. Schließlich beeinflußt die Temperatur die narkotische Wirkung und Toxizität verschiedener Schlafmittel aus der Reihe der Barbitursäurepräparate. Die Toxizität von Morphium wird durch Senkung der Körpertemperatur erhöht. Der Alkoholabbau steigt dafür bei erhöhter Körpertemperatur leicht an. Trotzdem besteht in heißem Klima eine verminderte Alkoholtoleranz. Dies ist wahrscheinlich durch die Alkoholwirkung auf die Blutzirkulation bedingt und kann möglicherweise durch Akklimatisation verändert werden (815, 816).

Vorschläge zur gezielten medikamentösen Therapie von Föhnbeschwerden

S. G. Sulman (Abteilung für angewandte Pharmakologie und Bioklimatische Sektion der Universität Jerusalem) hat durch jahrelange Urinanalysen drei Typen der Föhnreaktion unterschieden (798–800):

1. Erschöpfungssyndrom (Katecholaminverarmung)
2. Reizzustand (Serotonin-Ausschüttung)
3. «Forme fruste» (Mischung von Symptomen der ersten und zweiten Gruppe mit typischen Schilddrüsenbeschwerden)

Für die Serotonin-Ausschüttung mit ihren entsprechenden Symptomen (s. S. 159) empfahl er Ionen-Generatoren. Darüber hinaus entwickelte er für alle drei Reaktionsarten noch ein medikamentöses Therapieschema. Es ist in der medizinischen und biometerologischen Wissenschaft nicht unumstritten, soll aber hier der Vollständigkeit halber zur Diskussion gestellt werden:

Ad 1) Die *Katecholamin-Verarmung* mit ihren charakteristischen Beschwerden wie Müdigkeit, Apathie, Erschöpfung, depressiven Stimmungsschwankungen, Verwirrung, Konzentrationsabnahme, Ataxie, Adynamie, hypoglykämischen Anfällen mit Naschbedürfnis und Neigung zu hypotonen Blutdruckverhältnissen soll – laut *Sulman* – am besten auf Monoaminooxydase-Blocker (MAO-Hemmer) ansprechen. *Sulman* selbst bevorzugt Marplan® (Schweiz), weil es innerhalb einer halben Stunde wirke. Im weiteren führt er auch u. a. Parnate® an.

Allerdings empfiehlt er bei diesen Präparaten, die heute wegen ihrer Nebenwirkungen nur noch zurückhaltend verordnet werden, größte Vorsicht. Seiner Meinung nach sollte man nie mit mehr als 1/4 Tablette beginnen und das Maximum von einer Tablette täglich auch an Föhntagen möglichst nicht überschreiten. Auch weist er auf die bekannte Gefahr von hypertonen Krisen bei Kombination mit einer Vielzahl anderer Präparate, sowie bei Genuß bestimmter Käse- und Rotweinsorten hin.

Ad 2) Die *Serotonin-Ausschüttung* mit Schlaflosigkeit, Reizbarkeit, Gespanntheit, Migräneattacken, Übelkeit, Erbrechen, Skotomen, Amblyopie, Ödemen, Palpitationen, Herzsensationen, Dyspnoe, Wallungen mit Schwitzen oder Frösteln, Schnupfen, Konjunktivitis, Laryngitis, Pharangitis, Tracheitis, Schwindel, Tremor, Hyperperistaltik, Pollakisurie u. a. soll man am besten mit Ionisierungsapparaten, medikamentös aber auch mit Serotonin-Antagonisten behandeln. Er selber empfiehlt z. Z. am ehesten Sandomigran®, das sich tatsächlich für Kopfschmerzen aller Art bewährt hat, sowie Periactinol® (weniger leicht verträglich) und Deseril® retard (Nebenerscheinungen möglich).

Man sollte bei diesen Serotonin-Antagonisten abends mit 1/4 Tablette beginnen, da diese Präparate besonders anfangs leichte Müdigkeit provozieren können. Auch sollten Wetterfühlige nicht mehr als einmal 1/4 bis 1/2 Tablette nehmen am Tag, da «Föhnkranke» nicht zu jener Gruppe gehörten, die volle Dosen vertrügen und brauchten.

Ad 3) Die von *Sulman* postulierte dritte Gruppe mit einer *Mischung von Symptomen aus Katecholamin-Verarmung und Serotonin-Ausschüttung* sowie typischen Schilddrüsenbeschwerden leidet besonders unter: Empfindlichkeit gegenüber Hitze oder Kälte, Pulsbeschleunigung, Grundumsatzerhöhung, Schwitzen, Diarrhoe, allergischen Reaktionen, Hautrötung, Gewichtsverlust trotz erhöhten Appetits, Überaktivität u. a.

Die hyperthyreotischen Beschwerden empfiehlt *Sulman* am besten mit 3 mal täglich 250 mg Lithiumkarbonat zu behandeln. Diese Therapie wirke innerhalb 24 Stunden, lasse aber nach zwei Wochen nach. Dann benötige man u. U. eine spezifische Behandlung mit Propylthiouracil in einer Dosierung von 25–50 mg pro Tag. Das könnte den Patienten evtl. von seiner Föhn-Überempfindlichkeit heilen, beanspruche aber eine Therapiedauer von einigen Monaten unter regelmäßigen Blutbildkontrollen.

In leichten Fällen hat *Sulman* Erfolge mit Beta-Rezeptoren-Blockern gesehen. Sie setzen nach seinen Erfahrungen die Pulsfrequenz herab und wirken innerhalb weniger Minuten. Er stützt seine Erfahrung auf Präparate wie Dociton®, Inderal® (Schweiz), Visken®, Trasicor®, Betadrenol®, Aptin® u. a. Auch hier solle die Behandlung mit einer 1/4 Tablette beginnen, um Schwächereaktionen zu vermeiden.

Schlußfolgerung

Insgesamt handelt es sich hier erstmals in der Geschichte der Biometeorologie um umfassende und gezielte therapeutische Hinweise gegen bestimmte Formen meteorogener Beschwerden. Das ist zweifellos ein Verdienst *Sulmans.* Um im Interesse der Patienten möglichst optimale Wirkkombinationen zu sichern, sollten jedoch weitere interdisziplinäre Untersuchungen zwischen medizinmeteorologischen Forschungsstellen, Kliniken und ihren Ambulanzen klären, welche Möglichkeiten in diesen Therapieschemata stecken und mit welchen Nebenwirkungen man rechnen muß.

Sulmans Salzhering

Viel bekannter als *Sulmans* konkrete Therapievorschläge ist sein «Salzhering», der in gewissen Abständen immer wieder als auflockernde Schlagzeile die Presse durcheilt.

Auf der Grundlage seiner Forschungsergebnisse über die Eigenarten der verschiedenen physiologischen Reaktionen auf meteorogene Einflüsse empfiehlt er als Föhnprophylaxe folgendes Vorgehen: Viel trinken, um den Flüssigkeitsverlust zu korrigieren; Salz zum Kompensieren des Natriumverlustes durch den Schweiß. Salz wiederum mache durstig; das helfe, den Flüssigkeitsverlust korrigieren (s. o.). Da es jedoch nicht jedermanns Sache ist, Salz zu essen, empfiehlt er Salzheringe, die er mit ihren vielen Aminen als wirkungsvollere Form der Salzmedikation betrachtet.

Klimakammer-Therapie

Patienten mit häufigen Bronchitiden, Rhinitiden, rheumatischen Erkrankungen, auch Krebs, Psychosen (z. B. Schizophrene), Herzerkrankungen u. a., insbesondere ältere Menschen sollen unter einem gestörten Thermoregulationszentrum leiden. Es wird ihnen empfohlen, turbulente Windeffekte auf Bodenhöhe und in Balkonnähe zu vermeiden, um die Abkühlungsgefahr auf ein Minimum zu reduzieren. Das gleiche gilt auch für Hitzestreß.

Untersuchungen in klimatisierten Unterdruckkammern sollen ergeben haben, daß regelmäßiger einstündiger Aufenthalt in simulierter Höhe über 1 500 m Höhe, drei- bis fünfmal wöchentlich, die hypothalamisch-thermoregulatorische Leistungsfähigkeit sowohl von wetterfühligen Gesunden als auch von solchen Patienten (s. o.) bessert. Die Nebennierenrindenfunktion werde angeregt, die periphere Blutzirkulation und Atemfunktion verbessert (815, 816, 820). Eine sorgfältige Kontrolle durch den Fachmann während dieser Sitzungen ist unerläßlich.

Blutdrucknormalisierung nach Aufenthalt in mittlerer Höhe

Bei Aufstieg in mittlere Höhe kommt es zur Erhöhung der Blutdruckwerte, die sich in der zweiten Woche normalisieren. Nach Rückkehr auf Meereshöhe sinkt der Blutdruck unter den Anfangswert. Dieser Rückgang unter den (ursprünglich überhöhten) Ausgangspunkt halte mindestens vier Monate an und könne therapeutisch genutzt werden (655).

Die häufigsten meteorogenen Einzelsymptome

Das häufigste unter den schmerzhaften Symptomen bei Wetterfühligkeit ist der *Kopfschmerz.* Er wird entweder in Form eines Vasomotoren-Kopfschmerzes oder einer Migräne geschildert. Hier empfiehlt sich eine neurologische Abklärung (EEG, Echoencephalogramm, Röntgen von Schädel und HWS), ggf. eine gezielte Behandlung (Dihydergot®- oder Hydergin®- bzw. Sandomigran®-Kur, Migrexa®, Migristen® u. a.).

Darüber hinaus sollte man Persönlichkeitsstruktur und Lebensweise klären. Die Betroffenen sind häufig überexakt, schwernehmend, entäußerungsschwach, ehrgeizig u. a.

Ebenfalls lästig bis zermürbend sind meteorogene *Schlafstörungen:* Einschlafstörungen und unruhiger Schlaf sind häufig streßbedingt. Auch hier sollte man versuchen, zuerst die Lebensführung zu regeln, ehe man mit Hypnotika eingreift (z. B. Mogadan®, Dalmadorm®, Chloraldurat® u. a.). Meteorogene Durchschlafstörungen nehmen im Laufe des Lebens von 7 auf 42 % zu (237, 256) und entsprechen häufig dem physiologisch verkürzten Schlafbedürfnis des älteren Menschen. Darauf ist vor allem einzugehen, um dem Patienten die Angst zu nehmen, «er komme mit seinen Schlafstörungen völlig mit den Nerven herunter». Ggf. verordne man Durchschlafmittel ohne bedeutsamere Nebenwirkungen (z. B. Chloraldurat® blau).

Schließlich ist besonders bei Durchschlafstörungen an eine psychische Erkrankung (z. B. endogene Depression) zu denken.

Ebenfalls häufig und beschwerlich sind Beschwerden aufgrund einer *hypotonen Kreislauflage:* Flimmern vor den Augen, Schwindel, Kollapsneigung, Schweißausbruch u. a. Hier empfiehlt sich neben allgemein roborierenden Maßnahmen (Bürstenmassagen, Wechselduschen, sportliche Aktivität u. a.) der Versuch mit den bekannten Antihypotonika, bis der Patient schließlich auf «sein» Präparat anzusprechen scheint (z. B. Effortil®, Novadral®, Circupon®, Ordinal®, Dihydergot® u. a., häufig in Retardform).

Ein großes Problem kann die Wetterempfindlichkeit in Form von *Schmerzen an Operationsnarben, Amputationsstümpfen, Knochenbruchstellen sowie nach Schädelhirntrauma* sein. Hier werden die Patienten nicht selten ohne eigene Schuld in einen Analgetikamißbrauch gedrängt.

Sollte sich das z. T. kaum ertragbare meteorogene Leidensbild beispielsweise bei Phantomschmerzen durch entsprechenden Schmerzmittelwechsel nicht lindern lassen, wäre u. U. an eine Elektro-Analgesie im Bereich des Rückenmarks zu denken. Dabei läßt sich mittels elektrischer Stimuli, peripher, spinal oder zentral appliziert, der Zustrom von Schmerzreizen hemmen. Erfahrungen (z. B. Freiburg) wurden bisher mit der Stimulation des Rückenmarks, des Thalamus und mit der transkutanen Reizung peripherer Nerven (TNS) gesammelt. Die bisherigen Erfolge, insbesondere aber die Einschränkung des Analgetikakonsums sollen, wenn man die Patienten vorher mittels TNS oder perkutan-spinaler Reizung der Hinterstränge auf Schmerzlinderung testet, befriedigend sein.

Bei schweren meteorogenen Kopfschmerzen nach Schädelhirntrauma droht ebenfalls nicht selten ein unfreiwilliger Analgetikaabusus. Auch hier muß man versuchen, durch Wechsel der Analgetika auf verschiedene Stoffklassen möglichst einen Mißbrauch zu vermeiden. Außerdem lassen sich mit durchblutungsfördernden Präparaten — so sehr sie auch wissenschaftlich umstritten sein mögen — in der Praxis z. T. ermutigende Erfolge erzielen (z. B. Stutgeron®, Fludilat®, Encephabol®, Normobrain®, Complamin®, Helfergin® u. a.).

Weitere Beschwerden, die stark auf meteorologische Reize ansprechen, gehen auf *Herzerkrankungen* und *Schmerzen aus dem rheumatischen Formenkreis* zurück. Hier empfiehlt sich fachärztliche Abklärung und Therapie. Dadurch läßt sich die Wetterabhängigkeit meistens lindern, wenn auch nicht gänzlich beheben.

Psychische Störungen wie Angstzustände und depressive Verstimmungen gehören ebenfalls zu den stark meteorotropen Erscheinungen. Hier muß der behandelnde Arzt entscheiden, ob es sich um Befindensschwankungen handelt, die im Rahmen der individuellen Persönlichkeitsstruktur noch als physiologisch anzusehen sind, oder ob sie bereits Krankheitswert erreichen. Psychisch Kranke sind meteorologisch besonders gequält, was sich bis zum Suizid steigern kann s. S. 134).

Je nach Zustand können sich Tranquilizer (Nobrium®, Adumbran®, Insidon® u. a.) bewähren. Bei stärkeren depressiven Verstimmungen empfiehlt sich eine fachärztliche Abklärung und entsprechende Therapie (Limbatril®, Ludiomil®, Anafranil®, Dogmatil®, Saroten®, Laroxyl® u. a.).

Die häufigsten meteorogenen Symptome sind jene, die im allgemeinen nicht behandlungsbedürftig sind: *Müdigkeit, dysphorische Stimmungslage, Nervosität, Vergeßlichkeit, Konzentrationsstörungen, vermehrte Fehlerneigung, Arbeitsunlust, Appetitmangel,* bei jüngeren Menschen gelegentlich *vegetative Erscheinungen* (feuchte Handflächen, Schweißausbruch u. a.). Sie gehören zu den Befindensschwankungen des täglichen Lebens und sind mitunter aus dem vorangegangenen Tagesablauf (seelischer Streß, körperliche Überanstrengung, Schlafentzug, Genußgifte u. a.) zu erklären.

Hat sich unser Klima verändert?

Die Angst vor einer Klimaverschlechterung, insbesondere aber einer «Eiszeit», ist nicht neu. Sie hat auch vergangene Jahrhunderte beschäftigt (s. u.). Lediglich der Umstand, daß wir heute mit Umwelteinflüssen rechnen müssen, die früheren Generationen weder bekannt, geschweige denn ein Problem waren, gibt den Angsthypothesen immer wieder neuen Auftrieb.

Tatsächlich erlebt die Welt z. Z. nach einem «Klima-Optimum», das im Polarraum 1925—1939 und in Mitteleuropa 1942 bis 1953 auftrat, eine fühlbare Klimaverschlechterung, wenngleich auch unterbrochen durch ungewöhnliche Hitzeperioden (z. B. Sommer 1976).

Dies äußert sich in einer Zunahme der Tiefdrucklagen und Niederschlagstätigkeit und einem Rückgang von Temperatur und Sonnenscheindauer. Dazu bringen außergewöhnlich milde Winter, kühle oder verregnete Sommer, Trockenzeiten mit Hungersnöten, Sturmfluten und Hochwasserkatastrophen Gerüchte und wissenschaftliche Hypothesen in Umlauf, die die Bevölkerung nachhaltig beunruhigen.

Die Mehrzahl der zuständigen Wissenschaftler äußert sich zurückhaltend; manche erarbeiten neue Theorien und Zukunftsverläufe, die nicht selten von den Massenmedien vereinfacht oder gar entstellt in Schlagzeilen gebracht werden. Trotz der überwiegend düsteren Prognosen sind solche Klimaveränderungen schon früher wiederholt aufgetreten, zu manchen Zeiten seltener, dann wieder häufiger (77, 275—281, 349, 720, 870). Bevor die Menschheit sich selber den Einflüssen von Atomversuchen, Industrie, Luft- und Kraftfahrzeugverkehr aussetzte, erlitten unsere Breitengrade auch ohne menschliches Zutun sämtliche Klimavarianten zwischen Wärme- und Eiszeiten.

Klima und Klimaschwankungen

Unter *Klima* versteht man die Gesamtheit der meteorologischen Erscheinungen, die den mittleren Zustand der Atmosphäre an irgendeiner Stelle der Erdoberfläche charakterisieren. *Witterung* dagegen ist nur eine Phase, ein einzelner Akt aus der Aufeinanderfolge jener Erscheinungen, die Jahr für Jahr den mehr oder minder gleichartigen Ablauf des betreffenden Gebietes bildet. Klima wäre also die Gesamtheit der Witterungen eines längeren oder kürzeren Zeitabschnittes, wie sie durchschnittlich zu der entsprechenden Jahreszeit einzutreten pflegt.

In der ersten Hälfte des 20. Jahrhunderts hielt man das Klima für weitgehend unveränderlich. Erst die Ereignisse der zweiten Hälfte ließen daran zweifeln. Es folgten in den letzten Jahren umfangreiche Studien zur Frage der Klimaänderung, wobei man rückwirkend Vergleiche bis zum 17. Jahrhundert ziehen konnte.

Will man die mittlere Abweichung eines solchen Zeitabschnittes errechnen, muß man die genaue Bezugsperiode fixieren, von der dann die Abweichung gebildet wird. Dazu nimmt man zumeist die sogenannte Normalperiode, d. h. einen dreißigjährigen Mittelwert beispielsweise von 1901 bis 1930 oder von 1931 bis 1960. Kürzere Untersuchungszeiträume sind nicht zweckmäßig, da Klimaschwankungen auch im Bereich von 20—100 Jahren ablaufen können (Mikrofluktuation). Längere Klimaschwankungen (Makrofluktuationen) laufen in Zeiträumen von 200—1 000 Jahren ab. Klimavariationen dritter Ordnung gehen bereits in die Tausende von Jahren. Schließlich unterscheidet man das Klima geologischer Abschnitte, die sich über Hunderttausende von Jahren erstrecken, und als größten Zeitraum das Klima der geologischen Zeitalter, die sich in Jahrmillionen abspielen.

Eine Vielzahl von Hypothesen

Die große Zahl der Hypothesen zur Erklärung der Klimaschwankungen in der geologischen Vergangenheit läßt sich wie folgt untergliedern:

a) *Terrestrische Ursachen*
1. Änderungen an der festen Erdoberfläche sowie im Verhältnis vom Land zum Meer
2. Änderungen der Meeresströmungen und des Salzgehaltes der Ozeane
3. Vulkantätigkeit
4. Änderungen in der Atmosphäre
   a) Allgemeine Zirkulation
   b) Bewölkung
   c) Kohlendioxid-Gehalt
   d) Reflexionsvermögen des Erdbodens (Albedo)
5. Polwanderungen und Kontinentaldrift

b) *Änderungen der Erdbahnelemente*

c) *Extraterrestrische Ursachen*
1. Absorption der Sonnenstrahlung außerhalb der Erde
2. Primäre Änderungen der Sonnenstrahlung

Beschränkt man sich auf die Klimaänderungen der letzten 1 000 Jahre, fallen von vornherein Änderungen der festen Erdoberfläche und des Verhältnisses von Land zu Meer, Polwanderungen und Kontinentaldrifts, Änderungen der Erdbahnelemente und wahrscheinlich auch solche der Meeresströmungen und des Salzgehaltes der Ozeane weg. Umstritten sind die Auswirkungen von Vulkanausbrüchen. Der Ausstoß vulkanischer Asche in großer Menge führt zur Trübung der Atmosphäre und damit zu Temperaturrückgang. Der Ausstoß von Kohlendioxid erhöht wieder die atmosphärische Temperatur in Form des sogenannten «Glashauseffektes». Der Kohlendioxidgehalt der Atmosphäre kann natürlich auch aus anderen Gründen variieren. So hat man beispielsweise daran gedacht, die besonders in den arktischen Gebieten auffallende Erwärmung vor einigen Jahrzehnten mit der industriellen CO_2-Produktion in Verbindung zu bringen. Damals ging das Eis zurück, die Baumgrenze verschob sich nordwärts, Herings- und Dorschfang wurden in nördlichen Gewässern ertragreich. Doch während der industrielle Ausstoß zunahm, erreichte diese Erwärmungsphase kurz vor dem 2. Weltkrieg ihren Höhepunkt, um ab 1940 wieder zurückzugehen.

Geschichte der Klimaschwankungen

Klimaschwankungen gab es zu jeder Zeit. Doch kann man anhand verfügbarer Quellen, unter Einbezug der indirekten Klimazeugen (z. B. Pollenanalyse, historische Gletscherkunde), ein vereinfachtes Bild des Klimaablaufes des letzten Jahrtausends in Mittel- bzw. Westeuropa konstruieren. Unter Beschränkung auf die wichtigsten Veränderungen zeigt sich dabei folgendes Bild:

Tabelle 33

Historischer Abriß der Klimaschwankungen

Zeitabschnitt	Klima
1000–1250 p. Chr.	Relativ milde, trockene Periode mit wahrscheinlich leichten, veränderlichen Winden
12.–14. Jahrhundert (Hochmittelalter)	In Mitteleuropa relativ warm mit Unterbrechungen durch einige kürzere (immer noch aber jahrzehntelange) Zeitabschnitte. Die Temperaturen lagen im Sommer wie Winter offenbar mindestens genau so hoch wie in der Zeit maximaler rezenter Erwärmung von 1901 bis 1950. Nach Hinweis der indirekten Klimazeugen vielleicht sogar 0,5 bis 1 °C höher. Die Angaben häufiger Niederschläge und Stürme (1250 bis 1400) beziehen sich auf England und das Küstengebiet der Nordsee. Höhepunkt der Klimagunst lag zwischen 1280 und 1380 (Hochgotik) mit mehrfachem Einfall von Wanderheuschrecken.
1429–1465	Ungünstige Periode: Extreme Zirkulationsanomalien mit einer ungewöhnlichen Häufung kalter Winter und kühler Sommer. Mißernten.
1. Hälfte des 16. Jahrhunderts	Klimabesserung
1520–1630	Markante Verschlechterung. Das Jahresmittel der Temperatur sinkt beispielsweise 1550 um schätzungsweise 1,5 °C. England spricht von der «kleinen Eiszeit». Gletschervorstoß in den Alpen (1590–1610, erneut um 1645) sowie in Alaska und Norwegen. Absinken der Wintertemperaturen um 1,5–2 °C in Dänemark mit vorherrschenden Südost-Winden. Hochstände des Kaspischen Meeres sowie der mittelitalienischen Seen (ab 1595). Feucht-kalte Periode im Vorderen Orient. Im

Tabelle 33 (Fortsetzung)

Zeitabschnitt	**Klima**
	Gegensatz dazu intermittierend relative Trockenheit in England und Belgien sowie extrem trockene Verhältnisse im Colorado-Becken und Südkalifornien (1571–1597). Von 1611–1630 extrem kühle Sommer in Nordskandinavien.
1680–1730	Deutliche Klimaverbesserung («Interglazial» der Engländer): Relativ geringe Niederschläge über Westeuropa, warme Sommer und milde Winter in West- bzw. in Mitteleuropa; vorübergehender Gletscherrückgang in den Alpen. Möglicherweise durch merkliche Verlagerung oder Ausweitung des Azorenhochs nach Norden und Osten bedingt.
1739/40	Erneute Verschlechterung: In London, Utrecht und Berlin werden in den 12 Monaten von Oktober 1739 bis September 1740 der einzigartige Temperaturrückgang von 2 bis 3,5 °C, vom Januar bis Juni 1740 sogar bis 5,5 °C beobachtet. Kräftiger Gletschervorstoß in Norwegen, Island u. a.
1775–1811	Markante sommerheiße Wärmephase, in denen die Jahresmitteltemperatur genau so hoch anstieg wie später in der Wärmeperiode des 20. Jahrhunderts.
1783–1798	Verstärkte Föhnhäufigkeit in Bayern und Österreich
Mitte des 19. Jahrhunderts	Relativ kühle Periode
Seit 1880	Weltweiter Gletscherrückgang, nur gelegentlich regional für kürzere Zeiträume unterbrochen, gekoppelt mit einer globalen Temperaturzunahme um 0,01 °C pro Jahr einschließlich der Wassertemperatur der Ozeane. Da diese Temperaturzunahme offenbar auf der Südhalbkugel fehlt, jedoch in der Arktis um so deutlicher in Erscheinung tritt, hat die Vereisung des arktischen Meeres abgenommen. Auch die Gletscher der Ostalpen verlieren im Mittel seit 1890 jährlich 61 cm an Mächtigkeit, vorwiegend durch sommerliche Ablation. Weltweiter, jedoch nicht besorgniserregender Anstieg des Meeresspiegels um rund 1 mm/Jahr (Gletscherrückgang?).
1925–1939	«Klimaoptimum» im Polarraum
1942–1953	Deutliche Klimaverbesserung in Mitteleuropa
1953–1962	Sonnenscheindauer bis zu 15 % geringer gegenüber dem vorangegangenen Klimaoptimum

Nach *Harlfinger* und *Faust,* 1976.

Wie geht es weiter?

Die Frage nach dem weiteren Verlauf der gegenwärtigen Klimaschwankungen gilt als schwerste und verantwortungsvollste, der sich die Meteorologie ausgesetzt sieht.

So hat man aufgrund der solaratmosphärischen Beziehungen und mittels Extrapolationen der hypothetischen, rund 90jährigen Sonnenflecken-Großperiode eine Phase mit Temperaturrückgang, Niederschlagszunahme und Gletschervorstößen für die Zeit ab 1955 bis etwa 1980 vorausgesagt (870). Diese Prognose vernachlässigt aber alle atmosphärischen Änderungen der Strahlungsbilanz, denen man mindestens ebenso viel Gewicht beimessen muß. Auch berücksichtigt sie nicht die Änderungen der Wärmebilanz, besonders im Bereich der Ozeane, deren wirkliche Rolle wir – besonders für die Makrofluktuationen des Klimas – noch gar nicht kennen.

Gewisse Zeichen für eine solche Umkehr des Klimatrends (leichter Temperaturrückgang in Nordeuropa, Gletschervorstoß in Teilen des westlichen Nordamerika, Anschwellen der Firnbecken der Alpengletscher) sind zwar nicht zu leugnen, dürfen aber auch nicht überschätzt werden.

So hat sich in Fachkreisen die Ansicht durchgesetzt, daß man angesichts der Unsicherheit der einzelnen Argumente eine Prognose des künftigen Klimatrends auch dann nicht wagen sollte, wenn man sich seine eigene Meinung darüber gebildet hat. Insbesondere muß jederzeit mit neuen Vulkaneruptionen von der Größenordnung des Krakatau gerechnet werden, die die Strahlungs- und Wärmebilanz nachhaltig beeinflussen.

Die Suche nach Periodizitäten

Es hat nicht an Versuchen gefehlt, konkrete Periodizitäten im zeitlichen Ablauf klimatischer Faktoren zu finden. Allen war bisher kein durchschlagender Erfolg beschieden. Die während einer bestimmten Zahl von Jahrzehnten, sogar Jahrhunderten festgestellten Periodizitäten erwiesen sich als nicht persistent (z. B. 35jährige *Brückner*sche Periode, 16jährige *Wagner*sche Klimaperiode der Jahresschwankungen der Temperatur u. a.). Viel Mühe verwendete man auf den Versuch, eine Beziehung zwischen Schwankungen klimatischer Elemente und der 11jährigen Sonnenfleckenperiode zu sichern. Nachdem sich herausgestellt hat, daß auch die vor längerer Zeit gefundene Relation zwischen Sonnenfleckenzyklus und Temperatur in den Tropen nicht als gesichert gelten kann, müssen solche Arbeitshypothesen eigentlich als gescheitert gelten.

In letzter Zeit hat man sich deshalb von der 11jährigen Periode (die Länge der Sonnenfleckenzyklen variiert übrigens zwischen 8 und 15 Jahren) ab- und der Position einer Jahreszeit im Bezug auf den Zeitpunkt der Sonnenfleckenminima und -maxima zugewandt (48). Damit ist es gelungen, unter Berücksichtigung des vorangegangenen Witterungsverlaufes langfristige Prognosen mit Erfolg zu stellen. So wurde beispielsweise für 1959 ein trockener heißer sowie für 1960 ein verregneter kühler Sommer schon im März oder April des betreffenden Jahres vorausgesagt. Dem liegt der Gedanke zugrunde, daß die allgemeine atmosphärische Zirkulation (d. h. der großräumige Luftaustausch zwischen dem Polar- und Äquatorialgebiet) von der von der Sonne ausgehenden Strahlung beeinflußt wird. Im speziellen denkt man hier an die in großem Ausmaß schwankende, von der Ozonschicht absorbierte ultraviolette Strahlung.

Singularitäten – an den Kalender gebundenes Wetter?

Ähnlich problematisch wie die Periodizitäten sind die sogenannten Singularitäten. Dieser, aus der mathematischen Fachsprache entlehnte Begriff, soll die

Bindung charakteristischer Wetterlagen an bestimmte Kalenderzeiten belegen.

Wenn man gemeinhin annimmt, es gebe nichts Wechselhafteres als das mitteleuropäische Wetter, so stimmt das nur bedingt. Dagegen spricht schon allein die sogenannte «Erhaltungsneigung», also die Tendenz der herrschenden Wetterlage um so eher auszuharren, je länger sie schon besteht.

Zum anderen existieren auch bestimmte Bauernregeln (weniger Aufzeichnungen von Wettertagebüchern, mehr mündliche Überlieferungen), die von ganz bestimmten Tagen wissen wollen, an denen das Wetter mit Vorliebe nur so und ganz selten anders wird.

Solche Singularitäten, zum Teil seit Jahrhunderten und in vielen Regionen der Welt bekannt, werden jetzt wieder von wissenschaftlicher Seite mit erhöhtem Interesse bedacht.

Im nachfolgenden einige markante Beispiele:

«Vogelwinde»: Fühlbar auftretende Temperaturrückgänge in der Mitte des März (schon im antiken Athen bekannt).

«Altweibersommer»: Ende September.

«Weihnachtstauwetter»: Weihnachten.

«Indianersommer»: Altweibersommer der USA.

«Eté de Saint-Denis»: Wärmerückgang um den 9. Oktober in Frankreich.

«Wenzelsommer»: 28. September in Böhmen.

«Schwarzdornwinter»: Kalte Periode im April um die Zeit der Schwarzdornblüte in England.

«Jungweibersommer»: Wärmerückfall um den 15. August in Rußland.

«Sommer der heiligen Therese»: Wärmerückfall um die Oktobermitte in der Lombardei.

«Pflaumenregenzeit»: Regenzeit während der Pflaumenernte in Japan.

«Brigittensommer»: Nach dem 8. Oktober in Schweden.

«Allerheiligensommer»: 1. November im Föhngebiet der Alpen. Häufig abgelöst durch den

«Allerseelenwinter»: 2. November (s. o.).

Auch aus anderen Ländern und Erdteilen (Schottland, Türkei, Ungarn, Azoren, China, Afrika, Australien) liegen entsprechende Hinweise vor.

Nahm man früher mehr als ein halbes Dutzend Singularitäten an, verlangt man heute in mehr als zwei Drittel aller untersuchten Fälle über mindestens 3 Jahrzehnte hin eine eindeutige Kalenderbindung, ehe man sich zu einer entsprechenden Bestätigung bereit findet.

Hier zeigt sich dann aber, daß Abweichungen gar nicht so selten sind, daß manche Singularitäten nur sehr dezent oder lediglich für den Fachmann nachweisbar auftreten oder daß sogar ganz konträre Wetterlagen beobachtet werden können. Trotz allem sind diese Phänomene von stetig wachsendem Interesse und werden uns vielleicht eines Tages mehr Einblick in ihre Hintergründe gestatten.

Ist unser Jahrhundert an seinem Klima selber schuld?

Zu jeder Zeit unseres Jahrhunderts befriedigten die negativen Folgen technischer Neuerungen (z. B. Eisenbahn, Funkverkehr) das Kausalitätsbedürfnis besorgter Kreise, denen damit der Fortschritt zu teuer erkauft schien. Die überwiegende Mehrzahl der Befürchtungen hat sich als unrealistisch herausgestellt. Ernsthaft diskutiert wird die Frage, ob der kausale Mechanismus der aktuellen Klimaschwankungen durch Versteppung nach Grundwassersenkung, Versalzung in Bewässerungsgebieten, Verschmutzung von Flüssen, Seen und Luft mitbestimmt wurde bzw. ob der anthropogene Einfluß so stark sein kann, daß Klimamodifikationen dadurch ausgelöst werden.

Entscheidend hierzu ist der Strahlungshaushalt der Erde, der durch Ein- und Ausstrahlung bestimmt wird. Die Luftverschmutzung in den Großstädten führt nachweisbar im Jahresmittel zu einer Reduktion der Sonneneinstrahlung von 20–30 %. Quantitativ wichtiger aber bleibt die Tatsache, daß in den meisten semiariden («halbtrocken» = jährliche Niederschlagsmenge von 20–400 Liter pro m^2) Tropenländern während der Trokkenzeit die natürliche Vegetation abgebrannt wird. Die entstehenden Rauchwolken sind vom Flugzeug aus über weite Strecken sichtbar und bilden die charakteristische Trübung mit dem weißlichen Tropenhimmel. Ähnlich bedeutsam ist die Vernichtung der natürlichen Vegetation im Bereich der ariden («trocken» = unter 20 Liter pro m^2) Steppen und Wüstensteppen durch die Überweidung, die unkontrollierte Zunahme des Weideviehs in den Randgebieten der Sahara, in Südafrika oder Australien. Sie vor allem ist verantwortlich für die Bodenerosion mit all ihren Konsequenzen.

Überall, wo der Boden nicht nur aus grobem Kies oder Fels besteht, werden die feineren Partikel außerhalb des Vegetationsschutzes vom Wind abgehoben und bis in große Höhen getragen. Das findet sich besonders im zentralasiatischen Hochgebirge mit seinem staubfeinen Lößboden, in der Indusebene, in Afghanistan und Belutschistan. Hier bildet sich eine dichte Dunstschicht von 4–5, gelegentlich sogar 8 km Höhe durch Partikel zwischen 0,5 und 1 μm, die besonders lange schweben und erst zuletzt ausgewaschen werden. Eine solche Schicht imponiert beispielsweise über Pakistan vom Flugzeug aus als noch dichter als der berüchtigte Los-Angeles-Smog.

Vor allem handelt es sich hier nicht nur um einen lokalen, sondern regionalen und damit ausgedehnteren Effekt. Leider fehlt in diesen Gebieten ein vergleichbares homogenes Netz von Messungen der Luftverschmutzung, so daß nur wenige Angaben über deren Zunahme in den letzten Jahrzehnten verfügbar sind.

Im mittleren Westen der USA sowie in britischen Industriegebieten beläuft sich die Staubablagerung pro Tag auf 0,3–3 g/m^2, im mitteldeutschen Industriegebiet heute bis zu 7 g/m^2 gegenüber 2 g/m^2 von 1938 bis 1947. Sogar im völlig ungestörten winterlichen Yellowstone-Park (USA) oder im Eis eines Kaukasusgletschers (UdSSR) wurden massive Zunahmen des Staubgehaltes gegenüber den fast konstanten Werten früherer Jahrhunderte ermittelt. Aus den Messungen der direkten Sonnenstrahlung an vier Stationen der UdSSR (Krim, Tiflis, Taschkent, Alma-Ata) ergibt sich über den Zeitraum von 25–40 Jahren ein Rückgang von durchschnittlich 0,4 % pro Jahr.

In unseren hoch industrialisierten Gebieten haben wir uns bereits so an die mäßige Sicht in der aerosolreichen Luft gewöhnt, daß wir die Klarheit in den Rocky Mountains, in den Hochgebirgen Zentralasiens, oder noch stärker im subarktischen Lappland oder Neuseeland als ungewöhnlich empfinden würden.

Aus entsprechenden Daten muß man schließen, daß seit der Industrialisierung die Globalstrahlung (s. S. 46) in Mitteleuropa um etwa 5 %, lokal sogar um über 10 % abgenommen hat. Auch das Reflexionsvermögen des Erdbodens (Albedo) ist ebenfalls stark beeinträchtigt. Alle landwirtschaftlichen Eingriffe, insbesondere aber die Umwandlung der natürlichen Vegetation in Kulturland, führen zu einer nachhaltigen Änderung des Reflexionsvermögens.

Demgegenüber sind die Einflüsse bei der langwelligen Strahlung (Wellenlänge) 3–50 μm) geringer, wenn auch nicht vernachlässigbar. Seit der Mensch in den letzten 8 000 Jahren in diese komplizierten Mechanismen eingegriffen hat, haben sich alle Werte der Strahlungsbilanz geändert. Ob die Netto-Strahlung zu- oder abgenommen hat, läßt sich schwer abschätzen. Hier spielen weitere Prozesse eine Rolle: Die Erzeugung von Eiswolken durch hochfliegende Flugzeuge (Kondensstreifen, s. S. 282) und die Zusammensetzung der Atmosphäre, besonders aber ihr Gehalt an Wasserdampf und Kohlendioxid, beides wirksame Absorber und Emittenten langwelliger Strahlung. Der CO_2-Gehalt hat seit Ende des letzten Jahrhunderts um etwa 12 % zugenommen und steigt weiter um 0,2–0,3 % pro Jahr an. Allerdings läßt sich die Wirkung dieses anthropogenen Effektes nur sehr schwer exakt berechnen.

Kein Freibrief für die Zukunft

Klimaschwankungen hat es schon immer gegeben. Über die Erde zogen schon intensivere und länger anhaltende Klimaveränderungen, als es unserer jetzigen Generation offenbar zugemutet wird. Nichts deutet darauf hin, daß sich dieser Rhythmus, oder besser, daß sich das über weite Zeiträume prognostisch nicht faßbare Auf und Ab klimatischer Bedingungen nachhaltig ändert.

Das ist allerdings kein Freibrief für die Möglichkeit dieser Generation, durch anthropogene Faktoren in den Witterungs- und Klimaablauf einzugreifen, und zwar auf jeden Fall in negativer Hinsicht. Im kleinen gelingt es schon, das lokale Klima über Industriegebieten und Großstädten durch «Smog»-Anreicherungen spürbar zu beeinträchtigen.

Wenn die aktuelle Besorgnis über mögliche Klimaveränderungen zu einer wirksamen Abhilfe dieser bisher latenten Gefahr führt, dann war es eine heilsame Beunruhigung, die uns auch weiterhin den natürlichen Ablauf klimatischer Schwankungen sichert.

Der Einfluß des Klimas auf das Befinden des Menschen

Das Wetter ändert sich häufig täglich, eine Jahreszeit währt Monate, das Klima aber ist von Dauer. Es prägt Landschaft, Flora, Fauna, den Menschen, seine körperliche Konstitution, physische und psychische Eigenschaften u. a. m. Als Europa unter Eis lag, waren die heutigen Wüsten das Paradies der Erde. Dann änderte sich das Klima und mit ihm die Landschaft. Aber nicht nur das Klima, sondern auch die Nähe des Meeres (milde Winter, weniger drückende Sommer) oder die Lage im Inneren eines Kontinents (eher Temperaturextreme) sowie bestimmte Winde, Niederschläge (z. B. Monsunregen in Indien) oder Höhenlagen sind von Einfluß.

Heute versucht der Mensch die Natur und damit letztlich das Klima zu ändern.

Flußkorrekturen, Stauwerke, Gewässerverschmutzung, Versteppung usw. sowie langfristige Pläne wie die Fruchtbarmachung der Sahara, Verschluß der Bering-Straße zwischen Amerika und Asien u. a. würden neue Wind- und Regenverhältnisse und damit Klimate schaffen.

Klimatologische Einteilungen

Klimatische Verhältnisse sind überwiegend Folgen eines charakteristischen Zirkulationssystems. Die Lufthülle unterliegt einem geordneten Bewegungsmechanismus (allgemeine Zirkulation). Im 19. Jahrhundert unterschied man noch zwei Zirkulationsräder (1. Aufsteigende Luft über dem Äquator, Absinken in den Subtropen; 2. Westwinddrift: Austausch zwischen kaltem Polargebiet und warmen Subtropen).

Neuere Forschungsergebnisse bauten jedoch die stark vereinfacht aufgefaßten Zirkulationsräder mit den auf- und abwärtsgerichteten Bewegungen zu einem komplizierteren Nebeneinander von Austauschströmungen innerhalb der verschiedenen Etagen der Atmosphäre aus. Da die Strömungen nicht immer ihre Richtung beibehalten, entstehen bestimmte Druck- und Windgürtel. Darüber hinaus spielt der Einfluß des Windes in großer Höhe (starke Höhenströme = Strahlströmung) eine Rolle. Der Wind bläst dort mit einer Geschwindigkeit von 120—600 km/h. Früher unterschied man nur zwei Strahlströme, heute ist dies komplizierter geworden und die exakte Erfassung vor allem für den Luftverkehr von Bedeutung.

Vereinfacht dargestellt transportiert die allgemeine Zirkulation warme Luft vom Äquator nach Norden und Polarluft nach Süden. Dieser großräumige Transport hält unser Klima relativ konstant und sorgt jeweils für Erwärmung und Abkühlung. In einer «ruhenden Atmosphäre» würde in den Tropen eine mittlere Temperatur von bis zu 33 °C (statt 27 °C) und an den Polen von — 40 °C (statt etwa — 17 °C) herrschen.

In der Klimatologie differenziert man aufgrund von Temperatur, Feuchtigkeit, Sonnenscheindauer, Windverhältnissen, Luftdruckschwankungen, Aerosolen (Verschmutzungsgrad der Luft), Radioaktivität, Niederschlagsmenge und Bewölkung u. a. (14, 55, 273, 418, 655, 736) in:

a) Klimazonen der globalen Skala

b) Gebiets- oder Bereichsklimate im Umkreis von einigen hundert Kilometern, die sich durch geographische Bedingungen herausheben

c) Lokalklimate im Umkreis von wenigen Kilometern

Man unterscheidet im weiteren:

1. *Die tropischen Regenklimate:* Große Lichtfülle, permanent warm bis heiß, Linderung durch See- und Landwinde, in tropischen Regenwäldern feucht-heißes Klima ohne Erleichterung durch Regengüsse. Regenzeiten und Trockenperioden.

Beispiele: Sansibar, Addis Abeba, Rio de Janeiro.

2. *Trockenklimate:* Reine und trockene Luft; viele z. T. heftige Winde; Hitze oftmals größer als in den tropischen Regenklimaten; Luftfeuchtigkeit jedoch meist nicht unter 20 % (normal: 50 %).

Beispiele: Sahara (z. B. Timbuktu), Bagdad (Irak).

3. *Gemäßigt warme Regenklimate:* Große Variationsbreite mit vielen Abstufungen; zumeist gemäßigtes Klima (warme

Sommer, milde Winter). Dabei untergliedert man in:

a) Sommertrockenes, gemäßigtes (klassisches subtropisches) Klima: regenarme Sommer, mild-feuchte Winter.

Beispiel: Mittelmeer, Küsten von Kalifornien und Chile, Südwest-Australien.

b) Wintertrockenes, gemäßigtes Klima: Ausgeprägte Regenzeit im Sommer, heiterer trockener Winter. Ähnlichkeit mit dem benachbarten tropischen Klima, doch durch die kalte Jahreszeit für den Menschen besser ertragbar.

Beispiele: Nordindien, Südchina, Hochebene Afrikas, südbrasilianisches und westmexikanisches Gebirgsland.

c) *Ständig feucht-temperiertes Klima:* Zahl der Niederschlagstage und Jahressumme der Niederschläge nimmt zum Meer hin ab. Daß das Landinnere trotzdem nicht verregneter ist als die Küste, liegt an der Intensität der Niederschläge (Land: mehr schauerartige, ergiebige Regen- oder Schneefälle; Küste: häufiger langandauernder Nieselregen). Typisches Klima des Ozeans und der Küstenländer.

Beispiele (große Variationsbreite): Westeuropa, Südteil der USA, nördliches Japan, Ostküste Australiens, Südchile, Argentinien, Neuseeland. Als feuchtes Bergklima auch in den Tropen sowie am Osthang der Alpen.

4. *Boreale (nördliche) und kalte Klimate:* Echte Winter mit anhaltender Schneedecke; heiße, aber kurze Sommer. Reichlich Bodenfeuchtigkeit (Schneeschmelze, Niederschläge), damit ausgedehnte Nadel- und Laubwälder, Niederschläge überwiegend im Sommer.

Beispiel: Ostteil Asiens, Großteil des europäischen und westlichen asiatischen Rußlands, China, Skandinavien, weite Räume des Balkans, nördliche Teile der USA, Kanada und Alaska.

5. *Kalte Klimate jenseits der Baumgrenze:* In diesem Rahmen nicht von Interesse.

Beispiele: Arktis, Antarktis.

Reiz- und Schonfaktoren

Das Überwiegen bestimmter meteorologischer Einzelfaktoren, die das Klima weitgehend prägen, führt zu einer jeweiligen Untergliederung in Schon- und Reizklima (55, 137–141, 273, 481, 655, 736, 839).

Jeder Gebiets- oder sogar Ortswechsel zwingt zu einer Anpassung des menschlichen Organismus, und zwar um so mehr, je größer der Klimaunterschied war. Normalerweise ist dies ohne weiteres verkraftbar, während Erschöpfungszustände, Streß, Unfälle, seelische und/oder körperliche Erkrankungen zu einer Einschränkung dieser Anpassungsleistung führen. Konsequenterweise sollte man bei einem Orts- oder Gebietswechsel die Klimaänderung berücksichtigen. In den letzten Jahren wurden deshalb von den zuständigen medizin-meteorologischen Forschungsstellen des Deutschen Wetterdienstes Hunderte von Klima-Analysen erarbeitet, die als Grundlage zur Prädikatisierung (Erholungs-, Luft- und/oder heilklimatischer Kurort u. a.) dienten. Alle zehn Jahre müssen diese Orte eine Bestätigung der klimatischen Verhältnisse und alle fünf Jahre ein erneutes Aerosol-Gutachten einholen. Damit stehen Arzt und Patient für viele Regionen entsprechende Unterlagen bei geplantem Klimawechsel zur Verfügung. Generell differenziert man in:

a) *Belastende Faktoren:* Besonders Schwüle (hohe Temperatur, hoher Dampfdruck, intensive Gegenstrahlung); verunreinigte, stagnierende Luft mit Naßkälte oder Nebel bei Mangel an Sonnenschein und UV-Strahlung.

Beispiel: An den Küsten des Mittelmeeres außerhalb der Seewindzonen (Schwüle) sowie in tiefgelegenen Tälern, Mulden oder Beckenlandschaften, u. a. auch in Mitteleuropa.

b) *Schonfaktoren:* Mäßige Abkühlungsgröße im Bereich von 10–20 mcal/cm²s (entsprechende Werte von Temperatur und Wind); gut dosierbare Strahlungsbedingungen (Schattenmöglichkeiten); Luft möglichst frei von Immissionen künstlicher Verunreinigungen.

Beispiel: Waldreiche Mittelgebirge in Höhen zwischen 300–500 m auf den Süd-, Südost- und Osthängen. Je höher die Gebirgslage, desto stärker die Klimareize (erhöhte Abkühlungswerte, Global- und UV-Strahlung). Günstige und erholungsfördernde Klimagebiete finden sich auch an der Alpensüdseite, am Bodensee (Spätsommer) und den Mittelmeerküsten (Herbst und Frühling).

Wie die Karte der bioklimatischen Reiz-, Schon- und Belastungszonen für die Bundesrepublik Deutschland zeigt, müssen die klimaformenden Einflüsse überwiegend als Reizfaktoren aufgefaßt werden. Dazu zählt neben klimatischen Reizen im Gebirge (s. o.) die See, besonders wegen der höheren Windstärke und Strahlungsreflexion der Wasseroberfläche. Für Deutschland ist die Ostsee gegenüber der Nordsee generell reizmilder.

Das Mittelgebirgsklima

Das Mittelgebirgsklima ist keine klimatische Einheit. Man unterscheidet je nach Gebirgsformation verschiedene Höhen und Stufen:

- Gebirgsränder und tief in die Gebirgsränder eingeschnittene Täler
- mittlere Höhenlagen
- höhere Höhenlagen bis zur Baumgrenze

In der sogenannten Vorbergzone mischen sich die Klimaeigenschaften der Ebene mit bestimmten Eigenarten des Mittelgebirgsklimas. Hier vor allem liegen Heilbäder und Kurorte. In den höheren Lagen des Mittelgebirges differenziert man noch in Gipfel- oder Paßlagen, Hang- oder Terrassenlagen, muß Windschutz, Ventilation, Luftstagnation sowie die besonderen Abstufungsmöglichkeiten der klimatischen Verhältnisse im Kurbereich berücksichtigen. In den höchsten Lagen des Mittelgebirges beschränken die starke Exposition für Wind und Strahlung diese Variationsmöglichkeiten.

Für die Klimabeurteilung der einzelnen Kurorte ist wichtig, ob sie in Kuppellagen (ausgeglichener, wärmer) oder engen Tälern bzw. Mulden (kälter) liegen. Die absolute Höhe spielt durch die Anhäufung von Kaltluft in bestimmten Tälern nicht immer die ausschlaggebende Rolle.

Daneben sind horizontale Stau- und Lee-Erscheinungen bedeutsam. In unseren Regionen herrscht Stau vorwiegend an den West-, Lee an den Osthängen der Mittelgebirge. Bei Bewölkung werden die Leeseiten bevorzugt, was den Ostseiten von Harz, Taunus, Schwarzwald und anderen Mittelgebirgen entspricht. Die Ostseiten sind bei der jährlichen Niederschlagsmenge günstiger gelegen.

Die Strahlung hängt weitgehend von der Nebelhäufigkeit ab. In der Ebene muß man mit 60–70, in mittleren Lagen mit 30–50 Nebeltagen pro Jahr rechnen. Von Bedeutung sind die regionalen Verhältnisse. In Muldenlagen sammelt sich Kaltluft mit Neigung zu Nebel. In geneigten Hochtälern fließt Kaltluft ab und verringert damit die Nebelausbildung. In günstigen Lagen findet sich deshalb Nebel kaum häufiger als 20–30 mal im Jahr (Klimatherapie der Lungentuberkulose). Wolkennebel sind im allgemeinen nur in Gipfellagen zu erwarten, wenn die Bergspitze in die Wolken eines Schlechtwettergebietes eintaucht. Außerdem sind sie bioklimatisch meist nicht so ungünstig wie Strahlungsnebel.

Im Herbst und Winter liegt die Ebene häufig unter einer Nebeldecke, während über der Sperrschicht (Inversion) die Sonne scheint. Im Hochsommer ist das Strahlungsangebot in der Niederung größer. Um die Mittagszeit kann eine aufwärtsgerichtete Luftbewegung von der Ebene zu den Gipfeln der Mittelgebirge zur Kondensation des Wasserdampfes mit Wolkenbildung führen. Damit ist eine natürliche Dosierung des Strahlungsangebotes gegeben: In der strahlungsarmen Jahreszeit tritt deshalb in Mittelgebirgslagen eine vermehrte Sonnenscheindauer auf. Droht die Strahlung zu stark zu werden wie im Sommer, wird sie durch Wolkenbildung vermindert.

Der Einfluß des Waldes

Das Mittelgebirgsklima ist nicht nur ein abgeschwächtes Hochgebirgs-, sondern auch zum großen Teil ein Waldklima. Kahlflächen zeigen höhere Temperaturen als durchforstete Bestände während des Tages; nachts schwindet der Unterschied. Da es während der kalten Jahreszeit im Wald einige Grade wärmer sein kann als im Freien, wirken die durchforsteten Regionen im Sommer und Winter ausgleichend. Nadelwald ist dabei im allgemeinen kühler als Mischwald.

Je nach Dichte der Forstbestände ist im Wald die Windgeschwindigkeit um mehr als ein Drittel geringer als auf der freien Fläche. Da sich die Abkühlungsgröße aus Temperatur und Windgeschwindigkeit zusammensetzt, sind damit die relativ geringen Temperaturschwankungen im Wald erklärt.

Je nach Dichte des Baumbestandes ist auch das Strahlungsangebot reduziert: Bei einem Buchenbestand in unbelaubtem Zustand werden 26–66 % der Außenhelligkeit, bei belaubten Bäumen 2–40 % gemessen. In einem Tannenbestand sinkt die Helligkeit auf 2–20 % der Außenhelligkeit herab. Dabei kommt es nicht nur zur Schwächung, sondern auch Filterung der Strahlung. Das Blätterdach des Waldes hat eine viel stärkere Durchlässigkeit im roten als im blauen Bereich des sichtbaren Lichtes. Der Schatten im Wald ist also anders als der hinter einer hohen Mauer. Während beim diffusen Himmelslicht immer noch viel kurzwellige Strahlung meßbar ist, herrscht im Wald das langwellige Rot vor.

Das Hochgebirgsklima

Hochgebirge gibt es in allen Breiten. Die gewonnenen Erkenntnisse lassen sich deshalb innerhalb der gleichen Breitenlage zumeist verallgemeinern.

In 2 200 m ist ein Viertel, in 5 800 m im Durchschnitt die Hälfte der Atmosphäre durchschritten. Die Temperaturabnahme mit zunehmender Höhe liegt im Durchschnitt bei 6,5 °C pro 1 000 Meter. Allerdings gibt es jahreszeitlich bedingte Abweichungen. Der Höhenkurort zeichnet sich vor allem im Winter durch günstige Einstrahlungsverhältnisse und Windarmut aus, während in den Niederungen oft bei starkem Wind die Sonne fehlt.

Die Strahlung ist einer der wesentlichsten Reizfaktoren im Gebirge. Sie fördert die Durchblutung von Haut und inneren Organen (ultravioletter Bereich). Die Mittagsintensität im Juni in 1600 m Höhe kommt auf das Achtfache des Dezemberwertes. Da jedoch die Strahlung im Hochgebirge viel weniger geschwächt wird als in der Niederung, beträgt sie im Winter noch immer ein Mehrfaches des inzwischen stark geschrumpften Wertes in der Ebene. Die Zunahme der UV-Intensität pro 100 m Steigung wird im Sommer auf 3–10 % (je nach Sonnenstand), im Winter auf 10–20 % geschätzt. Der Herbst (insbesondere September und Oktober) gewährt im Hochgebirge einen besonders hohen Strahlungsgenuß. Vom energetischen Standpunkt aus folgt in der Niederung der Strahlungsgenuß dem Jahresgang der Sonnenscheindauer mit einem Maximum im Juli.

Südlich der Alpen ist die Strahlungsenergie höher und gleichmäßiger über Sommer und auch Frühjahr verteilt. In den Hochtallagen der Alpen findet sich eine erhöhte Strahlungssumme im Hoch- und Spätwinter. Bei den Gipfellagen kommt noch die kurzwellige Strahlung der Höhe (große Horizontfreiheit) sowie die Bodenreflexionsstrahlung einer nicht nur permanent geschlossenen, sondern häufig auch erneuerten Schneedecke hinzu. Frischer Schnee reflektiert diffus 80–90 % der auffallenden Strahlung, während bei altem Schnee das Reflexionsvermögen rasch zurückgeht und nur etwa 40 % beträgt.

Die lufthygienischen Verhältnisse im Hochgebirge sind ungleich besser als in der Ebene. Die Umstellung auf Ölheizung in dicht besiedelten Hochtälern kann jedoch auch dort die Reinheit der Gebirgsluft wesentlich verschlechtern. Die Zahl der artfremden Beimengungen der Luft nimmt aber mit zunehmender Höhe ab. Selbst bei ungewöhnlicher Intensität liegt sie noch immer unter vergleichbaren Werten in der Ebene.

Die Niederschlagsmenge im Hochgebirge steigt sowohl in der Jahressumme als auch in Einzelfällen mit wachsender Höhe an. Letztlich ist für einen Kuraufenthalt nicht nur die Menge, sondern auch Häufigkeit, Dauer und Form der Niederschläge von Bedeutung. Mit wachsender Höhe registriert man eine Zunahme der Niederschlagsmenge und Regentage. Zudem fällt ab mittleren Höhenlagen der Niederschlag oft als Schnee.

Das Seeklima

Wasser hat die größte, der feste Erdboden nur eine sehr kleine spezifische Wärme, die lediglich bei feuchter Erde steigt. Darüber hinaus dringt die Strahlung 10–15 m tief in das Wasser, jedoch nur unwesentlich in den festen Boden ein. Auch ist die Erwärmung des Wassers durch die ständige Durchdringung verschiedener Schichten im allgemeinen größer als Absorption und Wärmeleitung bei völlig ruhiger Oberfläche zulassen würden. Damit fällt die Temperaturerhöhung an der Wasseroberfläche geringer aus als jene des festen Erdbodens. Schließlich entzieht die Wasserverdunstung große Wärmemengen.

Dafür erkaltet die Wasseroberfläche nicht so schnell wie das feste Land. Die aufgeheizte dünne Bodenschicht gibt ihre Wärme durch Strahlung oder Leitung an

---

Die bioklimatischen Zonen in der Bundesrepublik Deutschland nach *Becker* und *Wagner*, 1970/72.

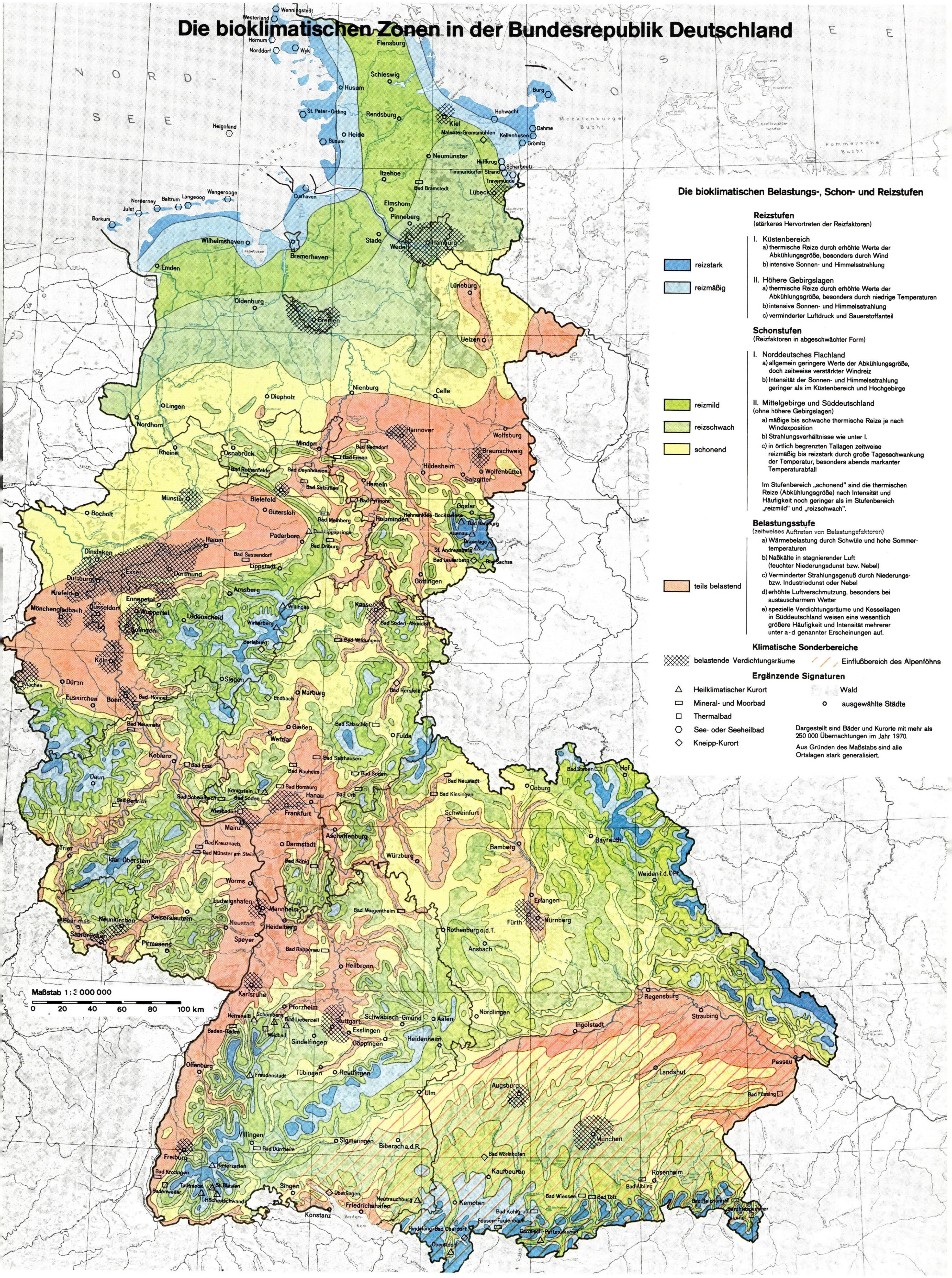
Die bioklimatischen Zonen in der Bundesrepublik Deutschland
N O R D - S E E
O S T S E E
Die bioklimatischen Belastungs-, Schon- und Reizstufen
Reizstufen
(stärkeres Hervortreten der Reizfaktoren)
reizstark
reizmäßig
I. Küstenbereich
a) thermische Reize durch erhöhte Werte der Abkühlungsgröße, besonders durch Wind
b) intensive Sonnen- und Himmelsstrahlung
II. Höhere Gebirgslagen
a) thermische Reize durch erhöhte Werte der Abkühlungsgröße, besonders durch niedrige Temperaturen
b) intensive Sonnen- und Himmelsstrahlung
c) verminderter Luftdruck und Sauerstoffanteil
Schonstufen
(Reizfaktoren in abgeschwächter Form)
I. Norddeutsches Flachland
a) allgemein geringere Werte der Abkühlungsgröße, doch zeitweise verstärkter Windreiz
b) Intensität der Sonnen- und Himmelsstrahlung geringer als im Küstenbereich und Hochgebirge
reizmild
reizschwach
schonend
II. Mittelgebirge und Süddeutschland
(ohne höhere Gebirgslagen)
a) mäßige bis schwache thermische Reize je nach Windexposition
b) Strahlungsverhältnisse wie unter I.
c) in örtlich begrenzten Tallagen zeitweise reizmäßig bis reizstark durch große Tagesschwankung der Temperatur, besonders abends markanter Temperaturabfall
Im Stufenbereich „schonend" sind die thermischen Reize (Abkühlungsgröße) nach Intensität und Häufigkeit noch geringer als im Stufenbereich „reizmild" und „reizschwach".
Belastungsstufe
(zeitweises Auftreten von Belastungsfaktoren)
teils belastend
a) Wärmebelastung durch Schwüle und hohe Sommertemperaturen
b) Naßkälte in stagnierender Luft (feuchter Niederungsdunst bzw. Nebel)
c) Verminderter Strahlungsgenuß durch Niederungs- bzw. Industriedunst oder Nebel
d) erhöhte Luftverschmutzung, besonders bei austauscharmem Wetter
e) spezielle Verdichtungsräume und Kessellagen in Süddeutschland weisen eine wesentlich größere Häufigkeit und Intensität mehrerer unter a-d genannter Erscheinungen auf.
Klimatische Sonderbereiche
belastende Verdichtungsräume
Einflußbereich des Alpenföhns
Ergänzende Signaturen
Heilklimatischer Kurort
Mineral- und Moorbad
Thermalbad
See- oder Seeheilbad
Kneipp-Kurort
Wald
ausgewählte Städte
Dargestellt sind Bäder und Kurorte mit mehr als 250 000 Übernachtungen im Jahr 1970.
Aus Gründen des Maßstabs sind alle Ortslagen stark generalisiert.
Maßstab 1:3 000 000
0 20 40 60 80 100 km
Flensburg
Schleswig
Husum
Kiel
Rendsburg
Neumünster
Lübeck
Hamburg
Cuxhaven
Bremerhaven
Wilhelmshaven
Emden
Oldenburg
Bremen
Lüneburg
Uelzen
Celle
Nienburg
Lingen
Hannover
Wolfsburg
Braunschweig
Hildesheim
Salzgitter
Osnabrück
Münster
Bielefeld
Gütersloh
Paderborn
Hamm
Dortmund
Essen
Duisburg
Krefeld
Mönchengladbach
Düsseldorf
Wuppertal
Solingen
Köln
Bonn
Aachen
Düren
Siegen
Marburg
Gießen
Kassel
Göttingen
Goslar
Fulda
Koblenz
Trier
Wiesbaden
Mainz
Frankfurt
Hanau
Darmstadt
Aschaffenburg
Würzburg
Schweinfurt
Coburg
Hof
Bamberg
Bayreuth
Erlangen
Fürth
Nürnberg
Mannheim
Heidelberg
Kaiserslautern
Saarbrücken
Pirmasens
Speyer
Worms
Heilbronn
Karlsruhe
Pforzheim
Stuttgart
Esslingen
Göppingen
Reutlingen
Tübingen
Ulm
Aalen
Heidenheim
Ingolstadt
Regensburg
Straubing
Passau
Landshut
Augsburg
München
Rosenheim
Kaufbeuren
Kempten
Freiburg
Offenburg
Villingen
Singen
Konstanz
Friedrichshafen
Sigmaringen
Ansbach
Nördlingen

die kalte Luft rascher ab; die Temperatur sinkt schneller.

Die Luft über Wasser oder Land zeigt ein ähnliches Verhalten. Sie erkaltet über festem Boden rascher und stärker als über der Wasseroberfläche. Damit erklären sich die extremen Temperaturschwankungen des Land- und die gemäßigten des Seeklimas.

Das Maximum der Niederschlagsmenge fällt an den Küsten in den frühen Morgenstunden, im Binnenland zwischen 16.00 und 18.00 Uhr. Die europäischen Westküsten haben besonders Herbst- und Winterregen bei trockenem Frühjahr und Frühsommer (relativ kaltes Meer). Die Weite des Horizonts und die ungehinderte Einstrahlung der Sonne bis zu tiefen Sonnenständen sowie die allseitige Rückstrahlung der Wolken schaffen ein Strahlungsklima von starker biologischer Wirkung. Mai und Juni gelten als die klimatisch effektivsten Monate.

In bioklimatischer Hinsicht faßt man die Wirkung des Seeklimas zusammen in a) umstimmend, b) spezifisch und c) belastend.

Das Klima des niedersächsischen Küstenraumes gehört zu den umstimmenden Reizklimaten (lebhafter, zeitweise starker Wind). Außerdem spielen die elektrischen und chemischen Eigenschaften der Meeresluft (Gehalt an Spurenstoffen wie Magnesium, Chlorid, Ozon usw.) eine besondere Rolle, da sie ein nahezu bakterizides Milieu garantieren. Belastungen durch Luftverschmutzung (Emissionen durch Fabriken, starken Verkehr, unsaubere Heizung) sind an der Küste (noch) nicht zu befürchten, da die meist lebhafte Luftbewegung die Durchmischung der Luft gewährleistet.

Praktische Hinweise zu Klima und Wetterbiotropie in der Bundesrepublik Deutschland

In der Medizinmeteorologie wird die Bundesrepublik Deutschland in drei große Hauptgebiete untergliedert: Das See- und Tieflandklima, das Mittelgebirgsklima und das Hochgebirgsklima. Nachfolgende Aufstellung faßt die bisherigen Forschungsergebnisse zusammen, bei welchen Erkrankungen durch welches Klima therapeutische Hilfe zu erwarten ist (s. Tabelle 34).

Will man jedoch die Klimatherapie optimal anwenden, genügt diese relativ grobe Einteilung nicht mehr. Es wurde deshalb von *F. Becker* und *M. Wagner* die Bioklimakarte der Bundesrepublik Deutschland*) entworfen. In ihr werden die entsprechenden Klimagebiete in Belastungs-, Schon- und Reizstufen unterteilt und letztere noch einmal in reizstark, -mäßig und -schwach differenziert. Anhand dieser Bioklimakarte kann der Arzt den Kranken in das ihm zuträglichste Klimagebiet zur Kur schicken oder entsprechende Hinweise zum klimatisch optimalen Wohnort entnehmen.

Allerdings muß man einschränkend bedenken, daß die Klimareize des See- und Tieflandklimas nicht mit denen der Mittel-

*) Zu beziehen beim Deutschen Wetterdienst, Frankfurter Straße 135, 6050 Offenbach.

und Hochgebirge gleichgesetzt werden können. Es lassen sich also nur die Regionen der bioklimatisch gleichen Stufe innerhalb ihrer Grenzen vergleichen.

Tabelle 34

Klimatische Heilanzeigen

I. *Alpines Hochgebirgsklima* einschließlich bayrische Vorberge oberhalb 600 m:
Erkältungskrankheiten (feuchte Katarrhe); Asthma bronchiale; allergisches Asthma; Heufieber (in höheren Lagen); Herz- und Kreislaufstörungen ohne Dekompensationserscheinungen und fortgeschrittene Sklerose; Blutkrankheiten, perniziöse Anämie; Stoffwechselleiden je nach Konstitution, Diabetes mellitus; Arthritis; Tbc. (produktive Formen und extrapulmonale Tbc.).
Hautkrankheiten: Akne vulgaris; Ichthyosis; Psoriasis; konstitutionelle Ekzeme; Neurodermitis (endogene Ekzeme).
Physiologische Wirkung: Amphotone Umstellung.

II. *Mittelgebirgsklima* (Raum zwischen Norddeutscher Tiefebene und Alpenvorland):
Erkältungskrankheiten (feuchte Katarrhe); Bronchitis und Asthma bronchiale; Herz- und Kreislaufkrankheiten, insbesondere Hypertonie; Myokardschäden; Rheuma, Arthritis; Tuberkulose (auch exsudative Formen); Morbus Basedow; vegetative Dystonie.
Hautkrankheiten: Konstitutionelle Ekzeme; Neurodermitis; Urtikaria; Psoriasis.
Physiologische Wirkung: Vegetative Normalisierung.

III. *Seeklima,* einschließlich Küstengebiete:
Erkältungskrankheiten (trockene Katarrhe); Asthma bronchiale (je nach Konstitution); extrapulmonale Tbc., Drüsen-Tbc.; exsudative, lymphatische und allergische Diathese (Skrofulose); funktionelle Herz- und Kreislaufstörungen; Präsklerose; Stoffwechselkrankheiten, Diabetes mellitus; Rheuma (Moor- und Schlick-Behandlung).
Hautkrankheiten: Konstitutionelle Ekzeme; Furunkulose; Psoriasis; Gewebe-Ekzeme; Akne vulgaris; seborrhoische Ekzeme.
Physiologische Wirkung: Vorwiegend sympathikotone Umstellung.

Nach *Becker,* aus *Cordes,* 1976.

A. Bioklimatische Unterschiede

Das Klima der Bundesrepublik Deutschland (55, 137–141) wird von Meer und Festland beeinflußt. Überwiegt die

a) *maritime Klimakomponente,* sind die Sommer im Durchschnitt nur mäßig warm oder kühl und niederschlagsreich. Im Winter herrscht milde, aber feuchte Witterung. Zu allen Jahreszeiten ist mit erhöhter Windgeschwindigkeit aus westlichen Richtungen (und damit thermischen Klimareizen) zu rechnen. Der maritime Einfluß wird verursacht durch häufige Luftströmungen vom Meer (meist vom Atlantik oder Mittelmeergebiet) her. Da in diesem «Westwetter» die Störzonen (Warm- und Kaltfronten) der atlantischen Tiefdruckgebiete eingelagert sind, muß man im Rahmen des maritimen Klimas auch mit erhöhter Neigung zum Wetterwechsel rechnen.

b) Die *kontinentale Klimakomponente* ist charakterisiert durch geringere Niederschlagsneigung, Sonnenscheinreichtum im Sommer, Wärme und niedrige relative Luftfeuchtigkeit; der Winter ist kalt, die Luftbewegung geringer. Eine Ausnahme bilden die mitunter scharfen Ostwinde bei winterlichen Kälteeinbrüchen.

Sowohl der maritime wie auch kontinentale Einfluß kann zwar die gesamte Bundesrepublik erfassen, doch ziehen die atlantischen Tiefdruckgebiete häufiger im Westen und Nordwesten durch, während der Hochdruckeinfluß mehr den Süden und Südosten der Bundesrepublik erfaßt. Tiefdruckstörungen wirken sich hier meist nur abgeschwächt aus.

I. Sonnenschein

Den geringsten Sonnenschein innerhalb der gesamten Bundesrepublik hat das Sauerland mit nördlichem Vorland bis etwa zur Lippe und einem Teil der Kölner Bucht. Es folgen das norddeutsche Tiefland westlich der Weser, das westliche und nördliche Mittelgebirge mit südlicher Begrenzung etwa von der Eifel über den hohen Westerwald zu Eder – Fulda – Rhön und zum Thüringer Wald. Südlich dieser Klimazone nimmt die kontinentale sonnenscheinreichere Klimakomponente zu.

Sonnenscheinreicher sind im Sommer die südliche Rheinpfalz, die gesamte Oberrheinebene, Kraichgau und ganz Südwestdeutschland zwischen Ostschwarzwald, Ostflanke des Odenwaldes, fränkischem Main, Fränkischem Jura und der Donau von Regensburg abwärts.

In den höheren Mittelgebirgen wie im Schwarzwald, Odenwald, Schwäbischem und Fränkischen Jura, Bayerischem Wald und im Alpenvorland nehmen Bewölkung und Niederschläge wieder zu. Die gleiche sommerliche Besonnung wie Süddeutschland aber erreicht im Norden Schleswig-Holstein mit nordfriesischer und Ostseeküste. Allerdings macht sich dort – wie in der ganzen norddeutschen Tiefebene und im Gegensatz zur südlichen Bundesrepublik – der Westwettereinfluß durch häufig frische bis stärkere Winde bemerkbar.

Im *Winter* herrscht zwar eine ähnliche Verteilung, doch überwiegt in den süddeutschen Talniederungen und Beckenlandschaften häufig während der windstillen Hochdruckwetterlagen nebliges oder stark dunstiges und feuchtes Wetter unter einer Inversionsschicht (nahezu waagrechte Grenzschicht zweier unterschiedlich temperierter Luftkörper, wobei die kältere Luft am Boden aufliegt. Die äußerst stabile Schichtung verhindert einen Austausch zwischen Boden und Höhe. Dadurch kann es in den Niederungen zur Anreicherung von Schadstoffen kommen).

Um deshalb während dieser Jahreszeit in den Genuß sonniger und trockener Witterung zu gelangen, muß man die mittleren und höheren Gebirgslagen aufsuchen.

II. Die thermische Klimakomponente

Hier interessiert vor allem die *sommerliche Wärmebelastung* als Kombination von hoher Temperatur und hohem Wasserdampfgehalt der Luft (Schwüle). Eine *durchschnittlich häufige Wärmebelastung* herrscht in der gesamten Oberrheinebene mit angrenzendem Rhein-Main-Becken, in der Kraichgau-Senke und im Neckartal mit seinen niedrigen Nachbartälern, in den Talsenken des mittleren Rheins mit Neuwieder Becken, der Lahn bis zum Limburger Becken, der Mosel sowie der Kölner Bucht bis zum Raum Düsseldorf – Essen. Auch der Uferstreifen des Bodensees und die Donau-Niederung von Regensburg abwärts mit dem Isartal (bis oberhalb Landshut) und unterem Inntal fallen in diesen Bereich.

Für Menschen mit Erkrankung des Herz-Kreislaufsystems sind diese Gebiete weniger günstig.

Eine geringe sommerliche Wärmebelastung weisen die ganze Norddeutsche Tiefebene, besonders das Gebiet zwischen Küste und der Linie Lingen – Vechta – Bremen – Lübeck sowie das Mittelgebirge nördlich des 51. Breitengrades auch in den Talniederungen auf.

Im *Winter* ist zwar das Temperaturgefälle in Deutschland von Westen nach Osten gerichtet, doch wird die häufig trockene Kälte des kontinental beeinflußten ostbayrischen Winters (Mittel-,

Oberfranken, Oberpfalz) im allgemeinen gut vertragen. Im Gegensatz dazu aber ist der Winter im Westen und Norden der Bundesrepublik zwar temperaturmäßig milder als im Osten, leistet aber mit seiner Kombination von hoher Luftfeuchtigkeit und heftigerem Wind und damit Neigung zu Naßkälte ungleich stärker als die trocken-kalte Witterung des Ostens entsprechenden Erkältungskrankheiten Vorschub.

In *Gebirgslandschaften* modifiziert vor allem die jeweilige Geländeform den täglichen Temperaturverlauf. Tal- und Beckenlandschaften mit geringem Gefälle und schwacher Ventilation werden zwar tagsüber bei Sonnenstrahlung intensiver aufgewärmt, kühlen jedoch nachts empfindlicher ab. Das kann bei entsprechenden Wetterlagen zu Belastungen des Herz-Kreislaufsystems und der Atemwege führen.

Hang- und Terrassenlagen aber weisen wegen der Lufterneuerung durch Hangwindzirkulationen einen ausgeglicheneren Verlauf von Temperatur und relativer Luftfeuchtigkeit mit nur gemäßigten Tagesschwankungen auf und gelten deshalb als bioklimatisch günstiger.

III. Luftventilation

Die Schwülebelastung in den Talniederungen Südwestdeutschlands ist zeitweise nur deshalb so groß, weil die Wetterlagen mit Zufuhr warm-feuchter Subtropikluft meist ausgesprochen schwachwindig sind. Damit herrscht insbesondere in den geschützten Niederungen praktisch Windstille. Zwar gibt es auch an der Nordküste einige wenige schwüle Tage, doch werden sie durch den Abkühlungseffekt des dort ständig spürbaren Windes weitgehend kompensiert. Umgekehrt aber führen die überwiegenden Westwetterlagen mit Zufuhr kühler Meeresluft und häufig kräftigem Wind zur Abkühlung. Dieser Abkühlungseffekt gilt als wichtigste Ursache des reizstarken Nordseeklimas.

Zwar läßt die Windgeschwindigkeit landeinwärts deutlich nach, doch muß man der Norddeutschen Tiefebene bis weit in das Binnenland ein Reizklima zuerkennen. So verdankt vor allem Berlin sein vielgerühmtes «spritziges Klima» einer optimalen Ventilation bei jedoch hinreichend gemilderter Reizstärke durch die größere Entfernung zum Meer.

Neben der abkühlenden Wirkung des Windes ist aber zu beachten, daß insbesondere nervöse Menschen bereits auf Winde ab 5 m/sec (also etwa ab Windstärke 3) mit erheblicher Befindensverschlechterung («nervöse Erregbarkeit») reagieren. Nervöse Menschen gehören deshalb im allgemeinen nicht an die See.

Nach Süden fortschreitend kommen mehr windschwache Hochdrucklagen zur Geltung, da die Kulissenwirkung des Mittelgebirges die Windstärke des durchgreifenden Westwetters reduziert. Natürlich bringen die auf ganz Deutschland übergreifenden Westwetter auch hier zeitweise stärkere und böige Winde, doch verliert in den geschützten Tal- und Beckenlagen Süddeutschlands der Windreiz als bioklimatischer Faktor an Bedeutung.

An seine Stelle tritt ein anderer Klimareiz: der mehr oder weniger markante Temperaturabfall in den Abendstunden. Ein wesentliches bioklimatisches Problem in den Tal- und Beckenlandschaften ist auch die unzureichende Luftventilation. Neben dem häufigeren Aufkommen von Schwüle führt auch die oft tagelang anhaltende Luftstagnation bei Hochdruckwetterlagen zu gefährlicher Luftverschmutzung, die in ihrer extremen Form als «Smog» bekannt ist. Hier sind vor allem Menschen mit Neigung zu Grippe- und Atemwegserkrankungen, insbesondere Bronchitis und Asthma gefährdet (s. S. 265).

Um dieser Entwicklung zu entgehen, sollte man sich am besten die mittleren und höheren Mittelgebirgslagen aussuchen. Dabei empfehlen sich vor allem Orte in 400–700 m über dem Meer und etwa 50 m über der Talsohle als Dauerwohnsitz. Vor allem sorgen die nächtlichen Hangwinde für bessere thermische Klimaverhältnise und werden auch ihrer lufthygienischen Aufgabe eher gerecht.

B. Landschaftliche Unterschiede der Wetterbiotropie

Die für das *Wetter* entscheidenden Hoch- und Tiefdruckgebiete sind relativ großräumige Gebilde. Ihr Einfluß erstreckt sich auf größere Regionen und erfaßt eine Vielzahl von Menschen. Allerdings finden sich nach den bisher vorliegenden Forschungsergebnissen durchaus bedeutsame Unterschiede:

Deutschland liegt in der Westwindzone. Sein Wetter wird überwiegend durch die vom Atlantik heranziehenden Tiefdruckgebiete geprägt. Die einzelnen Entwicklungsstadien folgen aber im Norden rascher aufeinander als im Süden. Das bedeutet: Im Norden sind die Wetterwechsel häufiger.

Darüber hinaus kommen rasch über Norddeutschland hinwegziehende Kaltfronten im Süden vielfach nur zögernd voran oder stoßen u. U. überhaupt nicht bis dorthin vor. Für die Wetterbiotropie im einzelnen ergibt sich daraus:

1. Der Wetterablauf ändert sich im Norden häufiger, seine Intensität ist dort im allgemeinen ausgeprägter. Der Einfluß meteorologischer Fakten ist damit generell intensiver.

2. Im Südwesten der Bundesrepublik treten dafür die subjektiven Befindensstörungen durch hypotone Kreislauflage und ein labiles vegetatives Nervensystem stärker in Erscheinung. Der Norden ist hier weniger betroffen. In Norddeutschland finden sich dafür häufiger Spasmen und Krampfzustände.

3. Am wenigsten entsprechenden Witterungseinflüssen in der Bundesrepublik ausgesetzt ist Ostbayern: Mittel- und Oberfranken, Oberpfalz. Hier macht sich vor allem der kontinentale Klimaeinfluß mit gleichmäßiger Witterung deutlich bemerkbar.

4. Mit Föhn ist im Winterhalbjahr im Alpengebiet und -vorland bis etwa zur Donau zu rechnen (s. S. 29). Föhn trägt zwar zum vergleichsweise sonnenscheinreichen Winterklima im Alpenraum bei, doch ist er eine besonders intensive Form des Wetterwechsels mit ungünstigem Einfluß auf kreislauflabile Menschen.

Urlaubsplanung unter bioklimatischen Gesichtspunkten

Ein Wechsel der klimatischen Umgebung stellt an die Regulationsfähigkeit des Organismus besondere Anforderungen (272, 315, 385, 386, 418, 577, 736). Solche durch Klimawechsel ausgelösten Veränderungen werden in der Biometeorologie als Adaptation, Akkomodation und Akklimatisation bezeichnet.

Die Anpassungsfähigkeit wird häufig überschätzt. In den relativ milden Klimaregionen Mitteleuropas benötigt man durchschnittlich vier Wochen. In extremeren Klimaten, z. B. in den Subtropen, kann es sich, je nach Ausgangslage, um Monate handeln. Diese Zeitspanne wird in der Regel um so größer, je ausgeprägter der Klimaunterschied und je geringer die Toleranzbreite der menschlichen Regulationsfähigkeit ist.

Es ist deshalb bedenklich, sich einem klimatischen Streß auszusetzen, der zwar als Erholung geplant wurde, in Wirklichkeit aber als Belastung empfunden wird. Dies trifft besonders Kinder, ältere Menschen und solche in prämorbidem Zustand. Der Klimawechsel in subtropische Gebiete zählt zu den gravierendsten gesundheitlichen Risiken. Besonders der Wunsch nach Sonne (Urlaubsbräune) und thermischem Komfort ist oft so stark, daß die Gefahren des mediterranen Sommers gerne übersehen werden. Vor allem in den letzten Jahrzehnten sind hier in bioklimatischer Hinsicht bemerkenswerte Verhaltensänderungen zu beobachten. In früheren Zeiten, und zwar bis in das Altertum zurück, war es im Sommer üblich, kühlere Regionen aufzusuchen. In den «Hundstagen» schlossen sogar die Heilbäder für mehrere Wochen.

Erst in unserem Jahrhundert begannen die schon vorher aus ihrem nebelreichen, feuchten Winter fliehenden Engländer vereinzelt den Sommer in wärmeren Gebieten zu verleben. Heute ist es in Europa üblich geworden, im Sommer den hitzereichsten Gebieten entgegenzureisen. Wahrscheinlich spielen hier psychosoziale, insbesondere werbepsychologische Faktoren eine Rolle. Aus klimaphysiologischer Sicht hat das arabische Sprichwort seinen Wert behalten, das besagt: «Nur Esel und Europäer gehen in die Sonne».

Erfahrene Heliotherapeuten haben stets überwärmende Bedingungen vermieden. Deshalb ist es nicht nur für den beratenden Arzt, sondern auch für den interessierten Urlauber von Wichtigkeit, über die Wärmebelastung bzw. Schwüle in den einzelnen Monaten im touristisch interessanten Mittelmeerraum Bescheid zu wissen.

Die Äquivalenttemperatur

Der Wärmegehalt der Luft wird in der Kurortklimatologie mit Hilfe der sog. Äquivalenttemperatur (ÄT) erfaßt: Temperatur plus zweimal Dampfdruck. Überschreitet die Äquivalenttemperatur 49 °C, spricht man von Wärmebelastung. Allerdings wird die 49 °C-Grenze als Mittelwert interpretiert, ohne daß man das jahreszeitliche Adaptionsvermögen einbezieht.

Die Behaglichkeitsgrenze (49 °C ÄT) steigt von etwa 500 m in Mitteleuropa auf 1 000 m in 40 Grad Breite und auf 1 500 m in 35 Grad Breite. Im Einzelfall werden Orographie (Reliefformen des Landes), Exposition, Windeinfluß usw. eines Ortes mehr oder weniger stark modifizierend wirken. Aus den kartographischen Darstellungen des Mittelmeerraumes (Abbildungen 6–19) wird deutlich, daß dort im Hochsommer in den tiefen Lagen nahezu überall eine erhöhte bis stark erhöhte Wärmebelastung herrscht (341–346, 805, 860). Lediglich an der Atlantikküste und am Golf von Lion bleibt die Wärmebelastung infolge der größeren Windbewegung in jenem Bereich, der auch für den Mitteleuropäer zuträglich ist.

Der europäische Mittelmeerraum

Auf der *iberischen Halbinsel* tritt die Schwüle im allgemeinen Ende Mai ein und endet im Laufe des Oktobers. Die größte Wärmebelastung ist in Südost-Spanien im Sommer in den Tal- und Beckenlandschaften zu ertragen, die vom Seewind nicht mehr berührt werden. Das Maximum wird in Sevilla im August mit 76,3 ° ÄT gemessen. Das ist der höchste Wert Europas.

Sehr schwül ist es in *Mallorca.* Günstigere bioklimatische Bedingungen sind im spanischen Hochland und an der Atlantikküste anzutreffen. In Santander oder Lissabon steigt hingegen die Wärmebelastung in den Sommermonaten nur geringfügig über die Werte der mitteleuropäischen Beckenlandschaften. In freien Lagen über 1 000 m NN (in 42 ° Nord) gleicht die Wärmebelastung jener an der Nordsee.

In *Frankreich* tritt die Schwüle an der Riviera und auf Korsika mit über 60 ° ÄT im Juli und August auf. Anfang Juni wird die Schwülegrenze überschritten und neigt sich Ende September ihrem Ende zu. Eine geringere Wärmebelastung weist das Rhône-Delta auf, das beständigem Windfluß (Mistral) ausgesetzt ist. Ein weiteres Gebiet mit häufiger Schwüle ist das Rheintal. In Südwest-Frankreich wirkt sich die Schwüle infolge des atlantischen Einflusses nicht mehr so stark aus, in der Bretagne und der Normandie fehlt sie nahezu ganz. In den großen Tal- und Beckenlandschaften Frankreichs liegt die Wärmebelastung zwischen 51 ° und 55 ° ÄT. Über 500 m NN dürften jedoch kaum mehr als 50 ° erreicht werden.

In *Italien* zeigen die Riviera sowie die Ostküsten von Sardinien und Sizilien die größte Wärmebelastung. Sie liegt in den

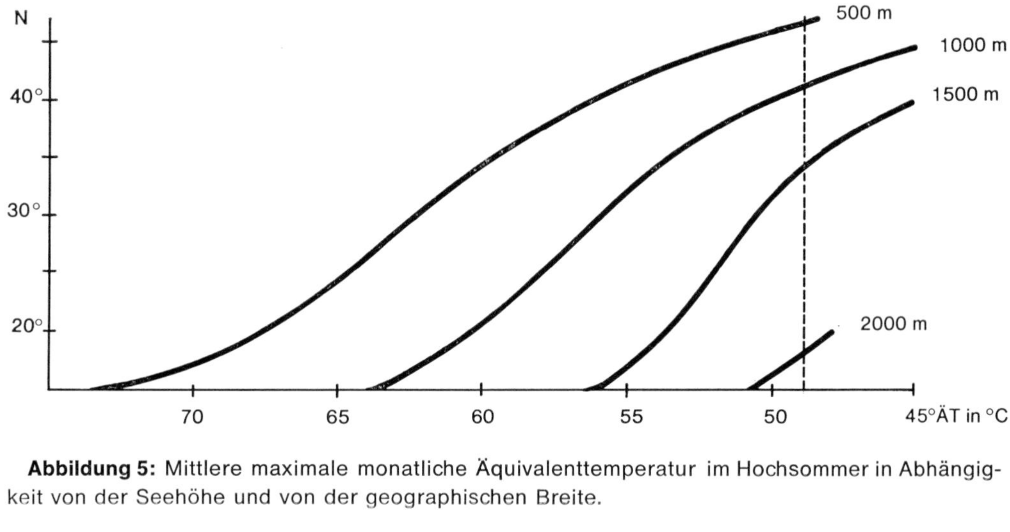

Abbildung 5: Mittlere maximale monatliche Äquivalenttemperatur im Hochsommer in Abhängigkeit von der Seehöhe und von der geographischen Breite.

entsprechenden Gebieten im Juli und August bei 70 ° ÄT. Unter starker Schwüle leidet auch die Po-Ebene, insbesondere Mailand.

An der *jugoslawischen* Adriaküste beträgt die Wärmebelastung im Sommer etwa 60 ° ÄT, im südlichen Teil noch etwas mehr. Nicht viel darunter sind die Orte im inneren Jugoslawiens, sofern sie nicht über 500 m NN liegen. In der Donau-Theiß-Niederung schwanken die Äquivalenttemperaturen im Sommer zwischen 54 und 58 °.

In *Griechenland* setzt die Schwüle bisweilen bereits Mitte Mai ein und dauert bis Oktober. Der Grad der Wärmebelastung ist gegenüber Jugoslawien jedoch nur geringfügig höher. Selbst Rhodos mit dem höchsten Wert im Juli von 65,4 ° ÄT erreicht nicht die Schwülebelastung, wie sie an der Riviera oder in Andalusien angetroffen wird.

Die Städte in den Tal- und Beckenlandschaften anderer Balkanländer weisen eine Wärmebelastung von wenig mehr als 60 ° ÄT auf. Eine Zunahme der Schwüle ist an der Schwarzmeerküste zu erwarten.

Der asiatische und afrikanische Mittelmeerraum

Die schwülsten Gebiete der *Türkei* sind die großen Meeresbuchten von Antalya und Adana. Hier lassen sich in den Sommermonaten Werte über 70 ° ÄT messen (Maximum in Antalya im August: 79,1 ° ÄT). Die Zeit der Schwüle reicht von Mai bis weit in den Oktober. Etwas günstigere bioklimatische Bedingungen findet man am ägäischen sowie im Küstenbereich des Schwarzen Meeres. Dort beginnt die Schwüleperiode erst Anfang Juni und endet bereits Ende September. Als schwülefreie Zone kann man das Hochland über 900 m bezeichnen, wo Äquivalenttemperaturen über 49 Grad kaum auftreten. Ein besonderer bioklimatischer Vorteil ist der geringe Dampfdruck, der in 1 000 m NN im Mittel 10 mm nicht überschreitet.

Im *Libanon* und in *Israel* unterscheidet man drei Klimabereiche: Den Küstenstreifen, die Gebirgsregion und die dahinterliegenden Grabenbrüche. Die Mittelmeerküste weist ein ausgesprochen schwüles Klima auf. Es setzt bereits Anfang Mai ein und endet erst im November. Das Maximum der Wärmebelastung kann im Juli in Gaza mit 78 ° ÄT gemessen werden. Besonders der hohe Dampfdruck von 23,7 mm ist für Mitteleuropäer schwer zu ertragen. Kaum geringer ist die Wärmebelastung im Litani- und Jordangraben. Allerdings trägt hier weniger die Feuchtigkeit als die große Hitze zu der hohen Äquivalenttemperatur bei. Bioklimatisch begünstigt ist auch hier die Bergregion. Bei deutlich geringerer Feuchtigkeit sind Höhen ab 800 m selbst im Sommer noch erträglich. Ab 1 300 m kommt es nicht mehr zur Wärmebelastung. Im Libanon entspricht in 1 600–1 700 m NN die Wärmebelastung der der Nordseeküste.

In *Ägypten* weist die Küste des Roten Meeres ein für den Europäer unerträgliches Klima auf. Hier liegt schon im nördlicheren Küstenstreifen die Wärmebelastung bei 80 ° ÄT im August. Die schwülefreie Zeit dauert lediglich von Dezember bis März. Im südlichen Teil des Roten Meeres nimmt die Äquivalenttemperatur weiter zu und erreicht den höchsten Wert: mehr als 90 ° ÄT. Gegenüber dem Roten Meer könnte die ägyptische Mittelmeerküste als angenehm empfunden werden, doch stellt auch hier die ÄT von 70 ° noch eine starke klimatische Belastung dar.

sonnenscheinreich kühl	sonnenscheinreich behaglich	sonnenscheinreich leichte Wärmebelastung	sonnenscheinreich mäßige Wärmebelastung	sonnenscheinreich starke Wärmebelastung
kühl	behaglich	leichte Wärmebelastung	mäßige Wärmebelastung	starke Wärmebelastung
sonnenscheinarm kühl	sonnenscheinarm behaglich	sonnenscheinarm leichte Wärmebelastung	**MONAT:** Kurze Charakteristik der bioklimatisch begünstigten und der besonders ungünstigen Zonen.	

Sonnenscheindauer in Prozent: 60 (Grenze zwischen 1. und 2. Zeile), 50 (Grenze zwischen 2. und 3. Zeile)

Abbildung 6

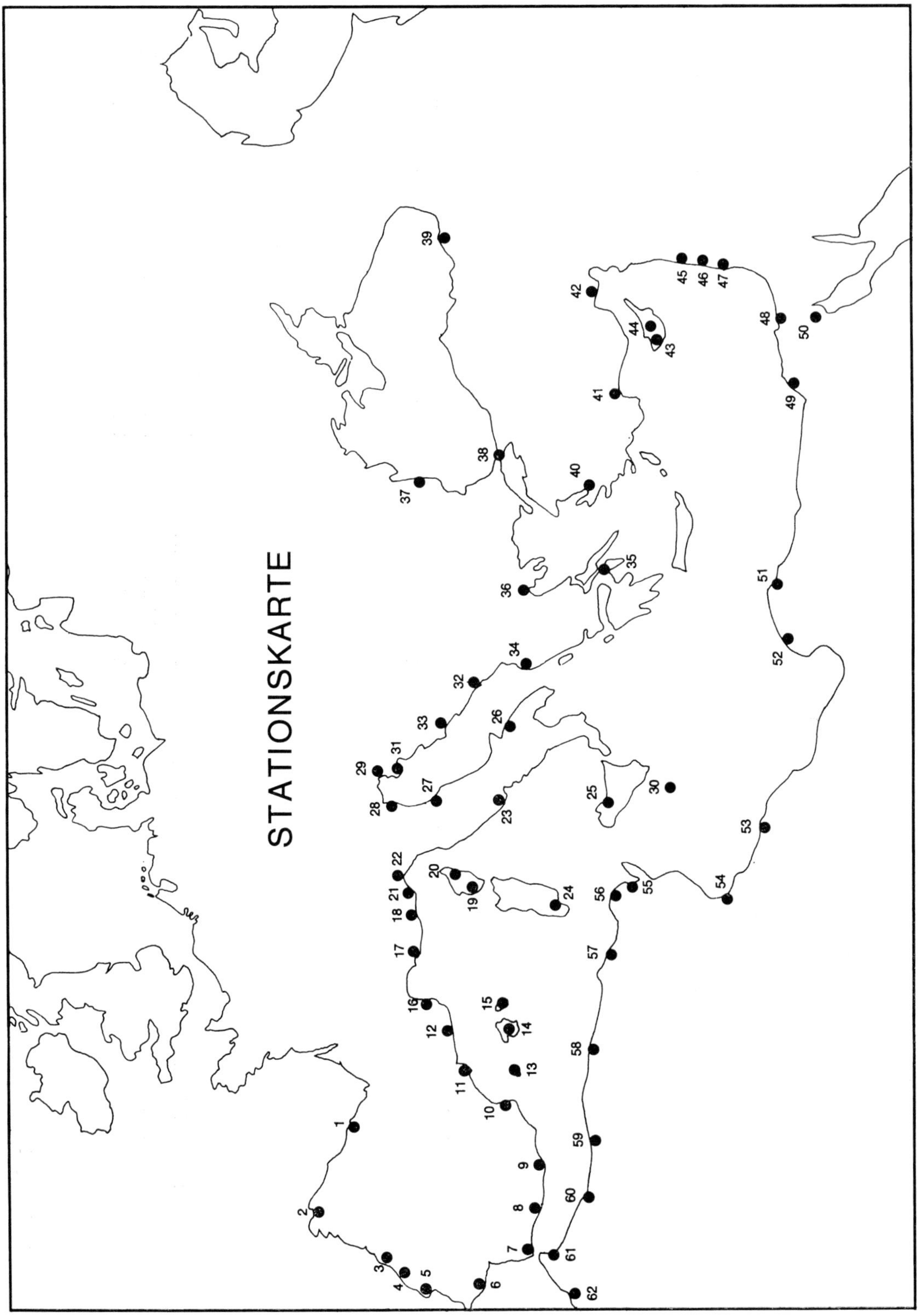

Abbildung 7

Sonnenscheindauer in Prozent	kühl (bis 30)	behaglich (30–45)	leichte Wärmebelastung (45–50 °ÄT)	mäßige Wärmebelastung (50–55)	starke Wärmebelastung (über 55 °ÄT)
über 60		Port Said (48), Alexandria (49), Suez (50), Gabes (54), Philippeville (57)			
50–60	Valencia (10), Tortosa (11), Barcelona (12), Perpignan (16), Nice (18), Adana (42)	Lissabon (5), Faro (6), Gibraltar (7), Malaga (8), Almeria (9), Ibiza (13), Palma (14), Palermo (25), La Valetta (30), Paphos (43), Nicosia (44), Haifa (46), Tel Aviv (47), Tunis (55), Algier (58), Tetuan (61), Orotava (63), Santa Cruz (64)	Las Palmas (65)		
unter 50	Santander (1), La Coruna (2), Porto (3), Coimbra (4), Menorca (15), Marseille (17), Ajaccio (19), Bastia (20), Alassio (21), Genua (22), Rom (23), Bari (26), Pesaro (27), Venedig (28), Triest (29), Pula (31), Dubrovnik (32), Split (33), Durres (34), Athen (35), Thes-saloniki (36), Konstanza (37), Istanbul (38), Trabzon (39), Izmir (40)	Cagliari (24), Antalya (41), Beirut (45), Derna (51), Bengazi (52), Tripolis (53), Bizerta (56), Oran (59), Melilla (60), Rabat (62)			

JANUAR

Bioklimatisch bevorzugte Gebiete sind die ägyptische und südtunesische Küste.

Der nördliche Teil des Mittelmeerraumes ist kühl und sonnenscheinarm.

Abbildung 8

Sonnenscheindauer in Prozent	kühl (bis 30 °ÄT)	behaglich (30–45)	leichte Wärmebelastung (45–50 °ÄT)	mäßige Wärmebelastung (50–55)	starke Wärmebelastung (ab 55 °ÄT)
über 60	Tortosa (11)	Gibraltar (7) Almeria (9) Antalya (41) Paphos (43) Nicosia (44) Tel Aviv (47) Port Said (48) Alexandria (49) Suez (50) Gabes (54) Tunis (55) Philippeville (57) Tetuan (61)			
50–60	Barcelona (12) Perpignan (16) Marseille (17) Nice (18) Athen (35) Izmir (40) Adana (42)	Porto (3) Coimbra (4) Lissabon (5) Faro (6) Malaga (8) Valencia (10) Ibiza (13) Palma (14) Menorca (15) Palermo (25) La Valetta (30) Haifa (46) Bengazi (52) Tripolis (53) Bizerta (56) Algier (58) Oran (59) Melilla (60) Santa Cruz (64)	Las Palmas (65)		
unter 50	Satander (1) La Coruna (2) Ajaccio (19) Bastia (20) Alassio (21) Genua (22) Rom (23) Bari (26) Pesaro (27) Venedig (28) Triest (29) Pula (31) Dubrovnik (32) Split (33) Durres (34) Thessaloniki (36) Konstanza (37) Istanbul (38) Trabzon (39)	Cagliari (24) Beirut (45) Derna (51) Rabat (62) Orotava (63)			

FEBRUAR

Bioklimatisch begünstigt sind Costa del Sol, die türkische Riviera, Zypern, die israelische, ägyptische und tunesische Küste.

Abbildung 9

Sonnenscheindauer in Prozent	kühl	30 behaglich 45	leichte Wärmebelastung 50 °ÄT	mäßige Wärmebelastung 55	starke Wärmebelastung °ÄT
über 60		La Valetta (30) Paphos (43) Nicosia (44) Haifa (46) Tel Aviv (47) Port Said (48) Alexandria (49) Suez (50) Bengazi (52) Gabes (54) Tunis (55) Pillippeville (57) Oran (59) Santa Cruz (64)			
50–60	Marseille (17)	Faro (6) Gibraltar (7) Malaga (8) Almeria (9) Ibiza (13) Palma (14) Perpignan (16) Nice (18) Ajaccio (19) Cagliari (24) Izmir (40) Antalya (41) Adana (42) Beirut (45) Tripolis (53) Bizerta (56) Algier (58) Melilla (60)	**Las Palmas (65)**		
unter 50	Genua (22) Bari (26) Pesaro (27) Venedig (28) Triest (29) Pula (31) Split (33) Thessaloniki (36) Konstanza (37) Istanbul (38) Trabzon (39)	Santander (1) La Coruna (2) Porto (3) Coimbra (4) Lissabon (5) Valencia (10) Tortosa (11) Barcelona (12) Menorca (15) Bastia (20) Alassio (21) Rom (23) Palermo (25) Dubrovnik (32) Durres (34) Athen (35) Derna (51) Tetuan (61) Rabat (62) Orotava (63)			

MÄRZ

Bioklimatisch begünstigte Zonen findet man in Malta, Zypern, an der israelischen, ägyptischen, libyschen und tunesischen Küste. Auch die Kanarischen Inseln sind zu dieser Zeit empfehlenswert. Norditalien, Dalmatien und die Küsten am Schwarzen Meer haben ein kühles und sonnenscheinarmes Klima.

Abbildung 10

	kühl (bis 30)	behaglich (30–45)	leichte Wärmebelastung (45–50 ° ÄT)	mäßige Wärmebelastung (50–55)	starke Wärmebelastung (über 55 ° ÄT)
über 60		Porto (3) Lissabon (5) Faro (6) Gibraltar (7) Almeria (9) Perpignan (16) Marseille (17) La Valetta (30) Izmir (40) Antalya (41) Adana (42) Nicosia (44) Haifa (46) Bengazi (52) Philippeville (57) Algier (58) Oran (59) Santa Cruz (64)	Paphos (43) Tel Aviv (47) Port Said (48) Alexandria (49) Suez (50) Gabes (54)	Derna (51)	
50–60		Coimbra (4) Malaga (8) Valencia (10) Tortosa (11) Barcelona (12) Ibiza (13) Palma (14) Nice (18) Ajaccio (19) Bastia (20) Alassio (21) Rom (23) Cagliari (24) Palermo (25) Pesaro (27) Dubrovnik (32) Split (33) Durres (34) Athen (35) Thes-saloniki (36) Tripolis (53) Tunis (55) Bizerta (56) Melilla (60) Rabat (62)	Beirut (45) Tetuan (61) Las Palmas (65)		
unter 50	Konstanza (37)	Santander (1) La Coruna (2) Menorca (15) Genua (22) Bari (26) Venedig (28) Triest (29) Pula (31) Istanbul (38) Trabzon (39) Orotava (63)			

APRIL

Bioklimatisch begünstigte Gebiete sind die portugisische Atlantikküste, Costa del Sol, Malta, die Ägäis und die Südküste der Türkei sowie die israelische Küste und die nordafrikanische Küste von Tunis bis zum Atlantik einschließlich Kanarischen Inseln.

Abbildung 11

	kühl (bis 30)	behaglich (30–45)	leichte Wärmebelastung (45–50 °ÄT)	mäßige Wärmebelastung (50–55)	starke Wärmebelastung (über 55 °ÄT)
über 60		Porto (3) Lissabon (5) Faro (6) Marseille (17) Istanbul (38)	Gibraltar (7) Malaga (8) Almeria (9) Ibiza (13) Palma (14) Menorca (15) Nice (18) Ajaccio (19) La Valetta (30) Athen (35) Thes-saloniki (36) Izmir (40) Nicosia (44) Suez (50) Tunis (55) Bizerta (56) Philippeville (57) Algier (58) Rabat (62) Santa Cruz (64)	Cagliari (24) Paphos (43) Antalya (41)+ Haifa (46) Bengazi (52) Tripolis (53) Tetuan (61) Las Palmas (65)	Adana (42)+ Beirut (45)+ Tel Aviv (47)+ Port Said (48)+ Alexandria (49)+ Derna (51) Gabes (54)
50–60		La Coruna (2) Coimbra (4) Perpignan (16) Genua (22) Bari (26) Pula (31) Split (33) Konstanza (37)	Tortosa (11) Barcelona (12) Bastia (20) Rom (23) Palermo (25) Pesaro (27) Venedig (28) Dubrovnik (32) Oran (59) Valencia (10)	Alassio (21) Durres (34) Melilla (60)	
unter 50		Santander (1) Triest (29) Trabzon (39) Orotava (63)			

MAI

Bioklimatisch begünstigt sind die portugisische Küste, die französische und italienische Riviera, die Dalmatinische Küste und die Küsten am Schwarzen Meer.

Eine starke Wärmebelastung herrscht im östlichen und südlichen Teil des Mittelmeergebietes vor.

Orte ( )+ Wassertemperatur mindestens 20 °C

Abbildung 12

Sonnenscheindauer in Prozent	kühl (unter 35 °ÄT)	behaglich (35–50 °ÄT)	leichte Wärmebelastung (50–55 °ÄT)	mäßige Wärmebelastung (55–60 °ÄT)	starke Wärmebelastung (über 60 °ÄT)
über 60		Porto (3) Lissabon (5) Marseille (17)	Coimbra (4) Barcelona (12) Ibiza (13)+ Menorca (15)+ Nice (18)+ Bari (26)+ Pula (31)+ Split (33)+ Athen (35)+ Konstanza (37) Istanbul (38)+ Algier (58)+ Rabat (62) Santa Cruz (64)+	Faro (6) Gibraltar (7) Malaga (8) Almeria (9) Tortosa (11)+ Palma (14)+ Ajaccio (19)+ Bastia (20)+ Rom (23)+ Cagliari (24)+ Palermo (25)+ La Valetta (30)+ Dubrovnik (32)+ Durres (34)+ Thes-saloniki (36)+ Izmir (40)+ Nicosia (44) Tunis (55)+ Bizerta (56)+ Philippeville (57)+ Oran (59)+ Tetuan (61)+ Las Palmas (65)+	Alassio (29)+ Antalya (41)+ Adana (42)+ Paphos (43)+ Beirut (45)+ Haifa (46) Tel Aviv (47)+ Port Said (48)+ Alexandria (49)+ Derna (51)+ Bengazi (52)+ Tripolis (53)+ Gabes (54)+ Suez (50)
50–60		La Coruna (2)	Perpignan (16) Triest (29)+ Genua (22)+	Valencia (10)+ Pesaro (27)+ Venedig (28)+	Melilla (60)+
unter 50		Santander (1) Trabzon (39)+	Orotava (63)+		

JUNI

Außer der Atlantikküste nördlich von Lissabon weisen gerade noch die Küsten am Schwarzen Meer bioklimatisch günstige Eigenschaften auf.
Die starke Wärmebelastung in Alassio dürfte nur auf den besonderen Standort der Klimastation zurückzuführen sein.

Orte ( )+ Wassertemperatur mindestens 20 °C

Abbildung 13

Sonnenscheindauer in Prozent					
60		Porto (3) Lissabon (5) Marseille (17)+	Coimbra (4) Perpignan (16)+ Bastia (20)+ Genua (22)+ Rom (23)+ Bari (26)+ Triest (29)+ Pula (31)+ Split (32)+ Athen (35)+ Istanbul (38)+ Santa Cruz (64)+ Las Palmas (65)+	Faro (6) Gibraltar (7)+ Malaga (8)+ Almeria (9)+ Valencia (10)+ Tortosa (11)+ Barcelona (12)+ Ibiza (13)+ Palma (14)+ Menorca (15)+ Nice (18)+ Ajaccio (19)+ Palermo (25)+ Pesaro (27)+ Venedig (28)+ La Valetta (30)+ Dubrovnik (32)+ Durres (34)+ Thes-saloniki (36)+ Konstanza (37)+ Izmir (40)+ Nicosia (44) Haifa (46) Suez (50) Bengazi (52)+ Tunis (55)+ Bizerta (56)+ Philippeville (57)+ Algier (58)+ Oran (59)+ Melilla (60)+ Tetuan (61)+ Rabat (62)	Alassio (21)+ Cagliari (24)+ Antalya (41)+ Adana (42)+ Paphos (43)+ Beirut (45)+ Tel Aviv (47)+ Port Said (48)+ Alexandria (49) Derna (51)+ Tripolis (53)+ Gabes (54)+
50		La Coruna (2)	Trabzon (39)+		
		Santander (1)	Orotava (63)+	mäßige Wärmebelastung 67	starke Wärmebelastung °ÄT
	kühl 42	behaglich 57	leichte 62 °ÄT		

JULI

Im Hochsommer kann man lediglich die Atlantikküste nördlich von Lissabon als bioklimatisch günstig bezeichnen. Alle übrigen Küsten weisen eine leichte bis starke Wärmebelastung auf.
Die starke Wärmebelastung in Alassio dürfte nur auf den besonderen Standort der Klimastation zurückzuführen sein.

Orte ( )+ Wassertemperatur mindestens 20 °C

Abbildung 14

Sonnenscheindauer in Prozent	kühl (bis 42)	behaglich (42–57)	leichte Wärmebelastung (57–62 °ÄT)	mäßige Wärmebelastung (62–67)	starke Wärmebelastung (über 67 °ÄT)
über 60		Porto (3) Lissabon (5) Marseille (17)+	Coimbra (4) Perpignan (16)+ Bastia (20)+ Rom (23)+ Bari (26)+ Triest (29)+ Pula (31)+ Split (33)+ Konstanza (37)+ Istanbul (38)+ Izmir (40)+ Nicosia (44) Santa Cruz (64)+ Las Palmas (65)+	Faro (6)+ Gibraltar (7)+ Malaga (8)+ Valencia (10)+ Tortosa (11)+ Barcelona (12)+ Ibiza (13)+ Palma (14)+ Menorca (15)+ Nice (18)+ Ajaccio (19)+ Genua (22)+ Palermo (25)+ Pesaro (27)+ Venedig (28)+ La Valetta (30)+ Dubrovnik (32)+ Durres (34)+ Athen (35)+ Thes-saloniki (36)+ Haifa (46) Bengazi (52)+ Tunis (55)+ Bizerta (56)+ Algier (58)+ Melilla (60)+ Tetuan (61)+ Rabat (62)	Almeria (9)+ Alassio (21)+ Cagliari (24)+ Antalya (41)+ Adana (42)+ Paphos (43)+ Beirut (45)+ Tel Aviv (47)+ Port Said (48)+ Alexandria (49)+ Suez (50) Derna (51)+ Tripolis (53)+ Gabes (54)+ Philippeville (57)+ Oran (59)+
50–60		La Coruna (2)	Trabzon (39)+		
unter 50		Santander (1)+	Orotava (63)+		

AUGUST

Im Hochsommer kann man lediglich die Atlantikküste nördlich von Lissabon als bioklimatisch günstig bezeichnen. Alle übrigen Küsten weisen eine leichte bis starke Wärmbelastung auf.
Die starke Wärmebelastung in Alassio dürfte nur auf den besonderen Standort der Klimastation zurückzuführen sein.

Orte ( )+ Wassertemperatur mindestens 20 °C

Abbildung 15

Sonnenscheindauer in Prozent	kühl (bis 38)	behaglich (38–53)	leichte Wärmebelastung (53–58 °ÄT)	mäßige Wärmebelastung (58–63)	starke Wärmebelastung (über 63 °ÄT)
über 60		Porto (3) Lissabon (5) Perpignan (16)+ Marseille (17)+ Pula (31)+ Split (33)+	Coimbra (4) Faro (6)+ Nice (18)+ Ajaccio (19)+ Bastia (20)+ Rom (23)+ Bari (26)+ Pesaro (27)+ Dubrovnik (32)+ Durres (34)+ Athen (35)+ Thes-saloniki (36)+ Konstanza (37)+ Istanbul (38)+ Izmir (40)+ Nicosia (44) Santa Cruz (64)+ Las Palmas (65)+	Gibraltar (7)+ Malaga (8)+ Almeria (9)+ Ibiza (13)+ Palma (14)+ Cagliari (24)+ La Valetta (30)+ Adana (42)+ Haifa (46) Tel Aviv (47)+ Port Said (48)+ Suez (50) Bengazi (52)+ Tunis (55)+ Philippeville (57)+ Algier (58)+	Antalya (41)+ Paphos (43)+ Beirut (45)+ Alexandria (49)+ Derna (51)+ Tripolis (53)+ Gabes (54)+ Bizerta (56)+
50–60		Triest (29)+	Barcelona (12)+ Menorca (15)+ Genua (22)+ Palermo (25)+ Venedig (28)+ Orotava (63)+	Valencia (10)+ Tortosa (11)+ Alassio (21)+ Melilla (60)+	
unter 50		Santander (1) La Coruna (2)	Trabzon (39)+		

SEPTEMBER

Bioklimatisch bevorzugt sind die Gebiete an der portugisischen Küste, der französischen Riviera bis zur Costa Brava sowie die Gebiete an der Dalmatinischen Küste.

Orte ( )+ Wassertemperatur mindestens 20 °C

Abbildung 16

Sonnenscheindauer in Prozent	kühl	38 – behaglich – 53	leichte Wärmebelastung (53 – 58 °ÄT)	mäßige Wärmebelastung (58 – 63)	starke Wärmebelastung (63 °ÄT)
über 60		Coimbra (4) Lissabon (5) Faro (6) Nice (18) Durres (34)+ Athen (35)+ Izmir (40)+ Nicosia (44) Suez (50) Algier (58)+ Tetuan (61)+	Gibraltar (7) Almeria (9) Antalya (41)+ Adana (42)+ Raphos (43)+ Haifa (46) Bengazi (52)+ Tripolis (53)+ Gabes (54)+ Tunis (55)+ Bizerta (56)+ Philippeville (57)+ Oran (59)+ Santa Cruz (64)+ Las Palmas (65)+	La Valetta (30)+ Beirut (45)+ Tel Aviv (47)+ Port Said (48)+ Alexandria (49)+ Derna (51)+	
60 – 50	Pula (31)	Porto (3) Valencia (10)+ Tortosa (11)+ Ibiza (13)+ Perpignan (16) Marseille (17) Ajaccio (19)+ Bastia (20)+ Alassio (21) Genua (22) Rom (23)+ Bari (26) Pesaro (27) Dubrovnik (32) Split (33) Istanbul (38)	Malaga (8) Palma (14)+ Palermo (25)+ Melilla (60)+ Rabat (62)	Cagliari (24)+	
unter 50	Venedig (28) Triest (29)	Santander (1) La Coruna (2) Barcelona (12)+ Menorca (15)+ Thes-saloniki (36)+ Konstanza (37) Trabzon (39)	Orotava (63)+		

OKTOBER

Bioklimatisch begünstigte Gebiete finden sich an der portugisischen Küste, in Südgriechenland einschließlich der Inselwelt und an der algerischen Küste.

Orte ( )+ Wassertemperatur mindestens 20 °C

Abbildung 17

Sonnenscheindauer in Prozent	kühl (bis 30 °ÄT)	behaglich (30–45)	leichte Wärmebelastung (45–50 °ÄT)	mäßige Wärmebelastung (50–55)	starke Wärmebelastung (über 55 °ÄT)
über 60		Lissabon (5) Faro (6) La Valetta (30) Antalya (41)+ Adana (42)+ Nicosia (44) Suez (50) Gabes (54)+ Tunis 55) Philippeville (57)	Paphos (43) Beirut (45)+ Haifa (46) Tel Aviv (47)+ Bengazi (52)+ Santa Cruz (64)+ Las Palmas (65)+	Port Said (48)+ Alexandria (49)+	
50–60		Porto (3) Coimbra (4) Gibraltar (7) Malaga (8) Almeria (9) Tortosa (11) Ibiza (13) Palma (14) Perpignan (16) Nice (18) Ajaccio (19) Bastia (20) Rom (23) Cagliari (24) Palermo (25) Athen (35) Izmir (40) Tripolis (53)+ Algier (58) Melilla (60) Tetuan (61)		Derna (51)+	
unter 50	Venedig (28) Triest (29) Pula (31) Konstanza (37)	Santander (1) La Coruna (2) Valencia (10) Barcelona (12) Menorca (15) Marseille (17) Alassio (21) Genua (22) Bari (26) Pesaro (27) Dubrovnik (32) Split (33) Durres (34) Thessaloniki (36) Istanbul (38) Trabzon (39) Bizerta (56) Oran (59) Rabat (62)	Orotava (63)+		

NOVEMBER

Bioklimatisch begünstigt sind die Algarve, Malta, Zypern, die türkische Riviera sowie die tunesische Küste.

Eine leichte bis mäßige Wärmebelastung trifft man noch im südöstlichen Mittelmeergebiet und auf den Kanarischen Inseln an.

Besonders sonnenscheinarme Gebiete sind die spanische Biskaya-Küste, die nördliche Adria und das Schwarze Meer.

Orte ( )+ Wassertemperatur mindestens 20 °C

Abbildung 18

Sonnenscheindauer in Prozent	kühl (bis 30)	behaglich (30–45)	leichte Wärmebelastung (45–50 °ÄT)	mäßige Wärmebelastung (50–55)	starke Wärmebelastung (ab 55 °ÄT)
über 60		Haifa (46) Port Said (48) Alexandria (49) Suez (50) Gabes (54) Philippeville (57) Santa Cruz (64)+ Las Palmas (65)+			
50–60	Tortosa (11) Perpignan (16) Nice (18)	Lissabon (5) Faro (6) Gibraltar (7) Malaga (8) Almeria (9) Ibiza (13) La Valetta (30) Athen (35) Antalya (41) Paphos (43) Nicosia (44) Tel Aviv (47) Tunis (55) Algier (58) Melilla (60)			
unter 50	Santander (1) Barcelona (12) Marseille (17) Alassio (21) Genua (22) Rom (23) Bari (26) Pesaro (27) Venedig (28) Triest (29) Pula (31) Dubrovnik (32) Split (33) Durres (34) Thes-saloniki (36) Konstanza (37) Istanbul (38) Trabzon (39) Izmir (40)	La Coruna (2) Porto (3) Coimbra (4) Valencia (10) Palma (14) Menorca (15) Ajaccio (19) Bastia (20) Cagliari (24) Palermo (25) Adana (42) Beirut (45) Derna (51) Bengazi (52) Tripolis (53) Bizerta (56) Oran (59) Tetuan (61) Rabat (62) Orotava (63)+			

DEZEMBER

Bioklimatisch begünstigte Zonen findet man an der israelischen, ägyptischen und tunesischen Küste. Auch die Kanarischen Inseln haben im Dezember bioklimatische Vorzüge.
Wenig Sonne und niedrige Temperaturen weisen die spanische Biskayaküste, die nördliche Adria sowie das Schwarze Meer auf.

Orte ( )+ Wassertemperatur mindestens 20 °C

Abbildung 19

Urlaubsplanung im Mittelmeerraum unter bioklimatischen Gesichtspunkten nach *Harlfinger,* 1975.

In den **Abbildungen 6–19** sind für jeden Monat jeweils 65 Orte nach ihrer bioklimatischen Klassifizierung in das entsprechende Feld eingetragen, so daß der Reisende bzw. der beratende Arzt für jeden Monat die in Frage kommenden Orte entnehmen kann.

Diese Zusammenstellung der bioklimatischen Verhältnisse der Küstenregionen soll dazu beitragen, daß Erholungsreisende nicht aus Unkenntnis Klimazonen aufsuchen, die ungeeignet sind oder sogar zu gesundheitlichen Schädigungen führen können.

Meist ist es nur eine Frage des geeigneten Zeitpunkts für eine Reise in den Mittelmeerraum. Immerhin fallen 34, also mehr als die Hälfte der aufgeführten Orte, zumindest in einem Monat in die bioklimatisch begünstigte Zone (dunkles Feld). Je nach Zeitpunkt könnten demnach auch Empfindliche und Kranke zahlreiche Küstenregionen in den Subtropen aufsuchen, ohne sich einer zu starken klimatischen Belastung auszusetzen.

Für die monatliche Zusammenstellung der bioklimatischen Verhältnisse der Küstengebiete im Mittelmeerraum wurden 65 Stationen herangezogen, deren Lage in Abbildung 7 ersichtlich ist. Die Stationen 63–65 liegen auf den Kanarischen Inseln.

Ähnlich wie an der israelischen Küste dauert in diesem Bereich die Schwüleperiode von Mai bis November. Als relative Schwülebelastungssenke kann man das Gebiet am Nil zwischen Kairo und Asyut und der davon nach Südwesten reichenden Sahara betrachten. Aufgrund des niedrigen Dampfdruckes erreicht die ÄT hier nicht die 60°-Grenze.

Ähnliche Verhältnisse wie in Ägypten trifft man in *Libyen* an. Dort nimmt die Wärmebelastung ebenfalls vom Meer ins Landesinnere ab. Durch den Nordost-Passat wird die Feuchtigkeit jedoch weiter ins Landesinnere getragen, so daß die Schwülezone tiefer als in Ägypten in die Sahara reicht.

In *Tunesien* schwanken im küstennahen Gebiet die Höchstwerte der ÄT zwischen 65 und 75°. Der Einfluß des Windes bestimmt, wo lokalklimatisch höhere oder tiefere Werte zu erwarten sind. Die größte Wärmebelastung findet sich immer dort, wo abgeschlossene Meeresbuchten eine stärkere Windzirkulation verhindern (z. B. Golf von Gabes). Besonders drückend und kaum erträglich ist das Gebiet der Salzton-Ebene, südlich des Atlasgebirges. Zwischen Touggourt und Ghardaia (Algerien) steigt die Wärmebelastung im Sommer auf über 80° ÄT. Dampfdruck und Temperatur sind gleichermaßen beteiligt. Schwülefrei sind nur die Monate zwischen November und März.

Das Atlasgebirge *(Algerien)* läßt sich durch seine starke Gliederung nur sehr grob bioklimatisch einordnen. Über 1700 m ist jedoch im Juli und August keine Wärmebelastung mehr anzutreffen. Besonders schwül aber sind die Fluß- und Beckenlandschaften am Westabfall des Atlasgebirges. In Marrakesch und Fes liegt die stärkste Wärmebelastung im Juli zwischen 72 und 74° ÄT. Die 49°-Grenze wird Mitte April über- und Ende Oktober wieder unterschritten. Als Folge des kühlen Kanarienstromes sinkt die ÄT mit zunehmender Annäherung zur Atlantikküste. Auch die Dauer der Wärmebelastung ist verkürzt. So tritt die Schwülebelastung in Casablanca erst Ende Mai auf, endet aber gleichfalls im Oktober. Von allen tiefer gelegenen nordafrikanischen Landschaftsräumen ist dieser Küstenstrich bioklimatisch gesehen noch am günstigsten.

Auf den vorgelagerten *Kanarischen Inseln* sind die Westküsten gegenüber den Ostküsten im Vorteil. Das nur 100 m über dem Meer gelegene Orotava an der

Westküste hat eine um 8° niedrigere ÄT im Sommer als Las Palmas. In Las Palmas dauert auch die Schwüle bis zum Dezember, während sie in Orotava bereits im November zu Ende geht.

Bioklimatisch bevorzugte Küstenregionen im Mittelmeergebiet

Behagliche Temperaturverhältnisse und eine Sonnenscheindauer von mindestens 60 % trifft man in folgenden Gebieten an (s. auch Abb. 6—19):

Januar:
Ägyptische und südtunesische Küste.

Februar:
Costa del Sol, die türkische Riviera, Zypern, die israelische, ägyptische und tunesische Küste.

März:
Malta, Zypern, israelische, ägyptische, libysche und tunesische Küste, sowie die Kanarischen Inseln.

April:
Portugiesische Atlantik-Küste, Costa del Sol, Malta, die Ägäis, die Südküste der Türkei, die israelische Küste und die nordafrikanische Küste von Tunis bis zum Atlantik.

Mai:
Portugiesische Küste, die französische und italienische Riviera, die dalmatinische Küste und die Küsten am Schwarzen Meer.

Juni:
Atlantik-Küste und Golf von Lion.

Juli:
Atlantik-Küste und Golf von Lion.

August:
Atlantik-Küste und Golf von Lion.

September:
Portugiesische Küste, französische Riviera bis Costa Brava und dalmatinische Küste.

Oktober:
Portugiesische Küste, Südgriechenland und Ägäis sowie algerische Küste.

November:
Algarve, Malta, Zypern, die türkische Riviera und tunesische Küste.

Dezember:
Israelische, ägyptische und tunesische Küste sowie die Kanarischen Inseln.

Klima und Kleidung

Die Kleidung wird sowohl durch klimatische als auch religiöse, soziale und heute vor allem modische Gesichtspunkte bestimmt. Früher bestand sie ausschließlich aus tierischen (Wolle) oder pflanzlichen Fasern (Baumwolle oder Leinen). Heute kommen immer häufiger Kunstfasern als Beimischung zu Naturfasern oder in Reinform mit ihrer großen *elektrostatischen Aufladbarkeit* auf. Allein bei der gegenseitigen Reibung chemisch unterschiedlicher Textilien entwickelt der Mensch praktisch eine Art «Gewitterfeld» (684). So lassen sich in Körpernähe Feldstärken von selten unter 10 000 V/m messen. Meist liegen diese Werte jedoch viel höher und erreichen in extremen Fällen bis zu 500 000 V/m. Darüber hinaus variieren die Feldstärken in Sekundenbruchteilen über weite Bereiche und dauern unter Umständen bei permanenter körperlicher Bewegung über viele Stunden an (684).

Die *Wärmeisolierung* eines Kleidungsstückes hängt weniger von der Faser als von der Luftmenge ab, die sie einschließt und festhält. Von der Kleidung umschlossene Luft wird vom Körper erwärmt und bildet eine Isolierungsschicht gegen die Außentemperatur. Wolle hält mehr Luft zwischen ihren Fasern zurück als andere Naturtextilien. Gleiches gilt für Pelze. Wolle und Baumwolle saugen die Feuchtigkeit besser auf, was Kunstfasern sehr viel weniger vermögen. In übermäßig feuchter Umgebung eignen sich am besten Textilien, die entsprechend imprägniert wurden (Silikon, Fettsäure) und Wasser abstoßen (300).

Farbe: Durch die verschiedenen Wellenlängen der Absorption, Reflexion und Abstrahlung bringen weiße Kleider in geschlossenem Raum keinen Unterschied im Wärmeempfinden gegenüber dunklen Anzügen. Im Freien wird jedoch ein Teil der sichtbaren Sonnenstrahlung von heller Bekleidung reflektiert, während z. B. schwarze Kleider diesen Strahlungsanteil weitgehend absorbieren. Groß ist der Unterschied jedoch nicht, da die Oberfläche des Gewebes grundsätzlich nicht glatt genug ist, um wirklich als Reflektor zu dienen. Trotzdem macht man sich die weiße Kleidung in den Tropen zunutze. Die vorwiegend dunkle Kleidung südeuropäischer und islamischer Frauen hat einen sozialen und religiösen Hintergrund (300, 729).

Um ultraviolette Strahlen zu absorbieren und damit nicht in die Haut eindringen zu lassen (Sonnenbrand), sind jedoch fast alle Textilien geeignet. Allerdings gibt es jetzt auch Badeanzüge, die «nahtlose» Bräune garantieren sollen, also UV-durchlässig sein müssen.

Wohnung – Wetter – Klima

Im Laufe der Jahrtausende entwickelte der Mensch seine thermische Unabhängigkeit. Schließlich gelang ihm der Schritt von der wechselwarmen Anpassung an die Umgebungstemperaturen (Poikilothermie) zu einem konstanten organischen Binnenklima durch Warmblütigkeit (Homoiothermie). Seine ontogenetische Wohnentwicklung reicht von der Höhlenklimatisierung durch Feuer über die Luftheizung frühester Hochkulturen, die Warmwasseranlagen römischer Wohnräume, die kamingeheizten Kemenaten mittelalterlicher Burgen bis zur elektronisch gesteuerten Vollklimatisierung (663). Neuerdings widmet man sogar sekundären, jedoch psychologisch ebenso wichtigen Raumklimafaktoren wie Farb-, Licht-

und Schatteneffekten besonderes Interesse.

Wohnung: Wunsch und Wirklichkeit

Nach neueren demoskopischen Befragungen (775) wohnen die Deutschen offenbar besser, als weithin angenommen wird. Dies gilt besonders für die Größe der Wohnung: Jedem zweiten stehen für sich und seine Familie vier oder mehr Zimmer zur Verfügung. Darüber hinaus gibt es weit mehr Hauseigentümer als vielfach vermutet wird. Jedes zweite bundesdeutsche Ehepaar soll in einem eigenen Haus (allein oder mit andern) leben. 9 % der Bundesbürger sind Mieter von Reihen- oder freistehenden Einfamilienhäusern. Nur wenige leben in engen Stadtzentren, die Mehrheit im Grünen: 23 % ländlich, 32 % in mehr oder minder grünen Stadtvierteln.

Wunsch und Wirklichkeit scheinen sich nach dieser Befragungen wie folgt zu verteilen:
2 % wohnen im Hochhaus (es wollen dort wohnen: 3 %); 16 % im Wohnblock (6 %); 38 % im Mehrfamilienhaus (16 %); 11 % im Reihenhaus (9 %); 32 % im freistehenden Einfamilienhaus (63 %!). Unabhängig von Geschlecht, Gemeindegröße, sozialer Schicht und Alter würden nur 15 % eine Stadtwohnung, 82 % aber ein Eigenheim bevorzugen (775).

Diese krasse Differenz basiert aber offenbar mehr auf der «Freude am Grünen» als an den widrigen Umständen in der Stadt. Jeder zweite Deutsche ist mit seiner Umwelt ausdrücklich zufrieden und fühlt sich durch nichts belästigt. Klagen verteilen sich auf Autolärm (22 %), schmutzige Luft (19 %), Flugzeuglärm (10 %), verschmutzte Flüsse und Seen (7 %), Schutt- und Müllplätze (5 %), unreines Leitungswasser (4 %) und Sonstiges (7 %); Mehrfachnennungen möglich (775).

Großes Interesse, aber keine Konsequenzen?

Das Wetter weckt großes Interesse; desgleichen die Ergebnisse der biometeorologischen Forschung. Seltsamerweise werden deren Erkenntnisse jedoch selten genutzt. Das betrifft besonders die meteorologischen und klimatischen Besonderheiten im Bauwesen. Dies führt zu Fehlleistungen, Bauschäden und vermeidbaren finanziellen Mehrbelastungen.

Die häufigsten Fehler sind (516):

– *Hochhäuser* in niedrig oder offen verbauten Gebieten *mit der Breitseite zur Windrichtung:* Heftige, böige, z. T. gefährliche Winde in einem Umkreis von 50–100 Meter, die den Nutzen guter Luftdurchmischung durch eine zweckmäßige Anlage von Hochhausbauten zunichte machen.

– *Hochhausriegel* in ungünstiger Lage: Erschwerung der Durchlüftung (s. S. 253), Verschlechterung des Stadtklimas.

– *Nichtbeachten der Windrichtung* bei Hochhäusern: Nachträglicher Einbau von Windfängen in den Verbindungsgängen oder der Bau von unterirdischen Gängen, um bei Sturmböen überhaupt den Eintritt in das Haus zu ermöglichen (alte Menschen, Kinder).

– *Energievergeudung:* Aufheizen von Wasser und Luft als Abfallprodukt. Billigere Bauelemente, die aber einen wesentlich höheren Energiebedarf erfordern.

– *Weiterleiten von Schornsteinabgasen* durch Luftwirbel in die obersten Geschosse von Hochhäusern: Bei entsprechenden Wetterlagen können toxische Gase in die betroffenen Wohnungen gelangen.

Tatsächlich sollen Hochhausbewohner öfter den Arzt aufsuchen als Bewohner aus zweigeschossigen Reihenhäusern. In den oberen Stockwerken wird häufiger über Kopfschmerzen, Magen- und Herzbeschwerden geklagt. Von 100 Mietern aus dem Erdgeschoß suchen jährlich nur 30 den Arzt auf, aus dem 3. Stock 50, aus dem 4. bereits 60. Die größere Anfälligkeit wird auf eine erhöhte Konzentration von Krankheitskeimen zurückgeführt, die mit der verbrauchten und erwärmten Luft nach oben steigen. Weitere Untersuchungen müssen diese ersten Ergebnisse aus Berlin und Hamburg objektivieren.

Folgende biometeorologischen Erkenntnisse bieten sich zur Nutzung an:

Hauslage

Neben Oberflächenabsorption, geometrischen Eigenschaften und direkter Sonnenreflexion ist die Gebäuderichtung für die Energieresorption wesentlich. Dem Dach kommt dabei die größte Bedeutung zu. In unseren Breiten ist die beste Orientierung die südöstliche: Im Winter gute Durchleuchtung durch niedrigstehende, im Sommer wenig Hitzeeinwirkung durch hochstehende Sonne. Lange Wände längs der Nord-Süd-Achse zeigen ein Minimum an täglicher Sonneneinstrahlung im Sommer und ein Maximum im Winter. Die Nordlage ist am ungünstigsten (dunkel, von Feuchtigkeit bedroht) (230, 307, 804).

Elektro-physikalische Eigenschaften von Untergrund und Gelände

Auch den elektro-physikalischen Einflüssen des Untergrundes auf das Klima, besonders dem Elektroklima in Gebäuden, wurde bisher kaum Beachtung geschenkt. Doch scheinen sie in ihrer Gesamtheit ein nicht zu unterschätzender Gesundheitsfaktor zu sein. Jeder Landstrich besitzt nicht nur spezielle physikalische Bodeneigenschaften wie Festigkeit, Feuchtigkeit, elektrische und Wärmeleitfähigkeit, sondern auch eine örtlich relativ stark variierende luftelektrische Feldstärke, ein stark vom Untergrund beeinflußtes magnetisches Feld sowie eine ebenfalls entsprechend abhängige Radioaktivität. So konnten besonders auf Berggipfeln, Hochebenen und Grundwassereinzugsgebieten mitunter erheblich mehr Sferics-Impulse gemessen werden als in Gebirgstälern, Tiefebenen und grundwasserarmen Gegenden. Die Feldstärkeschwankungen dieser Sferics erreichten Werte bis über 60 dB, d. h. ein Verhältnis der Minimal- zu den Maximalwerten von 1 : 1 000 (663).

Auch für das Elektroklima in Gebäuden kann es deshalb wichtig zu sein, auf welchem Untergrund und in welcher Lage ein Wohn- oder Krankenhaus gebaut werden soll. Wegen der z. T. sehr großen Feldstärkenzunahme auf exponierten Höhen müßte man dort für spezielle Anwendungsfälle eine engmaschigere Stahlarmierung, evtl. auch dickere Stäbe als die rein bautechnisch notwendigen vorsehen (s. S. 181).

Das Mikroklima im Haus

Der moderne Mensch verbringt viel Zeit in geschlossenen Räumen und versucht sich deshalb durch Heizung und Air condition wetter- und klimaunabhängig zu machen. Trotzdem spiegelt das Mikroklima im Haus (je nach Konstruktionsmethode, Baumaterial und Fensterflächen) im wesentlichen das Außenklima wieder.

Das Wohnungsklima hängt weitgehend von den verwendeten Materialien ab: Alte Gebäude mit dicken Wänden dämpfen den äußeren Temperatureinfluß relativ stark. Bei häufiger Unterschreitung des Taupunktes fault jedoch das verbaute Holz, es kann zu Allergien kommen. Neue Häuser mit ihren dünnen Wänden zeigen eher eine sonnenabhängige Temperaturfluktuation mit Wärmeverlust im Winter und Hitzeeinstrahlung im Sommer. Eisenbeton dämpft elektromagnetische Strahlungen und wirkt wie ein Faradayscher Käfig. Das kann u. U. zu bestimmten psycho-physischen Störungen führen (s. S. 184), was neuerdings aber auch wieder bestritten wird.

Steuerung der Sonnenenergie

Die zweckmäßige Ausnützung der Sonnenstrahlung und damit natürliche Klimatisierung ist bei vielen Architekten noch weitgehend unbekannt. Es ist jedoch allein durch Kenntnis bauphysikalischer Gesetze möglich, Abkühlung, Erwärmung und Lüftung in Gebäuden ohne Hilfe technischer Anlagen durch besondere Bauweisen bzw. spezielle Baustoffe zu erzielen. Dabei nutzt man folgende Erkenntnisse (230, 307, 804):

Steuerung der Sonneneinstrahlung durch Bauelemente der Fassade: So kann die Sonnenenergie im Winter voll in die Räume eindringen und wird im Sommer vom Gebäude ferngehalten. – Spezielle Beschaffenheit und Stärke von Wänden und Decken: Damit wird der Wärmeaustausch gesteuert, die aus der Natur gewonnenen abkühlenden und erwärmenden Energien gespeichert und zu vorausberechneten Zeitpunkten wieder abgegeben. – Steuerung der Lüftung und des Tageslichtes usw.

Die natürliche Klimatisierung spart hohe Kosten bei Bau und Betrieb. Dies geht soweit, daß die Erwärmung durch Sonnenenergie, die auf eine freiliegende Südfassade einstrahlt, in gemäßigten Klimazonen etwa die Hälfte der erforderlichen Heizenergie ausmacht, selbst wenn man die sonnenlosen Tage mit einbezieht. Setzt man dazu noch die sogenannte Abfallwärme nutzbringend ein, bieten sich weitere Möglichkeiten.

Klimaanlagen

Oft wird mehr auf Behaglichkeit als auf gesundheitliche Belange geachtet. Wer sich gegen jeden Streß abschließt, vermindert seinen Trainingszustand und damit die Toleranz gegen entsprechende Temperaturstürze.

Die Klimaanlage wäre theoretisch eine gute Lösung. Zumeist aber kühlt sie nur (was allerdings auch kostspieliger als Heizen ist). Eine komplette Klimaanlage aber überwacht nach vorgebenenen konstanten Werten Temperatur, Feuchtigkeit, Verschmutzung usw. Umfaßt der Luftkreislauf einer solchen Klimaanlage ein ganzes Haus (Krankenhäuser), kann das allerdings auch zum Austausch von Krankheitserregern und Ausdünstungen von einem Raum in den anderen führen (784).

Die konstante Thermik der modernen Raumheizung hat ihre Vorteile. Besonders Kleinkinder und Greise, aber auch Patienten mit Bronchitis, Rhinitis, rheumatischen Erkrankungen, Krebs, bestimmten Geisteskrankheiten (endogene Psychosen), Herz- und Kreislauferkrankungen u. a. haben ein gestörtes Thermoregulationszentrum (820). Aus diesem Grund sollen auskühlende turbulente Windeffekte in unmittelbarer Bodennähe und in der Höhe von Balkonen verhindert werden (Kliniken, Sanatorien, Psychiatrische Krankenhäuser, Altersheime), um ernstliche Schäden auf ein Minimum zu reduzieren. Gleiches gilt für entsprechende Temperaturschwankungen in Supermärkten und Büros mit gefährlichen Luftströmungen aufgrund ungenügend durchkonstruierter Klimaanlagen.

Der Gesunde verliert durch die häufig zu hoch eingestellten Thermostaten und die konstante Temperatur seine natürliche Anpassungsfähigkeit. Die meisten Menschen fühlen sich zwar bei 21 °C am wohlsten, würden sich jedoch in einem mit 18 °C temperierten Raum gesundheitlich vorteilhafteren Bedingungen aussetzen. Anläßlich der Ölkrise mit ihren vielerorts reduzierten Raumtemperaturen sank bei vielen Behörden überraschend die Zahl der Krankmeldungen.

Das Fenster als Steuerungsfaktor

Ventilation und Sonneneinstrahlung bestimmen die Richtung der Fassade. Letztere ist allerdings besser zu beherrschen (isolierte Wände, helle Außenfarbe, wirkungsvoll abgedeckte Fenster). Dies besonders in feuchten Gegenden, in denen das Wohlbefinden hauptsächlich von der Luftbewegung abhängt. In feuchten und windreichen Regionen muß die Hauslage den lokalen Winden angepaßt werden. Man kann die Wände dunkler halten, um den Aufwärmeffekt zu nutzen. Die moderne Bauweise mit dünnen Wänden und vor allem viel Glas hat selbst in gemäßigten und kalten Ländern zu Überhitzung im Sommer geführt. Der «Glashaus-» oder «Treibhauseffekt» entsteht durch Strahlungstransformation im Gebäudeinnern: kurzwellige Strahlung gelangt in das Gebäude herein, langwellige (infrarote) jedoch durch das Glas nicht heraus.

Günstiger scheint eine Fenstergröße von etwa 7–10 % der Fußbodenfläche zu sein. Bei großen Fensterflächen zeigen Abdeckungsvorrichtungen außen einen besseren Isolationseffekt als innen angebrachte Jalousien oder Rollos.

Eine optimale Luftventilation innen läßt sich durch eine Einlaßöffnung erreichen, die gegen den Wind steht. Richtungsänderungen des Luftstromes im Innern des Hauses können u. U. die Ventilation verbessern. Auch die Fenstergröße muß sich danach richten, ob der Raum in Querrichtung zur Windgeschwindigkeit steht oder nicht bzw. direkt ventiliert wird. Der größte Ventilationseffekt läßt sich durch zwei Fenster (Druck- und Sogfenster) erreichen.

Für die Beleuchtung (Helligkeit der Innenräume) ist neben der Fenstergröße auch die Himmelsrichtung entscheidend. Bei einem nach Süden gerichteten Fenster können bei entsprechenden Lichtverhältnissen 75 % der Freilandbeleuchtung erreicht werden, bei einem Nordzimmer nur wenige Prozent davon. Außerdem spielt die Farbe der Zimmerwände eine wichtige Rolle, wobei das Reflexionsvermögen von weiß (85 %) über gelb (69 %) zu grau (39 %) drastisch abnimmt.

Unabhängig davon kommt der *Farbpsychologie* immer mehr Bedeutung zu: So besitzen z. B. Gelb und Orange die stärkste Farbwirkung, Rot soll die Muskelanspannung vergrößern und den Blutdruck erhöhen, den Hell- und Dunkelblau wieder senken. Man differenziert in warme und kalte, anregende und beruhigende, leicht und schwer, nah und fern wirkende Farben. In sehr warmen Räumen sollte man eher kalte Farben verwenden, die darüber hinaus noch beruhigend wirken. Eine farbdynamisch richtig genutzte Gestaltung der Innenräume hat einen nicht unerheblichen Einfluß auf Stimmung, Befinden und sogar Arbeitsleistung (anregende Farben in Räumen mit Fließbandarbeit u. a.) (306).

Bekanntermaßen beeinflußt das natürliche Licht zahlreiche Stoffwechselfunktionen im lebenden Organismus (s. S. 190). Doch gibt es auch innerhalb des sichtbaren Lichtes einzelne Spektralgebiete mit unterschiedlicher Wirkung. Manche physiologischen Parameter scheinen von der Lichtintensität abhängig. Auch ein Lichtüberschuß bzw. Licht in unphysiologischer Zusammensetzung und Dosierung kann pathogene Effekte auslösen. Dies betrifft besonders Kunstlicht (Netzhautschäden). Grundsätzlich ist es nicht nur unphysiologisch das natürliche Licht einzuschränken (Sonnenbrillen, getönte Brillengläser, getönte Scheiben), es ist auch unzweckmäßig, aus bautechnischen und architektonischen Gründen fensterlose Büros, Verkaufs- und Schulräume mit künstlichem Licht einzusetzen.

Dort, wo das natürliche Sonnenlicht lediglich ergänzt werden soll, muß man ihm das Kunstlicht in seiner spektralen Zusammensetzung möglichst annähern.

Die Nutzung der Sonnenenergie im Haus

Energie ist unzerstörbar. Trotzdem brauchen wir sie immer wieder aufs neue, denn sie hat die Eigenschaft, in Wärme überzugehen und sich dann zu verlieren. Das heißt, man muß sie auf einem höheren Niveau produzieren, als wir sie wirklich verbrauchen können. Vor allem verbrauchen wir augenblicklich nicht nur sehr viel, sondern auch immer kostspieligere Energie. Inzwischen sind wir auch Energiequellen ausgeliefert, die in absehbarer Zeit versiegen werden.

Die Situation wäre noch beunruhigender, stünde uns nicht nach wie vor eine Form hochwertiger Energie zur Verfügung: die Sonnenstrahlung.

Mit ihr könnte der Übergang von der heutigen umweltbelastenden «Durchlaufwirtschaft» zu einer ökologisch-ökonomischen «Kreislaufwirtschaft» vollzogen werden.

Dabei bietet sich eine breite Palette von Möglichkeiten an — teils schon mit Erfolg praktiziert, teils noch in Entwicklung: Nutzung des von der Sonne unterhaltenen Wasserkreislaufs zur Produktion von Hydro-Elektrizität bzw. der Umgebungswärme und Windkraft, direkte oder indirekte Erzeugung von elektrischem Strom in photovoltaischen oder heliothermischen Kraftwerken, Produktion von speicherbaren Kraftstoffen durch Photosynthese, Solarthermolyse und -elektrolyse, anaerobe Zersetzung und Hydrierung, Entwicklung von Kraft- und Wärmespeichern u. a. m.

Das naheliegendste Problem aber ist die Wärme. Wie läßt sich deshalb Strahlung in Wärme umwandeln?

Man absorbiert sie an einer schwarzen Fläche, die man mit einem Glas geschützt hat. Jetzt kann das Licht zwar hinein, die Wärme jedoch nur schlecht wieder hinaus (Treibhauseffekt). Solange die Sonne scheint, ist dieses Verfahren gewinnbringend. Scheint sie nicht, muß man die gewonnene Wärme speichern.

Einen vertretbaren Fortschritt hat die direkte Wandlung der Sonnenstrahlung in Niedertemperaturwärme mittels Flachkollektoren gemacht. Allein auf dem deutschen Markt bieten etwa 30 Firmen Solar-Anlagen an. Eine Neuigkeit löst die andere ab, wenngleich Material und Isolation noch Wünsche offen lassen. Doch die künftigen Dimensionen der Sonnennutzung werden erst deutlich, wenn man bedenkt, daß 40 % der Energie in der Bundesrepublik zur Raumheizung und 36 % zur Heißwasser-Bereitung gebraucht werden. Gerade dort aber läßt sich die Sonnenenergie besonders effektiv nutzen. Nach entsprechenden Schätzungen bzw. Testergebnissen soll sich der Warmwasserbedarf durch ein Solarsystem im Sommer zu 85 %, in der Übergangszeit zu 65 % und im Winter zu 20 % decken lassen. Bei den Heizkosten könnte man im Jahresdurchschnitt an eine Einsparung von 40–50 %, unter extrem günstigen Bedingungen (z. B. relativ geringer Heizbedarf bei sehr großen Kollektorflächen) bis zu 70 % denken.

Trotz allem sind komplette, industriell gefertigte Solaranlagen noch immer relativ teuer (für ein Einfamilienhaus um die 8–12 000,– DM). Die Amortisationszeit liegt ohne Verzinsung und Unterhalt bei etwa 20 Jahren. Wie sich die Situation ändert, hängt weitgehend von den zukünftigen Energie- und insbesondere Ölpreisen ab.

Dennoch wird die Marktfähigkeit der Sonnenheizung bereits heute ernsthaft diskutiert, wenn man sich auf das beschränkt, was sie vorderhand wirklich zu leisten vermag: Lieferung von Warmwasser und Zusatzheizung von Wohnungen.

Kooperation als Erfolgsprinzip?

Generell sind noch viele Fragen in der Urban- und Bau-Klimatologie offen. Jetzt, da man um die Bedeutung dieser Faktoren weiß, sollte die Möglichkeit engerer interdisziplinärer Zusammenarbeit zwischen Bauphysik, Medizin, Biologie, Klimatologie, Meteorologie sowie Architekturbüros und Bauunternehmen genutzt werden. Auf internationaler Ebene wurde inzwischen durch die drei größten zuständigen Weltorganisationen (Internationaler Rat für Bauwesen [CID], Welt-Meteorologen-Organisation [WMO], Internationaler Verband für Wohnungswesen, Städtebau und Raumordnung) eine enge Zusammenarbeit beschlossen (516).

Wetter – Klima – Stadt

In den Industrienationen lebt die Mehrzahl der Bevölkerung in städtischen Gebieten (339). Für ihre Entwicklung spielten meist nur geographische, historische, wirtschafts- und sozialpolitische Gesichtspunkte eine Rolle. Das lokale Klima wurde so gut wie nie mitbewertet. Meteorologische Erkenntnisse wurden höchstens beim Bau einzelner Gebäude, selten beim Entwurf neuer Stadtteile berücksichtigt. Erst in letzter Zeit beginnt man auch die klimatischen Verhältnisse der Umgebung in die Überlegungen beim Städtebau einzubeziehen. Man macht sich Gedanken über die Lage der Industrieviertel und die Bedeutung der Grünanlagen. Leider wird mit Geld zumeist dort gespart, wo auf Grund neuer medizinmeteorologischer und urban-biometeorologischer Erkenntnisse mit weitreichenden Folgen zu rechnen ist.

Die für eine Stadt entscheidenden meteorologischen Wirkungskomplexe sind (65–68, 72, 222, 304, 464, 505, 534, 545, 603, 605–607, 609, 667, 732, 782, 804, 820):

I. Thermische Faktoren: Der Einfluß von Lufttemperatur, Wind, Wasserdampfgehalt, Wärmezustrahlung von Sonne und Himmel im sichtbaren und infraroten Bereich.

II. Aktinische Faktoren: Die von Sonne und Himmel ausgehende sichtbare und unsichtbare Strahlung wie Licht-, Ultraviolett- und Infrarotstrahlung.

III. Luftchemische Faktoren: Aerosole (Suspension von flüssigen und festen Bestandteilen) und/oder Verunreinigung durch Gasgemische.

I. Thermische Faktoren

Die Anhäufung von Wohnhäusern und gewerblichen Bauten verschärft den Witterungseinfluß und verändert das großräumige Klima.

Im Vergleich zu ihrer Umgebung unterscheidet sich die Stadt durch folgende Charakteristika:

1. Beschaffenheit des Oberflächenmaterials (zumeist Beton, Asphalt, Ziegel, Stein). 2. Gestaltung der Oberfläche (vertikale Bauweise), 3. Wärme- sowie 4. Feuchtigkeitsquellen und 5. Luftqualität.

Die Städte mit ihren großen Steinmassen verfügen über eine größere Wärmekapazität als das freie Land. Darüber hinaus werden sie in die Höhe gebaut, was durch die vielschichtige Oberflächenstruktur ein komplexes geometrisches Problem ergibt. Schließlich hat eine Stadt nicht nur eine Wärmequelle von oben, sondern weitere auf verschiedenen Niveaus (Industriekamine, häusliche Verbrennungsanlagen, Straßenverkehr). Die Summe dieser Wärmekonzentration ist weit größer als auf dem flachen Land. Für die Stadt sind die benachbarten ländlichen Bezirke die Quelle der Luftfeuchtigkeit, wobei Unterschiede in Vegetation und Regenhäufigkeit eine entscheidende Rolle spielen. Dazu kommen die Emissionen von Industrie, Haushalt und Verkehr, die einen wesentlichen Einfluß auf die bioklimatischen Verhältnisse der Stadt ausüben.

Die größte Bedeutung im Stadtklima hat der thermische Wirkungskomplex. Der Mensch hat sein unmittelbares Klima durch den Städtebau verändert. Dort herrschen andere atmosphärische Verhältnisse als im Freiland. Wetterbeobachtungsstationen werden deshalb lieber an den Stadtrand verlegt. Schon früh stellte man fest, daß das Klima der Großstädte häufig Produkt ihrer Stadtlandschaften ist (Wärmeinseln). Selbst in kleinen Gemeinden lassen sich Differenzen zwischen Ortsbereich und Freiland nachweisen. Mit zunehmender Gemeindegröße wachsen auch die Unterschiede. Im allgemeinen liegt das Temperaturmaximum in der Stadt um 0,5 bis 3 °C (zeit- und stellenweise bis zu 9 °C) höher als in der ländlichen Umgebung. Geschützt liegende Städte wie Stuttgart, Mailand und San Francisco zeigen besonders hohe Temperaturdifferenzen.

A) Temperatur

Die Temperaturverhältnisse einer Stadt zeigen je nach ihrer Lage in der gemäßigten oder subtropischen Zone starke Unterschiede. Im äquatorialen Gebiet ist die Höhenlage als Temperaturregulator von ausschlaggebender Bedeutung. In der borealen (nördlichen) Zone sind besonders die winterlichen Klimaverhältnisse zu beachten.

Mikroklimate sind bereits auf kleinstem Raum festzustellen (z. B. Klima umbauter Höfe mit einer Sommerdifferenz zwischen Basis und Umgebung bis zu 20 °). Ähnliches tritt bei Asphaltstraßen auf, wobei eine weich werdende Asphaltdecke im Sommer bei voller Sonneneinstrahlung über 50 °C aufweisen kann, was ebenfalls Temperaturdifferenzen bis zu 20 °C zum benachbarten Gelände bringt. Auch die übrige Oberfläche einer Stadt nimmt tagsüber die zugeführte Wärmeenergie schneller auf, gibt sie abends und nachts langsamer ab und bildet lokale warme und kalte Quellen, deren Unterschiede auf Veränderungen im Strahlungsprozeß (Absorption, Konvektion und Turbulenz) beruhen. Hitzeinseln finden sich besonders in der Innenstadt (etwa 0,5 °C höher als in den umliegenden Vorstädten) und Gebieten mit hohen Gebäuden (im Gegensatz zu mittelgroßen Bauten und Parkplätzen). Offensichtlich besteht eine Beziehung zwischen Gebäudedichte und dem Wärmeinselphänomen. Trotz dieser starken Eigenheiten im Mikroklima einer Stadt läßt sich das Stadtklima nicht als Sammlung verschiedener Einzelklimate deuten, sondern wird als eine Einheit aufgefaßt.

Die Temperaturunterschiede zwischen Stadtkern, Außenvierteln oder gar Freiland sind gegen Mittag nicht einmal so deutlich, sondern nehmen erst gegen Abend zu. Der lang anhaltende Wärmeüberschuß wirkt dann auf den Wärmehaushalt des menschlichen Organismus belastend, mindert den Erholungswert des Feierabends und provoziert unruhigen Schlaf. Dieser «Temperaturvorsprung» geht so weit, daß die Stadt im allgemeinen sogar mit einem Wärmeüberschuß in den nächsten Tag hineingeht. Allerdings gibt es auch Städte, die im Zentrum durch ein örtliches Windsystem morgens sogar kälter sind als am Stadtrand (z. B. Freiburg).

Vorteilhaft wirkt sich der Wärmeinseleffekt der Stadt als Kälteschutz bei Frosttagen aus, die dadurch um mehr als die Hälfte reduziert werden können. Nicht nur die Heizrechnung der Städter, auch ihre thermische Beanspruchung ist dadurch erheblich geringer.

Die direkte Beziehung zwischen Temperatur im Stadtinnern sowie Art der Oberflächenbedeckung, vor allem Dichte und Massenverteilung der Gebäude sowie Größe der Freiflächen innerhalb des bebauten Gebietes wurde schon 1833 gefunden und in bis heute gültigen Merksätzen festgelegt:

Land
Ebene mit freier Strahlung zum Himmel
Zugänglich auch leichten Winden
Sehr großer Vorrat an Feuchtigkeit

Stadt
Gegenseitiges Anstrahlen der Häuser
Starke Behinderung durch die Häuser
Keine Feuchte, bzw. schnell erschöpft, auch nach Regengüssen

B) Luftfeuchtigkeit

Nicht nur die Temperatur spielt für das menschliche Befinden eine Rolle, sondern auch der Feuchtigkeitsgehalt der Luft, ausgedrückt durch den Wasserdampfgehalt oder die absolute bzw. relative Luftfeuchtigkeit. Hohe Wasserdampfwerte provozieren ein Schwülegefühl und belasten zusammen mit erhöhter Temperatur das Herz- und Kreislaufsystem.

Aus der Temperaturbegünstigung der Stadtluft ergibt sich eine durchschnittlich niedrigere relative Luftfeuchtigkeit. Mit Ausnahme von Gärten und Anlagen kommt der Regen durch die Kanalisation kaum dem Stadtgebiet zugute. Der absolute Gehalt an Wasserdampf über der Stadt fällt geringer aus. Das freie Land hat demgegenüber nicht nur eine unvergleichlich größere Aufnahmefähigkeit für den Niederschlag, sondern verfügt auch durch seine Vegetation, den feuchten Boden, die Flüsse und Seen über eine große Zahl von Verdunstungsquellen. Der Unterschied zwischen der relativen Luftfeuchte in der Stadt und dem benachbarten Land schwankt mit den Temperaturdifferenzen. Da letztere abends am größten sind, wird auch in den späten Tagesstunden die Luft über der Stadt relativ zur Umgebung am trockensten sein. Die Ursache liegt in der guten Wärmespeicherung und der dadurch bedingten langsamen Abkühlung der Steinmauern der Stadt. Auffällig ist der «Feuchtesprung» am Stadtrand.

An feuchten, regnerischen Tagen ist die Stadtluft weniger ausgetrocknet, da genügend Wasser über den regennassen Straßen und Häusern verdampft, die wärmer als ihre Umgebung sind. Auch bei klaren, kalten Tagen mit geringem Luftaustausch ist die Stadtluft wegen der erhöhten Temperatur feuchter als die bodennahe Schicht über dem Land. Bei warmem, niederschlagsfreiem Wetter hingegen ist die Stadt bioklimatisch im Nachteil, was jedoch durch Ausbau entsprechender «Wasserdampfproduzenten» wie Parkanlagen und kleine Seen ausgeglichen werden kann. Allerdings wirkt sich das meist nur in unmittelbarer Umgebung aus, falls nicht für durchgehende Durchlüftung (Geländegefälle) gesorgt wird.

Nebel: Durch die Temperaturbegünstigung in der Innenstadt ist die Atmosphäre über dem Häusermeer mit seinen Kanalisationssystemen relativ trockener als auf dem flachen Land mit seinen vielen Verdunstungsquellen und der größeren Aufnahmefähigkeit für Niederschläge. Daraus ließe sich folgern, daß die Kondensationserscheinungen wie Nebel und Dunst über der Stadt geringer sein müssen. In Wirklichkeit aber ist die Stadt, besonders mit abgasintensiven Industrieanlagen, ein ausgesprochener Nebelherd.

Der Landnebel erreicht sein Maximum gegen 8 Uhr und löst sich bei entsprechender Sonneneinstrahlung im Laufe des Mittags wieder auf. Der Stadtnebel ist in seinem Tagesverlauf schwerer zu fassen, zeigt häufig unterschiedliche Ausprägung sogar in den einzelnen Stadtteilen und kann im allgemeinen tagsüber sogar noch zunehmen. Die Ursache für diese erhöhte Nebelhäufigkeit liegt in der verstärkten Produktion von Kondensationskernen (durch Haushaltsheizungen, Verkehr, Industrie- und Gewerbebetriebe), an denen der normalerweise gasförmige Wasserdampf zu Tröpfchen kondensieren kann. Dazu kommt an den Vormittagen der Herbst- (besonders Oktober und November) und Wintermonate noch eine erhöhte relative Feuchtigkeit, die die maximale Ausprägung des Stadtnebels in den kälteren Monaten verständlich macht.

Schließlich ist für das verstärkte Auftreten von Nebeltagen auch die Lage in Küsten- und wasserreichen Gegenden oder Talkesseln von Bedeutung: Mit Feuchtigkeit angereicherte Luft kondensiert leichter. In verunreinigter Industrieluft kann die Kondensation schon unterhalb 100 % relativer Feuchte eintreten. Städte an Flußniederungen und mit hohem Luftverunreinigungsgrad sind daher am stärksten vom Nebel betroffen (z. B. Hamburg, Bremen, Los Angeles. In London seit 1956 [Clean Air Act] starker Rückgang).

C) Bewölkung

Städte weisen im Mittel 5–10 % mehr Bewölkung als das Land auf. Dafür ist allerdings nicht allein die Luftfeuchtigkeit und Konzentration der Kondensationskerne verantwortlich. Entscheidend ist auch die Aufwärtsbewegung der erwärmten Luft («Wärmeinsel» s. o.). Das führt zu Abkühlung, die relative Luftfeuchtigkeit nähert sich 100 %, es kommt über Kondensationsvorgänge zur Wolkenbildung.

Wenn allerdings an Sommertagen die Austrocknung der Luft über der Stadt überwiegt, so hat das Stadtinnere weniger Wolken als das umgebende Land. Groß angelegte Untersuchungen haben aber ergeben, daß die Zahl der heiteren Tage (Bewölkungsmittel unter $^{2}/_{10}$) in der Großstadt abnimmt und die Zahl der trüben Tage (Bewölkungsmittel über $^{8}/_{10}$) wächst.

D) Niederschlag

Vermehrte Wolkenbildung in Stadtnähe führt konsequenterweise auch zu häufigeren Niederschlägen. Tatsächlich gehen 5–10 % mehr Regenschauer über Großstädten nieder, durch die sie auch provoziert werden. Die Wärme der Häuser und Straßen erzeugt heftige Konvektionswinde, die feuchte Luft aus dem umliegenden Land ansaugen. Der Wasserdampf steigt in die Höhe, wird abgekühlt und fällt als Regen auf die Stadt zurück. Die Niederschlagsfrequenz scheint mit zunehmender Stadtgröße zu wachsen. Auslöser sind Kondensationskerne über eng besiedelten Gebieten (Haushaltungen, Verkehr, Industrie), vergrößerte Turbulenz durch Oberflächenunregelmäßigkeiten der Stadt, Konvektion durch erhöhte Oberflächentemperaturen sowie Zusatz von Wasserdampf durch Verdampfungsquellen (s. o.). Besonders der dichte Schleier von Kondensationskernen kann in der Stadt bei gleicher oder sogar etwas geringerer Luftfeuchtigkeit als auf dem Land zu schwachem Nieselregen im Herbst und Winter führen. Häufig finden sich je nach Stadtviertel in einigen Großstädten sogar besondere Mikroklimate («Industriehagel», «Industrieschnee»). Auch im Sommerhalbjahr sind ähnliche Verhältnisse möglich, doch erreicht der Niederschlag durch die hohe Wolkenuntergrenze häufig nicht den Boden.

Schließlich spielen auch orographische (durch das Oberflächenrelief des Landes bedingte) Einflüsse eine Rolle. Doch nimmt der Niederschlag generell auf der windabgelegenen Seite von Städten oder bei großen Industriekomplexen zu. Die speziellen Mikroklimate einzelner Stadtviertel sollen dabei sogar ein spezifisches Krankheitsmuster ihrer Bevölkerung formen. So scheinen «Rheumatikerviertel» meist in Wassernähe zu liegen oder besonders häufig durch Regen betroffen zu sein. Dies geht so weit, daß bei bestimmten Arbeitnehmern mit den gleichen Arbeitsbedingungen der Arbeitsausfall infolge Erkrankungen (z. B. der Atemwege) von dem entsprechenden Mikroklima ihres Wohn- bzw. Arbeitsviertels abhängt (Briefträger-Beispiel in London).

E) Wind

Der Temperaturunterschied zwischen Peripherie und Zentrum schafft auch bei windschwachen Wetterlagen ein eigenes Windsystem. Die über der City erwärmte Luft steigt auf («Großstadt-Thermik», von den Segelfliegern ausgenützt) und erzeugt einen Luftdruckabfall. Dieser Luftdruckunterschied am Stadtrand beträgt zwar nur wenige Zehntelmillimeter, reicht jedoch völlig, um eine Windströmung von den Außenbezirken bis zum Inneren in Gang zu setzen. Das Zentrum kommt dabei allerdings nicht nur als letztes in den Genuß dieses Flurwindes, sondern sieht sich auch einem Wall von Verunreinigungen ausgesetzt, der von der Peripherie bis zur Mitte geblasen wurde. Dies ist besonders dann gravierend, wenn sich nicht nur die durch die Haushalte, sondern auch durch die Industrie der Außenbezirke verschmutzte Luft im Zentrum staut. Dort jedoch, wo alte Wallanlagen in Parks umgewandelt wurden, dienen diese als wirksame Staubfilter. Vielfach lassen sich in den Straßen an den Parks zehnmal größere Luftverunreinigungen messen wie in den filternden Anlagen selber – wenige Schritte vom Straßenring entfernt.

Obgleich durch die thermischen Verhältnisse in der Stadt die Luftzirkulation gefördert wird, kommt es durch die Architektonik auch zu einem Bremseffekt, und zwar um so deutlicher, je ausgedehnter die Stadt ist. Die häufig damit verbundene Verlangsamung der Luftströmung in der Stadt ist auch durch die Zunahme der Windstillen festzustellen. Offenbar besteht eine direkte Beziehung zwischen der Ausdehnung der Stadt und dem Anteil windstiller Tage.

Interessanterweise müssen Hochhäuser, wenn sie richtig zur Windrichtung orientiert sind (s. u.), durchaus nicht nur einen Bremseffekt ausüben. Sie können auch zu verstärkter Böigkeit und damit erhöhter Durchmischung der Luft beitragen. Damit scheint die bioklimatische Wirkung der Hochhäuser – sinnvolle Planung vorausgesetzt – nicht durchweg ungünstig zu sein. Allerdings muß der Abstand zwischen den einzelnen Bauten genügend groß gehalten werden. In zunehmendem Maße wird der Einfluß der Bebauung auf die Strömungsverhältnisse an Modellen im Windkanal getestet.

Für die an Seen und Meeresküsten gelegenen größeren Siedlungen ist vor allem der Einfluß des Land- und Seewindes für die Stadtplanung wichtig. Etwa ab 10 Uhr beginnt in unseren Breiten ein kühler Seewind zur Küste zu blasen. Es erscheint deshalb zweckmäßig, diesen Küstenstreifen nicht – wie immer häufiger zu beobachten («Appartement mit Seeblick») – mit Hochhäusern abzuriegeln.

F) Wärmebelastung

Das Zusammenspiel von Temperatur und Luftfeuchtigkeit wird durch die Äquivalenttemperatur erfaßt. Sie ist ein brauchbares Maß für die Wärmebelastung des menschlichen Körpers. Der gemessenen Temperatur in Grad Celsius wird der doppelte Dampfdruck in Millimeter Quecksilber zugeschlagen. 25° C und 14 mm Dampfdruck ergeben eine Äquivalenttemperatur von 53 Grad. Mehr als 49 Grad aber werden vom menschlichen Körper als belastend empfunden.

Die Schwülebelastung ist in der BRD vor allem entlang des Rheingrabens deutlich. Mit zunehmender Annäherung an die Nord- und Ostseeküste gehen die kritischen Werte rasch zurück. Kurorte dürfen im Jahr nicht mehr als 25 Tage mit Wärmebelastung aufweisen. Viele Städte (besonders Karlsruhe, Freiburg, Düsseldorf, Mannheim, Frankfurt) gehen jedoch z. T. erheblich über dieses Limit hinaus.

Die Wärmebelastung ist vom medizinmeteorologischen Standpunkt aus besonders ungünstig. Sie reduziert tagsüber die Arbeitskraft und stört nachts den Schlaf. Wo man nicht auf benachbarte Höhen der Schwüle entrinnen kann, sind Parkanlagen besonders wichtig. Zwar kommt es dabei auf die Dichte des Bestandes (weit auseinander gesetzte Bäume entlang der Straßen haben beispielsweise keinerlei Einfluß auf die Temperatur) und die Durchlüftungsmöglichkeiten an (ab Windgeschwindigkeiten von 11–12 m/sec nehmen Hitzeinseln ab). Grundsätzlich findet man in Parks 2–3° C weniger und 5–10 % Luftfeuchtigkeit mehr als in benachbarten Wohngebieten, was bereits ein Gefühl der Entlastung vermitteln kann.

II. Strahlungsfaktoren (aktinische Einflüsse)

Der Einfluß der Strahlung auf die Stadt (aktinischer Wirkungskomplex) ist ebenfalls medizin-meteorologisch von Bedeutung. Etwa 30 % der auftreffenden Sonnenstrahlung werden durch die Stadtoberfläche reflektiert, rund 70 % absorbiert. Im Sommer, wenn die Einstrahlung überwiegt, fängt die Dunsthaube einen Teil der Strahlungsenergie ab. Bei vermehrter Ausstrahlung nachts und im Winter bei klarem oder schwach bewölktem Himmel (unter 2/10 Bedeckung) bietet die verunreinigte Luft einen gewissen Strahlungsschutz. Er führt dazu, daß die Großstadt wärmer bleibt als das Land. Dabei spielen künstliche Aufheizung durch Gewerbebetriebe und Haushalte eine unterstützende Rolle.

Die Schwächung der Strahlungsintensität über der Stadt hängt auch mit der Sonnenhöhe zusammen: Bei tiefstehender Sonne müssen die Strahlen eine große Strecke Stadtluft durchlaufen und werden daher stärker abgeschwächt. Bei höherstehender Sonne ist dieser Effekt geringer. Im Sommer werden bei einer Sonnenhöhe von 45 Grad nur 9 % zurückgehalten, was sich jedoch bei starker Luftverunreinigung verdreifachen kann. Im Winter sind die Strahlungsintensitäten geringer. Der Unterschied ist aber noch auffälliger, da die erhöhte Nebelhäufigkeit besonders Industriestädte benachteiligt. Grundsätzlich bringt die Dunstglocke über der Stadt ein immer größer werdendes Defizit an Stunden mit Sonnenschein über den Siedlungen gegenüber dem Freiland, besonders in den Wintermonaten.

III. Luftchemische Faktoren

Wesentlicher Teil des Stadtklimas ist der luftchemische Wirkungskomplex. Eine völlig saubere Atmosphäre gibt es nicht und hat es wahrscheinlich auch nie gegeben. Früher belästigten Verbrennungsprodukte von Holz, Gerüche von Haushaltungen und Gewerbebetrieben (z. B. Gerbereien) die Bewohner («Der müde Wanderer, viele Meilen entfernt, riecht die Stadt, in die er sich begibt, eher als er sie sieht» 18. Jahrhundert). Ein Problem wurde die Luftreinheit erst, als die Kohlefeuerung durch die Industrialisierung verstärkt wurde.

Von besonderer Bedeutung ist der Smog (Mischung von Rauch [engl.: smoke] und Nebel [engl.: fog]). Über die Entstehung des Smogs herrscht noch keine einheitliche Meinung (s. S. 265). Man weiß jedoch, daß Schwefeldioxid, Stickoxide, Olefine, Ozon und UV-Strahlung eine bedeutende Rolle spielen.

Je nach Dunstglocke erhalten Städte zwischen 25 und 55 % weniger Sonnenstrahlung als das Land. Bei hochgradigem Smog liegen die Verluste an UV-Strahlung bis zu 90 %. Mit den Strahlungsverhältnissen hängt auch die Luftverunreinigung eng zusammen. Bei schwachwindigem Hochdruckwetter können manche Staubbelastungen rund dreimal so intensiv werden wie bei Wetterlagen mit lebhaften und turbulenten Winden.

Die Maxima der Luftverunreinigungen hängen im wesentlichen mit den Verkehrszeiten zusammen. Auf manchen windabgekehrten Straßenseiten wurden bereits Autoabgasanreicherungen bis zur halben Bebauungshöhe gemessen. Entsprechend ihrer Luftverunreinigung sind besonders Städte wie London (Smog-Katastrophe 1952) und Los Angeles (hohe Kraftfahrzeugdichte und starke UV-Strahlung) betroffen. Je stärker die Inversion, desto ausgeprägter wird der Luftaustausch verhindert. Die Immissionen von Industrie, Verkehr und Haushaltungen sammeln sich in den bodennahen Schichten an.

In den deutschen Städten sind ausgesprochene Smog-Lagen noch nicht aufgetreten. Lediglich im Ruhrgebiet wurden einmal Grenzwerte erreicht (Winter 1962/63). Einzelne Städte der BRD haben bereits Smog-Pläne aufgestellt, in manchen

Tabelle 35

Stadt und Klima

Welche klimatischen Änderungen werden durch den Städtebau provoziert*) (nach *H. E. Landsberg*)

Element	Situation in der Stadt im Vergleich zur ländl. Umgebung
Verunreinigung	
Staubpartikel	10 mal mehr
Schwefeldioxid	5 mal mehr
Kohlendioxid	10 mal mehr
Kohlenmonoxid	25 mal mehr
Strahlung	
Gesamtstrahlung auf horizontaler Oberfläche	15–20 % weniger
Ultraviolett (Winter)	30 % weniger
Ultraviolett (Sommer)	5 % weniger
Lichtverhältnisse	
Sichtbares Licht (Sommer)	5 % weniger
Sichtbares Licht (Winter)	15 % weniger
Bewölkung	
Wolken	5–10 % mehr
Nebel (Winter)	100 % mehr
Nebel (Sommer)	30 % mehr
Niederschlag	
Gesamtbetrag	5–10 % mehr
Tage mit mindestens 5 mm Niederschlag	10 % mehr
Temperatur	
Jahresmittel	0,5–1 ° C höher
Winterminima	1–2 ° C höher
Relative Feuchtigkeit	
Jahresmittel	6 % weniger
Wintermittel	2 % weniger
Sommermittel	8 % weniger
Windgeschwindigkeit	
Jahresmittel	20–30 % weniger
Spitzenböen	10–20 % weniger
Windstillen	5–20 % mehr

*) Werte, die ursprünglich für amerikanische Städte ermittelt worden sind, jedoch auch für Mitteleuropa Gültigkeit haben.

Ländern (Baden-Württemberg, Rheinland-Pfalz) bestehen Immissionswarnpläne, die bei austauscharmen Wetterlagen mit entsprechender Schwefeldioxidkonzentration in Aktion treten. Bisher waren wegen entsprechender meteorologischer Situationen nur Vorwarnungen notwendig.

Auch in kleineren Städten kann die Luftverunreinigung zwischen Innenstadt und Stadtrand deutliche Differenzen aufweisen. Die Einflüsse verschiedener Verunreinigungsgrade lassen sich am Pflanzenwachstum ablesen (s. S. 265). Besonders bei der Luftverunreinigung spielen die Ausgleichsströmungen zwischen den Grünanlagen und Verkehrszentren und Wohnblöcken eine wesentliche Rolle. Grünanlagen (Waldgürtel) dienen dem zur Stadtmitte ziehenden Flurwind als wirkungsvolle Staubfilter, die die Verschmutzungsdichte bis auf 10 % «verdünnen» können.

Der luftchemische Wirkungskomplex wird in der Urban-Biometeorologie eine immer größere Rolle spielen. Zuständige Stellen im Städtebau sollten sich deshalb rechtzeitig medizin-meteorologischer Erkenntnisse bedienen. Tabelle 36 skizziert schematisch die wichtigsten Forderungen.

Tabelle 36

Städtebau und Luftverunreinigung

Die wichtigsten Folgerungen aus luftchemischen Erkenntnissen.

1. Förderung des Luftaustausches, d. h. die Bebauung darf die örtliche Windzirkulation nicht behindern (z. B. Hochhausriegel).
2. Bau von Umgehungsstraßen zur Ableitung des überörtlichen Verkehrs.
3. Umstellung der Heizung in Stadtteilen mit geringer Luftbewegung auf Gas oder Elektrizität.
4. Anlage von Industrievierteln in einem Teil der Stadt, der im Windschatten der vorherrschenden Windrichtung liegt.
5. Verkehrsabgase und Fabrikemissionen dürfen zeitlich nicht zusammentreffen.
6. Möglichst zentrale Ableitung der Abgase in hohen Schornsteinen. Die untere Inversion muß durchstoßen werden.
7. Planung von Grünstreifen (alte Wallanlagen) als Pufferzone zwischen Fabrik- und Wohnvierteln (wirkungsvolle Filterung der Luftverschmutzung).
8. Anlage von Grüngürteln und Parks zur Luftfilterung und Klimaverbesserung innerhalb der Stadt.
9. Untersuchungen über den Einfluß verschiedener Wetterlagen besonders bei austauscharmen Wetterlagen.

Geophysikalische Kriegsführung

Ursprünglich entwickelt, um Unwetterkatastrophen, Ernteschäden wie Frost, Hagelschlag, Dürreperioden sowie wetterbedingte Verkehrsstörungen zu verhindern, wurde die Meteorologie früh für die militärische Strategie interessant.

In früheren Jahrhunderten konnten Witterungsereignisse sowie die Kenntnis meteorologischer Faktoren für Feldzüge kampfentscheidend sein. Später wurden militärische Überlegungen oder Katastrophen häufig Anstoß zur friedlichen Nutzung meteorologischer Erkenntnisse. So führte im Krim-Krieg der Balakawa-Sturm, der englische Truppentransporter in Gefahr brachte, zum internationalen Austausch von Wetterbeobachtungen als Grundlage der heutigen Wetterkarten.

Die moderne Kampfführung kann nicht auf meteorologische Beobachtungen verzichten, schon gar nicht bei technisch so komplizierten Waffengattungen wie der Luftwaffe.

Konventionen gegen die geophysikalische Kriegsführung

Wenn auch der Begriff der geophysikalischen Kriegsführung heute noch nicht ernst genommen wird, so beschäftigen sich diejenigen, die es besser wissen müssen, bereits mit Konventionen, die entsprechende Einschränkungen ermöglichen sollen. Ein solcher «Umweltkrieg» ist nämlich durchaus denkbar. Zwar sind die meisten Methoden einer derartigen Kriegsführung weitgehend hypothetisch (z. B. künstliche Klimaveränderung durch Abschmelzen oder Schwärzen des arktischen Eises), doch dürfte sich bei der weiteren Forschungsentwicklung nichts als unmöglich erweisen. Auf der Genfer Abrüstungskonferenz haben sich deshalb die USA und die UdSSR über dieses Thema zu einigen versucht. So verbietet Artikel I der entsprechenden Konvention die Entwicklung bestimmter Methoden der geophysikalischen Kriegsführung, mit denen die Ökologie eines anderen Landes langfristig und schwerwiegend beeinträchtigt werden kann. Artikel II erläutert die Techniken der Umweltbeeinflussung (environmental modification techniques). Solche Verfahren können natürliche Prozesse z. B. im Gesteinsmantel der Erde und in der Biosphäre nachhaltig beeinflussen. Dazu zählen Erdbeben, Manipulationen von Gewitterwolken, Veränderungen der Strömungsverhältnisse der Meere oder der Ozonschicht in der Stratosphäre.

Wird der Gegenstand der Konferenz von den meisten noch nicht als bedrohlich empfunden, so zeigen doch die hartnäckigen Vorverhandlungen und Diskussionen bereits deutlich, daß es den Spezialisten um ernste Fragen geht, bei denen man der anderen Seite keine Vorteile überlassen will. So wurde darüber diskutiert, ob nur solche Methoden verboten werden sollten, die im Krieg langfristige Veränderungen nach sich zögen oder auch jene, die der kurzfristigen Wetterbeeinflussung dienen.

Chemische und biologische Kampfstoffe

Am 22. April 1915 wurden an der Ypern-Front erstmals chemische Kampfstoffe eingesetzt. An den dichten Schwaden gelbgrünen Chlors sollen 5 000 Menschen zugrunde gegangen, etwa 10 000 um ihre Gesundheit gekommen sein. In den Jahren danach fielen noch mehr als 100 000 Soldaten chemischen Kampfstoffen zum Opfer. Ein solcher Giftgaseinsatz erzwang das exakte Studium der Witterungslage, um die tödlichen Schwaden durch plötzliche Winddrehung nicht in die eigenen Reihen zu treiben, was zu Beginn nicht selten vorkam. Auch heute hat man die meteorologischen Gegebenheiten nicht voll im Griff, doch sind die Kampfmittel noch verheerender geworden. Insbesondere die modernen Nervenkampfstoffe, die während und nach dem Zweiten Weltkrieg entwickelt, glücklicherweise aber niemals eingesetzt wurden, können in Milligramm-Dosen Tiere und Menschen durch Blockierung der Nervenleitung töten (840). Diese Gifte (z. B. Tabun, Sarin und Soman) werden durch

Magen, Lunge oder Haut aufgenommen, verursachen keinerlei Reizung und ersticken den Menschen durch Ausfall der Atmung infolge Enzyminhibition. Bisher gibt es keine umfassenden Wirkstoffe dagegen, wenn man von Atropin als Antidot absieht, das jedoch sofort und am besten noch vor Einwirken des Giftes appliziert werden müßte.

Botulin, als toxische Ursache mancher Fleischvergiftungen bekannt, ließe sich in größeren Mengen gewinnen und als Kampfstoff einsetzen, um Nahrung und Trinkwasser zu verseuchen. Hier sterben die Betroffenen 12–72 Stunden nach Aufnahme geringster Dosen (0,01–0,001 mg) an Atemlähmung. Im Kriegsfalle bestünde praktisch keine Rettungsmöglichkeit. Im weiteren ist an den Einsatz von Halluzinogenen (vor allem LSD) sowie Bakterien und Viren zu denken. Bei den Infektionskrankheiten als Kampfstoff wären Pest (abgeregnet, durch Atmungsorgane aufgenommen: Lungenpest, nach zwei bis fünf Tagen Todesgefahr, keine praktischen Hilfsmöglichkeiten) sowie Typhus (s. Epidemien der letzten Jahre) militärisch am leichtesten zu handhaben und am durchschlagendsten in ihrer Wirkung. Insbesondere braucht es nur wenige und nicht einmal große Flugzeuge, um ausreichende Krankheitserreger zu transportieren und Flächen zu verseuchen, die das Hundertfache von Millionenstädten umfassen.

Zwar verbietet das Genfer Protokoll von 1925 chemische und biologische Kampfstoffe, doch verfügen wahrscheinlich nicht nur die Großmächte, sondern praktisch alle militärisch bedeutenderen Staaten der Erde über ausreichende Bestände an solchen Stoffen. Insbesondere die Herstellung bakteriologischer Kampfmittel erfordert keine besonders hohen finanziellen Aufwendungen oder geschulten Fachkräfte, so daß selbst Länder mit kleinerem Militäretat im Bedarfsfalle damit einsatzbereit wären. Unter ungünstigen politischen und/oder militärischen Verhältnissen wäre der Einsatz dieser verheerenden Kampfstoffe trotz entsprechender Konventionen stets zu befürchten.

Wetter als Geheimwaffe?

Im Zweiten Weltkrieg zeigten unerwartete Wetteränderungen (z. B. Ardennen-Offensive) oder ungenügende Kenntnisse der lokalen klimatischen Situation (Rußland-Offensive) für die Betroffenen katastrophale Folgen. Gerade während des Zweiten Weltkrieges wurde insbesondere durch die Alliierten ein neues Kapitel der militärisch-meteorologischen Forschung eröffnet. Das Wetter begann als Geheimwaffe interessant zu werden.

Bei tagelangem Regen bleiben Panzer, Artillerie und Nachschub im Morast stekken, die Luftaufklärung kann keinen oder nur ungenügenden Beitrag leisten. So versuchte man in den letzten Kriegen Wolken chemisch zu besamen, um mit den verstärkten Regenfällen den gegnerischen Nachschub zu unterbinden.

Der Traum vom künstlichen Regen

Meteorologisch spielt sich folgendes ab: Feuchte Luft kühlt beim Aufsteigen ab, der überflüssige Wasserdampf fällt, sobald der Taupunkt überschritten ist, in Form winziger Tröpfchen oder Schneekristalle aus. Damit die Wasserdampfmoleküle aus der gasförmigen in die flüssige oder feste Phase übergehen können, brauchen sie Kondensationskerne.

Unter natürlichen Bedingungen sind dies winzige, feinste in der Luft schwebende Staub- oder Rauchteilchen oder Salzkristalle aus verdunstetem Meeressprühwasser. Ist die Luft jedoch fast rein (wie über dem Ozean), so entstehen trotz Übersättigung mit Wasserdampf keine Niederschläge.

Man versuchte deshalb mittels Trockeneis oder Silberjodid «schwangere Wolken zu besamen». Besonders Silberjodid mit seiner dem Eise sehr ähnlichen chemischen Struktur scheint sich als Gefrierkern gut bewährt zu haben. Allerdings ist diese Methode nur bei hohen Wolken über der Nullgradgrenze erfolgversprechend. In den sogenannten «warmen Wolken» scheint sich eher die Impfung mit fein versprühten Wassertröpfchen bewährt zu haben.

Generell bewegen sich allerdings solche Überlegungen noch immer im Stadium des Experimentellen. Von vereinzelten militärischen Einsätzen (zum Teil zum eigenen Schaden) abgesehen, ließ sich damit bisher kein rentabler, insbesondere wirtschaftlicher Effekt erzielen. Die bisherigen Experimente mit verschiedenartigen Wolkenimpfungen fallen auch mitunter sehr widersprüchlich aus, was wahrscheinlich auf die komplexen dynamischen und mikrophysikalischen Vorgänge bei den Niederschlagsprozessen zurückzuführen ist. Bisweilen schlugen solche Versuche schon ins Gegenteil um und verhinderten sogar den normalen Niederschlag. Erfolge ließen sich hingegen beim intensiven Impfen subtropischer Konvektions- oder Quellwolken erzielen. Bisweilen nehmen solche Wolken unter Freisetzung gebundener Wärme an Umfang und Höhe zu. Man darf annehmen, daß aus ihnen mehr Regen gefallen ist, als dies ohne Impfung zu erwarten gewesen wäre (553).

Blitzschlag — Nebel — Hurrikane

Die militärischen Forschungsbemühungen zur Unterdrückung von Hagel und Blitzschlag gelten nicht nur der Verringerung von Schäden an entsprechenden Einrichtungen.

Blitze zwischen Gewitterwolken und Erdoberfläche benötigen eine Mindestfeldstärke von etwa 500 kV/m. Diese hohen elektrischen Feldstärken muß man abbauen, will man den Blitzschlag verhindern. Dies ist ggf. durch «Aussäen» von feinen Aluminiumstreifen möglich, die etwa ab 30 kV/m eine Koronaentladung an ihren Grenzflächen erzeugen. Damit würde die Ladungsträgerdichte der Luft erhöht und die Leitfähigkeit zwischen Wolken und Erde vergrößert. Versuche an Gewitterwolken haben bisher gezeigt, daß mit etwa einer Million solcher Aluminiumstreifen à 100 g der Blitzschlag tatsächlich verhindert werden kann (639).

Militärisch bedeutsam ist die Beseitigung des unterkühlten *Nebels* und der unterkühlten Stratusbewölkung durch Impfen mit Eisenkernen bzw. durch Kühlmittel. Dieses Verfahren läßt sich vor allem für Flughäfen nutzen, wo Nebel den Flugverkehr behindert. Der häufigere warme Nebel kann durch Wärme und hygroskopische Partikel sowie durch die abwärts gerichteten Luftströme von Hubschraubern aufgelöst werden. Alle diese Methoden haben sich weltweit bewährt, sind allerdings für die breite Anwendung (z. B. zivile Flug- und Seehäfen) zu kostspielig (553).

Der Versuch, verheerende *Hurrikane,* also tropische Wirbelstürme (je nach Entstehungsort auch Taifun oder — fälschlicherweise — Zyklon genannt) zu lenken, könnte viele Katastrophen verhindern, im Kriegsfalle aber durch «gelenkte Taifune» auch herbeiführen*). Solche Wirbelstürme existieren zwischen einer und vier Wochen und erreichen Zuggeschwindigkeiten von 40 bis 180 km in der Stunde. Wenn es gelänge, in die ruhende Mitte des Sturmes («Auge») Silberjodid zu säen, würde beim Verdampfen des Wassers Wärmeenergie frei und damit die Windgeschwindigkeit gedrosselt (s. S. 29). Würde der Wasserdampf sich gar zu Regen verdichten, wäre das labile Gleichgewicht des Sturmwirbels aus seiner Richtung zu drängen. Tatsächlich können sich Flugzeuge in der Mitte eines Hurrikans durchaus halten. Es wurde immer wieder, insbesondere an der Ostküste der USA, versucht, Taifune zu besamen, was schon zur Drosselung der maximalen Geschwindigkeit geführt hat. Eines der Hauptprobleme bleibt, die Wolkentürme in der entscheidenden Phase mit ausreichenden Mengen von Silberjodid-Kristallen vollzupumpen.

Militärische Klimaverschiebungen?

Schließlich interessiert entsprechende Kreise die Möglichkeit, das Klima zu ändern. Dies gelang dem Menschen schon früher durch landwirtschaftlichen Kahlschlag (Flottenbau), meist zu seinem Nachteil. Wenn auf dem kahlen Boden keine wasserspeichernden Pflanzen mehr gedeihen können, ändern sich die klimatischen Verhältnisse. Man muß vermuten, daß sich ähnliches durch Umpflügen des Bodens im Bombenhagel erreichen läßt, wenn die betroffenen Gebiete groß genug sind.

---

*) Im Dezember 1944 traf ein Hurrikan vor den Philippinen auf einen amerikanischen Flottenverband, havarierte Schlachtschiffe und versenkte drei Zerstörer.

Individuelle meteorogene Reaktionen im Kriegsfall

Wetterfühlig ist in unseren Breiten etwa jeder Dritte. Damit muß eine Armeeführung rechnen, auch wenn die Auswirkungen im Endeffekt nicht entscheidend sind. Dies insbesondere, weil die überschießende Reaktion auf meteorologische Faktoren offenbar zunimmt und immer häufiger jüngere Jahrgänge erfaßt, von denen man

a) bisher glaubte, sie seien weitgehend unempfindlich und

b) auf deren Schultern die Hauptlast des aktiven militärischen Einsatzes liegt.

Selbst wenn man einräumt, daß gewisse regionale Unterschiede vorliegen, muß man aufgrund repräsentativer Untersuchungen annehmen, daß etwa jeder fünfte Jugendliche bzw. heranwachsende Gesunde meteorologisch beeinflußt wird. Das ist in einem Hunderttausend-Mann-Heer bereits mehr als eine Division Wehrpflichtiger, die in abnehmender Häufigkeit unter z. T. so gravierenden Symptomen wie: Müdigkeit, dysphorische Stimmungslage, Kopfdruck bzw. Kopfschmerzen, vermehrter Fehlerneigung, Schlafstörungen, Arbeitsunlust, allgemeinem Unwohlsein, Reizbarkeit, Nervosität, vegetativen Erscheinungen u. a. leiden.

Mehr als die Hälfte dieser wetterfühligen Soldaten ist darüber hinaus vorfühlig (zumeist einen Tag voraus), etwa ein Drittel ist das ganze Jahr über gleich intensiv irritiert (der Rest vor allem im Frühling, sonst auf die übrigen Jahreszeiten verteilt), fast jeder zehnte braucht gelegentlich die üblichen Stimulantien wie Kaffee, Tee und Rauchwaren, etwa jeder vierzehnte sogar Schmerzmittel bei Wetterumschlag.

Diese Daten sind die untere Grenze und nehmen mit jedem Lebensjahrzehnt zu: Zwischen 20 und 40 um fast das Doppelte, jenseits von 40 um mehr als das Dreifache. Überträgt man die medizinmeteorologischen Erkenntnisse zur Frage «Wetterfühligkeit und soziale Schicht» auf die militärische Gliederung, so haben besonders Offiziere und Mannschaften, weniger ausgeprägt der Unteroffiziersstand unter entsprechenden Witterungsverhältnissen zu leiden (237, 238, 241, 244, 247, 248, 256, 257, 258).

Der Schutzraumaufenthalt – ein biometeorologisches Problem?

Moderne Waffensysteme verlangen im Ernstfall einen weitgehenden Schutz der Zivilbevölkerung. Gesetze sehen bei einer Reihe mitteleuropäischer Staaten für jeden Einwohner einen Platz in einem Schutzraum vor. Ein solcher Aufenthalt stellt nicht nur medizinische und psychologische, sondern überraschenderweise auch biometeorologische Probleme (20, 78, 330, 762, 786, 787):

Während des Zweiten Weltkrieges wurden die Schutzräume meist nur während der Angriffe, also über wenige Stunden hin, belegt. Dadurch konnten die Räume extrem überfüllt werden (bis zu 0,36 qm Bodenfläche und 0,81 cbm Raumvolumen pro Person). Im Durchschnitt verweilten die Schutzsuchenden etwa 8 Stunden unter solchen Bedingungen. Während solcher Zeitperioden kam es lediglich auf die Erträglichkeit klimatischer Bedingungen sowie eine straffe Führung durch den Schutzraumleiter an.

Diese Verhältnisse können in Zukunft nicht mehr auf künftige Anforderungen übertragen werden. Neuere Untersuchungen ergaben, daß in modernen Schutzräumen und bei erweiterten Möglichkeiten klimatische Bedingungen, insbesondere aber Raumtemperatur und Luftfeuchtigkeit die Aufenthaltsgrenze setzen. Selbst wenn die klimatischen Faktoren erträglich bleiben, kommt es zu Schlaf- und Magen-Darm-Störungen, Kopfschmerzen (jeweils mit steigendem Medikamentenkonsum), Stimmungsschwankungen und vegetativen Symptomen. Es scheint statistisch gesichert, daß mit zunehmender Raumtemperatur die «Vitalität» ab-, hingegen die Reizbarkeit mit wachsenden Luftfeuchtigkeitswerten zunimmt.

Umweltbelastung

Nach amerikanischen Umfrageergebnissen stellen sich die sieben bedrohlichsten Geißeln unserer Zeit wie folgt dar (773): Atomexplosionen, Verseuchung der Atmosphäre, Klimaverschlechterung, Hungersnöte, Hurrikane, Erdbeben und Epidemien. Die meisten dieser Katastrophen hängen mehr oder weniger eng mit Wetter und Klima zusammen.

Neben offenkundig wetterbedingten Ereignissen (Dürreperioden, Wirbelstürmen, Flutwellen usw.) kann das Wetter auch verborgener wirken, indem es sich der Umweltverschmutzung unserer Zeit bedient. Die bekanntesten Katastrophen dieser Art waren bisher (300, 655):

1. Maastal (bei Lüttich) 1930: 5 Tage lang lag ein dichter, staub- und gasgesättigter Nebel über der engen, kesselartigen Talmulde mit Industrieanlagen (Eisen-, Zink- und Glashütten). Eine völlige Windstille machte den Luftwechsel

unmöglich und verursachte 63 Todesopfer und eine Vielzahl schwerer Erkrankungen.

2. Donora (Pittsburgh, USA) 1948: Enges Tal mit Industrieanlagen, kein Luftaustausch, Nebel: 19 Todesopfer, eine große Zahl schwerer Erkrankungen.

3. London 1952: Mehrere Tage dichte Mischung aus Rauch, Nebel und Schwefeldioxid bei Windstille. 4000 Todesopfer, eine Unzahl von Erkrankungen (meist Atemwege, Lunge). Die Zahl der Todesfälle soll dem Gehalt an SO_2 direkt proportional gewesen sein.

Aerosole
als gesundheitsschädigender Faktor

Aerosole sind Gase mit darin schwebenden kleinsten Teilchen in flüssigem und festem Zustand. Man unterscheidet natürliche und künstliche Aerosole. Auch natürliche können als Antigene (Pollen, Schimmel, verschiedene Staubarten) einen unerwünschten oder gar gesundheitsschädigenden Effekt entwickeln (Heufieber, Asthma u. a.) Das Kardinalproblem unserer Industriegesellschaft aber sind künstliche Aerosole, die sich aus einer Vielzahl von flüssigen und festen Schadstoffen zusammensetzen.

Zu den wichtigsten gesundheitsschädlichen Faktoren aus Industrie, Haushalt und Verkehr gehören Schmutzstoffe aus (300, 311):

1. *Kohleverbrennung*

Hier sind vor allem Rauch, Flugasche, Sandstaub, Kohlenmonoxid, Kohlendioxid, Schwefeldioxid, Schwefelsäure und -wasserstoff sowie Teersubstanzen (polyzyklische Kohlenwasserstoffe) von Bedeutung.

2. *Ölverbrennung*

Hier fallen vor allem Schwefeldioxid, Stickstoffoxide, Ruß und Kohlenmonoxid an, besonders bei defekten Brennern und kalten Schornsteinen, sowie polyzyklische Kohlenwasserstoffe (allerdings weniger als bei Kohleverbrennung) und Kohlendioxid.

3. *Straßenverkehr*

Von den im Einsatz befindlichen Antriebsmotoren zeichnet sich der *Zweitaktmotor* neben der Entwicklung von Kohlenmonoxid und Stickstoffoxid durch den größten Luftverschmutzungseffekt aus. Dies vor allem, weil der dem Benzin zugesetzte Schmierstoff mitverbrannt wird. Als Faustregel gilt: Vier Zweitakt-Mopedmotoren sind umweltbelastender als ein Kleinwagen mit Viertaktmotor. Besonders gefährdet sind Länder mit vielen Mopeds (z. B. Niederlande, Belgien, Bundesrepublik Deutschland) (allein 1,1 Millionen Mofas [Stand 1975], 50 % des Gesamtbestandes an motorisierten Zweirädern sowie Dänemark, Japan u. a.).

Der *Viertaktmotor,* mit herkömmlichem Vergaser oder Einspritzpumpe betrieben, entläßt sowohl Kohlenmonoxid als auch Stickstoffoxide; diese Motoren aber, die kein Kohlenmonoxid entwickeln, gelten — entgegen der herrschenden Meinung — als insgesamt umweltfreundlicher. Von Neuentwicklungen wie *Kreiskolbenmotor* (System Wankel, Kugelkolbenmotor), die Benzin verbrennen, liegen in dieser Hinsicht noch keine umfassenden Untersuchungen vor.

Konstruktionen, die schon vor Jahrzehnten entwickelt wurden, wie der *Stirling-Motor* oder die Anwendung von *Dampfkraft* im Automobilbau, war bisher kein Durchbruch beschieden. Dies könnte sich in Zukunft jedoch ändern, da sie durch einfachen Abbrand von Kohlenwasserstoffen weitaus weniger schädliche Gase emittieren.

Ideal für den Umweltschutz sind jedoch Motoren, die mit *Treibgasen* (Propan, Naturgas in Stahlflaschen verflüssigt) arbeiten. Sie entwickeln weder CO, Rauch noch lästige Geruchsstoffe. In Einzelfällen findet sich dieses Verfahren in den USA schon im Großeinsatz (Omnibusse in Kalifornien).

Solche Experimente sind schon deshalb zu befürworten, weil man in den USA schätzt, daß die Gefahr an Lungenkrebs zu erkranken für Anlieger stark befahrener Straßen neunmal so hoch ausfällt wie für Anwohner ruhiger Straßen derselben Ortschaft. Dabei mißt man mit den Krebsstatistiken von heute eine Zeit, die rund 20 bis 30 Jahre zurückliegt.

4. *Wassertransport*

Schiffe mit Schwerölverbrennung (3—4% Schwefelgehalt) führen nicht nur zu Ölflecken auf den Ozeanen (Ölpest), sondern bei Küsten-, Hafen- oder Kanalverkehr auch zu Rauchbelästigung durch Schwefeldioxid.

5. *Lufttransport*

Flugzeuge, und zwar gleichgültig ob Kolben-, Turboprop- oder Düsenmaschinen, geben pro Minute 2—10 mg Benzpyren an die Luft ab. Benzpyren gilt als eines der schwerwiegendsten Kanzerogene aus der Gruppe der polyzyklischen aromatischen Kohlenwasserstoffe. Auch die Stickstoffoxid-Belastung durch den Flugverkehr ist gewaltig. Schließlich droht nach jüngsten Hypothesen eine Zerstörung der schützenden Ozonhülle durch Abgase von Überschall- (große Höhe) sowie in geringerem Maße auch herkömmlich schnellen Flugzeugen. Zudem liegen die europäischen Routen der Düsenflugzeuge im Sommerhalbjahr in der oberen Troposphäre, im Winter in der unteren Stratosphäre. Die zusätzlich abgegebene Wasserdampfmenge könnte zu vermehrter Wolkenbildung führen. Ein allgemeiner Temperaturanstieg ist nicht auszuschließen.

6. *Industrie*

Die Industrie belastet die Umwelt vor allem durch Rauch (besonders Braunkohle), Schwefeldioxid, Kohlenmonoxid, Kohlendioxid, Schwefelsäure, Stickstoffoxide, Kohlenwasserstoff, Sandstaub, Ruß, Teer, Wasserdampf, Chrystobalit, Asbest, Salpetersäure, salpetrige Säure, Ammoniak, Silizium, Eisenoxid, Ätzbaryt u. a. m.

Einige der wichtigsten Umweltgifte sollen kurz gesondert skizziert werden:

Kohlendioxid (CO_2): Es entsteht in der Natur durch Photosynthese, Bodenatmung sowie bei der Verbrennung organischer Substanzen als Endprodukt bei der Atmung (Dissimilation). Der Mittelwert liegt bei 0,03 Vol. %, doch führt die Umweltverschmutzung in den Städten zu einer Anreicherung bis auf das Zehnfache.

Kohlenmonoxid (CO): CO ist ein Zwischenglied der unvollständigen Kohleverbrennung. Auch Auspuffgase enthalten Beimengungen bis zu 10 Vol. %. Dadurch ließen sich im Straßenverkehr Konzentrationen von 0,04 bis 0,06 Vol. % messen. Eine schwerwiegende Folgemöglichkeit ist die Schädigung der Erythrozyten.

Schwefeldioxid (SO_2): SO_2 wird heute meist als Indikatorgas zur Festsetzung der Luftverunreinigung verwendet. Es ist zwar weniger giftig, verursacht jedoch den größten Teil der Rauchgasschäden bei Pflanzen. Menschen und Tiere reagieren besonders mit bronchokonstriktorischen Beschwerden.

Fluor-Wasserstoff (HF): HF ist ausgesprochen giftig. Allerdings konnten in letzter Zeit die durch Aluminium-, Dünger- und Pflanzenschutzmittelfabriken hervorgerufenen Schäden weitgehend eingedämmt werden.

Benzpyren (BP): BP ist ein Kanzerogen aus der Gruppe der polyzyklischen aromatischen Kohlenwasserstoffe und an Ruß adsorbierbar. 1 Kilogramm Straßenstaub enthält inzwischen etwa 30 μg Benzpyren.

Silikatstäube: Betroffen sind meist Bergleute, Steinmetze, Former, Sandgebläsearbeiter usw. Ähnlich liegen die Dinge bei der sogenannten Asbestose sowie Byssinose in der Baumwollindustrie. Weitere berufsbedingte Erkrankungen sind das Bäcker- und Müller-Asthma sowie entsprechende Symptome bei Getreidesilo-Arbeitern.

Die Folgen der Umweltverschmutzung

Man schätzt die Zahl der anthropogenen Stoffe, die die Umwelt belasten, derzeit auf mehr als eine Million. Jährlich sollen fünf- bis zwanzigtausend neue Substanzen dazukommen. Davon gelangen etwa 300 verschiedene Komponenten in die Außenwelt.

Insgesamt hat man für die Bundesrepublik Deutschland z. Z. eine jährliche Schadstoff-Emission von rund 14 Millionen Tonnen errechnet. Das sind mehr als 200 kg je Einwohner. Freilich handelt es sich hier um einen Durchschnittswert. Die Luftverschmutzung ist von Ort zu Ort verschieden – je nach Klima, Heizungsart, Verkehrsdichte sowie Art und Ausmaß der Industrialisierung. Doch nicht die Industrie sei der belastendste Faktor, sondern die privaten Haushalte mit Autos und Heizungen. Nach neueren Berechnungen trägt die Industrie nur mit etwa 13 % zur Luftverschmutzung bei. Auf das Konto Auspuffgase gingen mehr als die Hälfte und Heizungsanlagen würden knapp ein Fünftel aller Schadstoffe in die Umgebung ablassen (224).

Das «Naturexperiment Ölkrise 1974» hat die Hypothese: «Weniger Abgase = mehr Gesundheit» gestützt. Wie man in den USA fand (758), ging die Mortalität im ersten Vierteljahr 1974 im Vergleich zu den gleichen Zeiträumen in den Jahren 1970 bis 1973 deutlich zurück. Dies traf nicht nur die Gesamtmortalität, sondern auch die Sterblichkeitsziffer bei kardiovaskulären Erkrankungen und vor allem bei chronischen Lungenleiden wie Bronchitis, Asthma und Emphysem. Am stärksten ausgeprägt war der Rückgang in der Altersklasse unter 45 Jahren, am geringsten bei den über 65jährigen (unterschiedliche Exposition?). Beide Geschlechter sind etwa gleich häufig betroffen. Besonders eindrucksvoll ist die Abnahme der Mortalität in den Wintermonaten, in denen sich gewöhnlich die Todesfälle häufen.

Auch die Folgen anderer Belastungsformen sind vielfältig und in ihrem letzten Ausmaße noch lange nicht erfaßt.

Die Bildung von Staub, Nebel oder Wolken durch Industrie verringert die Lichtintensität und kann durch Mangel an UV-Strahlung die Mortalitätsrate erhöhen. Düstere und diffuse Beleuchtung (Nebel und Dunst) wirken eher als psychologischer Faktor. Toxische Dämpfe oder Gase, die mit der Augenbindehaut und dem Respirationstrakt in Berührung geraten, können selbst bei Absorption kleiner Mengen beträchtlichen lokalen Schaden anrichten (79, 300, 655). So leiden Kinder aus Industriegebieten mit hohem Smog- und Schwefeldioxidgehalt der Luft häufiger an Erkrankungen des Respirationstraktes als solche aus Gebieten mit sauberer Umgebung. Insbesondere sind jüngere Kinder sowie solche aus sozialen Grundschichten (entsprechende Wohnviertel) betroffen (399). Jungen sollen darüber hinaus häufiger erkranken als Mädchen (öfter im Freien?).

In den folgenden Lebensjahrzehnten sind besonders Kranke (Atmungsorgane, Herz-Kreislaufsystem) sowie Menschen mit reduziertem Allgemein- und Ernährungszustand und Greise gefährdet. Ältere zeigen sich generell empfindlicher als jüngere. Wie man aus experimentellen Untersuchungen weiß, werden am nachhaltigsten Menschen jenseits der Fünfzig beeinträchtigt. Selbst bei Untersuchungskollektiven zwischen 50 und 85 Jahren stieg innerhalb der einzelnen Dezennien die Empfindlichkeit mit dem Alter an. Besonders bei niedriger relativer Luftfeuchtigkeit (z. B. 25–40 %) ist die Reizung der Augenbinde- und Nasenschleimhaut etwa 3–5 mal so hoch wie bei einer relativen Luftfeuchtigkeit von 70–86 % (715). Höhere Temperaturen scheinen die Reizung zu intensivieren.

Tabakmißbrauch und Umweltverschmutzung potenzieren sich gefährlich, da das reinigende Flimmerepithel in den Bronchien zerstört wird und damit die aerogene Umweltverschmutzung ungehindert einwirken kann (79, 262).

Neben dem bekannten Skrotumkrebs der Schornsteinfeger fiel als Berufsrisiko in der chemischen, insbesondere aber der Farben-, aber auch Gummi- und Kabelindustrie der «Anilinkrebs» relativ frühzeitig auf. Weniger bekannt ist die Häufung von Karzinomen der ableitenden Harnwege bei Arbeitern der Gas- und Teerindustrie. Hier gelten als besonders gefährdet die Arbeitsplätze bei der Verkohlung der Steinkohle (vorwiegend Ofenblock) sowie der Rohrnetzbetrieb im Straßenbau.

Die Neoplasmen entwickeln sich erst nach relativ langer Expositionsdauer.

Neben sorgfältiger Körperhygiene ist vor allem entsprechende Arbeitsschutzkleidung (auch Unterwäsche) von Belang.

Darüber hinaus ließen sich Korrelationen zwischen Luftverschmutzung und chronischer Bronchitis, Lungenemphysem sowie Krebsbefall von Kehlkopf, Trachea, Ösophagus, Lunge, Prostata, Magen-Darmtrakt, kardiovaskulären Erkrankungen, Ekzem u. a. objektivieren. Kein signifikanter Zusammenhang zeigte sich bei Mamma- und Gebärmutterkrebs (kein direkter Kontakt mit entsprechenden Schadstoffen?) (79).

Regional unterschiedlicher Krebsbefall?

In der Bundesrepublik Deutschland sind allein von 1960–1971 zwischen 11 % (Männer) und 23 % (Frauen) mehr an Lungenkrebs gestorben, als es bei gleichbleibender Altersstruktur der Fall gewesen wäre. Die Zunahme betrifft bei Männern ausschließlich, bei Frauen weitgehend die Altersklassen über 65, wobei die Männerübersterblichkeit noch weiter wächst. Sie ist am ausgeprägtesten zwischen 45 und 74 Jahren. Ein nicht zu unterschätzender Faktor ist dabei der wachsende Tabakkonsum, der auch in zunehmendem Maße das weibliche Geschlecht mit einschließt.

Andererseits bestehen auch zwischen den einzelnen Bundesländern signifikante Unterschiede in der Lungenkrebsmortalität. An der Spitze liegen für beide Geschlechter die Stadtstaaten (Berlin, Hamburg, etwas zurückliegender Bremen), am Ende die Flächenstaaten, insbesondere diejenigen Süddeutschlands (591). Einige Statistiken sprechen für die Annahme, die Lungenkrebsmortalität sei direkt proportional zur Größe der Stadt (wo jedoch z. Z. auch noch mehr geraucht wird). In eng gebauten Städten wirkt sich die Luftverschmutzung noch verhängnisvoller aus als in solchen mit filternden Grünanlagen (siehe Seite 255).

Nach anderen Überlegungen soll es sich aber weniger um ein einfaches Stadt-Land-Gefälle handeln, sondern mehr um den Einfluß beruflicher Exposition. Hier stehen allerdings definitiv klärende epidemiologische Untersuchungen noch aus.

Warnzeichen: Kümmerwuchs der Pflanzenwelt

Pflanzen, Sträucher und Bäume an den Straßen unserer Städte leiden unter ungünstigen physikalischen und chemischen Bodenverhältnissen sowie Verkehrsabgasen.

Das heute immer häufiger verwendete Erdgas trocknet die Hanfdichtungen in den alten Gußrohren eher aus. Das bei den Muffen austretende Methan wird von den Bodenbakterien abgebaut. Dies führt schließlich zu Sauerstoffmangel und Kohlensäureüberschuß im Boden und schädigt besonders exponierte Bäume bis zum Absterben. Zwar lassen sich mit bestimmten Verfahren die Leitungen abdichten, doch halten diese Maßnahmen nur wenige Jahre. Damit bleibt das Problem solange bestehen, bis neue und entsprechend verschweißte Röhren die alten Systeme ersetzt haben.

Bei den Folgen durch Verkehrsabgase kommt es zwar seltener zu nachhaltigen Vergilbungs- oder gar Absterbeerscheinungen, doch reagieren die empfindlicheren Pflanzen mit schlechterem Wuchs. Die Blätter zeigen Krümmungsbewegungen und nehmen auch am Tage Schlafstellung ein. Stark beeinflußt werden die Geschlechtsorgane der Pflanze durch Verzögerung des Blühbeginns, Verkürzung der Blühdauer, Abwurf von Blütenknospen und vorzeitig auch von Blütenblättern (3). Ein verläßlicher Indikator für SO_2-Immissionen ist beispielsweise der Flechtenwuchs (497).

Bis zu einem gewissen Grad läßt sich dem negativen Einfluß der Umweltverschmutzung durch erhöhte Phosphatdüngung begegnen. Generell müssen aber solche Zeichen als Warnung für eine bereits unzumutbare Abgasbelastung angesehen werden (3).

Smog
– Gefahr der Zukunft

Smog, d. h. eine Mischung aus Rauch (engl.: smoke) und Nebel (engl.: fog) oder Dunst hat weniger mit maximaler Umweltverschmutzung zu tun als mit der folgenschweren Kombination von Fremdstoffanreicherung und bestimmten Wetterlagen (79, 300, 311, 606, 738). Das ist der Fall bei austauscharmen Luftkörpern bzw. geringem Vertikalaustausch (z. B. Hochdruckgebiet mit tagelanger Windstille) und im Windschatten von Fabriken und landwirtschaftlichen Großbetrieben. Auch in schlecht durchlüfteten Autokolonnen können Kohlenmonoxidkonzentrationen entstehen, die sich nachteilig auf die psycho-physische Leistungsfähigkeit bzw. bereits bestehende Herz-Kreislauferkrankungen auswirken.

Insbesondere über dem Flachland, noch ausgeprägter in Muldenlagen oder flachen Tälern sammeln sich bei Inversionslagen (austauscharmen Wetterlagen) in der Kaltluftschicht nach Schwere gestaffelt Emissionen an, da Sonne und Wind keinen durchgreifenden Luftaustausch in Gang bringen. Am gefährlichsten sind die Morgenstunden. Smog-Katastrophen ereigneten sich in Europa stets während anhaltender Inversionen im Laufe mehrerer Tage unter zunehmender Anreicherung von Verbrennungs- und Verhüttungsprodukten (738). Kurzdauernde Imissionsanreicherungen treten auch vor einem Frontendurchgang bei zunehmender Eintrübung und Windstille auf. Der Luftaustausch zwischen Raum- und Freiluft ist gedrosselt, bis das reinigende Gewitter durchbricht.

Neben den Windverhältnissen kann die intensive Ultraviolettstrahlung der hochstehenden subtropischen Sommersonne bei klarem Himmel aus angereicherten Abgasen von Verbrennungsmotoren durch photochemische Oxydation hochtoxische Substanzen entstehen lassen (photochemischer Smog). Dieser «Sommersmog» oder «Los Angeles-Smog» ist auch in Gebieten mit geringer Rauch- und Schwefeldioxid-Luftverschmutzung, aber großer Emission von Stickstoffoxiden und Kohlenwasserstoffen (besonders Olefinen) bei starker Sonneneinstrahlung und relativ niedriger Windgeschwindigkeit möglich. Diese sekundären Schmutzstoffe (z. B. Peroxide, Ozon) reizen besonders das Epithel der Atemwege und Augenbindehaut. Vor allem mit den Abgasen von schwefelhaltigen Brennstoffen können sich bei hoher Luftfeuchtigkeit und Nebel reizstarke Säuren bilden (738).

Gesunde vermögen sich an die Reizstoffe in Smogkonzentrationen zu gewöhnen. Experimentell beobachtet man sogar bei längerer forcierter Einwirkung Schleimhautveränderungen ohne Abwehrreflexe. Bei älteren und resistenzgeminderten Kranken werden durch Reizgase, kalte Luft und den Reizeffekt fester Bestandteile die Vasomotorik, Zilliarfunktion, Schleimproduktion und -viskosität beeinflußt. Ein an der Mukosa ausgelöster Reflex erhöht den bronchialen Strömungswiderstand, kann Husten provozieren und führt über die Kreislaufregulation u. U. zu peripherer Vasokonstriktion und Alteration der kardialen Dynamik (738). Das erklärt vor allem die ungünstige Wirkung der Luftverschmutzung auf schwere Herzerkrankungen, chronische Bronchitis und Lungenemphysem. Darüber hinaus ruft im Tierversuch eine Vielzahl von Smog-Extrakten Tumoren bei neugeborenen Mäusen hervor. Besonders Benzpyren gehört zu den am stärksten transformierenden Fraktionen des Smogs (697).

Führt Smog zu Chromosomen-Alterationen?

Immer wieder wird aufgrund zumeist kleiner Datenmassen die Frage diskutiert, ob länger dauernde Smog-Perioden zur Schädigung des für das männliche Geschlecht ausschlaggebenden Y-Chromosoms und zur Chromosomenaberration führen könnten. Ähnliches wird für längere Regenzeiten erörtert.

Ein Defizit von Knabengeburten wäre zu erwarten, wenn beispielsweise exogene Noxen bei den Müttern zu einer Erhöhung der Mutationsrate und damit vermehrtem Auftreten von X-chromosomal-rezessiven Letalfaktoren führten. Tatsächlich ließ sich nach den Atombombenkatastrophen von Hiroshima und Nagasaki bei den Nachkommen der strahlenexponierten Frauen eine allerdings nur geringe Verschiebung des Geschlechtsverhältnisses nachweisen, über die bis heute wissenschaftlich noch Unklarheit herrscht.

Insgesamt haben sich aber Studien über das Geschlechtsverhältnis Neugeborener immer wieder als trügerisch erwiesen. Es bleibt eine bevölkerungsstatistische Gesetzmäßigkeit, daß im Durchschnitt auf 100 geborene Mädchen 106 Knabengeburten entfallen. Seit etwa hundert Jahren läßt sich dieses Verhältnis anhand der amtlichen Bevölkerungsstatistiken Deutschlands zuverlässig verfolgen. In diesem Zeitraum hat sich – von kurzfristigen Schwankungen abgesehen – nichts daran geändert. Nimmt man zudem einen Smog-Einfluß an, so müßten Unterschiede zwischen industriearmen und -reichen Ländern und – innerhalb der Bundesrepublik Deutschland – auch Bundesländern zu beobachten sein. Dies ist jedoch nirgends nachzuweisen.

Zu entsprechenden Schlagzeilen verhilft stets das bewußte oder unbewußte Ausklammern jener statistischen Erkenntnis, die besagt: Je kleiner ein Kollektiv, um so größer wird in der Regel die Schwankung des Geschlechtsverhältnisses. Wird dies nicht berücksichtigt, so kommt es zu einer «Nonsens-Korrelation» (757).

Prophylaxe und Therapie beim Smog

Entscheidend für die Prophylaxe ist die Klimatisierung der Atemluft in der Nase. Sie kann bei Arbeit durch Erhöhung des Atemminutenvolumens, durch Infraroteinstrahlung auf das Gesicht, durch Mundatmung und bei niedrigem Dampfdruck der Luft die Schleimhäute bis zu den Stammbronchien beanspruchen (738).

Basistherapie für Smog-Leidende ist Ruhe in einem größeren, geschlossenen, nicht überwärmten, staubarmen Einzelzimmer mit mindestens 45 % relativer Feuchte. Bronchiolytika zeigen weniger, entzündungshemmende Medikamente mehr Erfolg. Ein Wegzug in günstigere atmosphärische Verhältnisse ist nur dann wirksam, wenn er rechtzeitig und an den richtigen Ort (s. S. 38/217) möglich wird. Kardiopulmonale Erkrankungen sollten «kurmäßig» (aktive Bewegung) in bioklimatisch günstigen Regionen behandelt werden (736–738).

Smog-Vorhersage

Die meteorologische Lage ist kurzfristig nicht beeinflußbar, wohl aber die Luftverschmutzung. Damit ist der Rahmen für eine wirkungsvolle Smog-Vorhersage bereits gesteckt (653, 824). Wenn in Gebieten hoher Luftverschmutzung gleichzeitig die Atmosphäre ihrer Aufgabe als Verteiler und Verdünner der Schadstoffe durch Ventilation nicht nachkommt, wenn die bodennahe Luft stagniert, dann müssen die entsprechenden Emissionsausstöße gedrosselt oder eingestellt werden. Jede öffentliche Vorwarnung sollte man aus Gründen der Panikgefahr vermeiden. Allerdings empfiehlt sich eine enge Kooperation zwischen Gesundheitsämtern, Hygiene- und meteorologischen Instituten sowie den zuständigen Industriestellen.

In der Bundesrepublik Deutschland hat eine Arbeitsgruppe des Länderausschusses für Emissionsschutz Empfehlungen für einen sogenannten Stagnationsindex erarbeitet, durch den der horizontale und vertikale Luftaustausch bestimmt wird. Die horizontale Frischluftzufuhr wird vor allem durch den Wind, die vertikale durch Einbeziehung höhergelegener Luftschichten (besonders Dicke der Durchmischungsschicht) geprägt. Auf dieser Basis werden von den zuständigen Stellen Vorhersagen erstellt, die vor besonders ungünstigen Wetterlagen (Kombination von stabiler Schichtung, schwache horizontale Windgeschwindigkeit, geringer Niederschlag) und damit hoher Konzentration luftverunreinigender Stoffe warnen. In den USA arbeitet man an einem «Radar auf Laserstrahlenbasis», mit dem man die Grenzen von Inversionslagen schon im Anfangsstadium zu erkennen hofft.

Direkte Konsequenzen entsprechender Gefahrenlagen sind:

Ausstoß gefährlicher Gase nach Windverhältnissen regeln; Drosseln bei Windstille oder Nebelbildung; entsprechende Filter in den Zentralheizungsanlagen und Kraftfahrzeugen; Entballung der Industrie; Grünzonen und Gartenanlagen («grüne Filter») (606).

Lärm
– eine moderne Form der Umweltbelastung

In früheren Jahrhunderten setzte man Lärm als Foltermethode, mancherorts sogar als Tötungsart ein. So direkt geht man heute nicht mehr vor. Trotzdem ist Lärm eine Geißel unserer modernen Zivilisation geworden.

Die Schallintensität wird im allgemeinen in Dezibel (dB) auf einer «relativen Skala» gemessen. Um ein gutes Maß für die Störwirkung der Geräusche zu erhalten, setzt man dem Schallpegelmesser ein sogenanntes A-Filter vor. Dadurch werden tiefere Frequenzanteile annähernd hörrichtig gedämpft (dB [A]-Werte). Tab. 37 vermittelt einen ungefähren Anhalt für einige Geräusche mit ihren dB- und z. T. auch dB (A)-Werten (196, 197, 437–440).

Tabelle 37

Beispiele zur Geräuschintensität

Raschelnde Blätter: 10 dB
Flüstern: 20 dB
Ruhiges Schlafzimmer bei Nacht: 25 dB (A)
Leise Unterhaltung: 30 dB
Ticken einer kleinen Weckuhr in 1 m Entfernung: 30–35 dB (A)
Atemgeräusch eines Schlafenden etwa: 30 dB (A)
Leiser Rundfunk: 50 dB (A)
Mittlere Unterhaltungslautstärke: 60–65 dB (A)
Fernsehen: 73 dB
Lautes Sprechen: 75 dB (A)
Pkw-Geräusch am Fahrbahnrand:
Geschwindigkeit ca. 50 km/h: 69 dB (A)
Geschwindigkeit 100 km/h: 81 dB (A)
Schwerer Lkw am Straßenrand bzw. mit 50 km/h: 82 dB (A)
Motorrad am Fahrbahnrand: 75–85 dB (A)
Kindergeschrei: 80 dB
Wecker: 85 dB
Untergrundbahn: 90 dB
Kreissäge: 105 dB
Gewitterdonner: 112 dB
Diskothek: 114 dB
Propellerflugzeug beim Start: bis zu 120 dB
Schweres Motorrad aufgedreht: 120 dB
Artilleriefeuer: 130 dB
Düsenflugzeug beim Start: bis zu 140 dB

Die äußerste Grenze menschlicher Lärmtoleranz liegt bei 140 dB.

Soziale, nationale und Altersunterschiede

Zur Lärmbelästigung existieren mehrere repräsentative Studien. Leider konnten bei einigen von ihnen nicht gleichzeitig Geräuschmessungen durchgeführt werden. Damit lassen sich solche Ergebnisse nicht mit einer objektivierten Geräusch-Immission korrelieren. Immerhin hat die Lärmbelästigung und/oder Lärmempfindlichkeit in den letzten Jahren deutlich zugenommen. 1960 wohnten noch ²/₃ der Bundesbürger nach eigenen Angaben ruhig. 10 Jahre später war es nur noch die Hälfte. Als sehr lärmempfindlich bezeichnet sich etwa jeder sechste Mann und jede vierte Frau. Die Störbarkeit nimmt mit wachsendem Alter von 1/6 auf 1/3 zu (437). Insgesamt soll sich – nach jüngeren Untersuchungen – jeder zweite Westdeutsche am Tage und jeder vierte während der Nacht von Lärm belästigt fühlen. 17 % finden weder tagsüber noch nachts genügend Stille. Angestellte und Beamte fühlen sich stärker betroffen als Arbeiter (776).

Nationale Unterschiede ließen sich nicht feststellen, wobei allerdings Nordländer etwas empfindlicher als Menschen aus dem Süden reagieren (437).

Die wichtigsten Lärmquellen

Die wesentlichsten Lärmquellen sind: Arbeitslärm in Industrie- und Gewerbebetrieben; Fluglärm; Straßenverkehrslärm; Lärm in Wohn-, Freizeit- und landwirtschaftlichen Bereichen (196, 197, 437–440).

Der Schallpegel nimmt bei ungehinderter Ausbreitung pro Entfernungsverdoppelung von der Lärmquelle etwa 6 Dezibel ab. Damit kann der Einwirkungskreis je nach Geräuschintensität mehrere hundert bis tausend Meter groß ausfallen. Vor allem die früheren Versäumnisse der Raumordnung, Fehlplanung, Ballung von Industrie und Gewerbe, Siedlungsverdichtung, Bodenknappheit sowie die Zersiedlung haben dazu geführt, daß sich die aus den Schallausbreitungsgesetzen ergebenden Abstandsregeln nicht mehr einhalten lassen.

1. Arbeitslärm

Nach den Berechnungen des Hauptverbandes der gewerblichen Berufsgenossenschaften ist die Zahl der arbeitslärmbedingten Berufskrankheiten sprunghaft angestiegen. Eine Aufschlüsselung nach Wirtschaftsbereichen ergibt folgendes Strukturbild: Die meisten Opfer des Arbeitslärms stellen Eisen- und Stahlbetriebe, gefolgt von Bergbau, Feinmechanik/Optik, Chemie, Bau, Holz, Textil und Steine/Erden/Glas. Zwar setzt die neue Arbeitsstättenverordnung Höchstgrenzen für den Schallpegel in Arbeitsräumen nach Tätigkeitsbereichen fest. Allerdings räumt man auch ein, daß sie bei vielen Tätigkeiten noch nicht voll einhaltbar sind und läßt in diesen Fällen begrenzte Überschreitungen zu (185).

Den Durchschnittsbürger trifft der Arbeitslärm in Industrie- und Gewerbebetrieb vorzugsweise als Baulärm. Zwar kommt dieser im allgemeinen nicht an die maximalen Schallpegel von Auto- und Flugverkehr heran, verschont aber naturgemäß weder Schutzgebiete noch -Erholungsbereiche, Kur- und Krankenhäuser (437).

2. Straßenverkehr

Die verbreitetste Lärmquelle ist der Straßenverkehr. In der Nähe einer Straße mit einer Verkehrsdichte von etwa 3000 Fahrzeugen pro Stunde läßt sich ein Lärmpegel von etwa 80 bis 95 dB messen. Selbst in angrenzenden Wohnungen findet man 60–69 dB. In vielen Ländern hat man deshalb den zulässigen Geräuschpegel für Verkehrsmittel auf 75–80 dB gesetzlich festgelegt.

Zwar hängt die Geräuschintensität vom jeweiligen Betriebszustand des Kraftfahrzeuges ab, doch liegen bei den meisten Pkw oberhalb von 50 km/h und Lkw oberhalb von 70 km/h die Rollgeräusche über dem Antriebs- und Auspufflärm. Dabei spielen Straßenbelag und Reifenprofile eine Rolle (437).

3. Fluglärm

Im Augenblick gibt es auf den 10 Verkehrsflughäfen der Bundesrepublik Deutschland mehr als 600 000 Flugbewegungen pro Jahr. Die Frequenz steigt. Der Einwirkungsbereich hängt von der Lage der Startbahn, der An- und Abflugschneise sowie dem Flughafenumgebungsbereich ab. Im allgemeinen lassen sich maximale Schallpegel von 80–110 dB messen. Besonders nächtliche Flugbewegungen sind unangenehm, zumal bereits 45 dB zu deutlichen Schlafstörungen führen (437).

4. Wohnbereiche

Hier sind es vor allem neben Verkehrs- und Arbeitslärm die Geräusche von Kinderspielplätzen, Rasenmähern, Hundegebell, Kirchenglocken, Radio- und Fernsehapparaten. Diese Quelle ständiger Lärmbelästigung liegt zwischen 35 und 60 dB mit gelegentlichen Spitzenwerten bis zu 100 dB (437).

Hörschädigungen

Bei den gesundheitlich relevanten Lärmfolgen differenziert man in (197, 437):

a) *aurale Lärmwirkungen:* Vorübergehende «Vertäubung» sowie bleibende Hörschädigung (Lärmschwerhörigkeit). Sie treten am häufigsten in der Industrie auf und sind in zunehmendem Maße ein unüberwindliches Problem. Entsprechende Untersuchungen deckten bei Industriearbeitern in den letzten Jahrzehnten wachsende Lärmschäden auf, die heute bereits jeden fünften betreffen sollen. Die Aufwendungen der Industrie für die Auswirkung der Lärmschwerhörigkeit übersteigen die Unkosten für alle anderen Berufskrankheiten. Der maximal zulässige Geräuschpegel in der Stunde während eines Acht-Stundenarbeitstages bei 5 Werktagen wurde in den USA auf 90 dB, in anderen Ländern auf 85 dB festgelegt.

Die Lärmschwerhörigkeit geht auf eine Stoffwechselüberlastung mit langsamer Zerstörung der schallempfindlichen Haarzellen des Innenohrs durch langzeitige Geräuscheinwirkung von über 85 dB zurück.

b) *extraaurale Wirkungen:* Belästigung. Aktivierung des zentralen vegetativen Nervensystems mit entsprechenden Störungen (s. u.). Weiterhin Behinderung der Kommunikation und akustischen Umweltorientierung (maskierende Störgeräusche). Zwischen Sprachschallpegel und Störgeräuschpegel soll mindestens eine Differenz von 10 dB liegen, um ein optimales Satzverständnis zu sichern.

Gibt es eine definierte Lärmkrankheit?

Lärm kann außer zu Schwerhörigkeit auch zu Veränderung von Herzfrequenz, Blutdruck sowie zur Funktionsbeeinträchtigung von Verdauung, respiratorischem System, Sinnesorganen (Augen), Hauttemperatur und Zentralnervensystem sowie zur reversiblen Abnahme der pulsatorischen Schwankungen der Extremitätendurchblutung führen. (197, 437). Im Tierversuch (Ratten) ließen sich histomorphologisch nachweisbare Herzschäden nach Lärmeinwirkung objektivieren (403).

Auch Gedächtnisleistung und Konzentrationsfähigkeit werden häufig beeinträchtigt. Die Menschen werden nervös, gereizt, unruhig, gespannt. Vor allem die Unausweichlichkeit von Lärmeinwirkungen kann zur streßartigen Belastung werden. Lärm weckt auf. EEG-Untersuchungen konnten zeigen, daß die Schlaftiefen vermindert sowie Tiefschlaf und Traumschlafzeit reduziert werden (197).

Lärm im Stadion mindert auch die sportliche Leistung, wie man aus experimentellen Untersuchungen an Fechtern weiß, die simuliertem Tribünenlärm ausgesetzt wurden (4).

Lärm kann also psycho-vegetative und/oder psychosomatische Störungen mit Leistungsabfall provozieren. Eine definierte Lärmkrankheit ist allerdings mit Ausnahme der Lärmschwerhörigkeit nicht bekannt.

Damit steht man im Zeitalter des Kausalitäts- bzw. Beweiszwanges im Kampf gegen Lärmauswüchse in einer relativ ungünstigen Position. Man sollte deshalb die einseitige Fixierung auf die Frage der Gesundheitsschädigung durch Lärm verlassen und sich als Argumentierhilfe mehr an der Gesundheitsdefinition der Weltgesundheitsorganisation (WHO) orientieren. Dort wird Gesundheit nicht nur als Fehlen von Krankheit und Schwäche, sondern auch als psychisches, physisches und soziales Wohlbefinden interpretiert.

In dem am 1. 4. 1974 in Kraft getretenen Bundesimmissionsschutzgesetz sind allerdings als relevante Folgen schädlicher Umwelteinwirkungen auch «Gefahren, erhebliche Nachteile oder erhebliche Belästigungen» aufgeführt. Insbesondere die «erheblichen Belästigungen» dürften für den Schutz vor Umwelteinwirkungen (Immissionen) zu einem Kardinalbegriff werden. Belästigungen stellen laut Begründung zum Gesetzestext Beeinträchtigungen des körperlichen und seelischen Wohlbefindens dar. Der Übergang zwischen Belästigung und Gesundheitsgefahr ist fließend. Demzufolge können Belästigungen stärkeren Grades nach neueren medizinischen Erkenntnissen als schädlich angesehen werden. Dies besonders dann, wenn sie über längere Zeit auf den Menschen einwirken (437–440).

Lärmschutz heißt Verbesserung der Lebensqualität

Ab wann wirkt Lärm schädlich und von welchem Geräuschpegel an muß man mit «erheblicher Belästigung» rechnen? In den fünfziger Jahren wurde als Arbeitshypothese ein Lärmstufenkonzept entwickelt, dessen Einteilung zu einem festen Bestandteil des akustischen Umweltbewußtseins geworden ist:

Lärmstufe I (= 30–65 dB): Nur psychische Wirkungen zu erwarten.

Lärmstufe II (= 65–90 dB): psychische und vegetative Wirkungen zu erwarten.

Neuere Untersuchungen zeigen jedoch, daß dieses Lärmstufenkonzept heute nicht mehr haltbar ist. Schon weit unter 65 dB (Lärmstufe I) sind im Innenwohnbereich des Menschen wichtige anthropologische Funktionen und Aktivitäten so massiv gestört, daß daraus eine unzumutbare Belästigung wird (437–440).

Zur Begrenzung von Lärm für Arbeit und Freizeit hat der Verein Deutscher Ingenieure (VDI) entsprechende Richtwerte erarbeitet:

Dabei sollen im Arbeitsbereich folgende, nach Tätigkeitsmerkmalen geordnete Grenzwerte nicht überschritten werden: 50 dB bei sehr hoher geistiger Beanspruchung, 60 dB bei geistig-schematischen Tätigkeiten und 80 dB bei Routinearbeiten.

Die «Gesamtdosis», mit der ein Mensch innerhalb von 24 Stunden belastet werden kann, sollte den Lärmpegel-Mittelwert von 70 dB nicht überschreiten. Damit könnte einem Arbeiter, der während seiner 8-Stundenschicht Lärm von durchschnittlich 75 dB ertragen muß, in der folgenden Freizeit allenfalls noch 60 dB zugemutet werden. Für den Freizeitbereich (Terrassen, Garten, Balkon) nimmt man als Richtwert 55 dB an (ruhige Unterhaltung) (589).

Gegenüber diesen Außen-Richtwerten wurden inzwischen auch Innen-Richtwerte für Aufenthaltsräume vorgeschlagen. Dabei soll für die Nacht ein Pegel von 25–35 dB, für den Tag von 30–40 dB gelten. Diese Werte sollten sich bei geschlossenen Fenstern überall einhalten lassen, damit man sich jederzeit in den gewünschten Annehmlichkeitspegel zurückziehen kann (438–440).

Konkrete Vorschläge zum Lärmschutz

Wirkungsvollerer Lärmschutz heißt vor allem bessere Koordination von Verkehrsplanung, Städtebau, Raumordnung, Bauleitplanung u. a. Wichtig ist ein ausreichender Abstand der Verkehrsanlagen (Autobahnen, Schnellstraßen, Hauptverkehrsstraßen u. a.) und Wohnregionen. Siedlungsballungen sind grundsätzlich auch Verkehrsballungen. Zur Eindämmung der Geräuschintensität von Motoren wären neben Fahrzeugpflege, Anlage von Umgehungsstraßen und besserer Schallisolierung der Häuser bei manchen Autotypen eine Perfektionierung der Technik möglich. Die Grenze liegt bei den durch Straßenbelag, Reifenprofil und Geschwindigkeit bedingten Rollgeräuschen. Sekundäre Möglichkeiten wie «Grüne Welle» (Startgeräusche an Ampeln sind oft mehr als doppelt so laut wie der fließende Verkehr) sowie die lückenlosere Überwachung von «Lärmsündern» (Auspuffmanipulationen an Motorrädern, schadhafte Anlagen) und Verkehrsteilnehmern mit Neigung zu «Kavalierstarts» verbessern die vorhandenen Möglichkeiten.

In geräuschmäßig benachteiligten Regionen sollte der Schallschutz besonders im Hochbau (Fenster) mehr genutzt werden: Günstigere Organisation der Baukörper, Anordnung der lärmempfindlichen Räume wie Wohn- und Schlafzimmer zur Rückfront hin (Minderung bis zu 25 dB), abschattende Böschungen, Schallschutzwände, Verlegung von Straßen in Tunnels oder tiefe Einschnitte, Bepflanzungen mit ausreichender Tiefe und Dichte (Abstand und Absorption beachten).

Das Einflußgebiet von Flugplätzen ist trotz optimaler Schallisolierung der Häuser noch erheblichen Lärmpegeln ausgesetzt. Einige Länder (z. B. die Schweiz) haben deshalb das Landen und Starten von Düsenflugzeugen während der Nachtstunden untersagt, andere Staaten die zulässigen Geräuschpegel auf 110 dB bei Tag und 102 dB bei Nacht begrenzt und neuen lärmintensiven Überschallverkehrsflugzeugen (z. B. Concorde: 116 dB) keine Landeerlaubnis bewilligt.

Bereits praktizierte Lösungen zur Eindämmung des Fluglärms sind Schallschluckanlagen, Lärmschutzzäune, die Ausrüstung älterer Maschinen mit neuen Triebwerken und nicht zuletzt die Bevorzugung neuer Flugzeugtypen, die einen kleineren Lärmteppich ausbreiten.

Von den flugbetrieblichen Maßnahmen sind es vor allem neue Anflug- und Startverfahren, die den Lärmschutz weiterbringen: Ein herkömmlicher Anflug vollzieht sich auf einem Gleitpfad (2,5–3,0 °) der in 500 bis 700 m Höhe angeschnitten wird. Jede Erhöhung des Gleitpfadwinkels um 1 ° hat aber schon eine spürbare Lärmminderung zur Folge. Deshalb hat die Lufthansa seit 1972 ein neues Verfahren eingeführt: Der Gleitpfad wird bereits zwischen 900 und 1 200 m angeschnitten. Die Maschine fliegt noch relativ schnell, die Landeklappen sind nur wenig ausgefahren. Dadurch läßt sich der Triebwerkschub sehr niedrig und außerdem konstant halten.

Analoges gilt für das neue Startverfahren: Die Maschine wird so schnell und steil wie möglich auf größere Höhe gebracht. Dann erst werden die Schubkraft des Triebwerkes zurückgenommen und die Startklappen eingezogen. Das verkürzt Dauer und Intensität des Lärms.

Im Arbeitsbereich sind neben einer offiziell festgelegten oberen Geräuschgrenze gewisse Schutzmöglichkeiten gegeben: Helme und Gehörschutzwatte, bessere Schalldämpfung von Maschinen und Aufenthaltsräume in lärmfreien Zonen (437–440).

Hörschäden durch Popmusik?

Auch Hörschäden durch Popmusik ließen sich objektivieren. Man untersuchte in England junge, hörgesunde Studenten und fand bei jenen, die regelmäßig Popmusik-Veranstaltungen besuchten, eine signifikante Einschränkung ihres Hörvermögens. Zwar ließ sich das auch bei jenen Probanden feststellen, die während ihrer Freizeit mit Handfeuerwaffen hantierten oder in lauten Industriebetrieben arbeiteten. Doch während man hier Abhilfe schaffen kann, gibt es für Lärmschäden durch Popmusik kein Heilmittel. Diese Art der Unterhaltung stellt für das jugendliche Gehör eine Bedrohung dar, solange diese Musik einen Teil ihrer Faszination von ihrer Lautstärke ableitet (333).

Provoziert moderne Musik Gesundheitsschäden?

Während Musik immer mehr Eingang als therapeutischer Kofaktor in die Behandlung psychisch Kranker findet, häufen sich die Hinweise, daß man auch dadurch erkranken kann – zumindest durch moderne Kompositionen (7). Aufgrund detaillierter Befragungen von Orchestermusikern, die öfter zeitgenössische Werke aufführen, kam man zu dem überraschenden Ergebnis, daß diese Art der «Geräusch- und Effekterzeugung» gesundheitliche Störungen hervorrufen kann. Am häufigsten finden sich ausgeprägte Nervosität, Reizbarkeit, Streitsucht, aber auch Schlafstörungen, Kopf-, Ohren- und Magenschmerzen, Durchfall, Übelkeit, Obstipation, Herzbeschwerden sowie depressive Verstimmungen.

Selbstverständlich zeigen sich solche Symptome auch bei Orchestermitgliedern, die bevorzugt klassische Werke aufführen, jedoch nicht so ausgeprägt. Auch traten die erwähnten Beschwerden nicht nur bei denjenigen auf, die die avantgardistischen Stücke rundweg ablehnten, sondern auch bei jenen, die sich durchaus ernsthaft mit ihnen auseinandersetzten.

Allerdings ist es nicht nur der ungewohnte Lärmpegel bei solchen Werken, sondern auch die subjektive Einstellung zur modernen Musik. Dies äußert sich u. a. in den Kommentaren: Unerträgliche klangliche Spannung, Schock, Dissonanz, musikalische Minderwertigkeit, unmotivierter Krach, Lärm, Sinnlosigkeit, perverse Spielereien u. a. Dadurch sollen sich manche Musiker mit aufwendiger Ausbildung zum Handwerker degradiert fühlen, bei denen es «im chaotischen Lärm zeitgenössischer Kompositionen überhaupt keine Rolle mehr spielt, ob einer sein Instrument beherrscht oder nicht». Tatsächlich finden manche Orchestermitglieder, die sich vorzugsweise mit avantgardistischer Musik beschäftigen, nur noch mit Mühe zu klassischen Werken zurück.

Arbeitsphysiologische Untersuchungen

Unabhängig durch die Beanspruchung mit avantgardistischer Musik sind die physischen und psychischen Belastungen eines Orchestermusikers erheblich. Neben spezifischen Verschleißerscheinungen (HWS-Syndrom, Durchblasen der Lippen, Störungen wie «Geigerzittern» u. a.) ergaben arbeitsphysiologische Studien, daß die Kreislaufbelastung eines Orchestermusikers während einer Aufführung u. U. höher ausfallen kann als die von Industriearbeitern in schwerem Einsatz. Darüber hinaus soll moderne Musik noch besonders mürbe machen, insbesondere in der Gruppe der Blechbläser und Schlagzeuger.

Aus diesem Grunde läßt sich die zeitgenössische Musik mit ihren Dissonanzen, Schockeffekten und Phonstärken in therapeutischer Hinsicht bei psychisch Kranken kaum einsetzen. Dort soll durch die Musiktherapie Harmonisierung oder gezielte Stimulation erreicht werden. Hier aber finden sich schon bei Gesunden unkontrollierbare Wirkungen allein auf Herz-Kreislauf, Pilomotorik, Tränen- und Schluckakt, von psychischen Erschütterungen ganz zu schweigen.

Ob jedoch gerade dieser Faktor der avantgardistischen Musik für bestimmte Formen seelischer Erkrankung nicht doch genutzt werden kann, muß interdisziplinär kontrollierten Langzeitstudien vorbehalten bleiben (7).

Geruchsbelästigung

Bisher ließ sich nicht beweisen, daß Gerüche allein eine krankmachende Wirkung haben. Sie können jedoch zu erheblicher Störung des allgemeinen Wohlbefindens führen. Damit gelten sie als umwelthygienisch bedeutsamer Faktor.

Geruchsbelästigung provoziert vor allem neuro-vegetative Beschwerden, und zwar in folgender Reihenfolge: Kopfschmerzen, Übelkeit, Schlafstörungen, Atembeschwerden, Appetitlosigkeit, Nervosität, emotionale Verstimmungen und Konzentrationsschwierigkeiten (872).

Besonders Siedlungen im Windschatten von Fabriken und landwirtschaftlichen Großbetrieben (Massenhaltung von Tieren) können zu einer erheblichen Beeinträchtigung des Wohlbefindens führen.

Heimliche Formen der Umweltverschmutzung

Gefahr für die Ozonhülle

Es wird gern von «ozonreicher Waldluft» gesprochen. Ausgerechnet der Wald verfügt aber über ein Minimum an Ozon.

Das «Aroma der Waldluft» beruht auf ätherischen Ölen und Terpenen durch Nadelhölzer («Luftvitamine»).

Ozon entsteht durch fotochemische Umwandlung von O_2 in O_3 unter Wärmebildung. Auf unserem Planeten hätte sich kein Leben entwickeln können, wären wir nicht von einer schützenden Ozonhülle umgeben. Der dreiatomige Sauerstoff bildet zwischen 20 und 50 km mit einem Konzentrationsmaximum bei etwa 23 km Höhe die sog. Ozonschicht. Sie würde bei normalem Luftdruck nur eine Höhe von 2–4 mm erreichen. In der Stratosphäre aber absorbiert sie die kurzwelligen ultravioletten Sonnenstrahlen. Erreichten diese die Erde ungehindert, müßte jedes Leben verbrennen. Wenige Prozent Ozon-Reduktionen und damit Strahlungsvermehrung könnten eine Steigerung der Hautkrebsrate, eine Störung des Pflanzenwachstums und damit eine Verminderung des Ernteertrages provozieren.

Nun reagieren die im Rahmen der Umweltverschmutzung in die Atmosphäre geblasenen Stickstoffoxide NO und NO_2 mit Ozon. Sie werden von Atombomben, besonders aber Überschallflugzeugen in die Stratosphäre versprüht. Herkömmliche Flugzeuge halten sich zumeist in der Troposphäre auf, die sich von schädlichen Stoffen innerhalb weniger Tage selber zu reinigen vermag. In der Stratosphäre aber können sich Schadstoffe ein bis zwei Jahre halten. Insgesamt verfeuern die internationalen Jetflotten jährlich 20 Milliarden Kilo Kerosin. Pro Kilo Treibstoff stoßen die Großraumflugzeuge zwischen 15 und 18 Gramm Stickoxid aus (774). Besonders gravierend ist dies bei jenen Flugzeugtypen, die sich bereits am Rande der Ozonschicht (ab 20 km Höhe) bewegen (z. B. Concorde, TU 144).

Bei atmosphärischen Kernwaffenexplosionen sollen pro Megatonne Explosionskraft soviel Stickoxidmoleküle gebildet werden wie etwa zwei Concorde-Überschallflugzeuge in einem Jahr abgeben würden. In einem Atomkrieg könnten etwa 5–7 000 Megatonnen Kernvernichtungskraft eingesetzt werden (395).

Noch mehr Aufsehen erregte jedoch eine Gefahr, die zunächst grotesk anmutet. Die Treibgase aus Spraydosen, beispielsweise der Haarfestiger, Desodorants, Pflanzenschutz-, Insektenvertilgungs- und Desinfektionsmittel, von Rasierschaum u. ä. sollen ebenfalls die Ozonschicht gefährden («Tod aus der Spraydose»*)), und zwar sechsmal schneller als die Stickoxide aus Superjets und Kernwaffenexplosionen. Chlorfluorkohlenwasserstoffe (Markennamen: Freon, Frigen usw.) werden in Millionen Sprühdosen aller Art und als Kältemittel in Kühlaggregaten benutzt. 1971 wurden über 400 Millionen Sprühdosen verbraucht. Allein 1973 betrug der Weltverbrauch ca. eine Megatonne mit einer voraussichtlichen jährlichen Steigerungsrate von 10 %. In den USA werden in dieser Branche drei Milliarden Dollar jährlich umgesetzt. 1975 wurden rund eine Million Tonnen des umstrittenen Treibgases produziert. Als Kältemittel für Kühlschränke und Klimaanlagen wurden diese Substanzen, zumeist Fluorkohlenwasserstoffe, schon vor 50 Jahren entwickelt und erst später auch als Treibgase für Aerosole eingesetzt. Als Vorteil erwies sich, daß sie chemisch stabil, weitgehend ungiftig und wasserunlöslich waren. Fluor-Chlor-Methane sind jedoch auch inert

---

*) In den USA werden jetzt «umweltfreundlichere» Treibgase für Sprühdosen aus Druckluft bzw. komprimierten Kohlendioxid hergestellt.

(chemisch reaktionsträge). Sie gehen nach ihrer Versprühung keine weiteren Verbindungen ein und steigen unbehelligt durch die turbulente, bis zu 50 Minusgraden messende Tropopause hindurch, die normalerweise eine Durchmischung mit Schwebestoffen verhindert. Dann geraten sie unter Beschuß harter UV-Sonnenstrahlen, wobei aus den Fluorkohlenwasserstoff-Verbindungen Chlor-Atome abgespalten werden, die wiederum die drei Sauerstoff-Atome des Ozons zu molekularem, schutzunfähigem O_2 reduzieren (395, 654, 774).

Allerdings wurde auch von anderer Seite darauf hingewiesen, daß die Stärke der Ozonschicht ohnehin differiere und zwar abhängig von geographischer Breite (bis ± 30 %), Jahreszeit (bis ± 50 %) und periodisch in einem Rhythmus von ca. 11 Jahren (etwa um 10 %). Die Gründe sind noch weitgehend unbekannt (vulkanische Ausbrüche?). Immerhin wären dabei die naturbedingten Schwankungen der Ozonschicht um ein Vielfaches größer als die bisher angenommenen Belastungen durch Industrieprodukte. Auch wurde von manchen Beobachtern über einen Zeitraum von mehreren Jahren nicht ein Ozonabbau, sondern sogar eine Zunahme (auf der nördlichen Halbkugel stärker als auf der südlichen) verzeichnet (395).

Schließlich wird in jüngster Zeit darauf hingewiesen, daß Kunstdünger, der aus Stickstoff gewonnen und auf die Felder gebracht wird, ein noch schwerwiegenderes Problem als die Treibgase von Sprühdosen darstellen könnte. So wurden 1974 weltweit insgesamt 40 Millionen Tonnen Stickstoff in Dünger verarbeitet. Gegen Ende dieses Jahrhunderts werden es voraussichtlich 200 Millionen Tonnen sein. Dann aber würden nach diesen Mutmaßungen die Stickoxide ein Viertel des lebensnotwendigen Ozons abbauen (776).

Infraschall
als Noxe?

Neuerdings beunruhigt der Verdacht, die vom menschlichen Ohr nicht mehr wahrnehmbaren Töne aus dem Infraschallbereich könnten für den Menschen schädlich werden. Dazu zählen die langwelligen (tiefen) Töne mit einer Frequenz von weniger als 16 Hz, die für das menschliche Ohr genauso wenig erfaßbar sind wie extrem hohe Ultraschalltöne.

Als Emissionsquelle von Infraschall gelten hauptsächlich Ventilatoren, Kompressoren, Motoren und Elektrodenöfen (beispielsweise in Gaststätten). Arbeitsmedizinische Untersuchungen sollen jetzt klären, ob tatsächlich mit Reaktionsverlangsamung, Apathie und sogar Übelkeit sowie depressiven Verstimmungen zu rechnen ist, wenn man längere Zeit Infraschall ausgesetzt war (522).

Probleme mit
Klima- und Belüftungsanlagen

In bestimmten Zeitabständen häufen sich «Hygieneunfälle» in Krankenhäusern, die das Interesse auf die Klima- und Belüftungsanlagen zentrieren. In abgeschwächter Form gelten die so gewonnenen Erkenntnisse für Wohnhäuser und Büros (784).

Nicht selten liegen die Ansaugstellen der Belüftungsanlagen in einem Lichtschacht, in nächster Nähe eines Kamins (z. B. Verbrennungsofen, Ölheizungskamin) oder an der Materialanlieferungsstelle. Das kann u. U. zu starker Verunreinigung der Filter und erheblicher Geruchsbelästigung führen. Die Ansaugstelle soll entweder auf dem Dach, an der Hauswand oder in einer geschützten Rasenfläche mit einer Niveauerhöhung von 1,5 m angebracht und möglichst mit Seitenschlitzen, Insekten- und Vogelgittern (gegen Vogelnester in Ansaugkanälen) versehen werden.

Schwierigkeiten beim Schutz der Ansaugstelle und des -kanals ergeben sich besonders dann, wenn nur Grobfilter oder grobe Staubfilter nachgeschaltet sind und die angesaugte Luft stark keimangereichert in die Räume geblasen wird. Der Ansaugkanal sollte glatte Flächen haben und mit Wasserablauf und Wärmeisolierung ausgestattet sein, um die Schwitzwasserbildung zu verhindern. Vor die Feinfilter sollten Grobfilter geschaltet werden. Häufig finden sich jedoch nur Fliegengitter.

Ein besonders schwacher Punkt der Klimaanlage ist die Befeuchtung. Wird die Luft durch einen Wäscherkasten durchgeführt, kommt es durch den Endloskreislauf zur Keimverunreinigung mit zum Teil massiven Anreicherungen infektiösen Materials. Inzwischen versucht man dieses Wasser zu desinfizieren, wobei sich jedoch Bedenken gegen das verwendete Formalin erheben. Bei Neuanlagen empfiehlt sich deshalb generell eine Dampfbefeuchtung. Die Desinfektion von Wäscherkästen bleibt nur als Ausweg bei bestehenden Anlagen. Zudem soll die Luft nach der Befeuchtung über nicht zu lange Kanäle fortgeführt werden. Zumeist sind die Anlagen im Keller untergebracht. Später eingeschaltete Filter sind häufig 10 m und mehr von der Ausblasöffnung entfernt, was keinen nachhaltigen Effekt bringt.

Problematisch ist der Lufteinlaß, wenn die Luft über die nicht selten stark verstaubte oder verschmutzte Zwischendecke eingeblasen wird. Außerdem liegen Lufteinlaß und Abluftschlitze oft ungünstig (gleiche Wand, Abluftschlitze ebenfalls in Deckenhöhe), so daß eine Durchlüftung nicht möglich ist. Die Abluftschlitze sind bisweilen schwer zugänglich, deshalb selten gereinigt und bei Abstrichuntersuchungen häufig bakteriologisch infiziert.

Solche z. T. folgenschweren Zustände erstaunen nicht, wenn man hört, daß nur in etwa 10 % der deutschen Krankenhäuser Hygienebeauftragte hauptamtlich eingesetzt werden. Die Hälfte aller deutschen Krankenhäuser soll überhaupt keinen verantwortlichen Hygienebeauftragten haben (396). Die andere Hälfte betrachtet die Verantwortlichkeit für die Hygiene in einem Hospital in 79 % nur als Nebentätigkeit, die Krankenhausmitarbeiter u. a. verpflichtet, als Hygienebeauftragte zu fungieren.

Andere Nationen kennen einen verantwortlichen und entsprechend ausgestatteten «Infektionskontrolldienst» schon längere Zeit. Dazu gehören die «infection control nurse» (USA), die Amtsvorsteherin für Krankenhaushygiene (Dänemark), die als Hygieneassistentinnen spezialisierten Krankenschwestern (Schweden, England) u. a. Sie alle unterstehen zumeist hauptamtlichen Krankenhaushygienebeauftragten und werden laufend fortgebildet. In der Bundesrepublik Deutschland diskutiert man jetzt die Ausbildung von «Hygienefachschwestern».

Gefährden **Mikrowellen** Herzschrittmacher?

Mikrowellen, also elektromagnetische Schwingungen mit einer Frequenz zwischen 100 MHz und 100 GHz (Wellenlängen zwischen 3 m und 3 mm) sind nicht-ionisierende Strahlen, die von Rundfunk-, Fernseh- und Radarsendern genutzt werden sowie bei Diathermie, in Haushalt und Industrie vorkommen.

Je nach Frequenz und Gewebebeschaffenheit werden 20–80 % der Strahlung absorbiert, das Gewebe erwärmt sich (therapeutisch genutzt). Problematisch wird der thermische Effekt erst, wenn die erzeugte Wärme nicht schnell genug abgeleitet werden kann. Dann kommt es zu lokaler Überhitzung unter allgemeinem Wärmestau. Am empfindlichsten reagieren die Linse des Auges (Katarakt-Bildung) und die Testes (Oligospermie). Im Rahmen des nicht-thermischen Effektes können sich jedoch auch Proteine und Zellen sowie Blutkörperchen gemäß ihrer Polarität im elektrischen Feld entsprechend ausrichten (Denaturierung des Eiweißes, Veränderung der Enzymaktivitäten?). Allerdings sind solche Reaktionen erst in Dosen weit oberhalb der biologischen Toleranzgrenze von 10 mW/cm^2 zu erwarten. Da jedoch auch schon psychovegetative Beschwerden unter dem Einfluß von Mikrowellen festgestellt wurden, liegt die biologische Toleranzgrenze in der UdSSR und in anderen östlichen Staaten bei 10 $\mu W/cm^2$.

Unabhängig von diesen unterschiedlichen, vorderhand nur für die Wissenschaft interessanten Auffassungen scheint es jedoch eine Gruppe von Menschen mit relativ sicherer Gefährdung zu geben: Patienten mit Herzschrittmachern.

Nicht nur die elektromagnetische Strahlung nimmt laufend zu, auch die Zahl der implantierten Schrittmacher. Gegenwärtig sind es allein in der Bundesrepublik mehr als 40 000. Herzschrittmacher reagieren je nach Modell mehr oder weniger stark auf Mikrowellen, und zwar schon bei Strahlungsdichten unterhalb der für die Bundesrepublik Deutschland geltenden Toleranzgrenze von 10 mW/cm^2. Es wird deshalb empfohlen, daß sich die Träger solcher Schrittmacher nicht in der Nähe von Sendestationen, speziell von Radarsendern aufhalten, da gerade letztere starke Einzelimpulse emittieren. Außerdem sollten Apparate und Anlagen, die Mikrowellen mit entsprechenden Strahlungsdichten abgeben können (z. B. Mikrowellenöfen, Radar-, Rundfunk- und Fernseh-S e n d e r sowie manche militärischen Einrichtungen) wie bereits in Großbritannien mit einem entsprechenden Warnschild versehen werden (709).

Gegenüber Radio- und Fernsehapparaten selbst mit entsprechenden Hilfseinrichtungen wie Ultraschall-Fernsteuerung oder drahtlosen Infrarot-Kopfhörern können sich Schrittmacherträger hingegen im allgemeinen gefahrlos bewegen. Allerdings werden zunehmend Rundfunk- und vor allem Fernsehgeräte mit elektronischen Sensortasten ausgestattet, die verschiedene Funktionen durch leichtes Antippen ermöglichen. Hier können am Schrittmachersystem Spannungen auftreten, die oberhalb der Ansprechschwelle liegen.

Wird der Kontakt mit dem Sensor ständig aufrechterhalten, wird nach einmaligem Aussetzen des Schrittmachers auf den festfrequenten Rhythmus umgeschaltet, der gleich, größer oder kleiner als die Grundfrequenz sein kann. Werden jedoch mehrere Programme hintereinander eingeschaltet, kann dies von synchronisierten Schrittmachern als Eigenaktion des Herzens gewertet werden. Bei Simulation des rhythmischen Berührens von Sensoren ließen sich in vivo regelmäßig Impulsausfälle feststellen, solange die eingeprägten Ströme ausreichend groß waren.

Es scheint deshalb nicht zweckmäßig, pauschal von der Verträglichkeit von Rundfunk- und Fernsehapparaten für Schrittmacherpatienten zu sprechen. Besser wäre es, sachlich darauf hinzuweisen, daß bei der Handhabung von elektrischen Sensoren kurzfristig Unregelmäßigkeiten im Schrittmacherrhythmus auftreten können, die jedoch keine bleibenden Auswirkungen auf das Stimulationssystem haben.

Dies um so mehr, als solche verschleißfrei arbeitenden Sensoren in Zukunft noch häufiger Verwendung finden dürften (Fahrstuhlanlagen, Tastatur von elektronischen Datenverarbeitungsanlagen, elektronische Lichtschalter u. a.) (78).

Hochspannungsleitungen
als belastender Umweltfaktor?

Wie sehr der Mensch auf Elektrizität angewiesen ist, zeigen der permanent steigende Bedarf, die inzwischen begrenzten konventionellen Mittel der Elektrizitätsherstellung (Wasserkraftwerke, Kohle u. a.) und die daraus entstehenden Diskussionen um Kernkraftwerke. Insbesondere dürften die immer dichter werdenden frei gespannten Hochspannungsleitungen manchen zu der Frage veranlaßt haben, ob nicht elektromagnetische Felder technischen Ursprungs biologisch wirksam und damit ggf. gesundheitsschädlich sind (451).

Tatsächlich soll nicht nur das Wohnen in der Nähe von Hochspannungsleitungen für den 50 Hz-Kraftstrom und den $16^2/_3$ Hz-Bahnkraftstrom, sondern schon in der Nähe elektrischer Bahnstrecken (15 000 V, $16^2/_3$ Hz) problematisch sein. Dort treten sehr starke Ströme in den Fahroberleitungen sowie Rückströme auf, die nicht nur durch die Bahnschienen fließen. Da letztere vom Erdboden isoliert sind, entstehen sogenannte «vagabundierende Ströme» über viele Kilometer vom Gleiskörper entfernt.

Hochspannungsleitungen sind nicht nur optisch ein störender Anblick, sondern auch durch das ständige Surren und Pfeifen eine akustische Belästigung. Noch störender wird das lautstarke permanente und monotone Surren bei Vereisung, Nebel oder überdurchschnittlicher Luftfeuchtigkeit, wenn es zu Korona-Entladungen an den Hochspannungsleitungen kommt.

Schließlich muß man an die vermehrten Blitzeinschläge denken. Zwar ziehen Hochspannungsleitungen Blitze von den umstehenden Gebäuden ab und richten sie auf sich, doch nimmt die Zahl der Einschläge insgesamt zu.

Gefahrenbereich von 200 m?

Eine Hochspannungsleitung baut durch ihre Betriebsspannung ein elektrisches Feld um sich herum auf. Seine Stärke hängt von der Betriebsspannung sowie von der Kabelanordnung ab. Da alle natürlichen elektrischen magnetischen Felder in der nächsten Umgebung von Hochspannungsleitungen schwer gestört sind, wird das natürliche elektromagnetische Umweltklima und damit die natürliche Luftionisation verändert. Vor allem werden die Luftionen, unabhängig von ihrer Polarität, von den Elektroden abgesaugt, die das Feld erzeugen. Da die Ladungen sich im Raum gleichmäßig zu verteilen suchen, muß der entionisierte Raum dauernd mit Ionen nachbeliefert werden, was schließlich über eine größere Region hin zu einer Ionenverdünnung oder gar Entionisierung führen kann.

Generell muß man annehmen, daß beispielsweise bei einer 110 kV-Hochspannungsleitung das elektrische Feld in Entfernungen von 100—200 m von der Hochspannungsleitung auf einen Wert abgesunken ist, der biologisch nicht mehr wirksam werden und damit gegebenenfalls schaden kann.

Welche Schäden zu erwarten sind, geht aus bisher vorliegenden Experimenten hervor (Zusammenfassung: 451):

Eine Vielzahl von Verdachtsmomenten

Die natürliche Widerstandsfähigkeit des tierischen Organismus gegen Mikroben sinkt, seine phagozytotische Aktivität und die Gesamtzahl der Leukozyten geht zurück. Sollten sich solche Erkenntnisse auf den Menschen übertragen lassen, müßte man entsprechende Konsequenzen ziehen, um eine mögliche erhöhte Krankheitsanfälligkeit zu vermeiden.

Auch fand man im Tierversuch einen erhöhten O_2-Verbrauch sowie eine Zunahme der Pulsfrequenz.

Da sich die Lichtschneisen durch Hochspannungsleitungen in bewaldeten Gebieten als vorzügliche Bienenweiden erwiesen, untersuchte man den Einfluß elektromagnetischer Felder auf die Honigbiene. Offenbar sollen Bienen eine erhöhte Aktivität, aber auch Reizbarkeit zeigen. Bei gutem Wetter sammeln sie zwar doppelt soviel Honig wie normal, doch geht das auf Kosten ihrer eigenen Substanz und damit Kraft. An kühlen und regnerischen Tagen sollen sie ungewöhnlich stark gereizt und schwärmlustig sein. Die Unruhe kann sich dabei zur Aggressivität sogar gegen arteigene Individuen steigern, die vereinzelt getötet werden. Bei zunehmendem elektromagnetischem Feld wird kein Honig mehr gesammelt, die vorhandenen Vorräte wegen der erhöhten Stoffwechseltätigkeit rasch verbraucht. Aufgrund dieser Erfahrungen wird empfohlen, Wandervölker nicht unter Hochspannungsleitungen, sondern 50—100 m entfernt aufzustellen.

In anderen Tierversuchen konnte sogar eine tödliche Wirkung von 50 Hz-Wechselstromfeldern demonstriert werden; Eier wurden nur in etwa vier Fünftel der Fälle ausgebrütet, wobei die Küken häufig Mißbildungen zeigten und früh starben, zumindest aber an Untergewicht litten.

Schließlich gibt es Testuntersuchungen am Menschen. Dabei registrierte man unter starken elektromagnetischen Wechselfeldern bei einer Frequenz von 50 Hz Flimmern vor den Augen sowie Kopfschmerzen. Nach neueren Erkenntnissen soll die negative Wirkung des elektrischen Feldes besonders auf das Nerven- und Kreislaufsystem zielen, wobei der Grad der Beeinflussung von der Größe der elektrischen Feldstärke und von der Aufenthaltsdauer im Feld abhängt (Experimente in der UdSSR). Auch wenn Teile einer Anlage berührt werden, die gegenüber dem Organismus eine Potentialdifferenz aufweisen, soll es — in Abhängigkeit von Dauer und Amplitude des Entladungsstromes sowie der Häufigkeit der Entladungen — zu Phasenänderungen im Rhythmus der elektrischen Hirnströme sowie Störungen der Atmung und der Herzfrequenz kommen. Ferner wurden experimentell Änderungen der Gerinnungsfähigkeit des Blutes und der Reaktionszeit festgestellt.

Unter dem Druck solcher Ergebnisse sollen in der UdSSR bereits besondere Schutzvorschriften und fest installierte oder tragbare Abschirmungsmöglichkeiten sowie eine spezielle Bekleidung aus leitendem Gewebe für entsprechend exponiertes Personal existieren.

In Fachkreisen wird diskutiert, ob nicht im Sinne eines sogenannten Summationseffektes durch solche künstlichen Felder eine langsame Sensibilisierung gegenüber meteorologischen Faktoren provoziert werden kann. Manches scheint darauf hinzudeuten, daß chronische Beschwerden wie Kopf- und Gliederschmerzen, Nervosität, Schlaflosigkeit u. ä. in Relation zu störenden elektromagnetischen Feldern stehen.

Aufgrund bisher gewonnener Erkenntnisse ist zumindest nicht mehr sicher auszuschließen, daß elektromagnetische Felder biologisch wirksam und damit u. U. auch schädlich sein können. Um einer Verschlechterung der bestehenden Verhältnisse entgegenzuwirken, sollte man vor allem die Verlegung frei gespannter Hochspannungsleitungen über und durch besiedeltes Gebiet vermeiden. Dies insbesondere deshalb, weil beim derzeitigen Stand der Technik andere Möglichkeiten zur Verfügung stehen (z. B. streckenweise unterirdische Verkabelung). Die Planung von Transformatoren-Stationen müßte unter derartigen Aspekten erfolgen.

Gegenargumente

Von technischer Seite wird gegen diese Warnungen eingewendet, daß der Mensch schon lange elektromagnetischen Feldern ausgesetzt ist (228). Dazu zählen Gewittertätigkeit, auch oberirdische Leitungen für Beleuchtung, allgemeine Energieversorgung, Straßenbahnen, Oberleitungsbusse u. a. Überall – so die Gegenargumente – lebt der Mensch inmitten eines Stromversorgungsnetzes und schafft sich immer weitere Quellen elektromagnetischer Felder (Radio, Fernsehen, stark isolierende Kunststoffe in Kleidung, Möbelbezügen, Fußbodenbelägen, Treppengeländern, Anstrichen u. a.).

Auch weist man darauf hin, daß gerade das Streckenpersonal der Bahn, insbesondere aber die Lokomotivführer, besonders elektromagnetischen Feldern ausgesetzt sind, keinesfalls aber häufiger krank werden als andere Berufe ohne diese Belastung.

Insgesamt sei kein konkreter Fall bekannt geworden, bei dem es zu gesundheitlichen Störungen unter Hochspannungsleitungen gekommen wäre. Analoges gelte für das Weidevieh im Bereich solcher Leitungen, das solche Weiden weder meide, noch mit geringerem Milchertrag darauf reagiere (684).

Vorbeugende Maßnahmen?

Dagegen argumentieren diejenigen, die vor Hochspannungsleitungen als bisher verkanntem Umweltfaktor warnen (451), wie folgt: So lange noch keine gezielten experimentellen Untersuchungen vorliegen, könne man derlei nicht als Freibrief betrachten. Im Falle der Gesundheit sind nachträgliche Eingeständnisse zu folgenschwer. Man solle von dem Irrtum abrücken, daß die biologische Wirkung mit der Stärke des einwirkenden Feldes stetig zunehme. Gerade das liege möglicherweise bei elektromagnetischen Feldern nicht vor. Im übrigen seien Lokomotivführer eine besonders sorgfältig ausgewählte Berufsgruppe, die sich deshalb als Durchschnittsbeispiel nicht eigne.

Auf internationaler Ebene lägen genügend Studien vor, die auf die biologische Wirksamkeit elektromagnetischer Felder hinwiesen. Dies sollte Grund genug sein, sich nicht in blinder Fortschrittsgläubigkeit Einflüssen grundlos auszusetzen, deren Schädlichkeit vermutlich erst dann schlüssig nachgewiesen werden könne, wenn unsere Meßmethoden fein genug geworden sind.

Überschallflugzeuge in großen Höhen

Die Dienstgipfelhöhe der konventionellen Verkehrsdüsenflugzeuge liegt bei etwa 12 km. Moderne Überschall-Verkehrsflugzeuge vom Typ Concorde im Westen bzw. TU 144 im Osten fliegen jedoch zwischen 18 und 24 km, also am Rande der Ozonschicht (ab 20 km Höhe).

Für die Insassen soll dies jedoch keine Rolle spielen, denn wichtig ist nicht die absolute Flughöhe, sondern der Innendruck der Druckkabine. Dieser soll bei den Überschall-Verkehrsflugzeugen sogar günstiger ausfallen. Bei den bisher eingesetzten Flugzeugtypen entspricht der durch Kompressionsaggregate verdichtete Luftdruck in einer Höhe von etwa 12 km einem tatsächlichen Kabineninnendruck von etwa 2400 m. Die «Druckkabinenhöhe» der Überschallflugzeuge hingegen liegt selbst bei einer Dienstgipfelhöhe von 18–24 km lediglich zwischen 1600 und 2000 m. Für Kranke mit Herzinsuffizienz, schwerem Asthma, Emphysem oder sonstigen auf zusätzlichen Sauerstoffmangel empfindlich reagierenden Erkrankungen fällt der Kabineninnendruck der Überschall-Verkehrsflugzeuge günstiger aus. Im übrigen gelten für chronisch Kranke im Luftverkehr mit den neuen Verkehrsflugzeugen die gleichen Bedingungen wie im bisherigen Flugverkehr. Die Geschwindigkeit des Überschall-Verkehrsflugzeuges hat hingegen auf die Passagiere keinerlei, die Geschwindigkeitsänderungen (Beschleunigung) nur geringen Einfluß.

Die Wirkung kosmischer Strahlen fällt in Höhen zwischen 18 und 24 km allerdings stärker aus als in der bisherigen Dienstgipfelhöhe von etwa 12 km. Die jährliche Strahlenbelastung einer Concorde-Besatzung soll jedoch nur etwa 10 % jenes Werts betragen, der für beruflich strahlenexponierte Personen von der WHO noch toleriert wird. Die Strahlenbelastung von Passagieren mit hoher Flughäufigkeit (etwa 20 Flüge pro Jahr) erreicht ebenfalls nur Werte, die innerhalb der jährlich zulässigen Strahlendosis für die Allgemeinbevölkerung liegen.

Da aber die Flughöhe eines Überschall-Verkehrsflugzeuges in der Stratosphäre liegt, muß mit dem Eindringen von Ozon gerechnet werden. Es wurden deshalb Höchstwerte festgelegt, bei deren Erreichen mit entsprechenden Verfahren (Hitze oder Katalysatoren) das in größeren Mengen eingedrungene giftige Ozon in normalen Sauerstoff umgewandelt wird (508).

Radioaktive Belastung

Die natürliche Strahlenbelastung

Die Strahlenbelastung ist nicht erst ein Problem der letzten Jahrzehnte. Der Mensch ist seit jeher ionisierenden Strahlen ausgesetzt. Bis Anfang des 20. Jahrhunderts war diese Strahlung ausschließlich natürlichen Ursprungs. Erst in den letzten Jahrzehnten wurden künstliche Strahlungsquellen entwickelt: Radioaktiver Fallout von atomaren Testexplosionen, neu entstehende Kernkraftwerke (bisher – soweit bekannt – mehr als 150), Röntgenstrahlung in der Medizin u. a.

Die natürliche Strahlenbelastung seit Urzeiten stammt im wesentlichen aus zwei Quellen (126, 561, 638, 691, 692):

1. aus der Weite des Weltraumes (kosmische Strahlung) und
2. von der Erde selber (terrestrische Strahlung).

I. Die kosmische Strahlung

Die kosmische Strahlung ist im wesentlichen eine Korpuskularstrahlung aus dem Weltraum. Man unterscheidet zwischen der galaktischen (aus der Weite des Weltraumes) und der solaren Strahlung (Sonne). Diese Gamma- und Röntgenstrahlung aus dem Weltraum besitzt zwar hohe Energie und große Durchdringungskraft. Der Anteil an der natürlichen Strahlungsbelastung der Erdbevölkerung ist jedoch mit etwa 30 mrem (in Meereshöhe pro Jahr) so gering, daß er vernachlässigt werden kann.

Allerdings hängt die Strahlenbelastung ab von Meereshöhe, geographischer Breite bzw. geologischer Formation, auf der wir leben. Sie nimmt beispielsweise mit zunehmender Höhe (z. B. Anden, Himalaja-Gebiet) und wachsender Entfernung vom Äquator zu. Auch die zivilen Überschallflugzeuge werden bei einer Flughöhe von 20–25 km stärkeren Strahlenbelastungen ausgesetzt sein, die jedoch für Passagiere und Besatzung nicht zur Gefahr werden sollen (s. S. 282).

Die galaktische Strahlung außerhalb des Erd-Magnetfeldes wirkt von allen Seiten gleichmäßig auf die Erde ein. Die solare Strahlung ist hingegen erheblichen Schwankungen unterworfen. So kennt man einen Rhythmus der Sonnenaktivität von 11 Jahren, wobei das Auftreten von Sonnenflecken einen Rückgang der Strahlungsintensität einleitet. Daneben gibt es die tagelangen Sonneneruptionen, bei denen große Mengen ultravioletter Strahlung und Gaswolken (Protonen- und Elektronenmassen) in Form der sogenannten Sonnenstürme (engl.: flares) in etwa $1^1/_2$ Tagen die Erde erreichen.

II. Die terrestrische Strahlung

Die terrestrische Strahlung (ca. 60 mrem pro Jahr) geht auf den Zerfall radioaktiver Substanzen (im wesentlichen des Urans und Thoriums) zurück. Bei beiden Elementen kommt es im Verlaufe der Zerfallsreihe auch zur Emanation (Austreten radioaktiver Gase), so daß sie inhaliert und über die Lunge auf dem Blutwege in alle Körperbereiche verteilt werden können.

Radioaktive Stoffe werden aber auch über Trinkwasser und Nahrung aufgenommen. Einer der wichtigsten Ablagerungsorte mit z. T. hoher Strahlungsbelastung ist der Knochen (besonders für Radium, Thorium, Strontium und Polonium). Weniger stark betroffen, wenn auch folgenschwerer, sind Lungen und vor allem Gonaden.

Bestimmte Populationen sind der natürlichen Strahlenbelastung besonders ausgesetzt: z. B. Arbeiter in Uranbergwerken (Radongase, Uranstaub), Leuchtziffermaler, die ihre radiumhaltigen Pinsel mit dem Mund anspitzen u. a. Den größten Anteil natürlicher Strahlenbelastung (etwa 20 mrem pro Jahr) entwickelt das ständig im Körper vorhandene Kalium-40, gefolgt von Blei-210, Polonium-210, Radium-226 und Folgeprodukte (außer Radon), Kohlenstoff-14, Thorium-228 sowie die Inhalation von Radon und Folgeprodukten.

Je nach Geologie des Untergrundes kann es infolge der Absorption der aus der Erde stammenden Strahlung zu erheblichen Belastungen kommen. Dabei enthalten Granite und vulkanische Gesteine größere Radioaktivitätsanteile als beispielsweise Sedimentgesteine oder andere jüngere Auflagerungen. Besonders hohe Strahlungswerte sendet uranhaltiger Monazitsand aus (z. B. Indien, Brasilien). Während die durchschnittliche Strahlenbelastung bei etwa 120 mrem liegt, geht sie bei den dadurch Betroffenen über mehrere Tausend mrem hinaus. Das ist die obere Grenze für die in Strahlenbetrieben oder Röntgeninstituten beruflich tätigen Personen (5 000 mrem pro Jahr). Obgleich hier die Strahlenbelastung das 10–20fache des Weltmittels beträgt, konnten bisher umfangreiche Untersuchungen keine statistisch nachweisbare nachteilige Beeinflussung von Fertilität, Geschlechtsverteilung, Häufigkeit von Fehlgeburten und Mißbildungen sowie Säuglingsmortalität erkennen (561, 691).

Auch der Baustoff der Häuser führt zu unterschiedlicher Strahlenbelastung, und zwar in abnehmender Intensität: Granit, Ziegel oder Beton, Holz.

Röntgenstrahlen

Die höchste derzeitige zivilisatorische Strahlenbelastung der Menschheit soll in einer ständig zunehmenden und z. T. unkritisch häufigen Anwendung der Röntgenstrahlen in der medizinischen Diagnostik (561) sowie bei technischen Prüfungsverfahren (Materialprüfung) bestehen. Neue gesetzliche Bestimmungen versuchen, diese Gefahr zu begrenzen.

Radioaktivität und Wetter

Das Wetter, insbesondere wenn es unseren Erwartungen nicht entspricht, ist stets in aller Munde. Seit jeher kursieren deshalb bei hartnäckigen Schlechtwetterperioden Gerüchte über den Einfluß bestimmter, für die jeweilige Generation neuer Ereignisse auf den Ablauf des Witterungsgeschehens (früher die erste Eisenbahn, die drahtlose Telegraphie, Radiosender u. a.). Es versteht sich von selber, daß ein so ungeheueres Ereignis wie eine Atom- oder Wasserstoffbombenexplosion die gleichen Befürchtungen wecken muß. Immer wieder wurden von wissenschaftlicher Seite ernste Bedenken laut, die sich nicht ohne weiteres entkräften ließen.

Nach dem bisherigen Stand der Forschung liegt jedoch kein exakter wissenschaftlicher Beweis dafür vor, daß die

Radioaktivität einen merklichen Einfluß auf das Wettergeschehen ausübt (625). Entsprechende Befürchtungen, daß derlei auf jeden Fall verheimlicht würde, gelten möglicherweise für totalitäre Staaten. In den westlichen Demokratien arbeiten zu viele unabhängige Institute an solchen Fragestellungen, so daß hier eine Geheimhaltung der Untersuchungsbefunde zum Schaden der Menschheit nicht wahrscheinlich ist.

Es gibt heute Verfahren, das Wetter – wenn auch in geringem Umfang – zu verändern. So bemüht man sich hauptsächlich um die Hagelbekämpfung, Nebelbeseitigung und Regenauslösung. Die Radioaktivität spielt hierbei allerdings (noch?) keine Rolle.

Wichtigste Substanz zur Wetterbeeinflussung sind bisher Silberjodidteilchen als Kondensations- bzw. Eiskeime. An sie soll sich Wolkenwasser anlagern, das im günstigsten Fall zum Niederschlag führt. Kondensationskeime sind jedoch auch andere, in der Luft schwebende Teilchen (Aerosole), vor allem hygroskopische Salzpartikel (Meeresbrandung) sowie bestimmte Bestandteile der Luftverschmutzung.

Die Rolle radioaktiver Aerosole nach Atombombenversuchen für die Niederschlagsbildung ist bisher unklar. Wahrscheinlich sind sie weniger als andere Partikel geeignet, Wasser oder Eis anzulagern. Außerdem liegt das Verhältnis zwischen «natürlichen» (Waldbrände, Vulkanausbrüche, Meeresbrandung, Vegetation) sowie sogenannten anthropogenen Prozessen (Luftverschmutzung) zu den mit einer Atombombe in die Atmosphäre gerissenen Mengen von Erdboden oder Wasser in einem Verhältnis von Milliarden zu Millionen Tonnen Staub.

Schließlich sind die Verweilzeiten radioaktiver Aerosole für die Tropo- (Wochen bis Monate) und Stratosphäre (wenige Jahre) bekannt. Es ist unwahrscheinlich, daß radioaktiver Staub lokal zusammengetragen und verdichtet wird. Vielmehr sorgen die molekulare und turbulente Diffusion in der Atmosphäre für eine ständige Durchmischung und Verdünnung.

Zuletzt übersteigt der Mittelwert der natürlichen Radioaktivität der Luft zur Zeit erheblich den der künstlichen Radioaktivität. Wäre also ein Einfluß der Radioaktivität auf das Wetter zu sichern, müßte dieser im wesentlichen durch die natürliche Strahlenbelastung ausgelöst werden (625, 655).

Obgleich unsere Kenntnisse auf diesem Gebiet noch relativ bescheiden sind, erscheint der Einfluß künstlicher Radioaktivität auf die meteorologischen Ereignisse bei der derzeitigen Frequenz von Atombombenversuchen unwahrscheinlich. Unwetterkatastrophen werden dadurch nicht provoziert. Entsprechende Beschwerdebilder sind als psychogen zu deuten.

Die biologische Auswirkung des radioaktiven Ausfalls (Fallout)

Menge und Auswirkung radioaktiven Ausfalls bei Kernexplosionen (Fallout) hängen von Bombengröße, Explosionshöhe, geographischer Niederschlagsverteilung sowie meteorologischen Faktoren ab (zusammenfassende Darstellung bei 126):

Bomben, die in niedriger oder Bodenhöhe gezündet werden, reißen große Mengen von Erdboden oder Wasser in die Aufwärtsströmung des heißen Feuerballs. Die während des Fusionsprozesses gebildeten Radionuklide schlagen sich auf Partikeln und Wassertröpfchen nieder und fallen gewöhnlich innerhalb von 24 Stunden auf die Erde zurück (lokaler Fallout). Kleinere Partikel und kondensierte Nuclei steigen zur Explosionswolke auf, können in der niedrigen Schicht der Atmosphäre (Troposphäre: ca. 10 km Höhe) verbleiben oder – bei mächtiger Detonation – in die Stratosphäre (ca. 10–15 km Höhe) geschleudert werden.

Das troposphärische Material wird primär auf dem Breitengrad der Detonation um den Erdball getragen und innerhalb von 4–6 Wochen in Schnee, Regen oder als trockene Ablagerung abgesetzt (mittlerer Fallout). Stratosphärisches Material kann in der Atmosphäre über Monate oder sogar Jahre verbleiben (verzögerter oder weltweiter Fallout).

Explosionen in großer Höhe ohne Mitreißen von Schmutz oder Wasser in den Feuerball verursachen wenig oder nur globalen Fallout. Allerdings kann das radioaktive Material kondensiert als kleine, relativ lösliche Partikel weiter verstreut als weltweiter oder verzögerter Fallout abgesetzt werden.

Unterirdische Explosionen führen zu keinem Fallout, es sei denn, ein Luftzug reißt das radioaktive Abfallmaterial in die Atmosphäre.

Der lokale Fallout

Er ist eine Mischung aus etwa 200 radioaktiven Fusionsprodukten mit charakteristischer Halbwertzeit und -strahlung. Gefährlich ist die Gamma-Strahlung, die bei gröberen Partikeln auf Dächer, Bäume und Plätze abgesetzt wird. Allerdings dringen diese Teilchen im allgemeinen nicht in Häuser oder Unterstände ein.

Beta- wie Alpha-Strahlen legen nur kurze Wegstrecken zurück, sind aber auf der Haut gefährlich (Verbrennungen). Zusätzlich führen kontaminierte Nahrungsmittel (Wasser, Luft) zu inneren Strahlungsquellen.

In einem Atomkrieg wäre der lokale Fallout groß, bei vereinzelten Nuklearversuchen ist er hingegen gering (abgelegene Gegenden, günstige Witterungsbedingungen ausgesucht).

Troposphärischer und verzögerter Fallout

Er gefährdet wegen seiner größeren geographischen Verbreitung mehr Menschen. Kleinere Partikel ermöglichen eine innere Kontamination. Allerdings ist der Langzeit-Fallout durch atmosphärische Verdünnung und radioaktiven Zerfall nach längerem Verweilen niedriger. Von den 200 radioaktiven Nukliden beim Fusionsprozeß ist man sich bisher nur von wenigen sicher, daß sie eine echte Gefahr im Fallout darstellen.

Die Gefahr aus Radionukliden beruht auf:

1. *Produzierter Menge*

2. *Radioaktiver Halbwertzeit:* Radionuklide mit Halbwertzeiten von Tagen oder wenigen Wochen sind nur bedeutsam bei lokalem oder troposphärischem Fallout, solche mit mittleren Halbwertzeiten allerdings dann, wenn sie in polaren Breiten getestet werden (rapide Verbreitung des Abfalls aus der Stratosphäre). Langlebige Radionuklide sind in benachbarten Breiten von großer biologischer Bedeutung, wo sich der Abfall relativ langsam auf der Erde absetzt.

3. *Übertragung auf den Menschen:* Die meisten Radionuklide aus dem Fallout werden durch verschiedene Nahrungskettenpassagen auf dem Lande und im Wasser übertragen. Dabei spielen vor allem die Ablagerungen auf Pflanzen, zur Zeit weniger der Niedergang auf dem Wasser eine Rolle (Verdünnung). Bestimmte Radionuklide wie Tritium (schwerer Wasserstoff), die für friedliche Verwendung produziert werden, könnten jedoch zunehmend für die Nahrungsketten im Wasser bedeutsam werden.

Die Inhalation von Radionukliden ist von geringerer Bedeutung, falls man nicht zu nahe an die Emissionsstelle (verbotene Region) gerät. Doch selbst dort ist die Strahlengefahr auf dem Boden größer als durch Inhalation.

4. *Stoffwechsel im Körper:* Schließlich entscheidet die Lokalisation einzelner Radionuklide über ihre Gefährlichkeit (schwerwiegender bei Knochenablagerungen als im weichen Gewebe mit relativ rascher Elimination). Aus diesem Grunde sind *die gefährlichsten radioaktiven Materialien aus dem Fallout* für den Menschen:

a) *Jod 131:* Milch, Pflanzen und Pflanzenprodukte; Ansammlung in der Schilddrüse; geringe Halbwertzeit von nur etwa 8 Tagen.

b) *Strontium 90 und 89:* Nahrungskette, direkte Ablagerung auf Pflanzenoberflächen oder Erdboden; Kalziumstoffwechsel; Ablage in Knochen. Normale Nahrungszubereitung wie Waschen sollen beträchtliche Strontiummengen beseitigen.

c) *Cäsium 137:* Nahrungskette, Pflanzenoberfläche; soll jedoch auf dem Boden seltener die Pflanzenwurzeln erreichen; im Körper gleicher Stoffwechsel wie Kalium; lagert sich in weichen Geweben ab; kann zur genetischen Gefahr bei Gonadenexposition werden; wird jedoch relativ schnell (einige Monate) aus dem Körper entfernt. Nicht so bedeutsam wie Strontium 90.

d) *Kohlenstoff 14:* Lange Halbwertzeit (etwa 5800 Jahre); leicht von Pflanzen und Tieren aufnehmbar, Nahrungskette.

Nukleare Versuche gibt es seit 1945. Messungen haben ergeben, daß sich die Aufnahme von Strontium 90 beim Menschen von 1960 bis 1964 mehr als verdreifacht hat, die von Cäsium 137 sogar um den Faktor 5–10 anstieg. Seit 1964 (Test-Moratorium) nahm der Gehalt der meisten Radionuklide wieder ab.

Die Aufnahme von Radionukliden durch die Bevölkerung variiert je nach Oberfläche der bewohnten Region, den Lebensbedingungen und Eßgewohnheiten. So haben die ungewöhnlichen Nahrungsketten in der Arktis zu einer hohen Konzentration an Cäsium 137 und Strontium 90 der Bevölkerung geführt. Die dortigen flächig und langsam wachsenden Futterpflanzen entnehmen ihre Nährstoffe größtenteils atmosphärischen und damit u. U. radioaktiv angereicherten Stäuben. Die Renntierherden ernähren sich davon, die Menschen leben von Renntierfleisch und Milchprodukten. Aus dieser Nahrungskette wird die hohe Fallout-Aufnahme von Cäsium 137 und Strontium 90 erklärlich.

Strahlenwirkung

Die biologischen Wirkungen des Fallout lassen sich dosisabhängig in 3 Gruppen unterteilen:

1. *Akute Exposition* gegenüber einem lokalen Fallout in Verbindung mit massiven atmosphärischen Detonationen: Konsequenzen für das hämatopoetische und gastrointestinale System, bei sehr hoher Dosis auch für das Zentralnervensystem. Schädigungen innerhalb weniger Stunden oder Tage (akutes Strahlensyndrom).

2. *Peripherie einer Zone* mit hohen lokalen Fallout-Werten oder bei unfallbedingter Strahlenfreisetzung: Wahrscheinlich nur wenige sichtbare Veränderungen bei den Betroffenen. Monate oder Jahre danach jedoch Spätwirkungen möglich. Die gravierendsten sind — im Analogieschluß zu experimentellen Untersuchungen an Labortieren — Tumorbildung, beschleunigter Alterungsprozeß, verkürzte Lebenszeit.

3. *Weltweiter Fallout* mit relativ niedrigen Mengen: Wahrscheinlich genetisches Risiko für zukünftige Generationen. Möglicherweise bedeutsam für die Krebsentwicklung.

Krebsgefahr

Hohe Strahlendosen sind kanzerogen. Direkte experimentelle Untersuchungen mit totaler Körperexposition fehlen aber verständlicherweise. Über den Effekt niedrigerer Dosen kann man nur spekulieren. Die bisher am besten gesicherte Schädigung ist die Leukämie. Kinder sind dabei empfindlicher als Erwachsene. Besonders gefährdet ist der Fetus. Man nimmt an, daß die Leukämierate nach Exposition in utero etwa fünf mal höher ist als beim Erwachsenen.

Genetischer Effekt

Radioaktive Strahlungen können Mutationen jeglichen Typs provozieren. Allerdings kommen diese auch ohne Strahlenbelastung vor. Berechnungen des bisher vorliegenden Datenmaterials haben ergeben: Die Mutationsrate der Weltbevölkerung (ca. 3 Milliarden) von 450 neuen Mutationen bei einem durchschnittlichen Fallout-Pegel von 10 mrem (mrem = milliroentgen equivalent man) pro Jahr kommen auf 0,2 % der gesamten «natürlich vorkommenden» Mutationen.

Generell sei bisher die Strahlenbelastung der Bevölkerung bei einem weltweiten Fallout relativ niedrig anzusetzen. Allerdings ist das Ausmaß eines Fallout nur schätzbar, weil es von Typ, Zeit und Ort der Kernexplosion abhängt. Man vergleicht meistens mit einem durchschnittlichen Bezugswert, der sich aus kosmischen, terrestrischen und anderen natürlichen Strahlungsquellen zusammensetzt, denen der Mensch schon immer ausgeliefert war. Dabei ergibt sich, daß die Exposition durch den weltweiten Fallout gegenüber diesem Bezugswert relativ niedrig bleibt. Sie bewegt sich im Bereich von 5—15 mrem pro Jahr, was etwa 10 % der natürlichen Strahlung auf unserer Erde entspricht.

Trotzdem werden immer wieder nach Pressemeldungen über die erneute Zündung einer Atombombe viele Ärzte mit besorgten Patienten bzw. ihrer bunten Symptomatik konfrontiert, die u. U. sogar als «Strahlensyndrom» interpretiert werden kann.

Solche Beschwerden einer leichten Strahlenkrankheit finden sich — besonders nach den Beobachtungen in Hiroshima und Nagasaki — erst bei Dosen von 25—50 rem, also einem vieltausendfach höheren Wert. Selbst umfangreiche diagnostische Röntgenuntersuchungen mit Strahlenbelastungen bis zu mehreren Röntgen führen im allgemeinen noch zu keinen Beschwerden. Erst therapeutische Dosen mit Teilkörperbestrahlungen von einigen 1000 rem haben entsprechende Konsequenzen (126).

Kernkraftwerke – Pro und Kontra

Es besteht kein Zweifel: der Bedarf an elektrischer Energie ist in den letzten Jahrzehnten so gewaltig gestiegen, daß die konventionellen Energiequellen dafür in absehbarer Zeit nicht mehr ausreichen werden – wenn man von der verhältnismäßig schwierig und teuer gewinnbaren Kohle absieht. Sicher ist es auch eine Illusion zu glauben, man könne in nächster Zukunft eine brauchbare Alternative zur Kernenergie entwickeln. So benötigt die Fusionsenergie, auf die vielfach große Hoffnung gesetzt wurde, bis zur technischen Ausreifung noch Jahrzehnte und wirft im übrigen ähnliche Strahlungsprobleme wie bei der heute diskutierten Kernenergie auf. Auch die Sonnenenergie kann in unseren Breiten in nächster Zukunft bestenfalls für die Warmwasserbereitung genutzt werden. Doch ist schon die Beheizung eines Einfamilienhauses mit Sonnenenergie nur bei spezieller Wärmeisolation und -rückgewinnung und damit nur mit erheblichen Anfangskosten möglich. Die Elektrizitätsproduktion ist heute selbst unter den Verhältnissen der Sahara extrem unwirtschaftlich. Letztlich bliebe nur die Ausweitung des Kohlebergbaus, z. B. durch Erschließung neuer Kohleflöze, deren Abbau z. T. aber ausgesprochen schwierig und teuer erscheint. Ob gefördert oder bekämpft, der Strom aus Kernkraftwerken fließt weltweit und von Jahr zu Jahr stärker. Schon Ende 1974 waren bereits 163 Kernkraftwerke im Betrieb, standen 332 weitere in Bau oder waren bestellt. Kernenergiemacht Nr. 1 sind die USA mit zuletzt 49 Atomkraftwerken mit einer Nettoleistung von 31 773 Megawatt, der Hälfte der gesamten Kernenergie-Installation der Erde. Dieser Vorsprung wächst noch durch die Neubauten: $^{2}/_{3}$ der in Bau befindlichen oder geplanten Kapazitäten sind amerikanisch. Weit zurück folgen Länder wie England (in Betrieb: 30; geplant oder im Bau 10), die UdSSR (20, 11), die Bundesrepublik Deutschland (10, 16), Japan (10, 15), Frankreich (10, 8), Kanada (7, 7), Schweden (4, 6), Spanien (3, 7), Italien (3, 6), Indien (3, 5), die DDR (3, 4), die Schweiz (3, 4), Belgien (2, 6), die Niederlande (2, 0), die CSSR (1, 4), Bulgarien (1, 3), Argentinien (1, 1), Pakistan (1, 1), sowie Brasilien (0, 9), Finnland (0, 6), Taiwan (0, 6) und der Iran (0, 4); von China liegen keine offiziellen Daten vor.

Die Bundesrepublik Deutschland – gegenwärtig nach Zahl und Leistung ihrer Atomkraftwerke auf Platz 4 – würde mit den geplanten Neubauten an die zweite Stelle vor Japan und die Sowjetunion rücken.

Über die Sorgen der Gegner von Kernkraftwerken, die Atomreaktoren beim derzeitigen technischen und Erfahrungsstand für ein unkalkulierbares Risiko halten, informiert nachfolgende Zusammenfassung.

Bedenken gegen Kernkraftwerke

Die Bedenken gegen die im heutigen Umfang geplanten, im Bau befindlichen bzw. bereits im Einsatz stehenden Kernkraftwerke lassen sich im wesentlichen wie folgt zusammenfassen (29, 775, 857):

Atomare Katastrophen wurden von Computern unzählige Male durchgespielt (Ventilversagen, Haarrisse im alternden Metall, Erdbeben, Flugzeugabsturz auf die Reaktorhülle u. a.). Niemand weiß aber, ob im Katastrophenfall die Notkühlung auch wirklich funktioniert. Wirklichkeitsgetreu konnte dies bisher noch nicht, soll evtl. später erprobt werden. Alarmpläne liegen zwar bereit (Häuser aufsuchen, Türen und Fenster schließen, kein Leitungswasser und keine frischen Lebensmittel zu sich nehmen usw.), aber niemand weiß, was dies noch retten kann.

Zwar wird auf je 100 im Einsatz befindlichen Reaktoren nach amerikanischen Wahrscheinlichkeitsberechnungen nur jeweils einmal in einer Million Jahre mit einem «größten annehmbaren Unfall» (GAU bzw. Super-GAU) gerechnet (1 000 oder mehr Tote), doch niemand kann dies nachprüfen.

Das Problem Atommüll

Die beim Uranabbau zurückbleibenden Abfallhalden können noch über Jahrhunderte hinweg Radon-222 an die Atmosphäre oder Radium-226 ins Grundwasser abgeben.

Bei der Urananreicherung (mehrere tausend Anreicherungsschritte mit Hilfe von Gasmembranen oder Zentrifugen) wird das im natürlichen Uran zu 0,7 % enthaltene leicht spaltbare Uran-235 auf 2 bis 4 % angereichert. Die dabei entstehenden gasförmigen Abfallstoffe entweichen in die Atmosphäre; flüssiger und fester Atommüll müssen in Deponien gelagert werden. Aus dem angereicherten Uran (oder Plutonium) werden Brennstäbe gefertigt. Entstehen durch Selbstentzündung Brände (mehrfach bekannt geworden), können radioaktive Schwebstoffe entweichen. Schließlich werden im Atomreaktor schwache radioaktive Abfälle ebenso wie das nicht ausfilterbare Tritium in die Abwässer geleitet. Darüber hinaus fallen täglich etwa 1–2 Fässer feste Abfälle an, wobei ebenfalls strahlende Stoffe freiwerden können.

Der meiste Strahlenmüll fällt bei der Wiederaufbereitung der Brennstäbe ab, vor allem langlebiges Plutonium, aber auch gasförmiges Krypton-85.

Auf Atommülldeponien werden vorderhand mittel- und niedrigaktive Abfälle von Stoffen mit langer Strahlungsdauer gelagert. Eine Lösung für die endgültige Lagerung hochaktiver, langlebiger Abfallstoffe (z. B. Brennstabreste) ist noch nicht gefunden worden.

Die Verfestigung mittelaktiver Konzentrate in Bitumen, in Beton/Polymeren u. a. wird noch diskutiert, desgleichen die Verfestigung hochaktiver Lösungen über Kalzinierung und Verglasung bzw. andere Verfahren (z. B. Thermitprozesse). Bei Festabfällen werden vorrangig Konditionierungsmethoden für Alpha-Abfälle (meist nur dazwischen gelagert) entwikkelt. Schwächer aktive Beta/Gamma-Abfälle werden vergraben, im tieferen Untergrund deponiert, z. T. auch ins Meer versenkt. Die Lagerung aktiver Abfälle in Salzbergwerken ist umstritten, z. T. schon wieder aufgegeben (z. B. Lyons, USA).

Bisher ist man über das Studium von sogenannten Alternativ-Verfahren zur Beseitigung hochaktiver Abfälle nicht befriedigend hinausgekommen. Erörtert werden folgende Möglichkeiten: extraterrestrisch, in den Eiskappen, im Meeresgrund, in geologischen Formationen, durch Transmutation (466).

Meteorologische Veränderungen

Zehntausende von Tonnen Wasser pro Tag steigen aus den monumentalen Kühltürmen (z. B. 160 m hoch und an der Krone 80 m breit) auf. Es ist bis heute nicht geklärt, welche Auswirkungen das auf Nebel- und Wolkenbildung, insbesondere auf die Sonnenscheindauer haben wird (Landwirtschaft, Weinbau).

Rechentricks zur Verharmlosung?

Der Hinweis jener Stellen, die einen Ausbau der Atomreaktoren befürworten, besagt: Die langfristige Strahlenbelastung beträgt nur einen Bruchteil jener Mengen, die jeder ohnedies zu verkraften habe und die nicht unerheblich intensiviert werden durch so harmlose Vergnügungen wie Bergwanderungen, Fernsehen, Flugreisen, aber auch Röntgenaufnahmen. Die Gegner führen hingegen an, daß solche Berechnungen lediglich von den relativ wenigen, schon im Betrieb befindlichen Reaktoren ausgehen und nicht von der Endplanung. Zur Zeit bestehen in der Bundesrepublik Deutschland 10 Atomreaktoren, bis zu 40 sollen eventuell geplant werden. Dazu muß über die Wiederaufbereitungsanlagen entschieden werden, in denen aus abgebrannten Kernbrennstäben die Reste an spaltbarem Uran sowie das im Reaktor entstandene Plutonium zurückgewonnen werden können.

Das Versicherungsrisiko

In der Bundesrepublik übernehmen Versicherungen eine Haftpflichtdeckung pro Reaktor bis maximal 500 Millionen DM. Für höhere Schäden, etwa bis zu einer Milliarde DM, soll der Staat einstehen. Alles, was darüber hinaus anfällt, scheint nach dem bisherigen Stand der Dinge versicherungstechnisch nicht ausreichend geklärt zu sein.

Altern Kernkraftwerke rascher als berechnet?

Das Sicherheitsrisiko wächst mit zunehmendem Alter der Anlage. Steigender Aufwand für Wartung und Instandhaltung sind die Folgen. Zudem wird heute schon in Frage gestellt, ob konventionelle Schätzungen noch haltbar sind, nach denen selbst Atomkraftwerke der ersten Generation eine Lebensdauer von 30 bis 40 Jahren hätten. So werden beispielsweise immer häufiger Leckagen und zunehmende Materialermüdung aus US-Reaktoren, aber auch schon andeutungsweise aus der Bundesrepublik Deutschland (z. B. Gundremmingen) gemeldet.

Geheimgehaltene Pannen

Bei den über hundertfünfzig Reaktoren, die auf der Erde bereits arbeiten, soll es nicht selten zu «kleineren Unfällen» kommen, so daß alle Kernkraftwerke der Welt 1973 nur während 58 % ihrer möglichen Betriebszeit Strom lieferten. Auch die deutschen Kernkraftwerke hätten schon Ausfallzeiten hinnehmen müssen. Bekannt seien bisher Schäden geworden wie: Ausfall der Hauptkühlmittelpumpen, Leckage im Reaktorkühlkreislauf oder an den Abklingbecken, Blitzschlag, durchlöcherte Dampfumformer u. a.

Terroristen-Anschläge

Kernkraftwerke sind gegen Terroristen-Anschläge nicht sicherer als andere Projekte, die trotz Bewachung von Extremistengruppen gefährdet werden. Die Gefahr bei Kernkraftwerken dürfte unermeßlich größer sein. Auch die ständigen Fahrten bleigepanzerter Transporter mit nuklearem Brennmaterial bieten sich als wunder Punkt für Erpressungen aller Art geradezu an. Schließlich kann schon die Entwendung weniger Gramm Plutonium mit entsprechenden Drohungen einen Rechtsstaat an den Rand der Selbstaufgabe bringen.

Ist der Traum von der billigen Energiequelle ein Mythos?

Der Wunsch nach eigenständiger Energieversorgung und die Furcht vor Ölpreisdiktat oder politischen Erpressungen waren Faktoren, die die Kernkraftprojekte vorantrieben. In Wirklichkeit soll aber trotz eines massiven Atomprogrammes in Deutschland nach offiziösen Schätzungen der Anteil der Ölimporte am Gesamtenergieaufkommen bis 1985 nur von derzeit 55 auf 44 % schrumpfen. Auch die Vorräte an leicht spaltbarem Uran seien mindestens so begrenzt wie die Ölreserven. Die derzeit bekannten Uranvorkommen würden gerade ausreichen, die bereits im Betrieb oder Bau befindlichen Reaktoren für eine Betriebszeit von 40 Jahren zu versorgen. Die sogenannten «schnellen Brüter», die mehr atomaren Brennstoff erbrüten sollen als sie verbrauchen, sind in Fachkreisen nicht zuletzt wegen ihres Katastrophenrisikos (Hunderte von Tonnen Plutonium einbetoniert) umstritten.

Zur Sicherheit von Kernreaktoren

Demgegenüber lautet die Stellungnahme zur Gefährdung durch Kernkraftwerke von den dafür eingesetzten wissenschaftlichen Beiräten wie folgt (184, 290, 752):

Die Erde, auf der wir leben, ist radioaktiv. Sie ist es zu allen Zeiten gewesen und alles Leben, das sich auf ihr entwikkelt hat, war ständig dieser Strahlung ausgesetzt. Zu dieser natürlichen Strahlenbelastung kommt durch die Entwicklung und den Bedarf unserer Technik eine neue zusätzliche Strahlenbelastung hinzu, gleichsam als Tribut für Sicherheit und Lebensqualität.

Risiko nicht nur durch Kernkraftwerke

Der Anteil der durch Kernkraftwerke bedingten Strahlenbelastung ist niedrig. In der Umgebung eines Kernkraftwerkes beläuft er sich auf etwa ein Hundertstel der durchschnittlichen natürlichen Strahlenbelastung in unserem Land. Diese beträgt ca. 110 mrem pro Jahr. Davon entfallen auf kosmische Strahlung in Meereshöhe etwa 30 mrem, auf terrestrische Strahlung von außen rund 60 mrem und auf inkorporierte radioaktive Stoffe etwa 20 mrem pro Jahr. Dagegen beläuft sich die durch friedliche Nutzung der Kernenergie entwickelte Bestrahlungsbelastung auf weniger als 1 mrem pro Jahr.

Darüber hinaus aber ist das Gesundheitsrisiko für die Bevölkerung der Umgebung eines Kernkraftwerkes erheblich geringer als in der Nähe eines gleichgroßen Kohlekraftwerks, das allein aufgrund seines Ausstoßes von Schadstoffen in die Luft eine etwa 500–2500 mal höhere Gefährdung darstellt.

Auch das Berufsrisiko ist bei Kernkraftwerken geringer. Im statistischen Durchschnitt kommt man beim Kohlekraftwerk auf 1, beim Ölkraftwerk auf 0,18 und beim Kernkraftwerk auf 0,11 beruflichen Todesfall im Jahr.

Strahlenschutzverordnungen

Die gesamten Strahlenschutzüberlegungen in der Bundesrepublik Deutschland basieren auf der internationalen Strahlenschutzkommission (ICRP), einer von Radiologen und der Ärzteschaft gegründeten internationalen Vereinigung von Fachleuten, die seit 1928 die Strahlenschutzprobleme bearbeiten. Sowohl die ICRP als auch Euratom und die Deutsche Gesetz- und Verordnungsgebung schufen die Basis für die auf der Erde z. Z. einmaligen Strahlenschutzbestimmungen in der Bundesrepublik Deutschland. Die Errichtung von Kernkraftwerken in diesem Land bedarf einer speziellen Genehmigung, der Betrieb unterliegt einer umfassenden laufenden Kontrolle. Das Atomgesetz bzw. die entsprechenden Verordnungen werden laufend novelliert und damit auf den jeweils letzten Stand der Wissenschaft und Technik gebracht. In der Bundesrepublik Deutschland versuchte man von jeher auf dem Sektor der Errichtung und des Betriebes von Kernkraftwerken die Minimalforderungen aus dem Artikel 3 des Euratom-Vertrages der Europäischen Gemeinschaft falls möglich und sinnvoll noch zu unterschreiten. Nach den Richtlinien der ICRP sind 150 bis 500 mrem pro Jahr noch zulässig. In der gängigen Genehmigungspraxis für Kernreaktoren in der Bundesrepublik Deutschland werden als maximale «Belastung am Zaun» jedoch nur 30 mrem pro Jahr toleriert.

Die thermische Belastung der Gewässer

Die thermische Belastung von Flüssen und anderen Oberflächenwassern durch den Betrieb von Kernkraftwerken ist und bleibt ein bisher ungelöstes Problem, das sich jedoch nicht auf Kernkraftwerke allein beschränkt. Es stellt sich überall dort, wo Wärmekraftwerke in Betrieb genommen werden, ganz gleich, ob es sich hierbei um konventionelle oder Kernkraftwerke handelt. Die Behörden bemühen sich, entsprechend umfassende Auflagen zu erteilen.

Kühlturmschwaden – kein Risiko

Die Auswirkungen von Kühlturmschwaden auf Wetter und Klima werden weitgehend von der Größe des Kraftwerkes bestimmt.

Bei etwa 1500 MW (Megawatt) Leistung, d. h. einer mittleren Kernkraftwerkgröße, werden etwa 3000 Tonnen Wasserdampf über die Kühltürme abgeblasen.

Unter ungünstigen Wetterverhältnissen und bei ohnehin vorhandener hoher relativer Luftfeuchtigkeit können die Schwaden eine Länge von 3–4 km erreichen. Ihre Breite liegt dann zwischen 300 und 400 m.

Trotzdem ist ein nachteiliger Einfluß auf die Pflanzenwelt unwahrscheinlich. Im Sommer, also in der Zeit der Vegetationsperiode, sind Kühlturmschwaden ohnehin am kürzesten. Allerdings läßt sich im Schatten des Schwadens eine Minderung des Lichteinfalls messen. Doch ändert sich ja häufig die Windrichtung und damit die Schattenlage durch abgedrängte Schwaden. Entsprechende Strahlenmessungen sprechen bisher dafür, daß eine Minderung der Photosyntheseleistung der Pflanzen kaum zu erwarten ist.

Allerdings kann man unter den Schwaden eine etwas höhere relative Luftfeuchtigkeit messen. Ihr Maximum erreicht sie im Sommer in der Vormittags-, im Frühjahr in den Nachmittagsstunden. Doch ist die Erhöhung mit durchschnittlich 0,25 bis 0,62 % relativer Feuchte ausgesprochen gering. Sollten aber an Tagen starker Turbulenz Teile der Schwaden bis auf den Boden heruntergedrückt werden, dann können kurzfristig Erhöhungen der relativen Luftfeuchtigkeit um 4 % und mehr auftreten.

Auch die zu erwartenden direkten Auswirkungen auf Wetter und Klima sollen minimal ausfallen. Nieselregen aus den Kühlturmschwaden ist bei ohnehin vorhandener Regentendenz zu erwarten. Man schätzt, daß pro Jahr im Bereich eines Kernkraftwerkes etwa 5 bis 10 mm mehr Regen fällt, das ist rund 1 % des jährlichen Niederschlags.

Würde der ganze Schwaden restlos kondensieren und als Regen niedergehen, läge die stündliche Niederschlagsmenge bei etwa 10 mm, d. h. 10 l Wasser pro m^2 — ein mittelstarker Gewitterregen.

Insgesamt aber ist es erstaunlich, wieviel Wasserdampf die Atmosphäre aufnehmen kann, ohne daß man davon etwas bemerken würde (753).

Wie sicher sind Kernkraftwerke?

In der Kerntechnik bedient man sich hintereinander gestaffelter und paralleler Sicherheitseinrichtungen in einem Ausmaß wie auf keinem anderen Gebiet der modernen Technik. Zwar ist eine absolute Sicherheit bei Bau und Betrieb eines Kernkraftwerkes der Natur nach nicht erreichbar, doch müssen schon unwahrscheinlich schwere und in hohem Maße unwahrscheinliche Umstände zusammenfallen, um in den Kraftwerken jenen Zustand zu schaffen, der zu einer Katastrophe ausarten könnte.

Bei dem größten anzunehmenden Unfall (GAU) darf die Strahlenexposition in der Umgebung eines Kernkraftwerkes einen bestimmten Grenzwert nicht überschreiten, der in der Bundesrepublik Deutschland so niedrig festgelegt ist, daß Personen unmittelbar durch einen solchen Störfall nicht zu Schaden kommen dürften.

Allerdings ist bei diesen hypothetischen Fällen die akute Gefährdung der Umgebung nie ganz auszuschließen. Die Wahrscheinlichkeit eines solchen Unfalls ist jedoch in Relation zu allen übrigen Risiken, denen sich der moderne Mensch freiwillig oder unfreiwillig aussetzt, ungewöhnlich gering. Verkehrsunfälle sind beispielsweise mit dem Risiko der höchsten Eintrittswahrscheinlichkeit behaftet. Ein Unfall im Straßenverkehr bedroht uns permanent mit einer Wahrscheinlichkeit von $2{,}5 \times 10^{-4}$ pro Jahr (d. h. 250 Verkehrstoten auf 1 Million Menschen im Jahr). Das Risiko von Naturkatastrophen wie Erdbeben, Überschwemmungen u. a. fällt demgegenüber wesentlich geringer aus und erreicht lediglich eine Ereigniswahrscheinlichkeit von etwa 1×10^{-6} pro Jahr (d. h. 1 Opfer auf 1 Million Menschen im Jahr). Nach amerikanischen Schätzungen liegt das Todesfallrisiko durch Luftverschmutzung aus konventionellen, also nicht nuklearen Energiequellen mit $1{,}8 \times 10^{-5}$ pro Jahr um den Faktor 10 höher.

Was verhindert eine Katastrophe?

Unfälle und Katastrophen von Kernkraftwerken unterscheiden sich grundsätzlich von Atombombeneinsätzen. Bei diesen lösen schon die primären Wirkungen wie Lichtblitz, Strahlendusche, Hitze und Druckeffekt außerordentliche Zerstörungen aus. Dazu kommt der sekundäre radioaktive Ausfall, der sichtbar und in beachtlichen Mengen auftritt und je nach Größe der Bombe riesige Flächen verstrahlen kann.

Demgegenüber würde ein Kernkraftwerkunfall ganz anders verlaufen. Ein Kernreaktor kann aus physikalischen Gründen nicht explodieren. Bei einem Unfall werden automatisch verschiedene Sicherheitseinrichtungen in Funktion gesetzt. Jede ist so dimensioniert, daß sie das schlimmste Ereignis allein beherrschen kann. Demzufolge müßten erst alle diese Sicherheitseinrichtungen versagen, die nebenbei voneinander völlig unabhängig funktionieren. Erst dann würde der Druck im «Containment» ansteigen und als letzten Widerstand auf den Sicherheitsbehälter treffen. Würde auch dieser nachgeben, könnte Radioaktivität in die Atmosphäre austreten und die umliegende Bevölkerung der Strahlungsgefahr aussetzen.

Wieviel Zeit bleibt und was ist zu tun?

Vom Beginn einer solchen katastrophalen Entwicklung bis zum Verströmen von Radioaktivität würde schätzungsweise $^1/_2$ bis ganze Stunde vergehen. Entscheidend sind auch die jeweiligen Windverhältnisse, die für die Verbreitung der radioaktiven Substanzen sorgen. In dieser Zeit könnte die Bevölkerung gewarnt werden. Erste Maßnahmen wären:

a) Einschränkung des Verbrauchs von Lebens- und Futtermitteln sowie von Trinkwasser,

b) Einschränkung des Aufenthaltes im Freien,

c) Aufsuchen der Luftschutzräume oder Tragen von Gasmasken,

d) Einschränkung des öffentlichen Verkehrs und schließlich

e) Evakuierung von Personen und lebenswichtigen Gütern.

Die umgehende Evakuierung der umliegenden Bevölkerung bei einer Reaktorkatastrophe erscheint den zuständigen Stellen nicht als taugliches Mittel. Die Devise lautet vielmehr: Aufsuchen von Keller- oder Schutzräumen. Nur so läßt sich für die Betroffenen eine größere Strahlendosis vermeiden.

Die Dauer des notwendigen Keller- bzw. Schutzraumaufenthaltes variiert von einem halben bis zu mehreren Tagen. Nach Ansicht der Fachleute wird diese Zeit als ausreichend betrachtet, um entsprechende Schäden zu verhindern (752).

Chronobiologie

Wir sind umgeben von zyklischen Veränderungen: jahreszeitlichen, monatlichen, täglichen. Sie betreffen Beleuchtung, Temperatur, atmosphärische Bedingungen u. a. Sie beeinflussen unser Leben und das von Tier- und Pflanzenwelt. Über eine Reihe ungewöhnlicher zyklischer Veränderungen informiert Tabelle 38.

Seit langer Zeit hat sich in der biologischen und medizinischen Grundlagen-

Tabelle 38

Beispiele relativ kurzzeitiger periodischer Vorgänge

Einen 9,5-Jahreszyklus wiesen in den letzten hundert Jahren jeweils der Regenfall in London und der Luftdruck in New York auf

In einem Rhythmus von 9,9 Jahren variierte in den letzten 184 Jahren die Temperatur in New Haven

Eine Periodizität von $16^{2}/_{3}$ Jahren zeigten in den letzten tausend Jahren die Wachstumsringe der Bäume

In einem Rhythmus von 54 Jahren schwankte die unterschiedliche Dicke dieser Wachstumsringe während der letzten 1070 Jahre

Ein 11- (nach anderen Berechnungen 22- bzw. 54-) Jahreszyklus der Sonnenfleckentätigkeit ließ sich in den letzten 266 Jahren errechnen

Ein 22jähriger Rhythmus des Luftdrucks konnte in Edinburgh während 112 Jahren gemessen werden

Im Abstand von 17,7 Jahren häuften sich in China Erdbeben während 1598 Jahren

Alle $17^{1}/_{3}$ Jahre konnten in den letzten 1371 Jahren besonders starke Nilüberflutungen festgestellt werden

Im Achtjahres-Rhythmus schwankt an verschiedenen Stellen in den USA die Niederschlagsmenge, wie sich über viele Jahrzehnte hinweg beobachten ließ

In Zeitabständen von 4 Jahren traten Feldmäuse in den letzten 74 Jahren gehäuft auf

Ein Neunjahres-Rhythmus der Todesfälle in Massachusetts, USA, ließ sich in den letzten 103 Jahren sichern

Alle 4 Jahre schwankten die Aktienpreise in den USA, wie man in den letzten 122 Jahren feststellen konnte

Einem Rhythmus von 8 Jahren war die Kartoffelernte in den USA während der letzten 97 Jahre unterworfen

Alle 6 Jahre kam es zu Kriegen, wie sich aus einem Beobachtungszeitraum von 2557 Jahren eruieren ließ

Nach *Dewey*, 1971.

forschung die Erkenntnis durchgesetzt, daß fast alle vitalen Funktionen des Organismus rhythmisch ablaufen. Heute definiert man biologische Rhythmen nach weitgehender Übereinstimmung als statistisch gesicherte physiologische Veränderungen, die mit einer im wesentlichen reproduzierbaren Form des Zeitablaufes in verschiedenen Frequenzbereichen mit unterschiedlicher Periodenlänge auftreten.

Biologische Rhythmen erfüllen eine doppelte Funktion: Sie ermöglichen die optimale Anpassung an die Rhythmen der Außenwelt (sogenannte äußere Synchronisation) und führen innerhalb des Organismus dazu, daß zeitlich aufeinander bezogene Funktionen synchronisiert, miteinander unverträgliche Prozesse dagegen zeitlich getrennt in stabiler Phasensequenz ablaufen können (sogenannte innere Synchronisation) (626).

Die Disziplin, die rhythmische Funktionen in biologischen Systemen zu ihrem zentralen Interessengebiet gemacht hat, ist die Chronobiologie. Sie widmet sich der Erforschung biologischer Rhythmen, vor allem der zirkadianen Periodik.

Am deutlichsten heben sich rhythmische Veränderungen mit einer Periodenlänge von ungefähr 20—28, im Mittel von etwa 24 Stunden heraus (zirkadianer Zyklus, von lat. circa = um, herum; dies = Tag). Daneben gibt es jedoch auch langsamer (infradian) sowie schneller (ultradian) ablaufende Rhythmen. Zu letzteren gehört die Mehrzahl aller rhythmischen Abläufe unterschiedlichster Frequenz im Organismus, vom Herzschlag bis zum muskeltonisierenden Nervenimpuls, von der Magenperistaltik bis zu den Gehirnströmen (324—326, 772).

Der zirkadiane Rhythmus ist ein ubiquitäres Phänomen und trifft praktisch jeden meßbaren Aspekt von Körperbau oder

Physiologie (siehe Tabelle 39). Zirkadiane Rhythmen lassen sich im Verhalten vieler Vertebraten finden als Antwort auf Licht, Geräusch, Schock, Geruch, Berührung, Temperatur, atmosphärischen Druck u. a. Auch elektromagnetische Phänomene dürften eine Rolle spielen. Beim Menschen sind es vor allem sozio-ökonomische Einflüsse, die seine zirkadiane Periodik unterhalten (772).

Damit imponieren zirkadiane Rhythmen zwar einerseits als physiologische Anpassung an die Notwendigkeiten des Tagesablaufs, setzen sich aber fast immer autonom fort, wenn alle äußeren Orientierungshilfen ausgeschaltet werden, ja, sie können sogar bei Organismen vorkommen, die unter konstanten Bedingungen aufgezogen wurden.

Tabelle 39

Physiologische Parameter, die zirkadianen Rhythmen unterliegen

Allgemein: Körpertemperatur, Gewicht, Herzfrequenz, systolischer und diastolischer Blutdruck, Atemfrequenz, körperliche Leistungsfähigkeit.

Gehirn: Geistige Leistungsfähigkeit, Geistes- und Gemütszustand, Hirnstrombild (EEG).

Epidermis: Mitoserate.

Urin: Ausscheidungsrate für Kalium, Natrium, 17-Ketosteroide, Aldosteron, Magnesium, Phosphate, pH, Natrium-Kalium-Quotient u. a.

Blut: Leukozyten, Monozyten, Lymphozyten, Eosinophile, Hämatokritwert, Blutsenkungsgeschwindigkeit, Kalzium, Natrium, Viskosität u. a.

Erythrozyten: Kalium.

Plasma und Serum: Testosteron, 5-Hydroxy-Tryptamin, eiweißgebundene Kohlenhydrate, Natrium, Kalzium.

Herz: EKG.

Auge: Intraokularer Druck.

Wo sitzt die «innere Uhr»?

Der zirkadiane Rhythmus scheint nicht nur ein im Alltag eingeübter Reflex zu sein, sondern ist Ausdruck einer entwicklungsgeschichtlich erworbenen und inzwischen genetisch fixierten Periodizität, die sich im Laufe der phylogenetischen und ontogenetischen Anpassung an eine sich periodisch mit der Erdumdrehung verändernde Umwelt entwickelt hat (626, 772). Man hat sie schon als «fundamentale Eigenheit lebender Materie» beschrieben, da sie nicht nur im Gesamtorganismus oder Einzelorgan, sondern auch in Zellverbänden, ja schon bei prokaryoten Einzellern, also Organismen ohne festen Zellkern, gefunden wurde.

Wohin die biologische Uhr im menschlichen Organismus lokalisiert werden soll, ist noch umstritten. Manche glauben sie in der Epiphyse erkannt zu haben. Eine Schlüsselsubstanz soll dabei der Neurotransmitter Noradrenalin sein. Wahrscheinlich aber ist die Zirbeldrüse nur «das Zifferblatt dieser Uhr». Das Uhrwerk selber vermutet man im Hypothalamus, genauer in dessen suprachiasmatischem Nukleus. Von hier aus könnte der zirkadiane Rhythmus gesteuert werden, mit dem die biologischen Amine der Zirbeldrüse aktiviert werden. Enge Beziehungen bestehen dabei zum sympathischen Nervensystem, von dem die Epiphyse innerviert wird (30).

Faktoren, die den Gang dieser «inneren Uhr» verlangsamen oder beschleunigen können, sind die sogenannten «Zeitgeber». Dazu gehören so unterschiedliche Einflüsse wie die Hell-Dunkel-Periodik des Tageslichts, der stetige Wechsel von Temperatur oder Luftfeuchtigkeit oder sozio-ökonomische Faktoren.

Neuerdings spricht jedoch manches dafür, daß es sich nicht um eine einzelne biologische Uhr, sondern um mindestens zwei (182), wahrscheinlich aber ein ganzes System von Oszillatoren handelt, die unabhängig voneinander oder nur in loser Koppelung auf die Impulse der äußeren Zeitgeber reagieren. Auch kennt man noch mindestens drei andere physiologische Rhythmen, die zumindest bei manchen Spezies ohne Orientierung an ihren geophysikalischen Zeitgeber andauern können: jahreszeitliche, mit den Gezeitenwechseln und mit den Mondphasen synchronisierte Periodizitäten.

Grundsätzlich aber ist uns der eigentliche Mechanismus der inneren Uhr noch verborgen. Wahrscheinlich ist er auf zellulärer Ebene, vielleicht sogar nur in begrenzten Zellstrukturen zu suchen. Dafür spricht die Tatsache, daß Zellen, deren innere Uhr nach einer Bestrahlung plötzlich «falsch geht», diese Mutation weiter vererben.

Praktische Folgerungen

Aus dieser Abhängigkeit vom zirkadianen Rhythmus ergeben sich weitgehende Konsequenzen (483, 668, 670, 772):

1. Transkontinentalflüge

Eine Verschiebung des Rhythmus kann nicht ohne Folgen bleiben. Bei langsamen Reisen (Postkutsche) war dies vernachlässigbar. Bei modernen transkontinentalen Flügen aber muß dem durch entsprechende Ruhepausen Rechnung getragen werden. Allzugroße Genauigkeit kann man zwar auch der inneren Uhr nicht nachsagen. Unter sogenannten free running-Bedingungen (Entzug aller Zeitgeber) weicht sie pro Tag um bis zu 2 Stunden von der astronomischen Zeit ab, doch bleibt die Abweichung tendenziell weitgehend gleich und in ihrem Ausmaß häufig individual- und speziescharakteristisch. Auf jeden Fall braucht die innere Uhr Zeit, um ihre eigenen Abweichungen zu korrigieren. Da jedoch ihre Gangfehler nie sehr groß ausfallen, gehen die permanenten kleinen Korrekturen normalerweise unbemerkt vor sich.

Fühlbar wird allerdings die Differenz, wenn ein abrupter Phasensprung der äußeren Zeitgeber, wie beispielsweise auf einer längeren Flugreise parallel zum Äquator, den Organismus zu einer größeren Umstellung zwingt. Ohne größere Schwierigkeiten lassen sich pro Tag höchstens Zeitdifferenzen bis zu 2 Stunden ausgleichen, was in etwa dem maximalen Gangfehler der inneren Uhr entspricht. Eine Zeitdifferenz von 6 Stunden wird deshalb erst nach etwa 3 Tagen wieder ganz eingeholt. Generell müssen die Ruheintervalle deshalb um so größer sein, je länger die Phasenüberschreitung war. Darüber hinaus braucht es bei transmeridianen Flügen in Richtung Westen (z. B. Frankfurt – New York) relativ weniger Zeit, bis man am Zielort an die veränderte Tageszeit wieder voll adaptiert ist. Schwieriger wird die Readaption bei Flügen in östlicher Richtung (z. B. New York – Frankfurt). Fällt auch die Reaktion auf solche Phasenverschiebungen ausgesprochen individuell aus, wird die Anpassung mit zunehmendem Alter im allgemeinen immer schwerer. Schon innerhalb eines Organismus reagieren verschiedene Körperfunktionen unterschiedlich: Am ehesten folgt – wenngleich unter dem Zwang geänderter Essenszeiten – der Blutzuckerspiegel dem Zeitsprung; langsamer reagieren die Temperaturregulation und manche innersekretorischen Abläufe. Aber auch dort gibt es viele Unterschiede: So scheint die Natrium-Ausscheidung rasch, die Kalium-Ausscheidung nur schwer einstellbar.

Medikamente, die der Zeitverschiebung angepaßt werden müssen, sind vor allem Antikoagulantien, Ovulationshemmer und Antidiabetika.

2. Diagnostische und therapeutische Möglichkeiten

Nach neuesten Untersuchungen scheint es wahrscheinlich, daß manche sogenannten Normwerte aufgrund von Rhythmusparametern in Zeitserie neu ermittelt werden müßten (223). So maß man Rhythmus und Maximalvorkommen von Hämoglobin und stellte bei beiden fest, daß die Akrophase (Zeitpunkt der höchsten Konzentration) um die Mittagszeit liegt. Leukozytenzählungen ergaben jeweils die höchsten Werte für die Zeit um Mitternacht. Die Kenntnis der Periodik des endokrinen Zyklus der Nebennierenrindenfunktion wird bereits diagnostisch genutzt: Bei Verdacht auf Cushing-Syndrom entnimmt man Blutproben zur Bestimmung des Cortisolspiegels am besten am Abend, bei Hinweis auf Morbus Addison am Morgen.

Auch bei einer Reihe von sogenannten *Zivilisationskrankheiten* scheinen Störungen der Zeitstruktur eine nicht unbedeutende pathogenetische Rolle zu spielen. So ändert sich beispielsweise der zirkadiane Rhythmus des Serum-Eisens bei Patienten mit multiplem Myelom. Aber auch krankhafte Reaktionen zeigen zeitgebundene Abläufe: z. B. Fünftagefieber, spezifische Krisen entzündlicher Erkrankungen oder traumatischer Läsionen u. a. Der Zellteilungszyklus von Tumoren weist eine rhythmische Differenz zu dem des Wirtsorganismus auf. Arthritiskranke mit Aktivitätszeichen zeigten als Ausdruck einer Dyschronie in mehreren Körperfunktionen keinen zirkadianen Rhythmus, während «inaktive» Arthritiker und besonders Arthrosekranke weniger irritiert schienen.

Besonders nachhaltig soll das System der Oszillatoren bei alten Menschen im allgemeinen und emotionell Labilen im besonderen gestört sein (182). Insbesondere Symptome wie Schlaflosigkeit, Stoffwechselstörungen oder Verminderung der Leistungsfähigkeit seien ein Hinweis dafür, daß die biologischen Uhren asynchron liefen. Man diskutiert deshalb entsprechende therapeutische Möglichkeiten auf chronobiologischer Basis, wobei jedoch bei solchen Erkrankungen immer wieder darauf hingewiesen wird, daß einer der wichtigsten Zeitgeber der soziale Kontakt ist.

Depression als Desynchronisation innerer Rhythmen?

Vor allem die paradoxe Wirkung des Schlafentzugs hat das schon früher bestehende Interesse an rhythmischen Phänomenen in Symptomatologie und Verlauf der manisch-depressiven Psychose (Zyklothymie) neu belebt (626). Unabhängig von Verkürzung und Fragmentierung des Schlafes (u. a. Reduktion des Delta-Schlafes zugunsten flacherer Stadien) weisen neuere Einzelbefunde besonders auf eine Störung der Zeitstruktur des Schlafes, vor allem der Schlafstadienorganisation und des zyklischen Ablaufs hin. Die Schlafstörung der Depressiven gleicht jener von Gesunden nach experimenteller Schlafumkehr, der eine nachweisbare äußere und innere Desynchronisation zirkadianer Rhythmen zugrunde liegt. Daraus läßt sich die Hypothese ableiten, daß die zyklothyme

Schlafstörung auf eine äußere und innere Desynchronisation zurückzuführen ist. Ähnlich wird die depressive Tagesschwankung interpretiert und in Relation zu Einschlaf- und Aufwachzeiten und zum Phasenablauf der Depression gebracht. Psychometrische, endokrinologische und biochemische Untersuchungen sowie physiologische Studien über die episodische Kortisonsekretion, die 24stündigen telemetrisch abgeleiteten EEG-Frequenz-Analysen und die Registrierung der psychomotorischen Aktivität lassen eine Störung der zeitlichen Organisation der zirkadianen und infradianen Rhythmen vermuten. Zyklothyme Phasen manifestieren sich häufig in zeitlichem Zusammenhang mit dem Tag-Nacht-Zyklus, mit jahreszeitlichen und meteorologischen Schwankungen, mit hormonellen Umstellungsphasen (z. B. Pubertät, Prämenstruum, Wochenbett, Klimakterium, Rückbildungsalter) und nicht zuletzt mit sozialem Wechsel. Solche manifestationsbegünstigenden Auslöser werden in Anlehnung an den Begriff «locus minoris resistentiae» als «tempora minoris resistentiae» zusammengefaßt. Dabei handelt es sich um Zeiten, in denen die Resistenz der inneren Synchronisationsmechanismen geschwächt ist und damit pathogenen Faktoren mehr Angriffspunkte bietet.

Die hohe interindividuelle Schwankungsbreite der endogenen Periodendauer, der Einfluß äußerer Zeitgeber (z. B. soziale Umstände) und der persönlichen Synchronisationsfähigkeit lassen auf einen Anlagefaktor schließen. Trotzdem diskutiert man in der Pathogenese der Zyklothymie eine Insuffizienz innerer Synchronisationsmechanismen. Möglicherweise kommt den monoaminergen Neuronen in der zeitlichen Regulation (z. B. Schlaf-Wach-Zyklus, neuroendokrinologische Steuerung) eine zentrale Bedeutung zu. Eine funktionelle Insuffizienz serotonerger oder noradrenerger Neuronengruppen wird diskutiert.

Chronohygiene

Wie man schon seit 1955 insbesondere aus tierexperimentellen Untersuchungen und den Hinweisen von Höhlenforschern weiß, kommt die innere Uhr besonders dann außer Takt, wenn ihr gewohnter Zeitgeber, der tägliche Wechsel von hell und dunkel, wegfällt. Ein zweiter wichtiger Faktor ist die regelmäßige Folge von Tagesmahlzeiten und nächtlicher Fastenpause. Neben der Verschiebung des Tagesrhythmus durch Landzeitflüge erzwingt besonders die Umstellung von Nachtschlaf auf Nachtarbeit eine erhebliche Veränderung der Zeitstrukturen.

Die sog. *Chronohygiene* hat es sich deshalb zur Aufgabe gemacht, durch adäquate Untersuchungsmethoden festzustellen, ob die entsprechenden Personen solchen Verschiebungen ohne nachteilige Folgen gewachsen sind (223). So verträgt der «Morgentyp», charakterisiert durch ein frühes Maximum der Leistungsfähigkeit und raschere abendliche Ermüdung (bedingt durch eine frühe Phasenlage der Zirkadianrhythmik), die Umstellung auf Nacht- und Schichtarbeit wesentlich schlechter als der «Abendtyp». Sogenannte «Typenanalysen» sollen jetzt Prognosen über die zu erwartenden Gesundheitsschädigungen bei mehr oder weniger aufgezwungener Nachtarbeit stellen. Nacht- und Schichtarbeiter klagen häufig über Verdauungsstörungen, da auch die Magensekretion einer rhythmischen Periodik unterliegt. Erzwungene Nachtmahlzeiten entsprechen einer ungewohnten Verdauungsleistung. Zwar kann sich der

Mensch willentlich auf Nachtarbeit umstellen, doch folgen dieser Willkür gewissermaßen nur die oberflächlichen Schichten, die tieferen nicht. Dies hängt weitgehend mit sozialpsychologischen Faktoren zusammen. Der Nachtarbeiter kann sich selbst, nicht jedoch die Umweltperiodik seiner engeren und weiteren Umgebung mit umstellen. Sein gewohntes Zeitenbewußtsein quält ihn deshalb ständig mit dem Vorwurf: «Ich lebe eigentlich falsch». Damit verhält sich die endogene und willentlich nicht (sofort?) umzupolende Rhythmik dyssynchron zu seiner subjektiven Leistungsbereitschaft.

Möglichkeiten chronobiologischer Therapie

Auch für eine optimale Therapie wird der zirkadiane Rhythmus immer interessanter (526, 668, 739). So weist die Schmerzempfindlichkeit postoperativ (883), an bestimmten Organen (z. B. Haut [155]) oder bei bestimmten Leiden (z. B. Caries profunda [380, 647]) ein Maximum in den Nacht- und frühen Morgenstunden auf (Persönlichkeitsfaktoren sollten dabei eine prägende Rolle spielen). Das könnte zu einer sinnvolleren Verteilung von Schmerzmitteln anregen. Eine mögliche iatrogene Schädigung sei dann am geringsten, wenn die Corticoidmedikation zum Zeitpunkt maximaler Corticosteron-Konzentration im Blut erfolge (tierexperimentelle Befunde) (223).

Auch für die Hydrotherapie wurden bereits chronobiologische Konsequenzen gefordert: Die rhythmischen Schwankungen der Thermoregulation ließen sich in zwei große zeitliche Bereiche untergliedern: eine «Aufheizungsphase» von 3 bis 15 Uhr sowie eine «Entwärmungsphase» von 15 bis 3 Uhr. Deshalb sollten z. B. Kaltreize während der Aufheizungsperiode am Vormittag vorsichtiger, kühle Bäder und Wickel besser nachmittags verabreicht werden. Warmreize seien nachmittags effektiver und ließen sich deshalb schwächer dosieren. Auch hätten während des Nachmittags Schwitzprozeduren ihre günstigsten physiologischen Voraussetzungen, während Überwärmungsbäder eher schlechter vertragen würden. Da auch der Gewöhnung während einer Kur adäquat Rechnung zu tragen sei, sollten die kalten, insbesondere aber die großen kalten Anwendungen zu Beginn am Nachmittag und gegen Mitte bis Ende der Kur im Sinne einer Reiztherapie schließlich am Vormittag verabfolgt werden (116).

Schließlich seien nicht wenige Behandlungsverfahren mit toxischen Konsequenzen auf die mangelnde Kenntnis physiologischer Rhythmen zurückzuführen. Umgekehrt hat man auch schon Arzneimittel zur Manipulation des sogenannten «timing» (phasengerechte Zeitnutzung, z. B. in der Therapie) benutzt, etwa im Falle des Corticosteroideffektes auf den Rhythmus der maximalen exspiratorischen Atemstoßstärke. Wichtige Differenzen in der Wirksamkeit ließen sich auch für unterschiedliche Einflüsse wie Lärm, Herzmittel oder bakterielles Endotoxin nachweisen, wenn sie in gleicher Dosierung zu unterschiedlichen zirkadianen Zeitpunkten appliziert wurden («Stunden wechselnder Resistenz»). Auch bei experimenteller Leukämie im Tierversuch ließ sich eine Verdopplung der Heilungsrate und eine mehr als 50 % verminderte Toxizität und Mortalität bei rhythmuskongruenter Therapie erzielen. Am besten belegt sei die experimentelle Chronochemotherapie mit Cytosin-arabinosid (Alexan®) bei muriner Leukämie (326).

Grundsätzlich lasse sich eine Verbesserung der Therapie dadurch erreichen, daß man statt konstanter Mengen sinusuidal ansteigende oder abfallende Dosen appliziert. Hohe Dosen fielen dann in Zeiten der Knochenmarksresistenz, niedrige würden dann appliziert, wenn das Knochenmark am empfindlichsten reagiert (223).

Schon 1961 wurde darauf hingewiesen, daß Stickstofflostoxid (z. B. Dicloren®, Mustargen hydrochloride) auf *Ehrlich*-Ascites-Tumoren der Maus je nach Zeitpunkt der Verabreichung unterschiedlich reagiere. 1965 fanden sich ähnliche Ergebnisse mit Cyclophosphamid (Endoxan®). Als Ursache diskutierte man einen zirkadianen methodischen Rhythmus bei dem verwendeten transplantablen Mammakarzinom, der die Einwirkung des Präparates zwischen 4 und 16 Uhr sehr viel effektiver gestalte als zwischen 20 und 0 Uhr, in der Zeit niedriger mitotischer Aktivität des Tumors (326).

Ähnliche Hinweise finden sich in der Radiologie. So ließ sich in tierexperimentellen Untersuchungen eine Zunahme der LD 50 um annähernd 20 % im zirkadianen Rhythmus der Strahlenresistenz nachweisen. Tiere, die zu verschiedenen zirkadianen Zeitpunkten einer Ganzkörperbestrahlung ausgesetzt worden waren, zeigten darüber hinaus Veränderungen in der relativen Zahl kernhaltiger Knochenmarkszellen, die zeitlich mit der unterschiedlichen Mortalität korrelierten. Auch wurden Kolonien hämatopoetischer Zellen in der Milz von Tieren festgestellt, die während der Zeit größerer Strahlenresistenz bestrahlt worden waren. Man folgerte daraus, daß die unterschiedliche Mortalität bei Bestrahlung zu verschiedenen zirkadianen Zeitpunkten auf eine ungleiche Zahl überlebender hämatopoetischer Stammzellen zurückzuführen sei (326).

So überzeugend manche experimentelle Daten bisher auch sein mögen, sie lassen sich nicht ohne weiteres in die klinische Praxis umsetzen. Diesen experimentellen Untersuchungen müssen klinische Studien folgen, die jedoch bisher im erwünschten Umfang fehlen.

Auf der Suche nach sogenannten «*Chronobiotika*», also Pharmaka mit Einfluß auf den Gang der inneren Uhr, stieß man bisher u. a. auf zwei bekannte Substanzen (216): das Vasodilatans Theophyllin ® und das Hypnotikum Pentobarbital ®. Sie vermochten im Tierexperiment die typischen Maxima und Minima des zirkadianen Temperaturverlaufs um bis zu 18 Stunden nach der einen oder anderen Seite zu verschieben. Entscheidend war allerdings die Wahl der Tageszeit, zu der diese Präparate verabreicht wurden.

Ließen sich diese tierexperimentellen Befunde auf den Menschen übertragen, könnten sich nach entsprechender Abklärung ggf. Flugreisende und Schichtarbeiter dieser oder ähnlicher chronobiotisch wirksamer Mittel als «Pille für die innere Uhr» bedienen. Nach genauem Zeitschema eingenommen würden sie Hilfestellung für das verschobene Zeitsystem leisten, wobei allerdings der ursprüngliche Wirkeffekt (z. B. gefäßerweiternd, schlafanstoßend) im Auge behalten werden müßte.

III Grenzgebiete der Biometeorologie

Hat der Geburtsmonat einen Einfluß?

A. Geburtsmonat und psychische Störung

Die Frage, ob psychisch Kranke überzufällig häufig in bestimmten Jahreszeiten gezeugt bzw. geboren werden, beschäftigte die Wissenschaft schon um die Jahrhundertwende (s. Tabelle 40).

Man weiß, daß in allen bisher untersuchten menschlichen Populationen die Geburtenhäufigkeit charakteristischen jahreszeitlichen Schwankungen unterworfen ist: Auf der nördlichen Halbkugel werden in der ersten Jahreshälfte, auf der südlichen in der zweiten mehr Kinder geboren (157, 159, 160).

Darüber hinaus lassen sich jahreszeitliche Schwankungen in der Geburtenhäufigkeit bestimmter seelischer und/oder körperlicher Erkrankungen nachweisen, die von der charakteristischen Jahresgeburtenkurve der gesunden Normalbevölkerung abweichen. Das betrifft sowohl verschiedene Mißbildungen des Zentralnervensystems und chromosomale Aberrationen (*Down-*, *Klinefelter-*, *Turner*-Syndrom), als auch pathogenetisch im wesentlichen noch ungeklärte körperliche (Hüftgelenksluxationen) sowie seelische Störungen (s. u.). Tabelle 40 vermittelt eine Übersicht über die Ergebnisse der wichtigsten Studien zur Frage Geburtsmonat und psychische Krankheit.

Die meisten Untersuchungen mit annähernd vergleichbaren Ergebnissen beziehen sich auf *Schizophrene:* Generell zeichnet sich dabei ein Geburtenüberschuß in den kälteren Monaten des Jahres ab. Der breite Schwerpunkt liegt auf der Zeit zwischen Oktober und Mai mit einem Maximum in den Winter- und Frühlingsmonaten. Schwer interpretierbare Ausnahmen sind Maxima im Juni bzw. Minima im März.

Auch bei den *Depressionen* deutet sich ein Geburtenüberschuß in den kälteren Monaten an, wenngleich die Ergebnisse weniger eindrücklich ausfallen wie bei den schizophrenen Psychosen. Der Gipfel verteilt sich auch hier auf die Zeit zwischen Januar bis Mai, einzelne Maxima finden sich – je nach Studiengruppe – im Herbst.

Psychopathische und neurotische Entwicklungen sind ein nosologisch unscharfes Kollektiv. Die Diagnosestellung hängt sehr stark von der jeweiligen Schulrichtung ab. Trotzdem findet sich bei den wenigen verfügbaren Studien bevorzugt die erste Jahreshälfte zwischen Dezember und März (Psychopathen) bzw. Februar/März und Juli/August (Neurotiker).

Generell bleibt damit die Erkenntnis bestehen, daß psychisch Kranke häufiger in den kälteren Monaten des Jahres geboren werden, als es der Durchschnittsnorm entspricht.

Die zum Teil gravierenden Differenzen in den einzelnen Resultaten gehen meist zurück auf (193):

– Nosologische Unterschiede in der Diagnostik

– Unterschiedliche Materialgewinnung und -bearbeitung (Altersangleichung der Versuchs- und Kontrollgruppen, statistische Methodik)

– Geographische und epochale Diffe-

Tabelle 40

Geburtsdatum und psychische Störung

<table>
<tr><th>Studiengruppe</th><th>Jahr</th><th>Zeitpunkt der Geburt</th></tr>
<tr><td>Bezzola (Schweiz)</td><td>1901</td><td>Schwachsinnige: Maximum im Januar, Februar und März</td></tr>
<tr><td>Tramer (Schweiz)</td><td>1929</td><td>Geisteskrankheiten (jedoch ohne nosologische und Geschlechtsdifferenzierung):
Maximum der Geburtenhäufigkeit: Dezember bis März
Minimum: Übrige Monate, besonders Mai und November</td></tr>
<tr><td>Lang (Deutschland)</td><td>1931</td><td>Gesamtkollektiv der Geisteskranken:
Maximum: Erstes Halbjahr, besonders April, Mai, Juli
Minimum: Zweite Jahreshälfte
<table>
<tr><th colspan="2">Maximum</th><th colspan="2">Minimum</th></tr>
<tr><th>Geburtsmonat</th><th>Zeugungsmonat</th><th>Geburtsmonat</th><th>Zeugungsmonat</th></tr>
<tr><td colspan="4">Schizophrene Psychosen</td></tr>
<tr><td>Februar</td><td>Mai</td><td>November
Juni</td><td>Februar
September</td></tr>
<tr><td colspan="4">Manisch-depressive Psychosen</td></tr>
<tr><td>April
Juli</td><td>Juli
Oktober</td><td>Juni
Oktober</td><td>September
Januar</td></tr>
<tr><td colspan="4">Die Geburtshäufigkeit der Geschwister von Manisch-Depressiven zeigten ein fast entgegengesetztes Frequenzmuster. Die Zusammenfassung beider Kurven entspricht annähernd der Mittelwertsverteilung der «psychisch gesunden Vergleichsprobanden».</td></tr>
<tr><td colspan="4">Paralytiker</td></tr>
<tr><td>Mai</td><td>August</td><td>August</td><td>November</td></tr>
<tr><td colspan="4">Hysteriker</td></tr>
<tr><td>Gesamtes 1. Halbjahr, besonders Mai</td><td>August</td><td>Gesamtes 2. Halbjahr, besonders November</td><td>Februar</td></tr>
<tr><td colspan="4">Psychopathen</td></tr>
<tr><td>Februar bis Mai</td><td>Mai bis August</td><td>Januar August</td><td>April November</td></tr>
<tr><td colspan="4">Die Geschwister dieses Probandengutes zeigten annähernd gleichen Kurvenverlauf in der Geburtsfrequenz.</td></tr>
</table></td></tr>
<tr><td>Petersen (USA)</td><td>1934</td><td>Geburtsmaxima:
Schizophrene: Dezember und Januar
Manisch-deressive Psychosen: März bis Mai
Neurotiker und Psychopathen: Dezember/Januar sowie Februar/März</td></tr>
</table>

Tabelle 40 (Fortsetzung)

Studiengruppe	**Jahr**	**Zeitpunkt der Geburt**
De Sauvage-Nolting (Niederlande)	1934	*Schizophrene:* Geburtsmaximum: Februar und März Geburtsminimum: Juni/Juli *Zyklothyme:* Keine signifikanten Geburtshäufungen
Huntington (USA)	1938	*Manisch-depressive Psychosen:* Geburtsmaximum: Februar bis April *Neurotiker* und *Psychopathen:* Geburtsmaximum: Dezember/Januar und Februar/März
Pile (USA)	1951	*Schizophrene:* Geburtsmaximum: Dezember bis Februar
Knobloch und *Pasamanick* (USA)	1958	*Geisteskrankheiten bei Kindern:* Maximum: Januar, Februar, März *Schizophrene* werden häufiger nach heißen als nach kühleren Sommerzeiten geboren
Barry und *Barry* (USA)	1961	*Schizophrene:* Geburtsmaximum: Januar bis April
Norris und *Chowing* (Kanada)	1961/62	*Schizophrene:* Geburtsmaximum: Oktober bis Januar sowie April/Mai
Bojanovsky und *Gerylovova* (CSSR)	1961	*Schizophrene und Depressive:* Keine signifikanten Geburtshäufungen *Neurotiker:* Geburtsmaximum: Februar und März; Juli und August Geburtsminimum: alle übrigen Monate
Orme (England)	1963	Kein Zusammenhang zwischen Geburtsmonat und schizophrener Psychose.
Mentzos (Bundesrepublik Deutschland)	1967	*Mischbilder:* Geburtsmaximum: März/April (Männer wie Frauen) Geburtsminimum: September/Oktober (Männer wie Frauen) *Zyklothyme Depressionen:* Geburtsmaximum: Januar/Februar (Männer) bzw. September/Oktober (Frauen) Geburtsminimum: November/Dezember (Männer) bzw. März/April (Frauen)
Hare und *Price* (England)	1968	*Manisch-depressive Psychosen:* Geburtsmaximum: Erstes Jahrestertial (gegenüber *neurotisch-depressivem* Probandengut)
Kleespies (Bundesrepublik Deutschland)	1969	

Maximum	Minimum
Affektive Psychosen	
Männer: Mai und Juni	Juli und August
Frauen: November und Dezember	Juli und August
Monopolare zyklothyme Depressionen	
Männer: Mai und Juni	Juli und August
Frauen: November und Dezember	Juli und August

Tabelle 40 (Fortsetzung)

Studiengruppe	Jahr	Zeitpunkt der Geburt
McNeil (England)	1971	Geburtsmaximum der *Schizophrenen* im 1. Jahresviertel
Danneel (Bundesrepublik Deutschland)	1973	*Schizophrene:* Keine signifikanten Geburtshäufungen
Dalén (Schweden)	1974	*Schizophrene:* Geburtsmaximum: Januar bis April (wobei sich bei Krankheitsbildern mit ungünstigerem (defektiösem, chronischem) Krankheitsverlauf größere jahreszeitliche Schwankungen im Geburtsverlauf zeigten als bei günstigen Verläufen). *Manisch-depressive und Involutionsdepressionen:* Keine signifikanten Geburtshäufungen *Manisch-depressive und Involutionsdepressionen:* (Teilkollektive, herausgegriffen 1921–1930 bzw. 1941–1950): Geburtsmaximum: Januar bis April *Psychopathen (1906–1950):* Keine signifikanten Geburtshäufungen *Psychopathen* (Teilkollektive, herausgegriffen von 1911–1940 bzw. 1941–1950): Geburtsmaximum: Januar bis April, Mai/Juni
Hare et al. (England)	1974 (Kontrolle 1975)	*Schizophrene:* Maximum im 1. Jahresquartal (Periode 1921–1955) *Neurotiker:* Keine signifikanten Geburtshäufungen
Dalén und *Roche* (Schweden)	1974	*Schizophrene in Südafrika:* Geburtsmaximum: Mai bis Oktober
Ødegard (Norwegen)	1974	Geburtsmaximum der *Schizophrenen* in den ersten Monaten des Jahres
Videbeck (Dänemark)	1974	Geburtsmaximum der *Schizophrenen* in den ersten Monaten des Jahres
Jones (Australien)	1975	*Schizophrene in Australien:* Geburtsmaximum: Frühjahr
Diebold (Bundesrepublik Deutschland)	1975	Maximum / Minimum *Schizophrene* Maximum: November, Dezember, Januar — Minimum: Februar, März, August, September *Affektpsychosen* Maximum: – — Minimum: März *Psychopathen* Keine Maxima oder Minima

Hypothesen zur Ätiologie

Bisher liegen keine Erklärungsversuche vor, die Anlaß zu mehr als nur hypothetischen Erwägungen bieten würden. Zur Diskussion stehen bisher (193, 815, 816, 820):

– Saisonale Einflüsse: Nahrung (Vitamin- und/oder Eiweißmangel),

– Temperatur (Hitzeeinwirkung),

– Infektionen (insbesondere Viruserkrankungen während der Fetalzeit),

– Lichteinflüsse (siehe Seite 190) zur Zeit der Konzeption und/oder frühen Schwangerschaft,

– Jahreszeitlich und/oder meteorologisch bedingte Gefahr vorzeitiger Geburt, Übertragung, perinatale Hirnschädigung (Asphyxie, Blutung),

– Alter der Mutter,

– psycho-soziale Einflüsse (der Geburtsmonat entscheidet oft darüber, ob ein Kind in eine Klasse mit älteren oder jüngeren Mitschülern kommt, was die Persönlichkeitsentwicklung des Betreffenden mitformen könnte).

Wahrscheinlich handelt es sich um ein Zusammenspiel geographischer, jahreszeitlicher, epochaler, saisonaler und individueller Auslöser.

Bei Schizophrenen, bei denen die härtesten Daten vorliegen, diskutiert man häufiger intrauterine, perinatale und frühkindliche subklinische Hirnschädigungen als pathogenetischen Kofaktor.

In biometeorologischen Kreisen denkt man am ehesten an die Einwirkung hoher Temperaturen, was sich auch 1974 in der Empfehlung der Weltgesundheitsorganisation (WHO) ausdrückte, Schwangere vor extremer Sonneneinstrahlung oder Hitze zu schützen. Tierexperimentell kann man an Jungtieren, deren Mütter während der Tragzeit hohen Temperaturen ausgesetzt waren, ein verändertes Lernverhalten bei reduzierter Gehirnmasse feststellen (193).

Tatsächlich sind Schizophrene, wahrscheinlich aber alle endogenen Psychosen mit einem weitgehend insuffizienten Thermoregulationszentrum (siehe Seite 128) belastet, was sich durch relativ einfache Tests (siehe Seite 163) objektivieren läßt (820).

B. Persönlichkeitsstruktur und Geburtsdatum

Da die Geburtsdaten bedeutender Persönlichkeiten am ehesten zu erfassen sind, wurden auch damit entsprechende Korrelationen durchgeführt. Doch weder hier noch bei anderen Untersuchungen, die sich zum Teil auf einzelne Persönlichkeitseigenschaften (z. B. Introversion) beschränkten, ließen sich weder einheitliche Ergebnisse noch plausible Theorien dafür anführen, wie man sich die gewonnenen Befunde überzeugend erklärt (Tabelle 41).

C. Selbstmord und Geburtsdatum

Akzeptiert man einen Zusammenhang zwischen psychischer Krankheit und Geburtsmonat, so lassen sich diese Überlegungen auch bis zur letzten Konsequenz eines nicht mehr tragbaren Leidensdrukkes aufgrund seelischer Störungen verfolgen: dem Selbstmord.

Die Zahl der Arbeiten zu dieser Fragestellung ist relativ gering.

Wie Tabelle 42 zeigt, fanden einige Untersucher, daß relativ viele Selbstmörder im Juli bzw. Februar und März geboren wurden, was jedoch von neueren Studien nicht bestätigt werden konnte.

Tabelle 41

Persönlichkeitsstruktur – Intelligenz – Geburtsmonat

Studiengruppe	Jahr	Zeitpunkt der Geburt
Fairgrieve (USA)	1921	Untersuchungen in der US-Armee: Soldaten, die im späten Frühling und Frühsommer geboren waren, zeigten weniger ausgeprägte Intelligenz als jene, deren Geburtsdatum im späten Herbst oder frühen Winter fiel (nicht signifikant).
Allen (England)	1922	Hervorragende Persönlichkeiten sind häufiger in Spätherbst und Frühwinter geboren.
Blonsky (Rußland)	1929	Untersuchung an russischen Kindern: Jene, die im Frühling geboren waren, imponierten als intelligenter als diejenigen aus allen anderen Jahreszeiten.
Pinter und *Forlano* (USA)	1933	Probanden, die während der wärmeren Monate geboren worden waren, zeigten einen geringfügig höheren Intelligenzquotienten als jene, deren Geburtsdatum in die kälteren Monate fiel. Insbesondere wiesen die im Frühling Geborenen höhere Intelligenzquotienten und die Winter-Geborenen niedrigere auf als diejenigen, die während des Sommers oder Herbstes zur Welt gekommen waren (nicht signifikant).
Petersen und *Milliken* (USA)	1934	Minderbegabte werden besonders während der warmen Jahreszeit geboren.
Huntington (USA)	1937/38	Die optimale Temperatur für die Empfängnis eines später normalen Kindes liegt bei etwa 32 ° Fahrenheit (1 ° F verhält sich zu 1 ° C wie 9 : 5). Die in den kältesten Monaten des Jahres, also Januar- und Februar-Geborenen, neigen dazu sich nicht normal (= dem Durchschnitt entsprechend) zu entwickeln. Sie hätten die größte Chance bzw. liefen die größte Gefahr entweder Genies (also Intellektuelle oder Künstler) bzw. Minderbegabte oder Geisteskranke (also z. B. Kriminelle) zu werden. – Die in den wärmsten Monaten, also Juni- und Juli-Geborenen würden sich am wenigsten in irgendeinem Gebiet in positiver oder negativer Hinsicht hervortun. Wer in den warmen Monaten August oder September geboren würde, hätte eine gute Chance Schriftsteller, Industrieller oder Techniker zu werden, sei aber auch gegenüber geistigen Erkrankungen am anfälligsten. Die während der anderen Monate Geborenen mit – nach *Huntington* – optimalen thermischen Bedingungen, brächten am häufigsten den «gesunden Durchschnitt» hervor, der jedoch auch zu nichts Besonderem prädisponiert sei.
Goodenough (USA)	1941	Erklärte die intellektuelle Überlegenheit der Frühlingsgeborenen dadurch, daß während dieser Zeit am häufigsten Kinder der Oberschicht (mit entsprechend hoher Intelligenz) geboren würden.
Forlano und *Ehrlich* (USA)	1941	Untersuchungen an Studienanfängern in New York: Studenten, die während der Sommermonate geboren worden waren, neigten eher dazu, introvertierter zu sein und Min-

Tabelle 41 (Fortsetzung)

Studiengruppe	**Jahr**	**Zeitpunkt der Geburt**
		derwertigkeitsgefühle zu entwickeln als jene, deren Geburtstermin in alle anderen Jahreszeiten fiel.
Lewinski (USA)	1954	Fand weder einen Trend noch signifikante Zusammenhänge zwischen Geburtsmonat und Intelligenz.
McEwan (Rhodesien/ England)	1955	Untersuchung an europäischen Kindern, die in Rhodesien wohnen: Allgemeiner Rückgang des Intelligenzquotienten mit zunehmender Zahl jener Vorfahren, die in Afrika lebten. Wurde als Beweis dafür interpretiert, daß Intelligenz durch hohe Lufttemperatur negativ beeinflußt wird.
Orme (England)	1962/63	Untersuchung an englischen Oligophrenen: Oligophrene sind signifikant häufiger während der kälteren Monate des Jahres (Winter und Frühling) geboren. Man müsse deshalb annehmen, daß auch die Lufttemperatur als Kofaktor für die mangelnde geistige Ausprägung der Betreffenden in Frage komme.
Williams (Wales)	1964	Untersuchung an Sonderschul-Kindern in Wales: Fand, daß eine überdurchschnittlich hohe Zahl der betreffenden Schüler während der Sommerzeit geboren war.
Davies (USA)	1964	Geselligkeit und emotionelle Unfähigkeit zur Anpassung zeigten keinerlei Beziehung zum Geburtsdatum.
Berglund (Schweden)	1967	Untersuchung an Kindern in Schweden: Offenbar tendenzielle Beziehung zwischen Geburtsdatum und Kindern mit intellektueller Minderbegabung, jedoch keine positive Korrelation zwischen Zeitpunkt der Geburt und normaler intellektueller Entwicklung.
Farley (USA)	1968	Kein Zusammenhang zwischen Grad des Neurotizismus bei «normalen» Probanden und Jahreszeit der Geburt.
McNeil et al. (USA)	1971	Kinder mit Neigung zu emotionalen Störungen scheinen eher im Winter geboren zu werden.
Danneel (Bundesrepublik Deutschland)	1973	Schwachsinnige Frauen zeigen ein Geburtsminimum im Februar, schwachsinnige Männer im August.

D. Intelligenz und Geburtsmonat

Auch diese Fragestellung beschäftigt die Wissenschaft schon über ein halbes Jahrhundert (Tabelle 41). Trotz laufender Verbesserungen der Testmethoden ist es jedoch nicht gelungen, einheitliche Ergebnisse zu erzielen. Das verhinderte auch fundierte Hypothesen zur Ätiologie mancher gewonnener Zusammenhänge.

E. Lebensdauer und Geburtsdatum

Auch zu dieser Korrelationsmöglichkeit liegen schon Untersuchungsbefunde seit

Tabelle 42

Suizid und Geburtsdatum

Studiengruppe	Jahr	Zeitpunkt der Geburt
Schwab (Deutschland)	1923	Menschen, die im Tierkreiszeichen «Schütze» (23. November bis 22. Dezember) geboren sind, zeigen überdurchschnittlich häufig Neigung zum Selbstmord.
Pokorny (USA)	1960	Selbstmörder sind überdurchschnittlich häufig im Juli geboren.
Lester et al. (USA)	1970	Kein signifikanter Zusammenhang zwischen Selbstmord und Geburtsdatum.
Beck und *Lester* (USA)	1973	Kein signifikanter Zusammenhang zwischen Selbstmord und Geburtsdatum, doch wurden relativ viele Selbstmörder in dem betreffenden Untersuchungskollektiv im Zeichen Krebs (22. 6. bis 22. 7.) und relativ wenige in dem gegenüberliegenden Zeichen Steinbock (22. 12. bis 20. 1.) geboren.
Tromp und *Bouma* (Niederlande)	1973	Geburtsmaximum der Selbstmörder fällt in Februar und März, also jene Zeit, in der ohnehin die meisten Geburten erfolgen.
Danneel (Bundesrepublik Deutschland)	1974/75	Kein signifikanter Zusammenhang zwischen Selbstmord und Geburtsdatum.

Beginn dieses Jahrhunderts vor (s. Tabelle 42). Bereits damals deutete sich an, was heute als bewiesen gelten kann: Wer in der geburtenreichsten Jahreszeit (erste Frühlingshälfte) zur Welt kommt, hat die größte Aussicht, ein hohes Alter zu erreichen. Fällt hingegen das Geburtsdatum in das Minimum der Geburtenfrequenz, sind solche Chancen am geringsten. Natürlich sind diese Abweichungen vom Mittelwert bei der gewaltigen Anzahl von verfügbaren Geburten statistisch signifikant. Im Grunde sind die Unterschiede jedoch ausgesprochen gering. Auch erlauben diese Befunde keine Rückschlüsse auf die Ursache des Phänomens. In der amerikanischen Studiengruppe, die schon früher zu ähnlichen Ergebnissen gekommen war (392, 393), nahm man an, daß die klimatischen Faktoren nicht erst zur Zeit der Geburt, sondern bei der Konzeption wirksam würden. Februar- und März-Kinder mit der größten Lebenserwartung sollten nur deshalb im Mittel länger leben, weil sie im Mai oder Juni konzipiert wurden, einer Zeit also, in der sich die Eltern in bester körperlicher Verfassung befanden und daher besonders kräftige Kinder zeugen konnten. Dagegen wurde von anderer Seite eingewandt, daß gerade die Keimzellen gegen Einwirkungen von außen besonders resistent seien, demnach sicher nicht von temporären Schwankungen im Gesundheitszustand der Eltern beeinflußt würden (160). Die erhöhte Anzahl und größere Lebenserwartung der Februar- und März-Geborenen dürfte vielmehr ein Ergebnis der menschlichen Stammesgeschichte sein. Die Säugetiere Europas und der USA pflanzen sich vorwiegend in den ersten Monaten des Jahres fort, weil so ihre Jungen in der nachfolgenden günstigen Zeit aufwachsen können und deshalb

Tabelle 43

Geburtsdatum und Lebensdauer

Studiengruppe	Jahr	Zeitpunkt der Geburt
Gini (Italien)	1912	Untersuchung an den Einwohnern Roms (1910–1912): Die größte Lebenserwartung schienen die März-Geborenen, die geringste die November-Geborenen zu haben.
Huntington (USA)	1938	Untersuchung in den USA (1800–1850): Das im Mittel erreichte Lebensalter der Februar-Geborenen lag bei 69,7 Jahren, dasjenige der Juni-Geborenen bei 67,8 Jahren, also rund 2 Jahre weniger. Diese Daten stützten sich allerdings im wesentlichen auf prominente Persönlichkeiten in gut situierten Familien (d. h. günstige Lebensbedingungen).
	1945	Kontrolle: Bei Geburtsdaten aus verschiedenen Gebieten der USA schienen diese Differenzen weniger einheitlich. Die größte Lebenserwartung bei einem Durchschnitt von rund 50 Jahren fiel aber auch hier auf die Monate Januar bis April, die geringste auf die Monate Juli bis August. Kontrolle: Untersuchung an prominenten Persönlichkeiten in England: Hier wies die Kurve der Lebenserwartung nur geringe Schwankungen auf und stimmte nicht mit den in den USA gefundenen Resultaten überein. Vor allem fiel dem Geburtsmaximum in Februar und März in England eine unterdurchschnittliche Lebenserwartung zu.
Danneel (Bundesrepublik Deutschland)	1974	Untersuchung in der Bundesrepublik Deutschland: Die monatlichen Geburtenfrequenzen wiesen in Deutschland um das Jahr 1900 ein Maximum in den Monaten Februar/März und August/September auf. Dazwischen zwei Minima: Juni und November. Bei entsprechenden Vergleichen zeigte sich, daß Kinder, die in der geburtenreichsten Zeit geboren werden, die größte Aussicht entwickeln, ein hohes Alter zu erreichen, während solche, die in das Geburtenminimum fallen, die geringste Chance haben. Untersuchung an 1921 Bürgern der Bundesrepublik Deutschland, die in der Zeit von 1964–1972 100 Jahre alt geworden waren: Geburtenmaximum im Februar/März und im Oktober/November. Minimum: Juni. Gleiche Schlußfolgerung: Wer in den geburtenreichsten Monaten zur Welt kommt, hat die größte Aussicht, ein hohes Alter zu erreichen und umgekehrt. Allerdings wird auch deutlich, daß die Abweichungen von den normalen Geburtenfrequenzen mit zunehmendem Alter immer größer werden.

auch vitaler sind als die Nachkommen aus späteren Würfen. Da aber die Tragzeit bei den verschiedenen Säugetierarten nicht gleich lang ist, fällt die Konzeption durchaus nicht immer in denselben Monat, wird also sicher auch nicht vom Klima beeinflußt, sondern ist auf die von der Natur vorgesehene Geburtszeit abgestimmt (160).

Tabelle 44

Weitere Korrelationsergebnisse mit dem Geburtsmonat

Studiengruppe	Jahr	Zeitpunkt der Geburt
		1. Hüftgelenksluxation
Cohen (Niederlande)	1971	Geburtsmaximum für kongenitale Hüftgelenksluxationen zwischen November und Januar (Verbundstudie), in 6 geographisch auseinanderliegenden Staaten der Erde).
		2. Krebsanfälligkeit und Geburtsmonat
Berndt und *Wildner* (Bundesrepublik Deutschland)	1966	Zwischen der Anfälligkeit für Lungenkrebs und der Geburt in den Monaten Februar, März und vor allem April soll bei Männern (nicht bei Frauen) ein statistisch gesicherter Zusammenhang bestehen.
Danneel (Bundesrepublik Deutschland)	1971	Kontrolle der Studie von *Berndt* und *Wildner* (1966): Das damals als Vergleichsgruppe verwendete Probandengut war völlig ungeeignet. Verwendet man stattdessen die normalen Geburtenfrequenzen, lassen sich keine Unterschiede mehr zu den Krebskranken errechnen.
Dijkstra (Niederlande)	1963	Beim Vergleich von Patienten mit Bronchialkarzinom mit den Geburtenfrequenzen der holländischen Bevölkerung war eine überdurchschnittlich große Zahl von Krebskranken im Februar und vor allem März geboren.
		3. Uneheliche Geburten
James (England)	1971	Uneheliche Kinder werden häufiger im ersten Jahresviertel geboren als eheliche (Periode 1921–1955).
		4. Körperliche und psychosoziale Faktoren
Vuille (Schweiz)	1974	Präventivmedizinische Untersuchungen an vierjährigen Kindern in Schweden: Körperlich und/oder psychosoziale Gesundheitsschäden finden sich am ehesten bei Kindern, die zwischen Januar und März geboren wurden, am seltensten im April und August. Im Gegensatz dazu traten rein psychische Probleme am häufigsten bei Kindern auf, die im Frühherbst geboren waren.

F. Weitere Korrelationsergebnisse mit dem Geburtsdatum

1. *Hüftgelenksluxation:* Aus einer Verbundsstudie in sechs geographisch weit auseinanderliegenden Staaten (England, Israel, Japan, New York City, Schweden, Utah) ging hervor, daß die Maximalwerte bei der Geburt von Kindern mit angeborener Hüftgelenksluxation jeweils in die Zeit vom November bis Januar fielen. Da das dritte Trimester der Schwangerschaft – allgemein als kritische Phase für die Genese der Hüftgelenksluxation bezeichnet – in die Zeit des raschesten Tageslichtwechsels fällt, diskutiert man als hypothetischen Auslöser neben infektiösen

und toxischen Ursachen auch endogene Rhythmen im Jahresablauf, synchronisiert durch Umgebungsfaktoren wie Licht und Dunkelheit (s. Tabelle 43).

2. *Krebsanfälligkeit:* Eine früher aufgestellte und später bestätigte Korrelation zwischen Bronchialkarzinom und Geburtenhäufung in den Monaten Februar, März und vor allem April konnte bei einer erneuten Aufrechnung des alten Datenmaterials nicht mehr bestätigt werden (Tabelle 43).

3. *Uneheliche Geburten:* Uneheliche Kinder sollen eher im ersten Jahresviertel geboren werden als eheliche (Tabelle 43).

4. *Körperliche und psychosoziale Faktoren:* Somatische und/oder psychosoziale Schäden sollen sich am ehesten bei Kindern finden, die zwischen Januar und März geboren wurden. Rein psychische Schwierigkeiten häuften sich besonders bei Kindern, die im Frühherbst zur Welt kamen (Tabelle 44).

Felder und Ströme als potentielle diagnostische und therapeutische Hilfe

Elektronische Meßmethoden sind aus der medizinischen Diagnostik nicht mehr wegzudenken (EKG, EEG, EMG, ENG u. a.). Die meisten mußten sich als «Außenseitermethoden» erst über Jahre und Jahrzehnte ihren Weg zum anerkannten Verfahren bahnen. Es erscheint deshalb naheliegend, neuen und z. Z. noch ungewöhnlichen Methoden erst eine Chance der Bewährung zu bieten, ehe durch vorzeitige Ablehnung lohnende Möglichkeiten in Diagnose und Therapie ungenutzt bleiben.

Nachfolgend eine schematisch dargestellte Auswahl solcher Methoden ohne Wertung (451):

— Von Heilungserfolgen durch *Magnetfelder* selbst bei komplizierten Frakturen wird berichtet (465). Man benützt sie zur Energieübertragung, um bei Knochenbrüchen an der Bruchstelle selber elektrische Potentiale zu erzeugen. Tierexperimentell ließen sich als wesentliche Vorbedingung für einen erfolgreichen Heilungsverlauf vor allem neue Gefäßsprossungen beobachten.

— *Arsonvalisation:* Verwendet wird ein Spulenkörper mit etwa 0,45 m Durchmesser, der nicht nur Gliedmaßen, sondern den ganzen Körper zu umfassen vermag (308). Im Spulenzentrum wird mittels eines maximalen effektiven Stromes ein Magnetfeld erzeugt. Bisher wird über z. T. erstaunliche therapeutische Erfolge bei Herz- und Kreislauf- sowie Niereninsuffizienz, Osteochondrose, Hüftgelenkarthrose und Muskelatrophie berichtet.

— *Elektro-Schlaftherapie:* Der Wirkungsmechanismus des von außen in das Gehirn geleiteten elektrischen Stromes ist bisher nicht hinreichend geklärt. Stromarten und -formen werden rein empirisch gewählt. Die Behandlung soll zwar bei Schlaflosigkeit Erfolge aufweisen, führt jedoch während der Anwendung nicht grundsätzlich zum Schlaf, weshalb von zuständiger Seite die Bezeichnung Elektrotherapie und/oder -anästhesie vorgeschlagen wird (451).

— Messung des *Wechselstromwiderstandes* durch eine großflächige indifferente Metallelektrode (in der Hand des Probanden) und eine differente Silberelektrode, die an verschiedenen Körperstellen aufgesetzt wird (120). Solche Widerstandsmessungen des gesamten Körpers, ergänzt durch parallele Strahlungstemperaturmessungen (Infrarot-Strahlungsmeßgerät) sollen — reliefmäßig dargestellt — Hinweise über Abweichungen von bestimmte Normgrößen und Symmetrieeigenschaften des Organismus geben und damit einen gewissen Einblick in den Gesundheitszustand des Probanden ermöglichen (536).

Weitere Verfahren zur *Diagnose* (Messung des elektrischen Leitwertes: simultane Multi-Parameter-Analyse) und *Therapie* (Embolieprophylaxe, Rekanalisation nach Thrombose und schnelle Resorption großflächiger Hämatome durch Applikation elektrischen Stromes) stehen noch in Erprobung (451).

Haben Sonnenflecken einen Einfluß auf den lebenden Organismus?

Die Sonne ist eine gewaltige strahlende Masse (siehe Seite 22), deren Oberfläche (Photosphäre) eine Temperatur von etwa 5700 °C entwickelt. Darüber liegt die Chromosphäre, gefolgt von der Sonnenkorona, einer feinen, vielstrahligen Lichthülle aus hochionisierten Atomen und freien Elektronen. Man schätzt, daß die Temperatur dieser Schicht aufgrund der Ionisation etwa 200mal höher liegt als auf der Sonnenoberfläche. Das sind rund 1000000 °C.

Von biometeorologischem Interesse waren von jeher bestimmte Störerscheinungen auf der Sonne, die sogenannte Sonnenaktivität. Am bekanntesten sind die Sonnenflecken in der Photosphäre. Sie können wenige Tage oder gar einige Monate andauern. Der Zyklus der Sonnenfleckenmaxima und -minima ist über Jahrhunderte statistisch erfaßt. Die mittlere Zyklusdauer beträgt 11,3 Jahre.

Offenbar sind diese Sonnenflecken der Sitz starker Magnetfelder bzw. Ausgangsort gewaltiger Strahlungsstürme auf der der Erde zugewandten Sonnenseite. Dabei werden riesige Mengen entsprechender Teilchen auf unseren Planeten geschleudert und verursachen erhebliche Funk-, Kompaß- und Telefonstörungen.

Neben diesen fleckförmigen Aktivitätszentren unterscheidet man sogenannte «Fackeln» als Störgebiete, deren Flächenhelligkeit größer als ihre Umgebung ist und die von leuchtenden Kalziumdämpfen der Chromosphäre herrühren. Außerdem mißt man sogenannten Protuberanzen am Sonnenrand und Filamenten auf der Sonnenscheibe (Wolken ionisierter Materie) besondere Bedeutung bei.

Die von der Sonne ausgehende Wellenstrahlung pflanzt sich mit Lichtgeschwindigkeit fort und erreicht in etwa acht Minuten die Erde. Außer den bereits oben beschriebenen technischen Störungen wird immer wieder daran gedacht, daß bestimmte Formen menschlichen Verhaltens auf irgendeine Weise mit Tagen großer oder niedriger Sonnenaktivität in Beziehung stehen könnten. Ob dieser Effekt auf einen direkten Einfluß niederfrequenter elektromagnetischer Strahlung der Sonne oder auf anderen durch die Sonne induzierten geophysikalischen oder meteorologischen Phänomenen beruht, ist noch unbekannt.

Ein weites Spektrum hypothetischer Folgen

Schon früher nahm man an, daß die großen Tierwanderungen bestimmten Rhythmen unterworfen seien, die mit dem Sonnenzyklus zusammenhängen müßten (Heuschrecken, Störe im Kaspischen

Meer). Bei Sonnenemissionen und der damit verbundenen Änderung des Erdmagnetismus soll die Virulenz der Mikroben verstärkt worden sein, was den Ausbruch entsprechender Seuchen einleitete. Vor allem die großen Pestepidemien der Geschichte (Cholera, Diphtherie und Typhus in Europa, Pocken in Chikago) seien vor ihrem Rückgang durch Massenimmunisierung (Impfzwang) einem elfjährigen Jahreszyklus der Sonnenaktivität gefolgt. Sogar die großen sozialen Unruhen, wirtschaftlichen Krisen und Kriege sollen parallel zu «solaren Umwälzungen» abgelaufen sein (129, 300, 422, 772).

Heute noch gibt es teils statistische Korrelationsversuche, teils Hypothesen über den Zusammenhang zwischen (129, 300, 422, 772):

a) Einer Zunahme der Sonnenfleckenaktivität:

– Gewalttaten, Unfälle
– Unerklärliche Todesfälle, Herz- und Kreislaufzwischenfälle, Blutsturz, Lungenembolie, Lungenblutung, Tuberkulosesterblichkeit, Neuralgien, Gicht- und Rheumakrisen, Eklampsie, Meningitis
– Abnorme Reaktionen von psychisch Kranken (Zunahme der Hospitalisationsfrequenz in Nervenheilanstalten, Suizidversuche)
– Depressive Stimmungsschwankungen, Migräneattacken, Zornesausbrüche
– Krebsbefall, Zahnerkrankungen u. a.
– Änderung physiologischer Parameter (weißes und rotes Blutbild), Endokrinium.

b) Geringere Sonnenfleckenaktivität:

– Verbrechen, Raub, Diebstahl, Autoüberfälle, Vergewaltigungen.

Die wissenschaftliche und öffentliche Meinung zu diesen Befunden ist geteilt. Untersuchungen mit modernen Methoden könnten eines Tages Klärung schaffen.

Der Einfluß des Mondes

Der Mond hat die Menschheit mit ihrem Kausalitätsbedürfnis nie ruhen lassen. Die Zahl der Hypothesen, die ihn mit einer Unzahl von Ereignissen und Befindensschwankungen in Zusammenhang bringt, übersteigt fast diejenigen, die sich mit der Sonne beschäftigen (300).

Da Mondphasen und weiblicher Menstruationszyklus annähernd von gleicher Dauer sind (28–29 Tage), knüpften sich hieran die meisten Vermutungen an. Untersuchungen sollen ergeben haben, daß ein überdurchschnittlich hoher Prozentsatz der Monatszyklen jeweils bei Voll- oder Neumond begann. In Erweiterung dieser Zusammenhänge könnten Sexualität und Fruchtbarkeit mit den Mondphasen zusammenhängen (772).

So erleichtere Vollmond die Geburt und führe zu größeren und kräftigeren Kindern. Schließlich lasse sich das Geschlecht des Kindes bei der Zeugung beeinflussen, wenn man den Mondumlauf berücksichtige.

Tatsächlich lädt die Ähnlichkeit zwischen Mond- und Menstruationszyklus zu

Spekulationen ein. Ein Zusammenhang konnte bisher nicht bewiesen werden. Nachweislich verteilen sich die Geburten gleichmäßig über alle Mondphasen. Bei den übrigen Hypothesen – zumeist aus dem Volksglauben geboren – ließen sich nie statistische Beweise sichern (772).

Schließlich wird von zuständigen Stellen immer wieder behauptet, daß die Zahl krimineller Vergehen (Gewalttaten wie Mord und Totschlag, Brandstiftung, Diebstähle usw.), auch Autounfälle sowie Selbstmorde und die Unruhe auf psychiatrischen Stationen bei Neu- und Vollmondphasen zunehmen. Dies konnte bisher statistisch nicht belegt werden (129, 300, 772).

Zuletzt soll der Mond Einfluß auf das Wetter haben. Starke Regenperioden würden im ersten oder dritten Mondviertel auftreten. Die Rotfärbung des Mondes bringe die gefürchteten Spätfröste.

Nachgewiesen ist nur ein Einfluß auf Ebbe und Flut. Die Rotfärbung ist auf die Luftklarheit bei rascher Abkühlung zurückzuführen, die auch Frostgefahr bringen kann (772).

Planetarische Einflüsse auf den menschlichen Organismus?

Man hat angenommen, die der Erde näher gelegenen Planeten Venus, Mars, Jupiter und Saturn seien keine «stummen» Gestirne, sondern würden eine z. T. starke Aktivität entfalten, die mit entsprechend großen Radioteleskopen aufgefangen werden könnte.

Aus diesem Grunde wurde seit langem ein Einfluß dieser Gestirne auf den Menschen postuliert. Besonders in Frankreich (299–301) versucht man seit Jahren mit Hilfe moderner statistischer Methoden und umfangreicher Datenmassen diese Hypothese zu objektivieren:

So sollen Kinder vor allem dann überzufällig häufig zur Welt kommen, wenn eines jener Gestirne aufgeht oder im Zenit steht, das bei der Geburt der Eltern die gleiche Stellung am Himmel einnahm. Demnach müßten die Erbfaktoren von kosmischen Konstellationen abhängig sein, was u. U. zu einem bestimmten Temperament führen würde.

Man erfaßte deshalb drei besonders herausragende Personengruppen, deren berufliche Erfolge verhältnismäßig einfach zu kontrollieren waren: Spitzensportler, Schauspieler und Wissenschaftler. Im weiteren ordnete man aufgrund umfangreicher Materialsammlungen diesen drei Kollektiven charakteristische Persönlichkeitsmerkmale zu, die besonders dann ausgeprägt schienen, wenn die Betreffenden überdurchschnittliche Leistungen auf ihrem Gebiet erbrachten. So wurden Spitzensportler beispielsweise als beharrlich und aktiv, Schauspieler als ehrgeizig und leichtlebig, Wissenschaftler als ernst und reserviert u. a. m. eingestuft.

Nachdem man mit Hilfe einer solchen «Charaktermerkmal-Methode» die Möglichkeit einer Schematisierung und damit einer Korrelation mit Planetenpositionen geschaffen hatte, verglich man eine große Zahl von Persönlichkeiten mit den einzelnen Umlaufbahnen und fand: Sportler werden besonders unter dem Planeten Mars, Schauspieler unter Jupiter und Wissenschaftler unter Saturn geboren.

Diese Korrelation wurde um so deutlicher, je größer die Leistungen der Betreffenden auf ihrem Gebiet waren. Die Verfechter dieser Methode bzw. ihrer Schlußfolgerung rechtfertigen diese Ergebnisse vor allem mit dem Hinweis, daß beispielsweise der Spitzensportler nicht schlechthin unter Mars geboren sein muß. Es häuften sich aber unter dieser Planetenposition besondere Charaktereigenschaften, die Höchstleistungen auf diesem Gebiet sichern.

Zwischen dem solaren Tageszyklus der Geburt und dem planetarischen Effekt gibt es offenbar keine Korrelation.

Die Fachwelt zollt vorderhand der exakten Untersuchungsmethode und dem umfangreichen Datenmaterial des französischen Forschungsteams Lob. Zu den Schlußfolgerungen der Resultate hält man sich zurück.

Spielt der Geburtsmonat bei der Partnerwahl eine Rolle?

Die Wahl eines Ehepartners sowie das Auseinanderbrechen einer Ehegemeinschaft ist durch eine Vielzahl von Imponderabilien bestimmt. Ausgehend von Untersuchungen zur Partnerwahl bei Tieren wurden mit einer großen repräsentativen Datenmasse aus Standesamtarchiven (378) überraschende Konstellationsergebnisse gefunden, über deren Ursachen z. Z. Unklarheit herrscht (Tabelle 45).

Am häufigsten wird im Mai geheiratet, am seltensten im Januar, Februar und März; in den übrigen Monaten in durchschnittlicher Frequenz. Hier lassen sich am ehesten populäre Überlegungen («Wonnemonat» Mai), sozialwirtschaftliche Faktoren (steuerliche Vorteile), kirchliche Erwägungen (Feiertage) und jahreszeitliche Einflüsse anführen.

Bei den folgenden statistischen Befunden helfen solche Erklärungsversuche weit weniger.

Im weiteren wurde untersucht, wie nahe der eigene und der Geburtsmonat des Partners beieinander liegen. Dabei zeigte sich, daß im allgemeinen Eheleute aus Geburtsmonaten bevorzugt werden, die nur bis zwei Monate früher oder später vom eigenen Geburtsdatum entfernt geboren wurden. Besonders Frauen mit Geburtstagen in den ersten vier Monaten des Jahres zeigten lebhaftes Interesse für Männer, die – unabhängig vom Alter – genau zwei Monate nach ihrem eigenen Geburtsmonat auf die Welt gekommen waren (z. B. Januar mit März, Februar mit April usw.).

Ist die «Scheidungsrate» vom Geburtsmonat abhängig?

Bei den Scheidungen zeigten sich ebenfalls überraschende Ergebnisse. Dabei finden sich Scheidungsraten signifikant häufiger bei Partnern, die mit nachfolgenden Geburtsmonats-Kombinationen heiraten; s. Tabelle 46.

Während man in dieser Studie 12 % Scheidungen als durchschnittliche Norm veranschlagte, schlugen diese Ehen in

Tabelle 45

Ehe- und Geburtsmonat der Partner

Es heiraten signifikant häufiger bzw. seltener Ehepartner mit folgender Kombination der Geburtsmonate:

Signifikant häufiger				Signifikant seltener			
Geschlecht	Geburtszeit	Geschlecht	Geburtszeit	Geschlecht	Geburtszeit	Geschlecht	Geburtszeit
♂	Juni	♀	April und Juli	♂	Juni	♀	Oktober
–	–	–	–	♂	April/Juli	♀	Januar/Februar
				♂	bis 15. Juli	♀	16. Juli bis 15. August
♂	16. April bis 15. Mai	♀	16. August bis 15. September	♂	16. Mai bis 15. Juni	♀	16. Oktober bis 15. November
♂	16. Januar bis 15. Februar	♀	16. Oktober bis 15. November			–	–
♂	16. bis 31. Januar	♀	16. bis 31. Oktober	–	–	–	–

Nach *Heuts* und *Kop*, 1974.

Tabelle 46

Es scheiden sich signifikant häufiger Ehepartner mit folgender Kombination der Geburtsmonate:

Geschlecht	Geburtszeit	Geschlecht	Geburtszeit
♂	März	♀	Juli
♂	Februar	♀	Mai
♂	Oktober	♀	Juni

Nach *Heuts* und *Kop*, 1974.

mehr als der Hälfte der Fälle fehl. Auch heiraten Juli-Männer Februar-Frauen zwar seltener als üblich und Männer mit einem Geburtsdatum zwischen dem 16. und 30. Juni Frauen aus der Zeitspanne zwischen 16. und 31. Juli sehr viel häufiger als üblich, doch zerbrachen diese Ehen rascher als der Norm entspricht.

Unter Ausnutzung aller statistischen Möglichkeiten offerierte man auch prophylaktische Hinweise:

Zieht man den zeitlichen Abstand zwischen den beiden Geburtsmonaten der Partner heran, so hat eine Differenz von

— nur zwei Monaten: durchschnittliche Scheidungschancen,

— vier bis sechs Monaten: Scheidungschancen, die entweder größer oder kleiner als der Durchschnittswert sind.

Allerdings gilt dies nicht für jene Männer und Frauen, die in den letzten drei Monaten des Jahres geboren wurden.

Schließlich läßt sich die «Scheidungsfreudigkeit» auch mit dem eigenen Geburtsmonat korrelieren, ohne den des Partners heranzuziehen. Dabei scheinen sich besonders Männer, die zwischen dem 16. und 30. November das Licht der Welt erblickten, von ihren Partnerinnen bevorzugt zu trennen. Zerbrach durchschnittlich eine von acht Ehen nach dieser Studie, so waren diese offenbar latent eheunwilligen Männer bei jeder dritten bis vierten Ehe betroffen. Im Gegensatz dazu ließen sich bei Frauen in Relation zum Geburtsmonat ausschließlich durchschnittliche Scheidungschancen errechnen.

Die Frage der kausalen Zusammenhänge dieser Ergebnisse ist offen. Man diskutiert Klimafaktoren, die «Biologische Uhr», den biologischen Rhythmus generell u. a. Besonders Einflüsse, die mit dem Tageslicht korrelieren, scheinen den Autoren von Bedeutung. So ließ sich errechnen, daß die Scheidungsrate bei zunehmender Tageslänge wächst und bei abnehmender zurückgeht. Insbesondere trifft dies jene Perioden, in denen die Tageslänge rascher zunimmt (Januar bis März) bzw. im umgekehrten Fall schneller zurückgeht (Juli bis September).

Gibt es geopathogene Einflüsse?

Schon im altchinesischen Kulturbereich (bis 2000 a. Chr.) berücksichtigte man die gesundheitsschädigenden Einflüsse unterirdischer Wasserläufe beim Hausbau. Ähnliches zeigte sich bei prähistorischen Siedlungen sowie späteren Ortsgründungen in Altertum, Mittelalter und Neuzeit. Sie alle wurden zumeist in Höhenlagen angelegt, was jedoch auch einen wehrtechnischen Hintergrund haben dürfte.

Nachdem schon früher auf die Möglichkeit sogenannter geopathogener Zonen hingewiesen worden war (z. B. *Paralcelsus, Goethe* u. a.), begann man sich in den fünfziger Jahren mit diesem Phänomen wieder intensiver auseinanderzusetzen. Aus der Überlegung heraus, daß der Mensch in Wechselbeziehung zu seiner näheren Umgebung stehe und aufgrund der überlieferten Hinweise, daß zahlreiche Erkrankungen bei Pflanzen, Stalltieren und ortsgebundenen Menschen durch einen biologisch gestörten Standort bedingt sein könnten, schuf man den interdisziplinären Interessenkreis der Geobiologie.

Seine Beobachtungen, Resultate und Schlußfolgerungen seien im folgenden kurz und wertfrei skizziert (195, 227, 351–356, 454, 658):

Grundsätzlich gebe es keine globalen, homogenen, gleichmäßigen biophysikalischen Wirkeffekte. Sie alle variierten mehr oder weniger ortsabhängig. Umweltreize, Baustoffe von Technik und Industrie, Wetter-, Klima- und kosmische Faktoren beeinflußten das biologische Geschehen.

Im weiteren nahm man sogenannte geopathogene Zonen und Punkte an, die sich reproduzierbar physikalisch, biophysikalisch und biologisch von einer neutralen Umgebung abheben sollen. Sie seien in der Lage, bestimmte Krankheiten und Störungen auszulösen oder zu intensivieren. Dazu zählten die Entstehung von Krebs («Krebspunkt»), Herzinfarkt, Angina pectoris, Thrombophlebitis, Asthma, Ischias, Unterleibserkrankungen der Frau, Myalgien, Gemütserkrankungen, Tuberkulose sowie Krämpfe, Entzündungen aller Art, chronische Hautveränderungen, Schlaflosigkeit, Kopfschmerzen, Schwindel u. a.

Ausbruch und Verlauf solcher lokalen Erkrankungen seien wetter-, klima- und vor allem konstitutionsabhängig sowie einem Zeitfaktor unterworfen. Er bedinge die ortsspezifische Sensibilisierung.

Zuletzt wurden vor allem drei Störzonen diskutiert:

1. Störungen über geologischen Brüchen, Verwerfungen, Gesteinswechsel. So untersuchte man beispielsweise die geographische und geologische Häufigkeitsverteilung der Krebssterblichkeit für Holland und fand, daß die Krebsentwicklung in Gemeinden auf urbar gemachten Torf- und Seetonböden offenbar gefördert, auf Löß-, Flußton- sowie Sandböden gehemmt wird.

2. Störungen durch unterirdische Wasserläufe. Dabei wird auf das alte Volkswissen hingewiesen, daß zur Vermeidung von Erkrankungen keine Häuser über unterirdischen Wasserläufen und -quellen gebaut werden sollten.

3. Störungen durch das sogenannte Globalnetzgitter. UKW-, Feldstärke- und biophysikalische Messungen an entsprechend sensiblen Personen sollen die charakteristischen Richtungen, Abstände und Eigenschaften dieser Globalnetzgitter im mitteleuropäischen Raum gesichert haben. Besonders schwere Störzonen entstünden durch Kombination der einzelnen Störarten.

An Nachweismethoden wurden eingesetzt: Radioaktivitätsmessungen, Szintillationszähler, Messungen der Luftleitfähigkeit, UKW-Feldstärken sowie Infrarotmessungen und die Verwendung geophysikalischer Geräte zur Entdeckung geologischer Brüche und Verwerfungen (Dreh- und Magnetwaage, seismische Verfahren, Geoskop, Geostat usw.).

Darüber hinaus sollen hinreichend sensible Individuen stärkere geopathogene Reizzonen bereits mit den Händen fühlen (Wärme- oder Kälteempfinden, intensives Prickeln) oder auf entsprechende Zonen mit schwindendem Wohlbefinden, Übelkeit, Krämpfen u. ä. reagieren. Nicht selten würden ausgesprochen empfindliche Menschen ihr Bett ständig im Schlafzimmer verschieben, bis sie eine Stelle gefunden hätten, an der sie sich am wohlsten fühlten. Schließlich würde auch der Umstand, daß verschiedene Personen an der gleichen Schlafstelle immer wieder von bestimmten Erkrankungen heimgesucht werden, für eine geopathogene Störzone sprechen.

Darüber hinaus sind die Geobiologen der Ansicht, daß bestimmte Bäume im allgemeinen nicht in geopathogenen Zonen wachsen (z. B. Buche, Birke, Kirsche, Apfelbaum, Pfirsich und Aprikose), während andere dort bevorzugt gedeihen (z. B. Eiche, Weide, Ahorn, Hasel und Esche). Häufig hätte sich bei empfindlichen Pflanzen feststellen lassen, daß sie auf «starke Reizzonen» mit zahlreichen Mißbildungen reagierten. Auch könne man bei Hecken besonders klassisch sehen, wo entsprechende Reizzonen zum Minderwuchs führten. Experimentell ließ sich beim Kleinversuch mit Erbsen, Mais, Bohnen usw. eine Störung des Pflanzenwuchses auf geopathogenen Zonen gegenüber «neutralen Zonen» objektivieren. Ähnliche Erfahrungen sollen mit Tieren gemacht worden sein. So würden Hund, Storch, Schwalbe geopathogene Zonen meiden, Ameisen, Bienen, Schlangen, Eulen und Katzen diese Gegend bevorzugen. Stalltiere, die meist ganzjährig auf kleinstem Raum leben und wenig Ausweichmöglichkeit haben, sollen nach Erfahrung von Bauern und Tierärzten an verschiedenen Stellen «unerklärbare Erkrankungen» erleiden, abmagern bzw. mit ihrer Leistung (z. B. Milch) nachlassen.

In experimentellen Untersuchungen zeigten Mäuse in entsprechenden Zonen geringere Wurfzahlen, Gewichtsverlust, vermehrten spontanen Tumorbefall und verstärktes Angehen künstlich erzeugter Tumoren (Teerpinselung) gegenüber Kontrolltieren an unauffälligen Stellen. Die Hautwiderstandsmessungen in entsprechenden Untersuchungen am Menschen sollen die Ortsabhängigkeit des Körpergeschehens objektiviert haben. UKW-Feldstärkewerte sowie das statische Erdmagnetfeld zeigten ausgeprägte Anomalien, die elektrische Bodenleitfähigkeit war verändert, die Strahlung bestimmter terrestrischer Neutronen fiel ungewöhnlich aus, die Einfallshäufigkeit bzw. Intensität von Sferics wich gegenüber der nächsten Umgebung ab.

Eine allseits befriedigende Erklärung für die naturwissenschaftlichen Ursachen bei geopathogenen Zonen, so geben auch die Anhänger der Geobiologie zu, konnte bisher nicht gefunden werden. Teils gemessen, zumeist aber vermutet bzw. durch Analogieschlüsse angedeutet werden folgende geophysikalische Größen diskutiert: Feuchtigkeits- und Wärmeunterschiede, veränderte Boden- und Luftleitfähigkeit sowie damit verbundene elektrische Feldstärken, abweichende Ionisation bzw. Verschiebung in der Ionen-Polarität, Verstärkung oder Abschwächung der Infrarotstrahlung, Erdmagnetfeld, natürliche Radioaktivitätsstrahlung, Schwerkraftphänomene u. a.

Empfehlungen zur konkreten Nutzanwendung

Unbeeindruckt von der großen Zahl kritischer Einwände sind die Geobiologen der Ansicht, daß man sich ihrer Erkenntnisse trotzdem bedienen sollte, obgleich fundierte Erklärungsversuche bisher nicht möglich wurden. Dieses Problem hätten sie mit vielen anderen Disziplinen gemeinsam, denen man es dennoch nicht so schwer mache. Schließlich seien ihre Empfehlungen in keiner Weise schädlich, könnten aber vielen und vor allem therapeutisch frustrierten Betroffenen endlich Linderung oder gar Heilung verschaffen.

So lassen sich nicht wenige Krankheiten und funktionelle Störungen nach ihrer

Meinung durch einfachen Ortswechsel bessern oder heilen. So unglaublich dies auch erscheinen möge, es lägen hierfür tausendfältige Erfahrungsberichte von vielen Ärzten vor. Allerdings könnten bei der Verlegung aus der geopathogenen Zone in manchen Fällen kurzfristige Ortswechselreaktionen, zumeist in Form erheblicher Verschlimmerung der bestehenden Beschwerden, beobachtet werden. Die besten Erfahrungen mache man, wenn der ständige Schlaf- und Arbeitsplatz auf «geopathogen ungestörten Regionen» liege. Allerdings seien in der Mehrzahl der Wohnungen und Arbeitsplätze nicht genügend «neutrale Zonen» vorhanden, um darauf alle Schlaf- und Arbeitsplätze adäquat unterzubringen. Hier würde es sich empfehlen, alle ein bis vier Wochen die Betten und Hauptaufenthaltsplätze zu wechseln, da bis zur Erkrankung durch eine geopathogene Zone Wochen, Monate, ja Jahre vergehen könnten, abhängig vom Charakter des Standortmilieus sowie von Konstitutions- und Reaktionslage des Betroffenen. Auch andere peristatische Streßwirkungen (Geräusche, Noxen, Strahlung, Felder u. a.) könnten zur Ortssensibilisierung und Morbiditätsanfälligkeit beitragen.

Zwar könne man behaupten: Je schlimmer die Ortswechselreaktionen bei ausgeprägten Erkrankten, desto gefährlicher der alte Schlafplatz, doch solle man nie einen akuten Fall im eigenen Haus verlegen, da – besonders bei älteren Menschen – mit schwersten Reaktionen (z. B. Perforation, Embolien, apoplektischer Insult) gerechnet werden müsse. Schließlich ließen sich in vereinzelten Fällen die geopathogenen Effekte nur für begrenzte Zeit aufheben. Hier spielten noch ungeklärte Wirkungskombinationen eine Rolle. Auch könnten geopathogene Reize wie Reflexion, Streuung, Resonanz usw. wirksam werden, so daß frühere neutrale («physiologische») Zonen plötzlich nicht mehr existierten. Dies häufe sich in letzter Zeit und bringe die einfache Methode des Bettenumstellens durch Erfolglosigkeit etwas in Verruf. Als ungünstig seien ebenfalls Metallbetten mit Kernfedermatrazen anzusehen, die bei sensiblen Individuen Schlafstörungen provozieren könnten. Als empfehlenswert böten sich indifferente Holzbetten mit Bettunterfederungen aus Holz und Gummiauflagen an. Schlafzimmer seien weiträumig zu gestalten, um Ausweichmöglichkeiten zu sichern. Sie sollten keinesfalls über große Installationen, Tankanlagen oder Schwimmbädern liegen. Entstörungen und Abschirmungen seien nur dann einzusetzen, wenn es keine anderen Möglichkeiten mehr gebe.

Grundsätzlich seien aber die bisherigen Empfehlungen dadurch nicht mehr so wirksam, da immer mehr verschiedenartige Baumaterialien, Bodenbeläge, Kunststoffe usw. sowie strahlende Einrichtungen (z. B. elektrische Kabel, Radios, Fernseher, Küchengeräte) mit ihren elektromagnetischen Feldern auf die Dauer Streßwirkungen auslösen würden, und zwar sowohl auf pathogenen als auch physiologisch neutralen Plätzen. Diese Beschwerden seien allerdings mehr allgemeiner Natur und äußerten sich in Erschöpfungszuständen, Kreislaufschwäche, verstärkter Infektanfälligkeit, Schlaflosigkeit, Muskelschmerzen usw.

Die Fließ'sche Lehre von der Biorhythmik

In der belebten Natur verlaufen praktisch alle, in der unbelebten zumindest zahlreiche Vorgänge rhythmisch. Das wissenschaftliche Bemühen auf diesem Gebiet war deshalb von jeher sehr aktiv. Es existieren eigene internationale Gesellschaften und entsprechende Institute. Besonders die «Biorhythmik» hat dabei in letzter Zeit von sich Reden gemacht.

Die Biorhythmik (nicht zu verwechseln mit der Rhythmiklehre, siehe Seite 295) geht davon aus, daß das menschliche Verhalten in drei Rhythmen schwankt: einem männlichen (23 Tage), einem weiblichen (28 Tage) und einem intellektuellen (33 Tage). Basierend auf der Beobachtung rhythmischer Vorgänge in der Natur wurde im Laufe der Zeit eine äußerst komplizierte mathematische Lehre entwickelt, bei der man versuchte, alle Daten entsprechender Vorkommnisse auf die Grundzahlen 23 und 28 zu deduzieren. Dabei wird für alle Individuen eine identisch gleiche Wellenlänge angenommen und festgelegt, daß die Rhythmik mit einem positiven Ausschlag im Augenblick der Geburt beginnt. Da es sich jedoch bald als schwierig erwiesen hat, nur mit zwei Rhythmen zu operieren, mußten zahlreiche Kunstgriffe (Summen, Differenzen, Quotienten, Ergänzungszahlen, biologische Äquivalente usw.) herangezogen werden, die das mathematische Gebäude fast unüberblickbar machten.

Kritisiert wurde von jeher die als absolut dargestellte Voraussetzung, daß die «Wellenlänge» der fraglichen Rhythmen unveränderlich festliegt und für alle Individuen identisch sein soll. Solche individuellen Festlegungen — so argumentieren die Kritiker (740) — existieren in der Natur nicht. Außerdem sei es unerklärlich, weshalb jedes Individuum seinen charakteristischen Rhythmus im Augenblick der Geburt grundsätzlich mit einer positiven Periode beginnen sollte, unabhängig davon, wie ungünstig die Bedingungen augenblicklich waren. Zudem könne ohne Schwierigkeiten jede Geburt terminlich manipuliert werden. Dagegen führten die Anhänger der Biorhythmik ins Feld, daß für sie lediglich die Durchtrennung der Nabelschnur entscheidend sei, so daß Frühgeburt, Übertragung oder Manipulation keinen Einfluß mehr hätten.

Praktische Folgerungen

Entscheidender Grund der biorhythmischen Berechnung ist der Versuch, durch Vorausberechnung die individuellen sogenannten kritischen Tage festzustellen, in denen man sich entsprechend vorsehen müßte. Damit sollen das Verhalten des Menschen, seine erhöhte und verminderte Leistungsvoraussetzung sowie seine Unfallgefährdung präzise fixiert werden.

In wirtschaftlicher Hinsicht interessieren sich deshalb Unternehmensberatungen (Rationalisierung, Unfallverhütung, Leistungssteigerung) für dieses Verfahren, weshalb Jahresrhythmogramme hergestellt, Berechnungen für medizinische Eingriffe vorgenommen, «Bio-Uhren» und Taschenrechner angeboten werden. Die Befürworter dieser Lehre weisen auf wissenschaftliche Gutachten, Berechnungen aus Kliniken (Apoplex, Herzinfarkt) und Unfallstatistiken hin, die ihre Überlegungen stützen.

Die Gegner erachten die Voraussetzungen der Biorhythmik mit ihren fixierten

Rhythmen für irreal, die mathematischen Berechnungen für «Zahlenakrobatik», die angeführten Untersuchungen für statistisch nicht halt- und reproduzierbar.

Dort, wo Institute (z. B. Forschungsinstitut der Eidgenössischen Turn- und Sportschule Magglingen, Schweiz) Untersuchungen zur Ausnützung der optimalen Leistungsfähigkeit anhand der biorhythmischen Berechnungen nachgeprüft haben, fanden sich keine signifikanten Zusammenhänge (740).

Es wurde deshalb empfohlen, die kommerzielle Auswertung (z. B. Rhythmogramme) solange zurückzustellen, bis ausreichende Daten die Situation klären (740).

IV Anhang

Berühmte Wetterfühlige

Wie 1890 der italienische Psychiater *Cesare Lombroso* aus seinem umfangreichen und mit großem Fleiß zusammengetragenen Material an zuletzt 1871 Daten zu beweisen glaubte (527), soll für wissenschaftliche, vor allem aber künstlerische Schöpfungen der Mai der günstigste Monat sein, gefolgt von September,

Tabelle 47

Nachfolgend eine Auswahl berühmter Persönlichkeiten bis einschließlich 19. Jahrhundert aus Kunst, Politik und Wissenschaft, die ausgesprochen wetterfühlig bzw. in ihrer Schaffenskraft und Leistungsfähigkeit von bestimmten meteorologischen Einflüssen, Monaten oder Jahreszeiten abhängig gewesen sein sollen.

Alfieri, Armstrong, Arnaud.
Béranger, Bond, Bradley, Giordano Bruno, Buffon, Byron.
Casanova, Cassini, Columbus.
Dante, Darwin, Davy, Dawes, Diderot, Donizetti.
Enkes, Eveling.
Fabricius, Foscolo, Franklin.
Gay-Lussac, Giusti, Goethe.
Heine, Herschel, Hilaire, Hugo, A. v. Humboldt, Huyghiens.
Jackson.
Kepler.
Lamartine, Lassel, Lenau, Leonardo da Vinci, Leopardi, Lesage, Luther.
Maine de Biran, Malpighi, Manzoni, Matteucci, Méry, Michelangelo, Milton, Mörike
Monod von Michelet, Mozart, Montaigne, Montesquieu.
Napoleon, Nietzsche.
Paiseiello, Pascal, Petrarca.
Rilke, Rosa, Rossini, Rousseau.
Schiller, Spallanzani, Stifter, Struve, Sylvester.
Torricelli, Tycho de Brahe.
Varillas, Vicos, Volta, Voltaire.
Wagner, Watson.
Zucchi.

April und Juni. Der Vorteil liege nicht bei den heißen oder kalten, sondern bei den angenehm warmen Monaten. Gruppiert nach Jahreszeiten findet er wiederum die höchste Zahl wissenschaftlicher und künstlerischer Leistungen im Frühjahr, gefolgt von Sommer, Herbst und – stets relativ weit abgeschlagen – dem Winter.

Nachdem er sich mit verschiedenen Einwänden zu seiner Materialsammlung und statistischen Berechnungen auseinandergesetzt hat, faßt *Lombroso* seine Schlußfolgerung in dem Satz zusammen: «. . . so muß ihnen (gemeint ist die Kumulation hervorragender Leistungen zu bestimmten Jahreszeiten) allen notgedrungen eine gleiche Ursache zugrundeliegen, und diese kann vernünftigerweise nichts anderes sein, als der meteorische Einfluß . . .».

Synopsis zur Geschichte der Biometeorologie bis einschließlich 19. Jahrhundert

Tabelle 48

Buch Hiob (Altes Testament)	–	Medizin-meteorologische Hinweise
Nisabalied (3000 a. Chr.)	–	Älteste ärztliche Anweisung unter Berücksichtigung von Wetterbeobachtungen
Anaximenes (6. Jahrh. a. Chr.)	Griechischer Philosoph	Vermutete bereits psycho-physische Wechselwirkungen zwischen Mensch und Klima bzw. Wetter. Verdichtung und Verdünnung der Luft bewirkt alles Werden und Vergehen
Griechenland (5. Jahrh. a. Chr.)	–	Astronomische und meteorologische Beobachtungsstellen auf verschiedenen Bergen (Hymettos [1 027 m], Parnass [2 459 m], hauptsächlich Sammlung von Winddaten für die Schiffahrt
Asklepieion (seit 5. Jahrh. a. Chr.)	Griechenland	Heiligtum des Heilgottes Asklepios. Die Asklepieien wurden in Griechenland seit dem 5. Jahrh. a. Chr. Wallfahrtsorte für die Kranken; in der Kaiserzeit teils klimatische Kurorte, teils Sanatorien, wo die Pat. wochenlang weilten und von den Priesterärzten psycho- und physikotherapeutisch sowie diätetisch behandelt wurden. Berühmte Asklepieien: Kos, Knidos, Epidauros, Pergamon
Parmenides von Elea (um 500 a. Chr.)	Griechischer Philosoph	Führte wahrscheinlich als erster regelrechte Klimazonen ein. Berichtete von «verbrannten Zonen» (Wüstengebieten)
Hippokrates (460–375 a. Chr.)	Griechischer Arzt	Erforschte die Wirkung des Klimas auf den Menschen, stellte regelmäßig Wetterbeobachtungen an, leitete in seinen sieben Büchern (epidemische Krankheiten) jede Krankheitsbeschreibung mit einer Darstellung der Witterungsverhältnisse ein. «Über den Einfluß der Umwelt auf die Gesundheit» (Luft, Wasser, Örtlichkeit)
Meton (432 a. Chr.)	Athener Astronom	Metonischer Zyklus, 1. Wetterkalender
Aristoteles (384–322 a. Chr.)	Griechischer Philosoph	Verfaßte die «Meteorologika» nach der alles Irdische aus 4 Elementen: Feuer, Luft, Wasser und Erde besteht. Erklärte Zusammensetzung und Entstehung von Winden, Donner, Blitz u. a. Erst durch *Kopernikus*

Tabelle 48 (Fortsetzung)

		(1473–1543) bzw. sein Werk: «De revolutionibus orbium celestium» büßte die «Meteorologika» an Autorität ein
Theophrastus (372–287 a. Chr.)	Griechischer Philosoph, Schüler des Aristoteles	Verfaßte eine Studie «Über die Winde und Wetterzeichen», beschrieb mehr als 200 Vorzeichen (z. B. Verhalten von Schafen, Flackern einer Lampe im Sturm u. a.) von Regen, Wind und schönem Wetter sowie solche, die die Wetterlage für das nächste Jahr voraussagen könnten. Blieb 2 Jahrtausende Hauptnachschlagewerk für die Wettervoraussage
Diokles v. Karystos (340–260 a. Chr.)	Griechischer Arzt	Autor bioklimatischer Schriften, in denen er das Jahr in 6 Abschnitte einteilte, wobei jedesmal die Lebensweise geändert werden sollte
Asklepiades (124–56 a. Chr.)	Römischer Leibarzt der Aristokratie und Rhetor	Baute auf der atomistischen Philosophie eine Lebens- und Krankheitstheorie auf, die ihn zu einer physikalisch diätetischen Therapie führte. Beim Aderlaß sollte Rücksicht auf Landschaft und Klima genommen werden. – Vorläufer der Methodischen Schule
Aulus Cornelius Celsus (ca. 25 a. Chr. – 50 p. Chr.)	Römischer Enzyklopädist	Schrieb unter *Tiberius* das umfangreiche Werk: «Artes», in dem er Landwirtschaft, Medizin, Rhetorik und Kriegswesen darstellte. Von den mehr als 20 Büchern sind nur noch die Werke über Medizin erhalten, das einzige speziell medizinische Opus in lateinischer Sprache aus klassischer Zeit. C. selbst war kein Mediziner. Seine Darstellung beruht auf den Schriften griechischer Ärzte, besonders der Alexandrinerzeit. Medizinmeteorologisch empfahl er Klimawechsel bei bestimmten Krankheiten, stets jedoch wärmere Gegenden
Claudius Ptolemäus (85–165 p. Chr.)	Ägyptischer Wissenschaftler	Gab Klimazonen auf der Weltkarte an
Lukas (zu Beginn unserer Zeitrechnung)	Arzt, Evangelist	Medizin-meteorologische Hinweise
Galenus (129–199 p. Chr.)	Griechischer Arzt in Rom	Empfahl Höhen- und Wüstenklima für Lungenkranke
Beda Venerabilis (etwa 673–735)	Schottischer Wissenschaftler	Bemühte sich um meteorologische Erkenntnisse
Mönchsmedizin (5.–10. Jahrhundert)	Mitteleuropa	Die Mönche des Mittelalters überbrachten bioklimatische Kenntnisse der Griechen, Römer und Araber nach Mitteleuropa (großer Einfluß *Galens*). Wurden abgelöst durch die Schule von Salern (11. Jahrh.)

Tabelle 48 (Fortsetzung)

Lex Frisionum (9. Jahrhundert)	Friesenland	Bioklimatologie fand erstmals Eingang in die Rechtssprechung: Eine Wunde wird mit höherer Strafe belegt, wenn sie eine wetterempfindliche Narbe hinterläßt. Wahrscheinlich Vorgänger der ostfriesischen Gesetze (13. und 14. Jahrh., wenn nicht früher): Bußtaxen, falls es zu wetterempfindlichen Narben kommt
Roger Bacon (1214–1294)	Englischer Naturwissenschaftler	Diskutierte als erster im abendländischen Raum die Bedeutung der Topographie für das lokale Klima
Bartholomaeus Angelicus (1. Hälfte 13. Jahrh.)	Deutscher Gelehrter	Medizin-meteorologische Schilderungen
Nikolaus v. Kues (ca. 1401–1464)	Deutscher Kardinal	Beschrieb als einer der ersten das Hygroskop
Paracelsus (1493–1541)	Schweizer Arzt	Bioklimatische Beobachtungen
Tychode Brahe (1546–1601)	Dänischer Naturwissenschaftler	Meteorologisch-klimatische Beobachtungen
Johannes Kepler (1571–1630)	Deutscher Naturwissenschaftler	Meteorologisch-klimatische Beobachtungen
Galileo Galilei (1564–1642)	Italienischer Wissenschaftler	Entwickelte das Thermometer
E. Torricelli (1608–1647)	Italienischer Wissenschaftler	Entwickelte das Barometer
E. Mariotte (1620–1684)	Französischer Physiker	*Boyle-Mariotte*sches Gesetz
Robert Boyle (1627–1691)	Englischer Chemiker	
Thomas Sydenham (1624–1689)	Englischer Arzt	Genannt der «englische Hippokrates», wies wieder auf die hippokratischen Beobachtungen über den zeitlichen Wechsel von Krankheiten hin. Jahreszeitlich bedingte Häufigkeitssteigerungen verschiedener Leiden. Atomistisch beeinflußt. Bestimmte Teilchen der Luft könnten – unabhängig von jahreszeitlichen Einflüssen – den Stoffwechsel fördern oder hemmen
Robert Hooke (1635–1703)	Englischer Wissenschaftler	Entwickelte brauchbares Hygroskop, verbesserte die Bestimmung von Windstärke und Messung der Niederschläge
G. W. Leibniz (1646–1716)	Deutscher Philosoph, Jurist, Staatsmann, Mathematiker	Setzte sich bei den Ärzten für die statistische Erfassung wetterbedingter Gesundheitsstörungen ein
E. Halley (1656–1742)	Englischer Astronom	Erforschte die Ursache tropischer Passate und Monsune

Tabelle 48 (Fortsetzung)

G. Hardley (1682–1744)	Englischer Jurist	Theorie über die Richtung der Passate
C. de Montesquieu (1689–1755)	Französischer Schriftsteller und Politiker	Maß dem Einfluß von Wetter und Klima nicht nur individuelle Bedeutung zu, sondern hielt ihn auch als wesentlich für Legislative und Exekutive
Richard Russel (1700–1771)	Englischer Arzt	Begründer der Meeresheilkunde
Voltaire (1694–1778)	Französischer Philosoph	Wetterfühlig, klassische Selbstschilderungen («ostwindanfällig»)
L. G. Monnier (1717–1799)	Französischer Arzt	Bewies erstmals, daß die Luft auch bei völlig klarem Himmel elektrisch geladen ist
Luigi Galvani (1737–1798)	Italienischer Wissenschaftler	Erkannte bei seinen Froschschenkelversuchen, daß elektrische Entladungen Wirkung auf Nerven und Muskeln ausüben können
J. G. v. Herder (1744–1803)	Deutscher Philosoph, Theologe und Schriftsteller	Bringt in seinem Buch: «Ideen zur Philosophie der Menschheit» drei Kapitel über die Wirkung des Klimas auf den Menschen
A. Volta (1745–1827)	Italienischer Physiker	Befaßte sich als einer der ersten mit der natürlichen und künstlichen Elektrizität
I. A. C. Charles (1746–1823)	Französischer Physiker	*Charles'* Gesetz, bei uns eher als *Gay-Lussac*sches Gesetz (1778–1850) bekannt (Gasgesetz)
J. W. Goethe (1752–1843)	Polyhistor	Selber ausgesprochen wetterfühlig (Aussage seines Sekretärs *Eckermann*). Schrieb den «Versuch einer Witterungslehre», vermutete als erster Wetterfühligkeitsunterschiede nach sozialer Schicht. Richtete in Sachsen-Weimar-Eisenach ein meteorologisches Beobachtungsnetz ein. – Ausführlicher Briefwechsel mit *Schiller* über den Einfluß des Wetters auf die geistige Schaffenskraft*)
G. G. Coriolis (1792–1843)	Französischer Mathematiker	Drehbewegung der Erde und Kugelgestalt lenkt Winde der allgemeinen Zirkulation ab («Corioliskraft»)
C. W. Hufeland (1762–1836)	Deutscher Arzt	Erkannte den Zusammenhang zwischen Wettergeschehen und Morbidität
John Dalton (1766–1844)	Englischer Physiker und Chemiker	*Dalton*sches Gesetz der Partialdrucke
A. v. Humboldt (1769–1859)	Deutscher Naturwissenschaftler	Erste Definition des Klimabegriffes (in «Kosmos»): «Das Klima umfaßt alle Veränderungen der Atmosphäre, welche unsere Organe merklich affizieren.»

*) Weitere ausgesprochen wetterfühlige deutsche Dichter waren *N. Lenau, H. Heine, E. Mörike, R. M. Rilke* und *A. Stifter.*

Tabelle 48 (Fortsetzung)

		Gründete das Preußische Meteorologische Institut in Berlin
Sir *F. Beaufort* (1774–1857)	Englischer Admiral	Entwickelte eine Skala für die Windgeschwindigkeit
J. P. Epsy (1785–1860)	Amerikanischer Meteorologe	Erkannte Zusammenhang zwischen Konvektion (Aufsteigen warmer Luft) und Kondensation atmosphärischen Dampfes
C. G. Carus (1789–1869)	Deutscher Arzt und Naturphilosoph	Schilderte in seiner «Psyche» den Einfluß von Klima und Wetter auf den Organismus
Th. Forster (1790–1845)	Englischer Arzt	Macht erstmals auf die «Eigentümlichkeiten der elektrischen Beschaffenheit der Luft» aufmerksam
J. L. Schönlein (1793–1864)	Deutscher Kliniker	Schilderte in seiner «Allgemeinen und speziellen Pathologie und Therapie» die Wirkung atmosphärischer Faktoren auf den Menschen
K. A. Wunderlich (1815–1877)	Deutscher Kliniker	Erkannte den Einfluß atmosphärischer Faktoren
J. P. Joule (1818–1889)	Englischer Physiker	*Joule*sches Gesetz von der Erhaltung der Energie
Luzius Ruedi (1804–1869)	Schweizer Arzt	Versuchte erstmals das Hochgebirgsklima systematisch auszunutzen und richtete eine Anstalt für skrofulöse Kinder ein (Davos)
Harald Ackermann (1810–1873)	Deutscher Arzt	Erläuterte in seinem Buch: «Das Wetter und die Krankheiten» den Zusammenhang zwischen Pneumonie, Leber- und Darmkrankheiten und bestimmten Wetterverhältnissen
M. v. Pettenkofer (1818–1901)	Deutscher Hygieniker	Schuf die Grundlagen der neuzeitlichen Hygiene. Zur Erforschung jener Faktoren, die für die Gesundheit nützlich oder schädlich sind, forderte er das naturwissenschaftliche Studium der Umgebung des Menschen (Luft, Wasser, Boden, Ernährung, Kleidung, Wohnung) und machte so die Hygiene zu einer Art angewandter Physiologie. Seine Seuchenlehre stützt sich auf die Überzeugung, daß nicht der Bazillus, sondern örtliche und zeitliche Schwankungen im Grundwasserstand des Bodens für Entstehung und Verlauf der Epidemien maßgebend seien
Hermann Brehmer (1826–1889)	Deutscher Arzt	Führte die moderne Lungenheilstättentherapie in der Heilanstalt Görbersdorf ein (dienten allen späteren Lungenheilstätten zum Vorbild). Lehnte für die Tbc das Hochgebirgsklima wegen seiner Sauerstoffarmut ab

Tabelle 48 (Fortsetzung)

Alexander Spengler (1827–1901)	Schweizer Arzt	Planmäßige Behandlung der Tbc in Davos
Paul Bert (1833–1886)	Französischer Arzt	Erkannte die Höhenkrankheit vorwiegend als Folge des verminderten Sauerstoffpartialdruckes
C. Lombroso (1836–1909)	Italienischer Psychiater und Anthropologe	Beobachtete, daß sich im Frühling die «psychischen Erkrankungen, insbesondere die psychotischen Erregungszustände häufen. Bei nervösen Personen sehe man mit großer Regelmäßigkeit eine Steigerung der psychischen Krankheitssymptome»
Jakob Aall Bonnevie (1838–1904)	Norwegischer Meteorologe	Polarfronttheorie
F. Nietzsche (1844–1900)	Deutscher Philosoph	Ausgesprochen wetterfühlig; klassische Selbstbeobachtungen, häufiger Ortswechsel: «Ein sehr ungewöhnliches und unberechenbares Wetter macht die Menschen auch gegeneinander mißtrauisch; sie werden dabei neuerungssüchtig, denn sie müssen von ihren Gewohnheiten abgehen. Deshalb lieben die Despoten alle Länderstriche, wo das Wetter moralisch ist». Vermutete bereits die Luftelektrizität als Teilauslöser seiner witterungsbedingten Beschwerden
Angelo Mosso (1846–1910)	Italienischer Physiologe	Bioklimatische Untersuchungen im Hochgebirge und Gebirgslaboratorium
Nathan Zuntz (1847–1920)	Deutscher Physiologe	Erste deutsche Hochgebirgsexpedition zu Forschungszwecken
Julius Elster (1854–1920)	Gymnasiallehrer	Machten sich um die Erforschung der atmosphärischen Ionen verdient
Hans Geitel (1855–1923)	Physiker	
Wilhelm Bjerknes (1862–1951)	Norwegischer Geophysiker und Meteorologe	Bahnbrecher der Wettervoraussage (Meteorologische Beobachtungsstation). *Bjerknes'* Schema des Wechsels von Tief- zu Hochdruckgebieten
Carl Dorno (1865–1942)	Physiker und Meteorologe	Mitbegründer der exakten medizin-meteorologischen Forschung (Physikalisch-meteorologisches Observatorium Davos)
E. G. Dexter (1868–1938)	Amerikanischer Pädagoge	Führte umfangreiche statistische biometeorologische Untersuchungen (Kriminalität, Befindensschwankungen u. a.) durch
Oskar Bernhard (1861–1939)	Schweizer Ärzte	Führten die planmäßige Heliotherapie bei der extrapulmonalen Tbc und bei chirurgischer Behandlung der Knochen- und Gelenkstuberkulose ein. Große Heilstätte in Leysin
August Rollier (1874–1954)		

Tabelle 48 (Fortsetzung)

W. F. Petersen (1887–1950)	Amerikanischer Pathologe	Wies auf die überragende Rolle der Frontendurchgänge für Befindensschwankungen hin
Willi Hellpach (1877–1955)	Deutscher Nervenarzt und Politiker	Untersuchte den Einfluß von Wetter, Klima, Boden und Landschaft auf die Psyche und zog verschiedene Faktoren zur Erklärung heran
Tor Bergeron (geb. 1891)	Schwedischer Meteorologe	Entstehung der Regentropfen (theoretische Überlegungen)

Erklärung meteorologischer Fachausdrücke

Abgleiten: Rückgang der Bewölkerung bei stärkerem Höhenwind

Abgleiten über Aufgleiten: Bewölkung meist nach oben scharf begrenzt

Abgleiten und labile Vorgänge: Haufenwolken mit durchbrochener Wolkendecke

Absinken: Wolkenauflösung bei schwachem Wind

Advektion: Luftmassen*zufuhr

Advektionsschwach: Keine bedeutsame Zufuhr von Fremdluftmassen

Antizyklone: Barometrisches Maximum, auch Hochdruckgebiet genannt. Region, in der durch Absink*- oder Abgleitbewegung* eine Wolkenauflösung vorherrscht. Im Winter oft mit Inversionen* verbunden

Aufgleiten: Allmählich zunehmende Wolkenbildung

Aufgleiten und labile Vorgänge: Häufig bei Gewitterfronten mit hoch aufgetürmter Bewölkung

Dezimalklassifikation: Medizinmeteorologisches Schema durch den Hamburger Arbeitskreis um *Schulze, Schröder* und *Kuhnke* zusammengestellt, entwickelt aus den Wetterphasen von *Ungeheuer* und den dynamischen Tageswettertypen von *Daubert.* Dabei wird das Wettergeschehen in Wetterlagen*, Wettervorgänge*, Dynamik* und Luftmassen* (Luftkörper*) aufgeschlüsselt

Dynamik: Darstellung der Strömungsverhältnisse der höheren Atmosphäre (Frontalzone*) hinsichtlich Geschwindigkeit und horizontaler Temperaturverteilung

Front: Schnittlinie der Trennungsflächen verschieden temperierter Luftmassen*

Frontalzone: Höhenstromlinie zwischen einem warmen Hochdruckgebiet* und einem kalten Tief

Hochdruckgebiet: s. Antizyklone*

Hohes Aufgleiten: Aufgleiten* über 6 000 m mit Bildung von Federwolken

Inversion: Nahezu waagerechte Grenzschicht zweier unterschiedlich temperierter Luftkörper*, wobei die kältere Luft am Boden aufliegt. Die äußerst stabile Schichtung verhindert einen Austausch zwischen Boden und Höhe. Dadurch kommt es in den Niederungen zu einer Anreicherung von Schadstoffen

Kaltfront: Grenzlinie zwischen warmen und kalten Luftmassen*, an der die kalte Luft im Vordringen ist. Charakteristisch sind dafür labile Vorgänge* und rascher Temperaturrückgang

Kaltluftadvektion: s. Advektion*

Labiles Aufgleiten: Bildung von Haufenwolken

Labile Vorgänge: Turbulenz. Bildung hoch aufgetürmter Wolken. Starker vertikaler Austausch

Luftkörper/Luftmasse: Früher eher abgegrenzte Begriffe, heute nicht selten synonym verwendet. Im Gegensatz zur Luftmasse, bei der die Eigenschaften der nicht bodengestörten Schichten betrachtet werden, geht der Luftkörper aber auf die Eigenheiten der bodennahen Schicht ein, wird dadurch modifiziert und gewinnt so für die bioklimatische Betrachtung besondere Bedeutung

Man unterscheidet nach Herkunft und Weg folgende Luftkörper: Polarluft, maritim oder kontinental beeinflußt; Tropikluft, maritim oder kontinental beeinflußt sowie verschiedene Mischformen

Meridionale Wetterlage polarer Typ: Eine vorherrschende Luftströmung von Nord nach Süd führt Kaltluft heran

Meridionale Wetterlage tropischer Typ: Eine vorherrschende Luftströmung aus Süd nach Nord führt Warmluft heran

Okklusion: Kaltfront und Warmfront vereinigen sich und heben die Warmluft in die Höhe (vom Boden abgehobene Warmluftschale)

Ostwetterlage: Luftströmung von Ost nach West, meist unter antizyklonalem* Einfluß, gelegentlich auch mit Aufgleitvorgängen* aus dem Mittelmeerraum verbunden

Postfrontal: Hinter einer Front

Präfrontal: Vor einer Front

Tiefdruckgebiet: s. Zyklone*

Warmfront: Aufgleitfläche, an der sich warme Luft über kalte schiebt

Warmluftadvektion: s. Advektion*

Wetterlage: Bestimmter Zustand der Atmosphäre über einem größeren Raum

Wettervorgang: Bewegungen in den verschiedenen atmosphärischen Schichten (Aufgleiten*, Abgleiten* usw.)

Zonale Wetterlage polarer Typ: Kaltluftzufuhr aus westlichen Richtungen unter zyklonalem* Einfluß

Zonale Wetterlage tropischer Typ: Warmluftzufuhr aus westlichen Richtungen unter zyklonalem* Einfluß

Zyklone: Tiefdruckgebiet: Eine Region mit niedrigerem Luftdruck als ihre Umgebung. Es überwiegen Aufgleitvorgänge* (s. Warmfront*) und/oder labile Umlagerungen (s. Kaltfront*) Zyklonales Wetter: Wettersituation, die durch rege Tiefdrucktätigkeit geprägt ist

---

* Erklärung innerhalb dieser Aufstellung.

Literatur

1 Adler, R.: Der Selbstmord in Basel 1925 bis 1952. Med. Diss. Basel 1953
2 Ärztl. Prax. 14 (1975) 513
3 – 28 (1975) 1284
4 – 78 (1975) 3024
5 – 85 (1975) 3388
6 – 93 (1975) 3752
7 – 3 (1976) 80
8 Alizov, B. P. et al.: Lehrbuch der Klimatologie. Berlin 1956
9 Allen, F. J.: Nature 110 (1922) 40
10 Ambs, E., et al.: Münch. med. Wschr. 114 (1972) 2161
11 Amelung, W.: Abh. aus d. Gebiet der Bäder- u. Klimaheilk. 4 (1941) 1
12 –: Ärztl. Wschr. 4 (1949) 545
13 – et al.: Arch. physik. Ther. 2 (1950) 181
14 –, F. Baur: Z. ang. Bäd. Klimaheilk. 2 (1955) 122
15 –: Med. Welt 19 (1968) 1267
16 –: Z. ang. Bäd. Klimaheilk. 21 (1974) 137
17 Anand, B. K.: Indian J. Physiol. Pharmacol. 8 (1964) 40
18 Andersen, J.: 5th Int. Biometeorol. Congr., Montreux 1969
19 –: Mucocilary function in trachea exposed to ionized and non-ionized air. Aaarhus 1971
20 Anet, B. et al.: Versuche zum Raumklima in TWP-Schutzräumen. Bern 1969
21 Annalen schweiz. Ges. Balneologie, Klimatologie 1957–1959, 129
22 Arias-Stella, I., S. Recavarren: Am. J. Path. 41 (1962) 55
23 –: Am. J. Path. 55 (1969) 83
24 Aschaffenburg, G.: Das Verbrechen und seine Bekämpfung. 2. Aufl. Heidelberg 1906
25 Assmann, D.: Die Wetterfühligkeit des Menschen. Jena. 2. Aufl. 1963
26 Asuni, P.: Brit. Med. J. 2 (1962) 1091
27 Atherton, R. W., P. S. Timiras: Am. J. Physiol. 218 (1970) 75
28 Auer, F.: Höhenmedizin. München, Berlin, Wien 1973
29 Autorengruppe des Projekts SAIU der Universität Bremen: Zum richtigen Verständnis der Kernindustrie – 66 Erwiderungen. Berlin 1974
30 Axelrod, J.: 25. Nobelpreisträger-Tagung Lindau 1975
31 Bachmann, C. H. et al.: Int. J. Biometeor. 9 (1965) 127
32 –: Int. J. Biometeor. 10 (1966) 39
33 –: Int. J. Biometeor. 10 (1966) 101
34 Bäumel, E.: Ill. Rundsch. (Wien) 11 (1961) 9
35 Baker, P. T.: Science 163 (1969) 1149
36 Balda, B.-R.: Praxis-Kurier 23 (1976) 5 (1958) 40
37 Balke, B. et al.: Schweiz. Z. Sportmed. 14 (1966) 106
38 Balluseck, L. von: Selbstmord. Bad Godesberg 1965
39 Barbashova, Z. J.: Int. J. Biometeor. 13 (1969) 211
40 Barnothy, M. F.: Effects of magnetic fields. New York, London 1969
41 –: In: Progress in Biometeorology, Amsterdam 1974
42 Baron, R. A.: J. Personal. Soc. Psychol. 21 (1972) 183
43 Barry, H., H. Barry jr.: Arch. gen. Psych. 5 (1961) 292
44 –: Arch. gen. Psych. 11 (1964) 385
45 Barry, R. G., R. J. Chorley: Atmosphere, weather and climate. London 1968
46 Bartels, J.: S.-B. Pr. Ak. W., physik.-math. Kl. 30 (1935) 1
47 Battan, L. J.: Wetter und Stürme. München 1961
48 Baur, F.: Arch. phys. Ther. 3 (1951) 31
49 Bayreuther, H.: Arch. Psych. 199 (1952) 72
50 Beck, A. T., D. Lester: Psychol. Rep. 33 (1973) 506
51 Becker, F.: Hängen Selbstmorde, Verkehrsunfälle und Streitsucht vom Wetter ab? Wetterkarte der US-Zone 1950. 234
52 –: Ber. dt. Wetterd. 42 (1952) 414
53 –: Med.-met. Hefte 8 (1953) 21
54 –: Med.-met. Hefte 11 (1956) 21
55 –, U. Ströder: Wirkungen kurzfristiger Änderungen der Biosphäre. In: Handb. der Bäder- u. Klimaheilkunde. Stuttgart 1962, 603
56 – et al.: Mschr. Kinderheilk. 117 (1969) 500
57 –: Phys. Med. Rehab. 12 (1971) 162

58 –: Dt. Bäder Kal. 1973
59 –: VDI-Z. 116 (1974) 1367
60 –, P. Bock: Met. Fortbild. 4 (1974) 8
61 Beleke, H.: Med.-met. Hefte 13 (1958) 56
62 –, E. Klein: Z. ang. Bäd. Klimaheilk. 9 (1962) 530
63 –, E. Klein: Z. ang. Meteorol. 5 (1967) 227
64 –: Z. phys. Med. 1 (1970) 344
65 Berg, H.: Biokl. Beibl. Meteor. Z. 10 (1943) 65
66 –: Wetter und Krankheiten. Bonn 1948
67 –: Med.-met. Hefte 9 (1953) 43
68 –: Therapiewoche 7 (1956/57) 311
69 Berglund, G. W.: Brit. J. Psychol. 58 (1967) 147
70 Berliner, B.: Der Einfluß von Klima, Wetter und Jahreszeit auf das Nerven- und Seelenleben. Wiesbaden 1941. (Grenzfr. d. Nerven- u. Seelenlebens 94–100)
71 Bernardini, A. T.: Fed. Proc. 28 (1969) 1165
72 Bernatzky, A.: Von der mittelalterlichen Stadtbefestigung zu der Wallgrünfläche von heute. Berlin, Hannover 1960
73 Berndt, U., G. P. Wildner: Z. Krebsforsch. 68 (1966) 303
74 Bernett, P., W. Mang: Fortschr. Med. 93 (1975) 103
75 Berry, P. R.: Der Mensch im Höhenklima. Bern, Stuttgart 1968
76 Bezzola, G.: Int. Wschr. z. Bek. d. Trinksitten 11 (1901) 181
77 Bider, M.: Regio Basil. 4 (1962) 216
78 Bisping, H.-J., W. Irnich: Dsch. med. Wschr. 101 (1976) 668
79 Biersteker, K.: In: Progress in Biometeorology. Amsterdam 1974
80 Blomquist, H. E., J. G. Fock: Acta Chir. scand. 112 (1956) 259
81 Blonsky, P. P.: Jb. Ki.Hlk. 124 (1929) 115
82 Blumer, S.: Gesundh. Wohlf. 3 (1945) 89
83 Bock, P. R.: Ber. dt. Wetterd. 15 (1969) 1
84 Boecker, F. et al.: Fortschr. Neurol., Psychiat. 38 (1970) 341
85 –: Suicide und Suicidversuche. Stuttgart 1973
86 Bohde, Y. G., R. Y. Mokashi.: Int. J. Biometeor. 19 (1975) 85
87 Bojanovsky, J., A. Gerylovova: Cs. Psychiat. 57 (1961) 47
88 Bonger, W. A.: An introduction to criminology. London 1936
89 Boor, W. de: Fortschr. Neurol. Psychiat. 17 (1949) 483
90 Borisenko, R. I.: Vrac. Delo. 3 (1973) 66
91 Bortels, H.: Arch. Met. Geophys. Bioklim., Ser. B 5 (1934) 234
92 Bos, G. J.: Med. Trib. 4 (1972) 17
93 Bradley, R. L., E. J. Bradley: Am J. Surg. 111 (1966) 656
94 Brandstaetter, J,. F. Kisser: Z. ges. gerichtl. Med. 4 (1924) 237
95 Brearly, H. C.: Homicide in the United States. Chapel Hill 1932
96 Brenner, D. et al.: Science 190 (1975) 480
97 Brezowsky, H.: Ber. dt. Wetterd. 54 (1959) 75
98 –: Münch. med. Wschr. 102 (1960) 2533 u. 2591
99 –: Med. Klin. 55 (1960) 2235
100 –: Mat. med. Nordmark. 2. Sonderh. 1961
101 –: Ärztl. Forsch. 15 (1961) 211
102 –: Med. Welt (1961) 722
103 –: Z. Kinderheilk. 91 (1964) 366
104 –: Arch. Kreislaufforsch. 47 (1965) 159
105 –, W. R. Ranscht-Froemsdorff: Z. ang. Bäd. Klimaheilk. 13 (1966) 679
106 –, W. Hartl: Med. Klin. 62 (1967) 1899
107 –: Ther. d. Gegenwart 106 (1967) 341
108 –: Münch. med. Wschr. 109 (1967) 1468
109 –, H. Dietel: Z. Geburtsh. Gyn. 166 (1967) 244
110 –, J. Felder: Kinderärztl. Prax. 35 (1967) 518
111 –, H. Grimmeisen: Med. Klin. 63 (1968) 1802
112 –, W. Menger: Mschr. Kinderheilk. 116 (1968) 427
113 –: Die Heilkunst 82 (1969) H. 3
114 Brickenstein, R.: Nervenarzt 36 (1965) 437
115 Brickenstein, R., V. Faust: Wehrmed. Mschr. 1 (1973) 1
116 Brüggemann, W.: Ärztl. Prax. 47 (1976) 1986
117 Brück, S.: In: Progress in Biometeorology, Amsterdam 1974
118 Brumhölzl, K. et al.: Arch. Met. Geophys. Bioklim. 4 (1953) 317
119 Budyko, M. J.: Trans. Am. Geophys. Un. 53 (1972) 868
120 Burchhard, E.: Deutsch-amerikanischer Seminar-Kongreß, Nassau/Bahamas 1975
121 Byers, H. R.: General Meteorology. New York 1959
122 Cabane, E.: Rev. mod. de la Police (1957) 2
123 Caroli, G., T. Pichotka: Nat.-Wiss. 39 (1952) 193
124 –, A. Simmert: Arch. Met. Geophys. Bioklim., Ser. B 19 (1971) 87

125 Caruso, G. et al.: Acta neurol. 23 (1968) 382
126 Casarett, A. P., J. C. Thompson: In: Progress in Biometeorology, Amsterdam 1974
127 Caspar, H. R.: Beiträge zur Medizinalstatistik und Staatsarzneikunde. Berlin 1825
128 Castillo, L. S., P. S. Timiras: J. Pharmacol. exp. Ther. 146 (1964) 160
129 Capel-Boute, C.: In: Progress in Biometeorology, Amsterdam 1974
130 Chabes, A. et al.: Obstet. and Gynec. 31 (1968) 178
131 Chalmers, J. A.: Atmospheric Electricity. London 1967
132 Chandler, T. T.: In: Tromp, S. W., W. H. Weihe: Biometeorology 2 (1966) 612
133 Chaussinaud, H.: Etude médio-légale sur la statistique criminelle en France. Lyon 1881
134 Cohen, J.: Ann. Am. Pol. and Soc. Sci. 217 (1941) 29
135 Cohen, P.: Med. Trib. 46 (1971) 28
136 Consolazio, C. F.: In: The effects of altitude on the physical performance. Albuquerque 1967
137 Cordes, H., W. Amelung: Heilbad u. Kurort 10 (1972) 224
138 –: Arch. Met. Geophys. Bioklim. 6 (1953) 462
139 –, R. Reinke: Fortschr. Med. 93 (1975) 85
140 –: In: H. A. Paul, L. Sparty (Hrsg.): Urlaub – Kuren – Erholung für Ältere. Bonn 1975
141 Cordes, H.: Zschr. Allg. med. 5 (1976) 248
142 Coroniti, S. C.: Problems of atmospheric and space electricity. Amsterdam 1965
143 –: 4. Int. Tag. üb. atmosphärische Elektrizität. Tokio 1968
144 Corre, A.: Arch. Anthrop. Crim. 5 (1889) 162
145 Crecelius, W., W. Warmbt: Z. ges. inn. Med. 12 (1957) 2
146 Curry, M.: Bioklimatik. Riederau (Ammersee) 1946
147 –: Ärztl. Forsch. 2 (1948) 81
148 –: J. Crim. Law and Criminol. 39 (1949) 253
149 Cyran, W., F. Becker: Arch. Gynäk. 177 (1950) 568
150 –: Dtsch. med. Wschr. 77 (1952) 1117
151 –: Geburtsh. Frauenheilk. 13 (1953) 114
152 Dahlgren, K. G.: On suicide and attempted suicide. Lund 1945
153 Dalén, P.: Acta Psychiat. scand. 44 (1968) 55
154 –: Season of birth in schizophrenia and other mental disorders. Göteborg 1974
155 Damm, F.: Tagesgang der Hautdurchblutung. Med. Diss. Marburg 1972
156 Danneel, R.: Naturwiss. Rdsch. 23 (1970) 504
157 –: Arch. Psych. Nervenkr. 217 (1973) 37
158 –: Arch. Psych. Nervenkr. 219 (1974) 153
159 –: Acta geront. 4 (1974) 49
160 –: Z. Gerontol. 7 (1974) 223
161 –: Arch. Psych. Nervenkr. 220 (1975) 23
162 –: Arch. Psych. Nervenkr. 221 (1975) 11
163 Daubert, K.: Ber. dt. Wetterd. 42 (1952) 418
164 –, W. v. Ekesparre: Langenbeck's Arch. 269 (1951) 409
165 –: Med.-met. Hefte 8 (1953) 83
166 –: Erg. phys. diät. Ther. 5 (1955) 138
167 –: Med.-met. Hefte 11 (1956) 30
168 –: Med.-met. Hefte 11 (1956) 149
169 –: Med.-met. Hefte 13 (1957) 63
170 –: Med.-met. Hefte 14 (1958) 360
171 –: Met. Rdsch. 11 (1958) 169
172 –, K. Aichinger: In: Handb. Dermatologie u. Venerologie Bd. 1, T. 2., Stuttgart 1962
173 –, K. Caroli: Med. Welt 23 (1972) 341
174 Davies, A. D. M.: Brit. J. Psychol. 55 (1964) 475
175 Davies, F. K.: Bull. Am. Meteor. Soc. 39 (1958) 652
176 Davies, T. D., A. T. M. Wilson: Lancet 2 (1937) 1253
177 Davies, T. R. A.: In: Progress in Biometeorology. Amsterdam 1974
178 Day, J. A.: The Science of weather, Reading, Mass. 1966
179 Dazur, W. von: Jeder spricht vom Wetter. München 1967
180 Delaquerriere-Richardson, L., E. Valdivia: Arch. Path. 84 (1967) 405
181 De Porte, J. V., E. Parkhurst: Human Biol. 7 (1935) 47
182 Deutscher Forschungsdienst 42 (1975) 1
183 – 50 (1975) 4
184 Deutsches Ärzteblatt 41 (1975) 2821
185 – 47 (1975) 3233
186 Dewey, E. R.: J. interdiscipl. Cycle Res. 3 (1971) 245
187 Dexter, E. R.: J. interdiscipl. Cycle Res. 3 New York 1899
188 –: Nature 61 (1900) 365
189 –: Int. J. of Ethics 11 (1901) 481
190 –: Sci. Am. Sup. 47 (1901) 13
191 –: Pop. Sci. Month. 55 (1901) 653

192 —: Weather influences. New York 1904
193 Diebold, K.: Fortschr. Neurol. Psychiat. 43 (1975) 71
194 Dieckhues, B.: Hippokrates 45 (1974) 433
195 Diehl, J. C., S. W. Tromp: Probleme der geographischen und geologischen Häufigkeitsverteilung der Krebssterblichkeit. Ulm 1954
196 Dieroff, H.-G.: Z. ges. Hyg. 20 (1974) 215
197 —: Lärmschwerhörigkeit. München 1975
198 Dirnagl, K., E. Krieger: In: Progress in Biometeorology. Amsterdam 1974
199 Digon, E., H. B. Bock: Arch. Envir. Hlth. 12 (1966) 279
200 Dijkstra, B.: J. Nat. Cancer Inst. 31 (1963) 511
201 Dirmlin, I.: Das Strahlungsfeld im Lebensraum. Frankfurt 1964
202 Donalies, G.: Mschr. Psychiat. 69 (1928) 380
203 Donayre, J. et al.: J. Reprod. Fertil. 16 (1968) 55
204 Dordick, I.: Weather 13 (1958) 359
205 Dotzauer, G. et al: Münch. med. Wschr. 105 (1963) 973
206 Dubitscher, F.: Mat. Med. Nordmark 13 (1961) 193
207 Dublin, L. I., B. Banzel: Brit. med. J. 2 (1962) 634
208 —: Suicide. New York 1962
209 Duell, B., T. Duell: Virchow's Archiv 293 (1934) 272
210 —: Z. Neur. 162 (1938) 495
211 —: Biokl. Beibl. 6 (1939) 121
212 Eaton, G. S.: Month. Weath. Rev. 47 (1910) 801
213 Eaton, J. W. et al.: Lab. clin. Med. 73 (1969) 603
214 Edström, G.: Acta med. scand. 83 (1934) 523
215 Effenberger, E., K. Iatho: Selecta 38 (1973) 3414
216 Ehret, C. F. et al.: Science 188 (1975) 1212
217 Eichmeier, J.: Elektromedizin 8 (1963) Nr. 1
218 Elmer, M. C.: Am. J. Soc. 39 (1933) 63
219 Elwin, V.: Murder and suicide. 2nd ed. London 1950
220 Engel, D.: Ärztl. Prax. 26 (1974) 2742
221 Erban, L.: Czech. Hyg. 3 (1958) 255
222 Erikson, W.: Beiträge zum Stadtklima von Kiel. Kiel 1964
223 Euromed 20 (1975) 884
224 Extracta (Aug. 1975) 111
225 Eynern, P. von: Mensch und Wetter. München 1975
226 Fabian, P.: Kolloqu. Meteorol. Inst. TU München, Juli 1975
227 Fadini, A.: Wetter — Boden — Mensch 22 (1975) 1425
228 Fairgrieve, M. M.: Proc. Roy. Soc. Edin. 41 (1921) 150
229 Falk, G.: J. crim. law, criminol. police science. 43 (1952) 199
230 Fanger, P. O., N. Jonassen: In: Progress in Biometeorology. Amsterdam 1974
231 Farley, F. H.: Brit. J. Psychol. 59 (1968) 281
232 Faust, H.: Nat. wiss. Rd. 17 (1964) 20
233 Faust, V., D. Ladewig: Confin. Psychiat. 15 (1972) 149
234 —: J. interdiscipl. Cycle Res. 3 (1972) 279
235 —: Wetter u. Leben 24 (1972) 1
236 —: Off. Newsletter I.A.S.P. 4 (1972) 14
237 —: Act. geron. 3 (1973) 43
238 —: Arch. Met. Biokl., Ser.-B, 21 (1973) 293
239 —: Off. Newsletter I.A.S.P. 9 (1973) 14
240 —: Ärztl. Prax. 46 (1973) 2275
241 —: Universitas 28 (1973) 653
242 —, et al.: Dtsch. med. Wschr. 98 (1973) 924
243 —: Fortschr. Med. 91 (1973) 154
244 —: Hippokrates 44 (1973) 379
245 —: Leb. Vers. Med. 25 (1973) 106
246 —, et al.: Med. Mschr. 27 (1973) 103
247 —: Münch. med. Wschr. 115 (1973) 441
248 —, et al.: Acta Paedopsychiat. 40 (1974) 150
249 —, M. Weidmann: Informierte Arzt 2 (1974) 263
250 —, et al.: J. interdiscipl. Cycle Res. 5 (1974) 313
251 —, et al.: J. interdiscipl. Cycle Res. 5 (1974) 313
252 —: Med. Welt 26 (1975) 2075
253 —: Ärztl. Prax. 48 (1975) 2127
254 —: Arbeitsmed., Sozialmed., Präventivmed. 10 (1975) 41
255 —, P. Sarreither: Med. Klin. 70 (1975) 467
256 —: Geriatrie 6 (1976) 26
257 —: Z. Allg. med. 5 (1976) 225
258 —: Z. Allg. med. 5 (1976) 237
259 —: Fortschr. Med. 7 (1976) 363
260 —: Fortschr. Med. 7 (1976) 370
261 —: Wetterfühligkeit — Schicksal oder Chance, München. Im Druck
262 —: Drogen — Ausdruck unserer Zeit. Teil I: Rauchen; Teil II: Rauschgift; Teil III: Alkohol, Hamm 1974, 1975

263 Ferri, E.: Z. ges. Strafr. 2 (1882) 313
264 Feuerlein, W.: Nervenarzt 42 (1971) 127
265 Ficker, H., B. de Rudder: Föhn und Föhneinwirkungen. Leipzig 1943
266 —: Wetter und Wetterentwicklung. 4. Aufl. Berlin 1952
267 Findeisen, E.: Pflügers Arch. 236 (1935) 367
268 —: Biokl. Beibl. 10 (1943) 23
269 Fine, B. J., J. L. Kobrick: Percept. Motor Skills 29 (1969) 521
270 Fischer, G.: Umsch. 75 (1975) 266
271 Fischer, H. et al.: Verh. dt. Ges. inn. Med. 62 (1965) 323
272 Flach, E.: Erg. physik. diät. Ther. 5 (1955) 39
273 —: Grundbegriffe und Grundtatsachen der Bioklimatologie. Aus: Linkes Meteorol. Taschenb. Bd 3. Leipzig 1957
274 Fladung, H. J.: Arch. Met. Geophys. Bioklimat. B 4 (1952) 84
275 Flohn, H.: In: Tagungsbericht und wiss. Abhandlung Dt. Geographentag. Würzburg 1957
276 —: Arbeitsgemeinschaft Forsch. des Landes Nordrhein-Westfalen. H. 115 (1962)
277 —: Vom Regenmacher zum Wettersatelliten. München 1968
278 —: Met. Red. 23 (1970) 161
279 —: Arbeiten z. allg. Klimatologie (1971) 291
280 —: Nat. Wiss. 60 (1973) 340
281 —: Bonner Met. Abh. H. 19 (1973)
282 Forlano, G., V. Z. Ehrlich: J. Educ. Psychol. 32 (1941) 1
283 Fortak, H.: Meteorologie. Berlin 1971
284 Franke, K.: Med. Wschr. 78 (1931) 1631
285 —: Strahlenther. 43 (1932) 517
286 —: Med. Klin. (1935) 18
287 —: Erg. ges. Med. 21 (1936) 471
288 —: Forsch. Fortschr. 12 (1936) 313
289 Frankenhäuser, H.: Z. phys. diät. Ther. 16 (1912) 717
290 Fridrich, R.: Med. Trib. 12 (1974) 45
291 Friedrich, H.: Erzeugung und Messung atmosphärischer Ionen für medizinische Untersuchungen und ihr Einfluß auf Reaktionszeit und Muskelreflexe des Menschen. Diss. TH München 1966
292 Frisancho, A. R.: Human. Biol. 41 (1969) 365
293 —: Am. J. Phys. Anthropol. 32 (1970) 401
294 Fuchs, N. A.: The Mechanics of aerosols. London 1964
295 Füllgrabe, U.: Die Polizei 10 (1974) 307
296 Fuellkrug, G.: Der Selbstmord. Schwerin 1919
297 Garvey, M. B. et al.: Brit. J. Haemat. 17 (1969) 275
298 Gaupp, R.: Selbstmord. München 1905
299 Gauquelin, F.: J. interdiscipl. Cycle Res. 6 (1975) 53
300 Gauquelin, M.: Wetterfühlig. Rüschlikon-Zürich, Stuttgart, Wien 1973
301 — et al.: J. interdiscipl. Cycle Res. 6 (1975) 60
302 Geiger, H., G. Gensler: Z. phys. Med. 5 (1975) 201
303 Gensler, G.: Untersuchungen zur konstitutionellen Differenzierung zwischen Wetterfühligen und Nicht-Wetterfühligen. Med. Diss. München 1973
304 Georgii, H. W.: Bull. Wld. Hlth. Org. 40 (1969) 624
305 Geppert, M. P.: Nauheimer Fortbildung. 19 (1954) 91
306 Giesen, W.: Industriemeister 23 (1974) 103
307 Givoni, B.: In: Progress in Biometeorology. Amsterdam 1974
308 Gleichmann, O.: Jahrestagung f. Geobiologie. Eberbach 1974
309 Goodenough, F. L.: J. genet. Psychol. 59 (1941) 65
310 Gouliamov, M. G.: Zh. Nevropat. Psikhiat. Korsakov. 63 (1963) 1411
311 Graaf, H. de: In: Progress in Biometeorology. Amsterdam 1974
312 Graf, R.: Wien. Arch. Psychol. Psychiat. Neurol. 2 (1952) 15
313 Green, J. A.: Fed. Proc. 20 (1961) 210
314 Griffitt, W., R. Veitch: J. Pers. Soc. Psychol. 17 (1971) 92
315 Grober, J. et al.: Gesundheitstaschenbuch für die warmen Länder. Berlin 1973
316 Gross, H. M.: Biorhythmik. Freiburg 1959
317 Grover, R. F. et al.: J. appl. Physiol. 18 (1963) 567
318 —: In: Hypoxia, High Altitude and the Heart. Basel 1970
319 Grüneberg, F.: Ärztl. Prax. 27 (1975) 3895
320 Gruhle, H. W.: Nervenarzt 13 (1940) 337
321 Guerry, A. M.: Essai sur la statistique morale de la France. Paris 1933
322 Gunderson, E.: Dtsch. Ärztebl. 66 (1969) 1010
323 Haberda, W.: Lehrbuch der gerichtlichen Medizin. 10. Aufl. T. 1 (1919)
324 Halberg, F. et al.: JET 6 (1969) 311
325 —: Fortschr. Med. 91 (1973) 131

326 –: Med. Trib. 34 (1975) 13
327 Halhuber, M. J. et al.: Z. ang. Bäd. Klimaheilk. 15 (1968) 266
328 Hamburger, R. J.: On the influence of artificial ionization of the air on the oxygen uptake during exercise. London 1962
329 Hammelburg, E: In: Progress in Biometeology. Amsterdam 1974
330 Hammes, J. A.: Final report on shelter occupancy studies at the University of Georgia. Athens/Georgia 1964
331 Hampson, J.: Selecta 9 (1975) 779
332 Hansen, J. P., S. A. Pedersen: Int. J. Biometeor. 16 (1972) 85
333 Hanson, D. R. et al.: Lancet 2 (1975) 203
334 Hare, E. H., J. S. Price: Brit. J. Psych. 115 (1968) 533
335 – et al.: Brit. J. Psych. 120 (1972) 124
336 – et al.: Brit. J. Psych. 124 (1974) 81
337 –: Am. J. Psych. 132 (1975) 1168
338 Hare, F. K.: Bull. Am. Met. Soc. (1971) 451
339 Harlfinger, O.: Wetter u. Leben 25 (1973) 23
340 –: Wetter u. Leben 25 (1973) 156
341 –: Heilbad u. Kurort 26 (1974) 430
342 –: Arch. Met. Geophys. Bioklim. Ser. B 23 (1975) 81
343 –: nota. med. 6 (1975) 47
344 –: nota. med. 7 (1975) 28
345 –: nota. med. 8 (1975) 28
346 –: nota. med. 9 (1975) 45
347 –: 80. Kongreß d. Dtsch. Ges. Phys. Med., Freiburg 1975
348 –, G. Jendritzky: Münch. med. Wschr. 118 (1976) 69
349 –, V. Faust: Z. Allg. Med. 5 (1976) 252
350 Harmsen, H.: Akademie f. Staatsmedizin in Hamburg. Bd 29 (1966) 1
351 Hartmann, E.: Krankheit als Standortproblem. Heidelberg 1967
352 –: Wetter – Boden – Mensch 2 (1968) 69
353 –: Wetter – Boden – Mensch 4 (1968) 149
354 –: Wetter – Boden – Mensch 10 (1970) 517
355 –: Wetter – Boden – Mensch 13 (1971) 716
356 –: Wetter – Boden – Mensch 22 (1975) 1416
357 Hastings, N., R. Machida: Am. J. Surg. 102 (1961) 136
358 Hattenhauer, M., W. A. Neill: Circulation 51 (1975) 1053
359 Heidelmann, G.: Z. Kreisl. Forsch. 41 (1952) 611
360 –: Z. ges. in. Med. 8 (1953) 1016
361 Heigel, K.: Der Einfluß des Wetters auf das Auftreten der Nachgeburtsverhaltung beim Rind. vet. med. Diss. Berlin 1971
362 –: Wetter u. Leben 26 (1974) 11
363 Heim, L. M., P. S. Timiras: Nature 207 (1965) 299
364 Heinecker, R.: Arch. Kreisl. Forsch. 30 (1959) 1
365 Heinrich, M.: Ärztl. Prax. 27 (1975) 3075
366 Hellpach, W.: Geopsychische Erscheinungen. 3. Aufl. Leipzig 1923
367 –: In: De Rudder-Linke: Biologie der Großstadt. Dresden 1940
368 –: Geopsyche. 6. Aufl. Stuttgart 1965
369 Hellriegel, K.: Schweiz. Z. Sportmed. 14 (1966) 191
370 –, E. Marticorena: Z. Kreisl. Forsch. 57 (1968) 939
371 Helly, K.: Schweiz. med. Wschr. 1 (1920) 108
372 Hennessy, E.: Anst. N.Z.J. Surg. 38 (1969) 243
373 Hentschel, G.: Abhandl. Met. Dienstes der DDR 100 (1970) 191
374 –: Z. Physiother. 23 (1971) 768
375 Herbst, W.: Nature 41 (1954) 156
376 Hervouet, F.: Med. Trib. 20 (1975) 41
377 Herzig, E.: Allg. Z. Psych. 28 (1922) 212
378 Heuts, B. A., P. O. A. M. Kop: J. interdiscipl. Cycle Res. 5 (1974) 331
379 Hild, R.: Med. Trib. 51 (1975) 18
380 Hildebrandt, G., L. Pöllmann: Zahn. Ref. 82 (1973) 176
381 Hill, S. A.: Nature 29 (1884) 338
382 Himwich, H. E.: In: Brain metabolism and cerebral disorders. Baltimore 1951, 124
383 Hochgesand, P.: Med. Trib. 21 (1975) 21
384 Hoek, H.: Wetterkunde. Bern 1965
385 Höflich, O.: Biometeorologische Untersuchungen von Phantomschmerzen. Hamburg 1966
386 –: Umschau 73 (1973) 395
387 Hoehne, K.: Universitas 4 (1949) 1341
388 Hollwich, F.: Klin. Mbl. Augenheilk. 133 (1958) 784
–: In: Progress in Biometeorology. Amsterdam 1974
390 Hultgren, H. N.: In: Hypoxia, High Altitude and the Heart. Basel 1970, 24 u. 29
391 Huntington, E.: Proc. Am. Ass. Ment. Defic. 42 (1937) 116

392 —: Season of birth. New York 1938
393 —: Mainsprings of civilization. New York 1945
394 Hurtado, A.: Ann. Fac. Med., Lima 39 (1956) 957
395 Hygiene News Sept. (1975) 2
396 — Jan. (1976) 2
397 Im Obersteg, J., B. Marzetta: Dt. Z. ger. Med. 46 (1957) 18
398 Ionizing Radiation, Levels and Effects. Vol. 1. New York 1972
399 Irwig, L.: Med. Trib. 8 (1975) 21
400 Ishii, S.: Jap. J. Psych. 2 (1972) 654
401 Israel, H.: Luftelektrizität und Radioaktivität. Berlin 1957
402 —: Atmosphärische Elektrizität. Berlin 1957
403 Ising, H. et al.: Bundesgesundheitsbl. 17 (1974) 234
404 Jacobi, E., G. Krüskemper: Inn. Med. 2 (1975) 73
405 Jahrbuch der öffentlichen Meinung. Allensbach u. Bonn. 1965 — 1967 — 1974
406 Jäger, I.: Med. Welt 19 (1968) 1267
407 Jahn, H.: Unnatürliche Todesarten unter besonderer Berücksichtigung des Erstikkungstodes und seiner Problematik. Med. Diss. München 1971
408 James, W. H.: J. Biosoc. Sci. 3 (1971) 309
409 Jelinek, A.: Bioklimat. Beibl. 63 (1936) 1
410 Jendritzky, G.: 80. Kongreß f. Phys. Med., Freiburg 1975
411 Jones, I. H.: Ärztl. Prax. 22 (1975) 979
412 Josimovic, J. B.: Med. Welt 26 (1975) 374
413 Jürgens, H. W.: Z. Morph. Anthrop. 49 (1958) 115
414 —: Mschr. Kinderheilk. 119 (1971) 336
415 Junge, C. E.: Air chemistry and radioactivity. London 1963
416 Jungmann, H.: Erg. phys. diät. Ther. 5 (1955) 166
417 —: Das Klima in der Therapie innerer Krankheiten. München 1962
418 —: In: Handb. der Bäder- u. Klimaheilk. Stuttgart 1962
419 —, M. J. Halhuber: In: Medical Climatology. New Haven, Conn. 1964
420 Jungmann, H.: In: Progress in Biometeorology. Amsterdam 1974
421 Kanz, E.: Arch. phys. Ther. 3 (1951) 211
422 Kardas, S. J.: On the relationship between solar activity and human behaviour. Diss. Teneriffa 1974
423 Katz, S.: Homemaker's Mag. 8 (1973) 53
424 Keil, K.: Handwörterbuch der Meteorologie. Frankfurt 1950
425 Keisel, K.: Selbstmorde und atmosphärische Umwelt in München-Stadt und München-Land während der Jahre 1954—1957. Med. Diss. München 1960
426 Kerdö, J.: Wetter u. Leben 2 (1949) 16
427 Kevan, S. M.: Climatol. Bull. 17 (1975) 29
428 —, V. Faust: Z. Allg. Med. 5 (1976) 257
429 —: J. interdiscipl. Cycle Res. Im Druck
430 Kilinski, E. von: Lehrbuch der Luftelektrizität. Leipzig 1958
431 King, E.: Z. ang. Bäd. Klimaheilk. 4 (1957) 129
432 —: Z. Verkehrssicherh. 4 (1958) 116
433 Kleespies, W.: Gibt es einen Zusammenhang zwischen affektiven Psychosen und Geburtsmonat. Med. Diss. Freiburg 1969
434 Klein, E.: Ärztl. Forsch. 22 (1968) 240
435 —, H. M. Wegmann: Fortschr. Med. 93 (1975) 1407
436 —: Fortschr. Med. 93 (1975) 1497
437 Klosterkötter, W.: Med. Trib. 6 (1973) 6
438 —: Kampf dem Lärm 19 (1972) 113
439 —: Kampf dem Lärm 21 (1974) 29
440 —: Kampf dem Lärm 21 (1974) 103
441 Klotz, R.: Med. Welt 9 (1936) 441
442 Knobloch, H., P. Pasamanick: Am. J. Publ. Hlth. 48 (1958) 1201
443 Knoll, M. I. et al.: Nature 184 (1959) 1823
444 —: J. Anal. Psychol. 7 (1962) 427
445 —: Adv. El. Phys. 19 (1964) 147
446 Knopflacher, H.: Hbl. Verkehrs Med. 15 (1969) 91
447 Kockott, G. et al.: Fortschr. Neurol. Psychiat. 38 (1970) 441
448 Köhn, W.: Med.-met. Hefte 11 (1956) 137
449 —: Med.-met. Hefte 13 (1957) 88
450 Köhnlein, H. E. et al.: Med. Welt 24 (1973) 661
451 König, H. L.: Unsichtbare Umwelt. München 1975
452 Kolesar, J. et al.: Z. ang. Bäd. Klimaheilk. 14 (1967) 230
453 Kopacz, M.: 7th Int. Biomet. Congr., College Park, USA 1975
454 Kopp, J. A.: Gesundheitsschädliche und bautenschädliche Einflüsse von Bodenreizen. Zürich 1965
455 Kornblueh, I. H.: Am. J. phys. med. 34 (1955) 618
456 —: Am. J. phys. med. 37 (1958) 18
457 —: Am. J. phys. med. 38 (1959) 1
458 —: Arch. Med. Hydro. 21 (1961) 1

459 Kozlowska-Szczesha, T.: 7th Int. Biomet. Congr., College Park, USA 1975
460 Kramer, F.: Die Häufigkeit der Selbstmorde in Bayern in den Jahren 1910 bis 1921. Med. Diss. Erlangen 1924
461 Kranz, E.: Zbl. Bakt. 157 (1951) 125
462 –: Arch. Hyg. 135 (1951) 83
463 –: Arch. physik. Ther. 3 (1951) 211
464 Kratzer, A.: Das Stadtklima. Braunschweig 1937 (Die Wissenschaft) 90
465 Kraus, W., F. Lechner: Selecta 45 (1973) 4193
466 Krause, H., M. Starch: VDI-Z. 116 (1974) 715
467 Kropotkin, P.: Les prisons. Paris 1890
468 Krose, H. A.: Der Selbstmord im 19. Jahrhundert. Freiburg 1906
469 Krueger, A. P., R. F. Smith: Prod. Soc. exp. Biol. 98 (1958) 412
470 – et al.: Int. J. Biometeor. 6 (1962) 33
471 –: World Meteorological Organization, WMO-Nr. 160 (1964) T. P. 78
472 – et al.: Int. J. Biometeor. 10 (1966) 29
473 – et al.: Int. J. Biometeor. 12 (1968) 225
474 Krueger, A. P., S. Kotaka: Int. J. Biometeor. 13 (1969) 25
475 –: The biological effects of gaseous ions. Mailand 1969
476 –: Int. J. Biometeor. 15 (1971) 5
477 – E., I. Ried: Int. J. Biometeor. 16 (1972) 209
478 –: Int. J. Biometeor. 16 (1972) 313
479 Krueger, A. P.: In: Progress in Biometeorology, Amsterdam 1974
480 Krypiakiewicz, J.: Jb. Psych. 11 (1892) 315
481 Krzystofik, B.: 7th Int. Biomet. Congr. College Park, USA 1975
482 Kügler, H.: Medizin-Meteorologie nach den Wetterphasen. München 1972
483 Künkel, H.: Ärztl. Prax. 27 (1975) 1803
484 Kuerten, O.: Berliner Wirtschaftsber. 16 (1939)
485 Küster, E., H. D. Meyer: Beitr. klin. Tuberk. 95 (1940) 354
486 –, C. Dittmar: Z. Krebsforsch. 50 (1940) 457
487 –, W. Frieber: Bioklim. Beibl. 8 (1941) 95
488 –: Bioklim. Beibl. 9 (1942) 11, 129
489 –: Bioklim. Beibl. 10 (1943) 54, 133
490 Kugler, I. et al.: Münchn. med. Wschr. 117 (1975) 1509
491 Kuhnke, W., O. Zink: Schriftenreihe Dt. Bäderverb. 5 (1950) 235
492 –: Med.-met. Hefte 2 (1950) 11
493 –: Med.-met. Hefte 11 (1956) 3
494 –: Med.-met. Hefte 13 (1957) 117
495 –: Bericht über bisherige medizin-meteorologische Erfahrungen für Nordwestdeutschland. Hamburg 1960
496 –, R. Schulze: In: Handb. der ges. Arbeitsmedizin. Bd. 1 Berlin, München, Wien 1961
497 Kunze, M.: Abhängigkeit des epiphytischen Flechtenwuchses. Med. Diss. Freiburg 1973
498 Kupferschmidt, H. G., U. Kupferschmidt: Dt. Gesundh. Wes. 26 (1971) 704
499 Kusmina, T. R.: Int. J. Biometeor. 11 (1967) 191
500 Lacassagne, A.: Rev. Sci. Ser. 3, 27 (1881) 674
501 Laehr, H.: Schmidts Jahrb. 241 (1894) 191
502 Lamb, H. H.: The Unesco Courier 20 (1973) 17
503 Lampert, H., K. Pirlet: Med.-met. Hefte 8 (1953) 2
504 –: Schriftenr. Dt. Bäderverb. 9 (1953) 156
505 Landsberg, H. E.: Weather and health, New York 1969
506 Lang, S. et al.: 7th Int. Congr. of Biomet., College Park, USA, 1975
507 Lang, T.: Arch. Rass. Ges. Biol. 25 (1931) 42
508 Lauschner, E.: Ärztl. Prax. 93 (1975) 3777
509 La Roche, E., L. Trillery: J. Crim. Law, Criminol. police Sci. 47 (1956) 218
510 Lawson, R. W.: Nature 109 (1922) 716
511 Leidreiter, W.: Z. Met. 2 (1975) 49
512 Leistner, W.: Med.-met. Hefte 8 (1953) 24
513 Lenfant, C. et al.: In: Adv. in experimental medicin and biology. 6 (1970) 203
514 Lester, D. et al.: Psychol. Rep. 27 (1970) 210
515 Lewinski, R. J.: J. Genet. Psychol. 85 (1954) 281
516 Liepoldt, E.: Umsch. 72 (1973) 344
517 Liljequist, G. H.: Allgemeine Meteorologie. Braunschweig 1974
518 Linke, F.: Arch. Gyn. 161 (1936) 307
519 Lipkova, V., J. Liska: Z. ges. Hyg. 20 (1974) 849
520 Lischka, A.: Z. ges. exp. Med. 107 (1940) 161
521 Liss, J.: Atmosphärische Impulsstrahlung (Spherics). Med. Diss. Berlin 1959
522 Liszka, L.: Ärztl. Prax. 62 (1975) 1
523 Lobban, M. C.: Quart. J. exp. Physiol. 52 (1967) 401
524 Loewenberg, L.: Über den Selbstmord in

Hamburg in den letzten 50 Jahren (1880 bis 1930). Berlin 1932
525 Löwenfeld, L.: Münchn. med. Wschr. 43 (1896) 93
526 Lomax, P. et al.: Temperature regulation and drug action. Basel, München, Paris 1973
527 Lombroso, C.: Der geniale Mensch. Hamburg 1890
528 –: Crime, its cause and remedies. Boston 1911
529 Lopasic, R.: Lijecn. Vjesn. 61 (1939) 640 u. 689
530 Losse, H. et al.: Acta neuroveg. 13 (1956) 337 u. 374
531 Lotmar, R., W. R. Ranscht-Froemsdorff: Z. ang. Bäd. Klimaheilk. 15 (1968) 1
532 –: Int. J. Biometeor. 3 (1969) 231
533 –: Int. J. Biometeor. 16 (1972) 323
534 Lowry, W.: Weather and life. New York, London 1969
535 Lucker, J. A.: Psychol. Abs. 41 (1967) 405
536 Lueder, H.: Z. allg. spez. Med. 11 (1970) 96
537 Macfarlane, W. V.: In: Progress in Biometeorology, Amsterdam 1974
528 McClintock, F. H., N. H. Aviston: Crimes in England and Wales. London 1968
539 McClung, J. P.: Effects of high altitude on human birth. Cambridge, Mass. 1969
540 McDonald, R. D. et al.: Int. J. Biometeor. 9 (1965) 141
541 McEwan, P. J. M.: Brit. J. Soc. Clin. Psychol. 4 (1965) 8
542 McGeorge, J.: Med. J. Austr. 1 (1942) 67
543 McNeil, T. F. et al.: Brit. J. Psych. 118 (1971) 329
544 Maglardy, G. W. et al.: Arch. Surg. 66 (1953) 810
545 Mahringer, W.: Wetter u. Leben 15 (1963) 137
546 Malyschewa, I. N.: Westnik Akad. Mediziniskich Nauk 7 (1964)
547 Mang, W.: Umsch. 74 (1974) 677
548 Mancini, G.: Neurobiol. 2 (1956) 425
549 Maunder, W. J.: The value of weather. London 1970
550 Maurer, G., P. Bernett: Wetter und Jahreszeit in der Chirurgie. Stuttgart 1966 (Vorträge aus der prakt. Chirurgie. H. 20)
551 Mayo-Smith, R.: Statistics and Sociology. London 1895
552 Mazess, R. B. et al.: Aerospace Med. 39 (1968) 403
553 Medical Tribune 29 (1972) 20
554 – 40 (1974) 18, 43
555 Mednick, S. A.: Ment. Hyg. 54 (1970) 50
556 Meixner, F.: Föhn und Kriminalität. Hamburg 1955
557 –: Krim. 9 (1955) 11
558 Menger, W.: Häufigkeit und Art meteotroper Erscheinungen im Kindesalter. Basel, New York 1958
559 –: Wiss. Arbeitstag. dtsch. Ges. Balneologie, Bioklimatologie u. phys. Ther., Westerland 1959
560 Mentzos, S.: Mischzustände und mischbildhafte phasische Psychosen. Stuttgart 1967
561 Messerschmidt, O.: Hippokrates 46 (1975) 125
562 Metcalfe, J. et al.: Quart. J. exp. Physiol. 47 (1962) 74
563 –: Quart. J. exp. Physiol. 47 (1962) 305
564 –: In: Comparative aspects of productive failure. Ed. by K. Bernischke. New York 1967, 576
565 Meythaler, F., W. Eichhorn: Ärztl. Forsch. 16 (1962) 435
566 Miller, W. H.: Prof. Geog. 20 (1968) 23
567 Mills, C. A.: Living with the weather. Cincinnatti 1934
568 –: Am. J. Psych. 91 (1934) 669
569 –: Medical Climatology. Springfield, Ill. 1939
570 –: Hum. Biol. 13 (1941) 378
571 Miner, J. R.: Am. J. Hyg. 2 (1922) 123
572 Minkh, A. A.: Int. Congr. of Biomet., Pau 1963
573 Mitscherling, P.: Med. Diss. Berlin 1969
574 Mittenecker, E.: Planung und statistische Auswertung von Experimenten. 7. Aufl. Wien 1968
575 Modde, H. et al.: Arch. Gyn. 196 (1961) 343
576 Mörikhofer, W., E. Fritsche: Bull. Schweiz. Akad. med. Wiss. 6 (1950) 23
577 Mohring, D.: Touristikmedizin – Leitfaden für die ärztliche Praxis. Stuttgart 1971
578 Moise, M. E.: Psychol. Abs. 13 (1939) 610
579 Monge, C. M. et al.: Ann. Fac. Med. Lima 28 (1945) 15
580 Montesquieu, C.: Spirit of the laws. Vol. 1. New York 1899
581 Morgan, K. Z.: In: Die Strahlenbelastung der Bevölkerung durch medizinisch-diagnostische Verwendung ionisierender Strahlen. Fachverb. f. Strahlenschutz, Tagungsber. 21./22. 3. 1973 Bern

582 Morrisson, W. D.: Crime and its causes. London 1891
583 Mosher, L. R. et al.: Acta Genet. med. gemellol. 19 (1970) 305
584 Müchner, H.: Psychische und physiologische Wirkungen des Wetters. Aulendorf 1957
585 –: Arzneimittelforschung 7 (1957) 1
586 Mühleisen, R.: Aerosolforsch. 13 (1966) 129
587 Mueller, B., J. Sitka: Ärztl. Wschr. (1949) 663
588 Müller, H.: Ther. Gegenw. 114 (1975) 1055
589 Münchner medizinische Wochenschrift 117 (1975) 7
590 Nettles, J. L., R. N. Olson: JAMA 194 (1965) 1193
591 Neumann, G.: Prax. Pneumol. 29 (1975) 32
592 Neuwirth, R.: Arch. Met. Geophys. Bioklim. Ser. B 5 (1954) 388
593 –: Met. Rd. 8 (1955) 108
594 –: Z. ang. Met. 2 (1956) 311
595 –: Met. Rd. 11 (1958) 137
596 –: Zb. biol. Aerosol. Forsch. 11 (1963) 287
597 –: Met. Rd. 16 (1963) 169
598 –: Der Forst- u. Holzwirt 20 (1965) 220
599 –: In: Akad. f. Raumforsch. u. Landesplanung. Forsch.- u. Sitzungsber. 33 (Raum u. Natur 1) Hannover 1967
600 –: Stadtbauwelt 13 (1967) 998
601 –: Ann. Meteor. N.F. 3 (1967) 205
602 –: Natur u. Landschaft 43 (1968) 292
603 –: Z. phys. Md. 1 (1970) 242
604 –: Z. phys. Med. 2 (1971) 37
605 –: Mitt. d. bad. Landesvereins f. Naturkunde u. Naturschutz 11 (1972) 487
606 –: In: Die Stadt in der Bundesrepublik Deutschland. Hrsg. v. W. Pehnt. Stuttgart 1974, 214
607 –: Veröff. Met. Ges. München, Dez. 1974
608 –, V. Faust: Münch. med. Wschr. 117 (1975) 431
609 –, V. Faust: Z. Allg. med. 5 (1976) 243
610 Nolting, W. J.: Ned. Ts. Geneesk. 7 (1951) 3855
611 Norris, A. S., J. R. Chowning: Proc. 3rd World Congr. Psychiat. I (1961) 334
612 –: Arch. gen. Psych. 7 (1962) 206
613 Nicolai, I. et al.: Z. Kinderheilk. 91 (1964) 366
614 Obenland, E.: Arch. Met. Geophys. Bioklim., Ser. B. 13 (1964) 413
615 Ødegard, Ø.: Brit. J. Psych. 125 (1974) 397
616 Odewald, W.: Dt. Z. Ger. Med. 33 (1939) 93
617 –: Krim. 13 (1939) 135
618 Olshausen, W.: Selecta 10 (1975) 890
619 Orme, J. E.: Brit. J. Med. Psychol. 35 (1962) 1
620 –: Brit. J. Psychol. 54 (1963) 273
621 –: Dis. Nerv. Syst. 24 (1963) 489
622 –: Nature 200 (1963) 1239
623 Ott, B.: Med. Welt 25 (1974) 1545
624 Overy, H. R.: in: Hypoxia, High Altitude and the Heart. Basel 1970
625 Paffrath, D.: Ärztl. Prax. 26 (1974) 1288
626 Papousek, M.: Fortschr. Neurol. Psychiat. 43 (1975) 381
627 Parnitzke, K. H.: Neurol. med. Psychol. 13 (1961) 397
628 Pasamanick, B., H. Knobloch: Obstet. Gyn. 12 (1958) 110
629 Pastor, E.: Deutsche Volksweisheit in Wetterregeln und Bauernsprüchen. Berlin 1934
630 Patscheider, H.: Dt. Z. Ger. Med. 47 (1958) 271
631 Pavlik, I.: Int. J. Biometeor. 11 (1967) 175
632 Petersen, W. F.: The patient and the weather. Ann Arbor 1934
633 –: Man, weather, sun. Sunfield, Ill. 1947
634 Petropoulos, E. A., P. S. Timiras: In: Progress in Biometeorology. Amsterdam 1974
635 Pfanner, W.: Münch. med. Wschr. 86 (1939) 1190
636 Pfleiderer, H., A. Schmittenhelm: In: Wetter, Klima, Mensch. Heidelberg 1952
637 Pflug, B.: Vortrag auf Fortbildungstagen der Univ.-Nervenklinik Tübingen 8./9. 11. 1974
638 Pfotzer, G.: In: Geophysik. Fischer-Lexikon, Frankfurt 1960
639 Physik in unserer Zeit 5 (1974) 125
640 Piccardi, G.: Geofis. Met. 3 (1955) 1
641 Pichotka, J., G. Caroli: Klin. Wschr. 30 (1952) 514
642 Picon-Reategui, E. et al.: J. appl. Physiol. 28 (1970) 560
643 Pietruck, S., E. Ringer: Zbl. Arbeitsmed. 24 (1974) 139
644 Pile, W. J.: Virg. med. Mth. 78 (1951) 438
645 Pilger, A.: Med. Klin. 65 (1970) 1363
646 Pöldinger, W., G. Hole: Prax. Psychother. 15 (1971) 185
647 Pöllmann, L.: Wehrmed. Mschr. 5 (1974) 142
648 Pokorny, A.: Arch. gen. Psych. 2 (1960) 314

649 –: Am. J. Psych. 120 (1964) 806
650 –: Am. J. Psych. 121 (1964) 66
651 –: Am. J. Psych. 131 (1974) 827
652 Posse, P.: Münch. med. Wschr. 117 (1975) 425
653 Praxis Kurier 20 (1975) 27
654 – 11 (1975) 27
655 Progress in Biometeorology. Ed. S. W. Tromp. Div. A. Vol. 1. Part 1 A. Amsterdam 1974
656 Øuiros, C. B. de: Modern theories of criminality. Boston 1911
657 Raddatz, G.: Der Einfluß bodennaher Wetterelemente auf das menschliche Befinden. Med. Diss. München 1974
658 Rambeau, V.: Wetter – Boden – Mensch 7 (1969) 341
659 Ranscht-Froemsdorff, W. R.: Selecta 48 (1966) 2866
660 –: Mat. Med. Nordmark 21 (1969) 342
661 –, H. Weise: Kleinheubacher Ber. 13 (1969) 73
662 –: Met. Fortbild. 4 (1974) 20
663 –: Schweiz. Blätter f. Heizung u. Lüftung 1 (1969) 20
664 –: 80. Kongr. f. physikalische Medizin Freiburg 1975
665 –: Z. Allg. Med. 5 (1976) 228
666 Rehrmann, W.: Naturwiss. 54 (1967) 445
667 Reidat, R.: Wetter u. Leben 23 (1971) 1
668 Reinberg, A., F. Halberg: Ann. Rev. Pharm. 11 (1971) 455
669 Reifferscheid, H.: Zbl. biol. Aerosolforsch. 13 (1966) 109
670 Reinberg, A.: Life Sci. and Space Res. 8 (1972) 172
671 Reindl, V.: Wetter und Verhalten. Med. Diss. München 1973
672 Reinke, R.: Z. ang. Bäd. Klimaheilk. 21 (1974) 110
673 Reiter, R.: Münch. med. Wschr. 93 (1951) 27
674 –: Dt. med. Wschr. 77 (1952) 1605
675 –: Arch. Met. Geophys. Bioklim. Ser. B 4,3 (1953) 3
676 –: Münch. med. Wschr. 479 (1954) 526 u. 1067
677 –: Meteorobiologie und Elektrizität der Atmosphäre. Leipzig 1960
678 –: Probl. Biokl. 6 (1970) 1
679 –: Arch. Met. Geophys. Bioklim. 12 (1960) 72
680 –: Felder, Ströme und Aerosole in der unteren Troposphäre. Darmstadt 1964
681 –: Zbl. Biol. Aerosol.-Forsch. 13 (1967) 7
682 –: Atomkernenergie 13 (1968) 6
683 –: Arbeitsmed. Sozialmed. Arbeithyg. 5 (1970) 89
684 –: Heizung – Lüftung – Haustechnik 21 (1970) 258, 279
685 –: 5. Medizinmeteorol. Fortbildungstag. Bad Tölz 1974
686 –: Klima + Kälte Ingenieur 3 (1974) 109
687 –: In: Progress in Biometeorology. Amsterdam 1974
688 Remmers, J. E., J. C. Mithoefer: Resp. Physiol. 6 (1969) 233
689 Rendon, H.: Aspectos macroscopicos de la placenta a 2.300 mts de altitud. Tes. de Bacillerato, Univ. Nac. de San Augustin, Fac. de Med. Aerequipa, Peru zit. nach 655
690 Renschler, H.: Med.-met. Hefte 13 (1957) 84
691 Report of the United Nations. Scientific Committee on the Effects of Atomic Radiation. Suppl. Nr. 16 (A/3838)
692 – dito Suppl. Nr. 17 (A/3838) New York 1958
693 Retiene, K. et al.: Verh. Dt. Ges. inn. Med. 73 (1967) 959
694 Reuter, H.: Die Wissenschaft vom Wetter. Berlin, Heidelberg, Bielefeld 1968
695 Reuter, J. P.: Dtsch. med. J. 15 (1964) 77
696 Reynafarje, C. et al.: Proc. Soc. exp. Biol. 116 (1964) 649
697 Rhim, J. S.: Med. Trib. 7 (1975) 19
698 Richter, H.: Relax 2 (1972) 8
699 Rieder, R. O. et al.: Arch. Gen. Psychiat. 32 (1975) 200
700 Riedl, R.: Die Meteorotropie der bioelektrischen Paroxysmen. Med. Diss. München 1970
701 Ringel, E.: Neue Untersuchungen zum Selbstmordproblem. Wien 1961
702 –: Wien. Z. Nervenheilk. 25 (1967) 49
703 –: Fortschr. Med. 87 (1969) 305
704 Rios-Dalenz, J. L.: 10th Int. Congr. Int. Acad. of Pathology Hamburg 16.–21. 9. 1974
705 Rippon, T. S.: Proc. Soc. Med., Sect. War 16 (1922/23) 45
706 Robertson, W. G. et al.: Brit. Med. J. 4 (1974) 436
707 Robins, E. et al.: Am. J. Psych. 115 (1959) 724
708 –: Am. J. Publ. Hlth. 49 (1959) 888
709 Röhl, D.: Dtsch. med. Wschr. 100 (1975) 26 Diss. München 1969

710 Roeser-Bley, H.: Vergleichende Untersuchungen über Wettereinflüsse. Med. München 1969
711 Rohden, H.: Arch. Psych. 89 (1933) 605
712 Rose, G. A.: Med. Trib. 12 (1975) 4
713 Roskamm, H. et al.: Kreisl. Forsch. 59 (1970) 1017
714 Rost, H.: Bibliographie des Selbstmordes. Augsburg 1927
715 Roth, P.: 7th Int. Biomet. Congr., College Park, USA 1975
716 Rückheim, G.: Med.-met. Hefte 13 (1958) 77
717 Rudder, B. de: Wetter und Jahreszeit als Krankheitsfaktoren. Berlin 1931
718 —: Grundriß einer Meteorobiologie des Menschen. 3. Aufl. Berlin 1952
719 —: In: Handb. allg. Path. Bd X/1. Berlin, Göttingen, Heidelberg 1960
720 Rudloff, H. v.: Die Schwankungen und Pendelungen des Klimas in Europa seit dem Beginn der regelmäßigen Instrumentenbeobachtungen (1670). Braunschweig 1967
721 Rue, E. A. de la: L'Homme et le vent. Paris 1940
722 Sainsbury, P.: Suicide in London. London 1955
723 Sanchez, R. A.: Estudio macroscopio de 100 placentas en el Hospital Esperanza de Cerro de Pasco.
Tes. de Bacillerato, Univ. Nac. Mayor de San Marcos, Fac. Med., Lima, Peru zit. nach 655
724 Sandritter, W., F. Becker: Dt. med. Wschr. 76 (1951) 1526
725 — et al.: Klin. Wschr. 35 (1957) 1176
726 Sargent, F., S. W. Tromp: WMO-Techn. Note 65 (1964) 1
727 Sarre, H., G. Steinebach: Klin. Wschr. 10 (1947) 810
728 —, L. Betz: Med.-met. Hefte 4 (1950) 26
729 Saunders, J. A.: In: Progress in Biometeorology. Amsterdam 1974
730 — et al.: Science 189 (1975) 277
731 Sauvage Nolting, de W. J. J.: Ned. Ts. Geneesk 78 (1934) 528
732 Schaefer, H., B. Geiger: Z. phys. Med. 2 (1975) 83
733 Schaich, J.: Wetterfühligkeit — Nichtwetterfühligkeit. Med. Diss. München 1974
734 Schedel, F. et al.: Münch. med. Wschr. 98 (1956) 1457
735 Schirmer, H.: Akademie für Raumforschung und Landesplanung. Forsch.- und Sitzungsber. 52 (Stadtforschung 1). Hannover 1969, 79
736 Schmidt-Kessen, W.: Bioklimatologie — Ärztliche Problematik des Urlaubs. Heidelberg 1973
737 —: Met. Fortbild. 4 (1974) 12
738 —: Ärztl. Prax. 26 (1974) 2139
739 Schönbaum, E., P. Lomax: The Pharmacology of thermoregulation. Basel, München, Paris 1973
740 Schönholzer, G.: Med. Trib. 47 (1972) 6
741 Schöpfer, S.: Wie wird das Wetter? Stuttgart 1965
742 Schorn, J.: Graefes Arch. Ophth. 148 (1947) 121
743 Schramm, P.: Met. Abhandl. 87 (1968) H. 2
744 Schröder, G.: Med. Welt 11 (1937) 388
745 Schüepp, W.: Wetter u. Leben 6 (1954) 104
746 Schulte-Wissermann, H. et al.: Acta Haemat. 42 (1969) 281
747 Schulz, L.: Z. ang. Bäd. Klimaheilk. 3 (1954) 206
748 Schulze, R.: Med.met. Hefte 2 (1950) 1
749 —: Erg. phys. diät. Ther. 5 (1955) 115
750 —: Strahlenklima der Erde. Darmstadt 1970
751 Schwab, F.: Sternenmächte und Mensch. Berlin 1923
752 Schweizerische Ärztezeitung 32 (1975) 1159
753 Seemann, J.: Umsch. 75 (1975) 746
754 Seibert, A.: Berl. klin. Wschr. 21 (1884) 273, 292
755 Selby, E., M. Selby: National Wildlife 10 (1972) 34
756 Selecta 10 (1975) 890
757 — 17 (1975) 1675
758 — 1 (1976) 5
759 — 4 (1976) 248
760 Senff, A.: Analyse von 1000 Selbstmordfällen. Med. Diss. Berlin 1936
761 Sepp, J.: Geschmack und Wetter. Med. Diss. München 1954
762 Serxner, J.: Documenta Geigy 10 (1974) 5
763 Shabad, L. M.: Selecta 18 (1975) 1726
764 Shakleford, R. T.: Surgery of the alimentary tract. Vol. 1. Philadelphia 1955
765 Smith, L. G.: Recent Advances in atmospheric electricity. London 1958
766 Sobrevilla, L. A., F. Salazar: Proc. Soc. exp. Biol. 129 (1968) 890
767 Sörensen, C. S.: J. appl. Physiol. 28 (1970) 836

768 Spann, W.: Dt. Z. Ger. Med. 43 (1955) 528
769 –, H. Ungeheuer: In: Laves, Blitzel, Berger: Der Straßenverkehrsunfall. Stuttgart 1956
770 –: Meteorologische Probleme in der gerichtlichen Medizin. Med. Habilschrift Münch. 1956
771 –: Med.-met. Hefte 11 (1956) 152
772 Sollberger, A.: In: Progress in Biometeorology. Amsterdam 1974
773 Spiegel, Der 9 (1975) 124
774 – 16 (1975) 161
775 – 30 (1975) 32
776 – 3 (1976) 47
777 Stabenau, J. R., W. Pollin: Arch. Gen. Psych. 17 (1967) 723
778 Städtebau-Institut-Nürnberg (SIN): Studien 3 – Umweltschutz im Städtebau. 2. Aufl. 1973
779 Stahl, T., H. Cordes: Deutscher Wetterdienst 1975, unveröffentl. Manuskript
780 Stark, W.: Vitaionen – ein potentieller Gesundheitsfaktor. Lugano – Massagno 1971
781 –: Marah: Die Bibel weist modernster Wissenschaft den Weg. Genf 1975
782 Steinhauser, F.: Arch. Met. Geophys. Bioklim. 11 (1962/63) 274
783 Stengel, E.: Suicide and attempted suicide. Harmondsworth 1964
784 Steuer, W.: Med. Trib. 2 (1974) 10
785 Stirnemann, H. et al.: Münch. med. Wschr. 31 (1961) 1490
786 Stoffel, R.: Die Auswirkungen extremer klimatischer Bedingungen auf die psychische Befindlichkeit. Med. Diss. Zürich 1974
787 –: Schweiz. med. Wschr. 105 (1975) 146
788 Storm van Leeuwen, W.: Münch. med. Wschr. 79 (1932) 293
789 – et al.: Gerlands Beitr. Geophys. 44 (1935) 400
790 Straus, H.: Med. Trib. 46 (1971) 18
791 Strauss, P., H. Chüden: Dt. Ärztebl. 71 (1974) 2569
792 Ströder, M.: Ärztl. Wschr. 1/2 (1946/47) 724
793 –: Hess. Ärztebl. 8 (1951)
794 – et al.: Klin. Wschr. 29 (1951) 312
795 –: Therapiewoche 1 (1950/51) 502
796 –: Therapiewoche 3 (1952/53) 520
797 Struppler, V.: Virchow's Archiv 283 (1932) 231
798 Sulman, F. G. et al.: Int. J. Biometeorol. 14 (1970) 45
799 –: Hemicrania 6 (1974) 2
800 –: Phys. Med. Reh. 12 (1974) 256
801 Tanck, H. J.: Meteorologie. Reinbek b. Hamburg 1969
802 Tarde, G.: Penal Philosophy. Boston 1912
803 Teng, H. C., H. E. Heyer: Am. Heart J. 49 (1955) 9
804 Terjung, W. H.: In: Progress in Biometeorology. Amsterdam 1974
805 Thams, J. C.: Viertelj.-Schrift Naturf. Ges. Zürich 1951, 240
806 Themann, G.: Mschr. Kinderheilk. 97 (1949) 356
807 Tholuck, H. J.: Beitr. Ger. Med. 16 (1942) 121
808 Thompson, P. D., R. O'Brien: Das Wetter. Hamburg 1970
809 Thurnherr, J.: Selbstmord und Witterung. Med. Diss. Basel 1958
810 Timiras, P. S., D. E. Woolley: Fed. Proc. 25 (1966) 1312
811 Topitz, A.: Wetter u. Leben 16 (1964) 89
812 Trabert, W.: Denkschr. Akad. Wiss., Wien. Math.-naturwiss. Abt. 81 (1907) 1
813 Tramer, M.: Schweiz. Arch. Neurol. Psychiat. 24 (1929) 17
814 Treuheit, A.: Nervenarzt 24 (1953) 90
815 Tromp, S. W.: Medical Biometeorology. Amsterdam 1963
816 –: Umsch. 69 (1969) 753
817 –: 6th Int. Biometeorol. Congr., Noordwijk (1972) 149
818 –, J. J. Bouma: Int. J. Biometeorol. Suppl. 16 (1972) 118
819 –: Study of the possible relationship between atmospheric environment, suicide and suicide attempts. Leiden 1973 (Monograph Ser. Vol. 12)
820 –: In: Progress in Biometeorology. Amsterdam 1974
821 Truchaud, M.: Ann. pharm. franc. 24 (1966) 281, 357
822 –: Ann. pharm. franc. 25 (1967) 717
823 Umschau 69 (1969) 803
824 – 75 (1975) 155
825 Tseitlin, V. L.: Klin. Med. (Mosk.) 3 (1968) 34
826 Undt, W. et al.: Z. ang. Bäd. Klimaheilk. 19 (1972) 151
827 Ungeheuer, H.: Ber. dt. Wetterd. 16 (1955) 1
828 –: Fortschr. Med. 69 (1951) 285
829 –: Therapiewoche (1957) 318

830 –: Med.-met. Hefte 11 (1957) 26
831 United States of America – Federal Bureau of Investigation 1962 – 1972. Uniform Crime Reports. United States Dep. of Justice, Washington
832 Valsik, J. A.: Hum. Biol. 37 (1965) 75
833 –: Med. Trib. 46 (1972) 17
834 Varga, A.: Umsch. 68 (1968) 152
835 Vaughan, D. A. et al.: Fed. Proc. 28 (1969) 1110
836 Velichko, A. G., S. Y. Shekhter: Bull. exp. Biol. Med. 65 (1968) 24
837 Veröffentl. d. Meteorol. Ges. München. Nr. 5 (1974)
838 Videbech, T. et al.: Acta Psychiat. Scand. 50 (1974) 202
839 Vogt, H., W. Amelung: Einführung in die Balneologie und Klimatologie. 2. Aufl. Berlin, Göttingen 1952
840 –: Selecta 16 (1975) 1600
841 Vuille, J. C.: Sozial- u. Präv.-Med. 19 (1974) 105
842 Waldstein, F.: Der Selbstmord in der Schweiz. Basel 1934
843 Waltera, M.: Selbstmord und atmosphärische Umwelt. Med. Diss. München 1955
844 Warmbt, W.: Ber. dt. Wetterd. 42 (1952) 42
845 Webster, C. U., R. D. Weir.: Scot. med. J. 3 (1958) 288
846 Wedler, E.: SBGNB (N.F.) 4 (1964) 133
847 –, H. Modde: Fortschr. Med. 84 (1966) 81
848 –: Schr. Reihe Ver. Wass.-Boden-Lufthyg. Berlin, Stuttgart 1970
849 Wehner, A. P.: Am. J. phys. med. 41 (1962) 24, 68
850 –: Int. J. Biometeor. 2 (1964) 277
851 –: Zbl. biol. Aerosol Forsch. 13 (1966) 1
852 –: Am. J. phys. med. 48 (1969) 119
853 –: In: Progress in Biometeorology. Amsterdam 1974
854 Weichbrodt, R.: Der Selbstmord. Basel 1937
855 Weihe, W. H., S. W. Tromp: Biometeorology. P. 1,2. Headington Hill Hall, Oxford 1967
856 –: Biometeorology 2, P. 1. Amsterdam 1970, 219
857 Weish, P. E. Gruber: Radioaktivität und Umwelt. Stuttgart 1975
858 Weidmann, M. et al.: Schweiz. med. Wschr. 103 (1973) 121
859 Welsh, J. D., S. Wolf: Am. J. Med. 29 (1960) 754
860 Weltkarten zur Klimakunde. Berlin, Heidelberg, New York 1965
861 West, J. B.: J. appl. physiol. 17 (1962) 421
862 Wickert-Umfrage, Tübingen 1974
863 Widmann, E.: Selecta 25 (1971) 2173
864 Wildführ, G.: Z. ges. Hyg. 131 (1950) 650
865 –: Z. inn. Med. 6 (1951) 342
866 –: Z. Immun. Forsch. 108 (1951) 318
867 –: Klin. Wschr. 30 (1952) 123
868 –: Dtsch. med. Wschr. 77 (1952) 229
869 Wilke, E., R. Müller: Koll. Z. 65 (1933) 257
870 Willett, H. C.: J. Met. 8 (1951) 1
871 Winckelmann, G., W. Overbeck: Klin. Wschr. 39 (1961) 333
872 Winneke, G.: Med. Trib. 21 (1975) 18
873 Wolfgang, M. E.: Patterns in criminal homicide. Philadelphia 1958
874 Wolodkewitsch, N.: Z. Physik 75 (1932) 680
875 Wolters, K.: Klima- und Wettereinflüsse auf Kinder in Oberstdorf. Med. Diss. München 1963
876 Woodruff, R. A. et al.: Am. J. Psych. 131 (1974) 925
877 Woolley, D. E. et al.: Am. J. Physiol. 205 (1963) 727
878 Wüst, I.: Z. g. Radioästhesie 11 (1959) 1
879 Yamaguchi, S.: Met. Abs. Biblio. 4 (1952) 1295
880 Yap, P. M.: J. ment. Sci. 104 (1958) 266
881 Ysohioka, J. G.: Psychol. Abs. 2 (1928) 642
882 Zenker, H.: Arch. ärztl. Ther. 17 (1965) 99
883 –: Dt. Gesundh. Wes. 25 (1970) 418
884 –, H. Olbrich: Dt. Gesundh. Wes. 26 (1971) 21
885 Zettler, S.: Statistische Untersuchungen über eine mögliche Abhängigkeit des Todeseintritts von atmosphärischen Einflüssen. Med. Diss. München 1955
886 Zimmermann, U.: Umsch. 75 (1975) 249

Stichwortverzeichnis

Fettgedruckte Seitenzahlen: zusammenfassende Darstellungen

Mitarbeiterverzeichnis

Dr. med. Volker FAUST, Facharzt für Neurologie und Psychiatrie, Psychotherapie, Psychiatrische und Nervenklinik der Universität Freiburg i. Br.

Dr. phil. Otmar HARLFINGER, kommissarischer Leiter der Medizin-meteorologischen Forschungsstelle des Deutschen Wetterdienstes, Freiburg i. Br.

Dr. rer nat. Robert NEUWIRTH (†), Regierungsdirektor i. R. und ehemaliger Leiter der Medizin-meteorologischen Forschungsstelle des Deutschen Wetterdienstes, Freiburg i. Br.

Dipl.-Ing. Erich WEDLER, Oberassistent und Leiter der wissenschaftlichen Arbeitsgruppe Biometeorologie am Institut für Meteorologie der Freien Universität Berlin

Dr. med. Walter F. WEHNER, Bad Hersfeld